개정 5판

보건의료인을 위한

공중보건학

공저 김계엽 · 성필석 · 이소영 · 조광호 · 조휘영 외

PUBLIC HEALTH

MEP 의학교육

머리말

공중보건학의 개념은 질병예방, 생명연장, 육체적 및 정신적 효율을 증진시키는 것으로, 현재는 개인의 건강과 질병은 더 이상 개인 혼자만의 책임이 아닌 사회와 국가가 연대해서 책임지는 포괄적인 건강서비스로 자리 잡고 있다. 즉 공중보건학은 개인과 집단의 질병을 일으키는 모든 분야가 취급되는 하나의 응용과학이라고 할 수 있다.

특히 우리나라는 합계출산율 최저, 고령화속도 OECD 1위, 민간의료 우위 등 건강을 위협하는 많은 사회경제적 요소들이 산적해 있는 실정이다. 사망률 1위인 암에 이환된 대상자들이 요양을 받을 곳이 없어 대형병원 주위를 돌아다니다 고통 속에서 사망하는 일이 빈번한 것이 지금의 현실이다. 그러므로 공공보건의료를 적극 지원하고 지역사회를 단위로 하는 공중보건을 중심으로 연구하여 좀 더 다양하고 폭넓은 공중보건분야가 국가적 시책으로 넓혀져야 한다고 판단된다.

이 책은 대학에서 공중보건 관련 학문을 전공하는 모든 학생을 대상으로 쉽고 실용적으로 접근할 수 있도록 구성되어 있다. 이 책을 통하여 인간의 건강과 그에 따른 권리와 의무를 깊이 되새기며 공중보건학을 발전시킬 수 있는 계기가 마련되기를 바란다.

저자 일동

CHAPTER

01

공중보건학 총론

section I

건강

1. 건강의 정의

건강(health)의 정의는 시대와 역사에 따라 다르며, 개인과 그 개인이 속한 지역사회의 사회 · 문화적 환경에 맞게 정의되어 왔다. 현대에 들어서는 건강을 다양한 관점에서 해석하고 있으며 개인의 책임이 아닌 국가의 책임과 의무로 규정하면서 그 범위를 확대하고 있다.

1) 세계보건기구의 정의

건강에 대한 대표적인 정의에는 세계보건기구(World Health Organization, WHO)의 정의가 있다. 세계보건기구헌장(1948) 전문에는 '건강이란 단순히 질병이 없거나 허약하지 않을 뿐만 아니라 신체적, 정신적, 사회적 안녕이 완전한 상태이다(Health is a complete state of physical, mental and social wellbeing and not merely the absence of disease or infirmity)'라고 정의되어 있다. 건강이란 육체적, 정신적으로 완전한 상태이며, 더 나아가 복잡한 사회생활 속에 각 개인에게 주어진 역할과 기능을 다차원적으로 수행할 수 있는 지속적 상태까지 포함하여 건강의 개념으로 정의하고 있다. 여기서 사회적 안녕이란 사회적 환경 속에서 각자의 기능과 역할을 충실히 수행할 수 있는, 즉 사회에 도움이 되는 역할을 할 수 있는 상태를 가리키는 생활 개념적인 의미이다.

또한, 1998년 세계보건기구 창립 50주년을 맞이하여 집행이사회에서는 '건강이란 단순히 질병이 없거나 허약하지 않을 뿐만 아니라 육체적, 정신적, 사회적 및 영적 안녕이 역동적이며 완전한 상태이다(Health is a dynamic state of complete physical, mental, spiritual and social well-being and not merely the absence of disease or infirmity)'라고 정의하였다. 즉, 건강의 사회적 측면과 적극적인 건강증진을 강조하고 있다.

Comment

사회적 안녕(social well-being)

사회적 안녕이란 사회보장제도나 사회복지제도가 잘 되어 있는 곳에 사는 것을 의미하는 것이 아니라 복잡한 사회적 환경 속에서 자신의 역할과 기능을 잘 수행할 수 있는 상태에 있음을 의미한다.
사회적 안녕의 개념이 중요한 이유는 다음과 같다.

- 진정한 건강은 사회구성원으로서 자신의 역할과 기능을 충실히 하는 것이다.
- 사회적 안녕은 인간과 동물을 구별하는 척도이다.
- 사회적 안녕은 삶의 가치와 보람을 창출하는 핵심 개념이다.

2) 여러 학자의 정의

다양한 관점에서 건강을 이해하고 정의하고자 하는 시도가 이루어져 왔으며, 여러 학자의 건강에 대한 대표적인 정의를 정리하면 표 1-1과 같다.

표 1-1 건강에 대한 여러 학자들의 정의

학자	정의
웨일리 (Wylie)	건강은 주위 환경에 대한 인간의 완전한 계속적인 적응이며, 유기체가 외부환경에 부단히 잘 적응하여 나아가는 것이다.
파슨 (T. Parson)	건강이란 각 개인이 사회적인 역할과 임무를 효과적으로 수행할 수 있는 최적의 건강상태이며, 외부 환경조건에 유기체가 부단히 잘 적응해 나가는 것이다.
윌시 (Wilsey)	건강이란 자기 자신이 특수한 환경 속에서 효과적으로 그 기능을 발휘할 수 있는 능력이다.
베르나르 (C. Bernard)	건강이란 외부 환경의 변화에 대하여 내부 환경의 항상성이 일정하게 유지하게 된 상태이다. 질병이란 항상성이 깨어진 상태이며, 건강도가 높으면 외부환경이 크게 변하여도 내부 환경을 유지하는 능력이 크고 생체에 가해지는 여러 가지 물리적 · 정서적 자극에 견디며 적응하는 폭이 커진다.
뉴먼 (M. Newman)	단순히 질병이 없다는 것만으로 건강하다고 할 수 없으며 모든 자질, 기능, 능력이 신체적, 정신적 또는 도덕적인 면에서 최고로 발달하여 완전히 조화된 인간만이 진실한 건강자이다.
듀보 (R. Dubos)	건강은 단순히 질병이 없거나 육체적으로 허약하지 않을 뿐만 아니라 완전한 신체적, 정신적, 사회적 그리고 영적으로 안녕한 역동적 상태이다.
던 (H.L. Dunn)	건강, 불건강은 유동적으로 변화하는 상태이기 때문에 인간의 건강상태는 최고의 건강에서 죽음 직전의 건강에 이르기까지 연속선상에 있다.

2. 건강수준

일반적으로 건강상태를 생각할 때는 건강수준을 설정하여 판단하려는 경우와 더 고도의 건강을 바라는 뜻에서 건강의 유지 및 증진을 지향하는 경우가 있다. 건강관리 측면에서도 생활활동의 기반이 되는 건강과 지향하는 더 고도의 건강으로 나누어 생각할 필요가 있다.

1) WHO의 건강지표

세계보건기구(WHO)는 국가나 지역사회의 건강 동향을 파악하고 보건수준을 비교하기 위해 건강지표(health index)를 사용하는데, 조사망률, 비례사망지수, 평균수명의 3가지가 대표적이다.

① 조사망률(보통사망률, crude death rate, CDR)

인구 1,000명당 1년간 발생 사망자 수로 표시하는 비율로, 사망수준을 나타내는 가장 기본적인 지표이다.

② 비례사망지수(proportional mortality indicator, PMI)

전체 사망자 중 50세 이상의 사망수를 백분율로 표시한 지수이다. PMI가 낮은 이유는 높은 영아사망률과 낮은 평균수명에 원인이 있으며, 이는 건강수준이 낮음을 의미한다. 선진국일수록 일반적으로 PMI 수치가 높다.

③ 평균수명(mean life span)

생명표에 나와 있는 출생 시 평균여명이다. 생명표 상의 함수는 다른 인구분석에서와 같은 기존 인구의 연령 구조에 영향을 받지 않아서 비교지표로서 그 가치가 높다.

2) 지역사회의 건강수준을 나타내는 지표

지역사회의 건강수준을 나타내는 지표에는 영아사망률과 알파인덱스가 대표적이다.

① **영아사망률(infant mortality rate)**

영아는 출생 후 12개월까지의 소아를 말하는데 이때는 성인보다 환경 악화나 비위생적인 생활에 가장 예민하게 영향을 받는 시기이므로 영아사망률은 지역사회의 보건상태, 더 나아가서는 생활수준을 반영한다고 볼 수 있다. 또 영아사망률이 보통사망률보다 보건 수준을 나타내는 지표로서 통계적 유의성이 높다. 즉, 영아사망률은 일정한 연령군이므로 연령 구성비에 영향을 받지 않고, 환경위생과 영아보건관리 및 모자보건의 수준과 아주 밀접한 관계에 있다.

② **알파인덱스(α - index)**

영아 사망자 수를 신생아 사망자 수로 나눈 값으로, 절대로 1 이하가 될 수 없는 수치이다. 알파인덱스의 값이 1이라는 말은 영아 사망의 전체가 신생아 사망이라는 의미이며, 이는 영아 기간 중의 사망이 신생아 고유 질환에 의한 사망에 기인한다고 풀이할 수 있다. 알파인덱스의 값이 1에 가까울수록 예방할 수 있는 신생아 후기 사망이 거의 없으므로 모자보건의 수준이 높음을 의미한다.

$$\text{알파인덱스}(\alpha\text{–index}) = \frac{\text{영아 사망자 수(12개월 미만)}}{\text{신생아 사망자 수(28일 미만)}}$$

section II

공중보건학의 개념

1. 공중보건의 개념과 과제

1) 공중보건의 개념

건강에 대한 개념과 함께 공중보건학에도 여러 가지 정의가 있는데, 그중에서도 가장 널리 통용되고 있는 것이 미국 예일대학교 윈슬로(C.E.A. Winslow) 교수(1920)의 정의이다.

근대 보건학의 창시자인 윈슬로는 '공중보건(public health)이란 조직적인 지역사회의 공동 노력을 통하여 질병을 예방하고 생명을 연장하며 건강과 효율을 증진하게 하는 기술이며 과학이다'라고 정의하면서 '조직화한 지역사회의 노력을 통하여 ①환경위생, ②전염병 관리, ③개인위생에 관한 보건교육, ④질병의 조기발견과 예방을 위한 의료 및 간호 서비스의 조직화, ⑤모든 사람이 자기의 건강을 유지하는 데 적합한 생활수준을 보장받도록 사회제도를 발전시키는 것을 포함한다'라고 하였다. 윈슬로의 이러한 정의는 오늘날까지도 시의적절하고 포괄적인 것으로 받아들여지고 있다.

공중보건학의 정의는 포괄적이고 미래지향적이며 그 대상이 개인의 건강이 아니라 지역사회주민의 건강임을 강조하고, 단순히 질병의 예방뿐만 아니라 수명연장과 신체적 · 정신적 효율의 증진을 달성하기 위한 접근방법으로 조직화한 지역사회의 노력을 제시하였다. 즉, 보건사업의 최소단위는 지역사회이고 지역사회주민 전체를 대상으로 수행하는 것을 말하며, 여기에서 조직화된 노력이란 보건의료인력과 예방 및 재활 등 모든 문제를 해결하기 위한 지역사회 전체 주민의 자치조직을 통한 사회구성원의 공동 노력을 의미한다(표 1-2).

표 1-2 공중보건의 정의와 개념

정의	조직적인 지역사회의 공동 노력을 통하여 질병을 예방하고 생명을 연장하며 건강과 효율을 증진하게 하는 기술이며 과학(윈슬로)
목적	질병 예방, 수명 연장, 건강 및 효율성 증진
최소사업단위와 대상	공중보건의 최소사업단위는 지역사회, 대상은 지역사회주민
특성	• 지역사회주민의 참여 • 의사 외에 각급 의료요원 활용 • 효율별로 우선순위를 정하고 전달체계를 수립 • 포괄 보건의료과학(인간의 생애적 생활개념의 건강관리를 목적) • 환자 관리, 질병 예방, 재활, 건강증진 및 보호활동

표 1-2 공중보건의 정의와 개념 (계속)

접근방법	• 환경위생 • 전염병 관리 • 개인위생에 대한 보건교육 • 질병의 조기 발견과 예방을 위한 의료 및 간호 서비스의 조직화 • 모든 사람이 자기의 건강을 유지하는 데 적합한 생활수준을 보장받도록 사회제도의 발전

2) 공중보건의 과제

(1) 우리나라 공중보건의 과제

- 무의촌지역 해소나 의학적 보호의 편중 해소 문제
- 노령화에 따른 악성신생물, 뇌졸중, 당뇨병, 고혈압 등 만성 퇴행성 질환 문제
- AIDS나 유행성 간염과 같은 특수 질병 예방 및 신종 질병의 관리 문제
- 인구 노령화와 출산력 저하 문제
- 사회보장제도의 발전과 사회안전망 구축 문제
- 보건의료서비스의 질적 향상 및 보건정보망 구축 문제
- 인구의 도시화나 산업장에서 원인이 되는 공해 질병이나 직업병 문제
- 대기, 수질, 토양, 해양오염 등 생활환경의 악화 문제
- 국민의 건강생활 기반 구축 및 건강증진사업 활성화 문제

(2) 우리나라 공중보건 과제의 해결 방향

- 도시와 농촌 간 의료의 질적 격차를 해소할 수 있는 제도적인 장치와 적극적인 보건교육과 지역사회주민의 참여 활성화가 필요하다.
- 공해 및 직업병의 문제 해결, 성인병 관리, 사회보장제도의 확충이 요구된다.
- 급속히 진행되고 있는 인구 노령화 및 저출산 문제를 해결할 방안이 요구된다.
- 지역사회주민의 거점이 되는 보건소 등의 공공의료기관이 활성화되어야 한다. 현재 우리나라의 국민 의료비는 이미 물가상승률을 넘어 가정마다 큰 지출요인이 되고 있으므로 공공의료기관의 활성화는 시급한 문제이다.

2. 공중보건학의 내용

1) 공중보건학의 학문적 성격

① **목적** : 질병 예방, 수명 연장, 육체적 · 정신적 건강과 능률의 증진

② **대상** : 지역사회집단

③ **내용** : 보건행정기관을 중심으로 불건강 배경인 사회적 요인 제거

④ **기관** : 공공기관

2) 공중보건학의 범위

공중보건학은 개인이 아니라 지역사회주민 전체의 건강을 증진하고 질병을 예방하기 위해 여러 분야에서 연구하고 실천하는 학문으로, 크게 환경보건 분야, 보건관리 분야, 역학 및 질병관리 분야, 사회보건복지 분야로 나눌 수 있다.

(1) 환경보건 분야

환경위생, 대기환경, 수질환경, 의복보건, 주택보건, 식품위생, 보건공학, 산업보건, 환경오염 등

(2) 보건관리 분야

보건행정, 보건교육, 보건영양, 학교보건, 모자보건, 성인 · 노인보건, 인구보건, 정신보건, 보건법규, 보건통계, 응급의료, 보건정보 관리 등

(3) 역학 및 질병관리 분야

감염성 질환, 비감염성 질환, 기생충질환, 성인병 관리 등

(4) 사회보건복지 분야

지역사회보건 등

3) 공중보건학의 접근방법

(1) 역학(epidemiology)

인간을 대상으로 질병 발생 요인을 파악하고 요인 간의 상호관계를 규명하여 그 빈도와 분포를 파악해서 예방대책을 수립하는 학문이며, 환경 · 병인 · 사람의 상호작용에 의한 건강장애 발생, 인간관계, 병인탐색법으로 역학의 기법이 이용된다.

(2) 보건통계(health statistics)

국민 또는 일정한 인구집단의 건강상태를 파악하는 각종 통계이다. 인구정태, 인구동태, 생명표 등 인구통계와 상병통계, 체력통계, 의료통계, 보건 · 환경위생통계 등 보건통계나 보건에 관련된 통계로서 학교보건 이외에 교육통계, 산업보건 외의 산업통계, 복지관계 및 가계조사 등이 있다.

(3) 인구집단의 생태학적 필요성

인간생태학은 인간과 환경과의 연관성에서 그 구조와 기능을 함께 연구하는 학문이다. 이것은 생물학을 중심으로 가장 넓게 보는 하나의 견해로, 모든 측면을 하나의 유기체, 즉 전체적인 것으로 보려는 종합적인 시점을 의미한다.

(4) 집단 및 지역사회 보건

의학적 기술이 성공하려면 보건 계획의 입안과 재정적 뒷받침, 지역보건조직의 확립과 통합, 건강교육 · 회보, 건강진단 시행 및 행정조직에 입각한 사회학적 기법이 필요하게 된다.

3. 공중보건학 관련 학문

1) 위생학(hygiene)과 공중위생학(public hygiene)

위생학의 어원은 그리스신화에 나오는 태양신 아폴로의 아들인 의술의 신 아스클레피오스(Asculapius)의 딸 히게이아(Hygieia)가 건강을 수호하는 여신으로 불리는 것에서 유래하였으며, 기원전 2세기경에 이탈리아의 의학자 갈레노스(Galenos)가 'Hygiene'이라는 단어를 최초로 사용한 것이 효시가 되었다.

넓은 의미의 위생학이란 공중위생학 또는 공중보건학(public health)을 말한다.

2) 예방의학(preventive medicine)

공중보건학은 건강과 관련된 사회적 요인을 규명하고 이를 개선하려는 데 중점을 두는 반면, 예방의학은 질병 예방을 목적으로 치료의학에 대응되는 의미로 쓰이고 있다. 예방의학이 질병을 회복하고 건강을 유지·증진하기 위하여 학문적 기초 위에 연구하는 것이지만, 공중보건학은 현실적 사회 현상에 따른 건강증진 저해요소에 대한 집단적 활동이 그 연구 대상이 된다(표 1-3).

표 1-3 공중보건학과 예방의학의 비교

	공중보건학	예방의학
목표	질병 예방, 수명 연장, 육체적·정신적 건강 향상	
대상	지역사회 전체	개인과 가족
활동방법	지역사회 보건 수준, 특성, 자원 파악 보건 의료서비스 요구도 파악	질병의 원인 및 위험요인 규명
문제해결	보건교육, 환경위생, 영양관리	진료, 투약

3) 사회의학(social medicine)

사회의학은 생물로서의 인간이 아니라 사회적 존재로서의 인간을 중시하여 연구하는 학문으로, 의학의 한 분야이다. 사회의학에서는 공중위생, 농촌의학 등에 관심을 두며 질병에 걸리기 쉬운 사회환경이나 생활 조건을 없애는 데 중점을 둔다.

4) 지역사회의학(community medicine)

지역사회의학이란 건강은 지역사회의 책임하에 있다는 기본 철학에 근거하여 지역사회를 기반으로 역학 및 생태학적 접근방법에 따라 지역주민에게 제공되는 포괄적 의료를 말한다.

4. 공중보건학의 역사

공중보건의 역사는 인류의 건강에 대한 이해와 질병의 통제에 대한 노력으로 거슬러 올라갈 수 있으며, 오늘날과 같은 개념이 확립된 것은 산업혁명 이후이다. 산업화로 인한 인구의 도시 집중 현상으로 각종 공중보건 문제가 발생하였고 이를 극복하려는 노력이 계속되면서 다양한 발전과 변화를 겪어왔다.

1) 서양의 공중보건 발달과정

(1) 고대기(기원전~AD 500)

① 그리스

그리스는 건강과 질병을 자연적 과정의 결과로 인식하고 상수 및 하수를 관리하는 공무원을 두었다. 그리스의 의학자인 히포크라테스(Hippocrates)는 나쁜 공기가 질병을 옮긴다는 장기설(miasma theory)을 주장하였고, 혈액(blood), 점액(phlegm), 황담즙(yellow bile), 흑담즙(black bile)의 4가지 체액으로 질병의 기전을 설명하는 4체액설을 제시하였다.

② 로마

로마는 인구조사, 의료기관 설립, 노예 등록을 한 나라로 상수와 정화시설, 공중목욕탕이 있었으며(그림 1-1) 공중보건서비스가 발달했던 나라이다. 이탈리아의 의학자인 갈레노스(Galenos)는 '위생(hygiene)'이라는 단어를 최초로 사용하였다.

③ 이집트

이집트인들은 개인 위생에 대한 관념을 가지고 있었고, 다양한 약물 처방을 사용했으며, 변소나 배수시설도 갖추고 있었다.

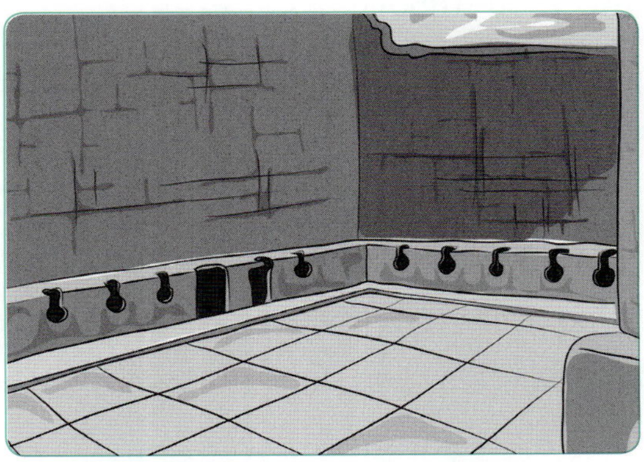

그림 1-1 로마의 상하수도 시설과 화장실

(2) 중세기, 암흑기(AD 500~1500)

역사가들이 중세기라고 부르는 시기는 대개 500년부터 1500년까지의 1,000년 동안을 말한다. 흔히 암흑기라고도 하는 중세기 초 특히 서유럽에서는 대부분의 위생문제나 보건사업은 종교 활동의 일환으로 취급되어 질병과 죄는 본질적으로 같은 관계에 있다고 보았다.

중세에는 기독교의 신빙성만 강조되면서 지역사회와 개인의 건강상태가 악화하였고, 영혼을 순수하게 하려고 신체를 혹사하고 매질함으로써 많은 건강문제가 나타났다.

13세기 십자군 원정으로 나병(leprosy)과 콜레라(cholera)가 유행하였고, 14세기 칭기스칸(Chingiz Khan)의 유럽 정벌로 페스트(흑사병, plague)가 유행하였다. 페스트는 유럽 인구의 3분의 1을 희생시켰다. 이에 따라 40일간 교통이 차단되면서 최초의 검역이 시행되었고 1383년 프랑스의 마르세유에서 최초의 검역소가 설치되었다. 그 당시 페스트를 전염시키는 균을 전혀 모르던 사람들은 유대인, 거지, 나환자 등의 소수자들에게 마녀사냥식으로 화풀이하였다(그림 1-2). 또한 15세기 말에서 16세기 초에는 매독(syphilis)과 결핵(tuberculosis)이 유행하였다. 중세기는 교회, 기도원, 수도원 중심의 보건이 활발하였으며, 나폴리의 '살레르노(Salerno) 양생법'도 유행하였다.

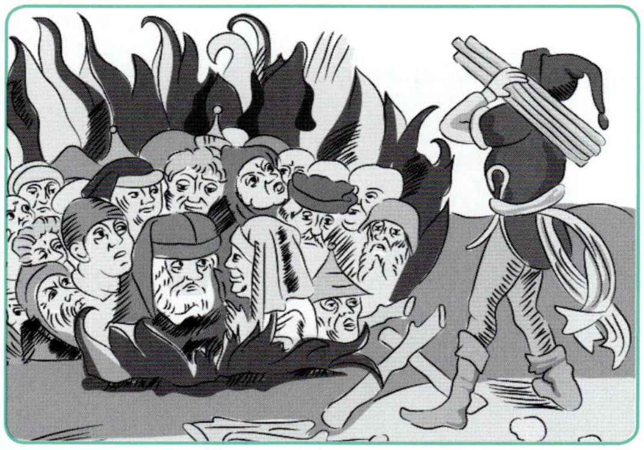

그림 1-2 페스트 유행 기간 동안 벌어진 유럽인들의 유대인 학살

(3) 근세기, 여명기, 태동기(AD 1500~1850년)

이 시기를 요람기라고도 하며 중세와 근대 일부에 해당한다. 문예부흥(1453~1600)으로 봉건사회가 붕괴하고 근대과학기술이 태동한 이후 계몽사상과 유럽제국의 혁명을 거쳐 이성과 경험에 기인한 과학정신이 강조된 시기이다.

산업혁명으로 인하여 도시로 인구가 집중하면서 도시의 빈민화가 초래되어 콜레라와 폐결핵이 만연하였다. 산업혁명(1760~1830)은 건강 측면에 크게 영향을 주었는데 농업 경제에서 산업 경제로 변화하면서 비위생적인 대단위 사업장의 노동자들이 질병과 빈곤의 악순환을 거듭하게 되었으며 이를 계기로 공중보건사상이 싹트게 되었다.

근세기의 대표적인 보건학적인 인물과 업적은 다음과 같다.

① 프라카스토로(Fracastoro)

이탈리아의 의학자로 『전염과 전염병 및 그 치료』라는 책에서 최초로 전염병을 이론화하였다. 프라카스토로는 세균설을 주장하면서 매독 치료법으로 수은을 강조하였다.

② 베살리우스(Vesalius)

『인체의 구조에 대해』라는 책을 저술하였으며 근대 해부학의 창시자이다.

③ 존 그랜트(John Grant)

영국의 통계학자로 출생과 사망 인구의 수량적 분석을 시작한 보건통계학의 시조이다.

④ 시드넘(Sydenham)

영국의 의사로 임상의학자이며 의료에 아편을 도입하였고 말라리아 치료에 퀴닌(quinine) 사용을 대중화하였다.

⑤ 라마치니(Ramazzini)

1700년에 산업보건학의 교과서 역할을 한 『직업인의 질병』이라는 책에서 도금공, 인쇄공, 광산 노동자, 재분공 등 54종의 근로자와 관련한 산업재해에 대해 기술하였는데, 이 책은 19세기에 이르기까지 산업보건학의 기본 교과서 역할을 하면서 산업보건의 기초를 확립하였다.

⑥ 피넬(Pinel P)

프랑스혁명으로 많은 자극을 받은 프랑스는 정신의학과 측면에서 획기적인 변화가 있었다. 정신과 의사로 근대정신의학 창시자인 피넬은 가정이나 감옥에서 쇠사슬에 수족이 묶인 채 비인도적 대우를 받는 정신병원 수용 환자를 해방하였으며, 정신의료에 환자의 관찰기록을 처음으로 도입하였다. 이러한 치료의 결과로 『정신병원의학 및 철학적 고찰』이라는 논문을 발표하게 되었다.

⑦ 프랭크(Frank J.K.)

독일의 위생행정을 확립시켰으며 『의사경찰체계』를 저술하였다.

⑧ 제너(Jenner E.)

영국의 외과의사인 제너는 우두종두법을 개발하여 만연하던 천연두로부터 유럽사회를 구제하였다.

⑨ 채드윅(Chadwick E.)

산업혁명의 발상지인 영국은 근로자들의 도시집중화가 초래되어 보건 문제가 사회 문제로 대두되었는데, 인구의 도시 집중화로 인하여 도시가 팽창하면서 환경위생, 비위생적인 오물과 오수 처리 문제 발생, 작업환경 불량으로 인한 근로자의 건강 악화, 불량주택의 문제 등이 대두되었고 빈부의 격차가 심해졌다. 1837~1838년에 런던을 중심으로 열병이 유행하게 되어 노동자 계급은 빈곤과 질병, 특히 열병으로 이중의 고통을 받는 상태였다. 이에 1842년 채드윅은 열병을 조사한『영국 노동 인구의 위생상태에 관한 보고서(Report on the sanitary condition of the laboring population of Great Britain)』를 작성하였다. 이를 계기로 최초의 공중보건법이 탄생하였다.

(4) 근대기, 확립기(1850~1900년)

확립기에는 세균학 및 면역학의 기초가 확립되어 세균학, 면역학, 예방의학의 발전과 예방의학적 사상이 확립되었고 공중보건학이 제도적으로나 내용상으로 확립된 시기이기도 하다. 또한 예방백신이 개발되어 인구가 폭발적으로 증가하였다.

① 존 스노(J. Snow)

영국의 의학자로 그가 제출한 콜레라에 대한 역학보고서(on the mode of communication of colera, 1855)는 장기설(miasma theory)의 허구성을 밝혀 전염병 감염설을 입증하는 계기를 마련하였으며, 오늘날 역학조사의 좋은 실례로 남아 있다. 그는 런던에서 콜레라가 유행하였을 때 사망자의 발생장소를 지도에 표시해 봄으로써 사망자가 브로드가를 중심으로 발생하고 있고 동 지역 내의 공동 우물에 따른 것임을 입증하여 해당 우물을 폐쇄한바 유행이 종식되었다. 근대 역학의 시조로 불린다.

② 윌리엄 라스본(William Rathborne)

영국 리버풀 시의 간호사로, 방문간호사업을 시작함으로써 오늘날 보건소의 효시가 되었다.

③ 페텐코퍼(Pettenkoffer)

1866년 뮌헨 대학에 위생학 교실을 창립하여 실험위생학의 기초를 닦았다.

④ 파스퇴르(Pasteur)

현대의학의 창시자인 프랑스인 파스퇴르는 특정 병원균에 의하여 특정 질병이 발생한다는 사실을 증명하였다. 건열멸균법, 고압증기멸균법, 저온멸균법을 개발하였으며 닭콜레라백신, 탄저백신, 광견병백신을 발견하였다.

⑤ 코흐(Koch)

결핵균과 콜레라균, 파상풍균을 발견하였다.

⑥ 비스마르크(Bismarck)

독일 태생인 그는 세계 최초로 근로자를 위한 질병보호법을 제정하여 사회보장제도를 만드는 데 공헌하였다.

(5) 현대기(1900년대 이후)

보건의료의 발전기인 현대기는 탈미생물학 시대로 포괄의료의 필요성이 대두되었다. 국제보건기구(WHO)가 창설되었으며, 지역사회보건학이 확립된 시기이다. 1900년 이후 영국과 미국을 중심으로 현대의학이 발전하여 근대보건의 급진적 발전이 이루어진 시기이다.

① 제1차 국제인간환경회의

1972년 스웨덴의 스톡홀름에서 'The only one earth'라는 슬로건을 내걸고 오직 하나뿐인 지구를 오염으로부터 수호할 것을 다짐하는 인간환경선언(자원과 에너지의 유한성 강조)을 하였다.

② 국제환경기구(United Nations Environment Program, UNEP) 설립

1973년 UN 산하의 유엔환경기구를 설립하였다. UN 조직 내의 환경활동을 촉진, 조정, 활성화하기 위해 설립된 UN 내의 '환경전담 국제 정부간 기구'로, 환경문제에 관한 국제적 협력 도모를 목적으로 한다.

③ 일차보건의료회의(Primary Health Care) 개최

1978년 구소련 알마아타(Alma-Ata)에서 개최되었다. WHO는 'Health for all by the year 2000'이라는 인류 건강의 실현을 목표로 설정하고 2000년까지 모든 인류가 건강의 유지와 증진을 위하여 일차보건의 혜택을 받을 수 있도록 세계 각국이 노력할 것을 결의하였고, 이를 실현하기 위한 최선의 방법은 일차보건의료라는 것에 의견의 일치를 보았다. 이 회의는 건강권을 추구한 대표적인 회의이다.

④ 리우선언

1992년 브라질 리우데자네이루(Rio de Janeiro)에서 약 180개 회원국의 83개국 정상들이 지구환경정상회담을 개최하여 '리우환경선언'이 선포되는 등 환경보호대책으로 공해 문제 해결을 위한 노력에 박차를 가하였다.

2) 우리나라의 공중보건 발달과정

(1) 삼국시대 이전(고대시대)

삼국시대 이전에는 토속 신앙을 바탕으로 질병과 재앙을 피하고자 주술을 통해 악신을 쫓아내려 하였다. 당시에는 재난이나 이상 현상을 하늘의 뜻으로 해석하는 재이론과 자연물에 영혼이 깃들어 있다고 믿고 샤먼(무당)의 힘에 의존하는 무속론이 대표적이다.

(2) 삼국시대 및 통일신라시대

삼국시대는 중국 의학과 우리나라 고유의학의 의료체계가 형성되었다는 특징이 있다.

① **고구려**

고구려에는 왕족을 치료하는 시의(侍醫)라는 직제가 있었고 덕래, 지총, 모치 등의 명의가 있었다.

② **백제**

백제는 고구려보다 늦게 한의학이 도입되었으나 오히려 의료제도가 잘 발달하였고, 일본에 의박사, 제약사 등을 파견하였다. 백제는 약부, 의박사, 채약사, 주금사 등이 있었는데 약부는 질병의 치료 및 약제를 조달하고 의약에 관한 모든 업무를 관리하던 기관이고, 의박사는 의육(醫育)을 담당하였으며, 채약사는 주로 약품과 약초를 다루었다.

③ **신라**

신라는 삼국 중 중국 의학이 가장 늦게 도입되었는데 『김무약방』을 저술한 김무 등의 명의가 있었다. 또한 불교가 융성함에 따라 승의(僧醫)의 활동이 커졌다.

④ **통일신라시대**

궁중에서 의료행정을 담당하던 약전(藥典)이 있었고, 이 약전에는 공봉의사(供奉醫師)라는 의사가 직접 의료에 종사하였다. 또한 왕실의 질병을 진료하는 내공봉의사(內供奉醫師)도 있었으며 그 밖에도 의박사, 국의와 승의가 있었다.

(3) 고려시대

고려시대는 전염병의 유행에 관한 내용이 기술되어 있는데, 고대와는 달리 의료 조직화 등의 발전이 있었다.

의료행정을 담당한 중앙의료기관(현재의 보건복지부)인 태의감, 서민의료를 담당한 혜민국, 빈민자나 행려자의 구호와 치료를 담당한 제위보와 동서대비원 등이 있었으며, 전염병이 발생하면 환자를 수용하여 치료와 구호활동을 하였다.

(4) 조선시대 전기

조선시대는 전염병으로 인한 사망자 수가 수십만 명을 넘을 정도로 규모가 컸으며 홍역, 콜레라, 장티푸스, 천연두 등의 전염병이 만연하였다. 조선시대의 중앙의료기관으로는 고려시대의 직제가 대부분 이어졌으며 태종 때는 대민 업무를 관장하는 제생원(濟生院; 향약 수납과 병자들의 구호와 치료 업무)을 만들고 의녀제도를 만들어 제생원에 근무시키면서 부녀자들의 치료를 맡게 하였다.

또한 왕실의 의료를 담당한 내의원, 일반 의료행정과 의과고시를 담당한 전의감, 의약과 일반 서민의 치료 사업을 수행한 혜민서, 전염병 환자를 담당한 활인서 등이 있었다.

(5) 조선시대 후기

조선시대 후기에는 실학사상의 영향으로 서양의 보건의료가 도입되었고 전염병을 국가 차원에서 다루고자 하였다. 1879년 지석영이 종두법을 시행하였고, 1885년 고종 22년에 한국 최초의 서양식 국립의료기관인 광혜원이 미국 선교의사인 앨런에 의하여 설립되었으며 개원 12일 후 제중원으로 개칭하였다. 갑오개혁(1894~1894) 이후 위생국을 신설하여 전염병과 의약 관리, 종두 등을 담당하였고 전염병 관리를 위한 시행규칙이 선포되었다.

(6) 일제강점기(경찰행정시대)

1910년 구축된 일제의 보건의료제도는 일제하 35년간 거의 변화가 없었고 다른 분야와 마찬가지로 보건의료도 식민지 지배 수단의 하나로서 사용되어, 감시와 단속 위주의 강압적인 정책이 시행되었다. 1910년 조선총독부의 경무총감부 산하 경무국에 위생과를 두었다.

일제하의 병원은 관립병원으로 구한말에 설립된 대한의원이 개칭된 조선총독부의원과 경성의학전문학교 부속병원, 용산철도병원 그리고 나환자 요양소인 소록도자혜의원 등 4곳이 있었다.

(7) 대한민국 시대

① 미군정시대(1945~1948년)

광복 직후 1945년 미군정령 1호에 따라 위생국을 신설하였고 후에 보건후생국으로 개편되었다. 1946년 보건후생국을 보건후생부로 개칭하였다.

② 대한민국 정부수립 이후(1948년 이후)

1948년 대한민국 정부수립 직후 국민의 보건, 위생, 의정, 약정, 방역에 관한 사무를 관장한 중앙행정기관으로 사회부 보건국이 설립되었고, 이후 1955년에 정부조직법의 개정으로 보건사회부로 개편되었다(현재 보건복지부).

1951년에는 국민의료법이 제정되어 보건소를 설치함으로써 국민의 보건을 향상하고자 하였다. 1953년에는 보건진료소와 보건소의 의료인력을 양성하기 위해 공중보건원을 설립하여 WHO의 공중보건을 전파하는 데 크게 기여하였으나 전쟁 후 혼란기에는 적극적으로 시행되기 어려웠다.

보건정책으로는 1960년에 가족계획사업, 1977년에 의료보험사업, 1989년에 전국민의료보험 등이 시행되었고, 2002년에는 포괄수가제의 시험 운영, 2008년에는 노인장기요양보험제도의 시행, 2012년에는 포괄수가제의 전국적인 확대가 이루어졌으며, 2019년부터는 돌봄이 필요한 주민이 지역사회에 거주하면서 개인 맞춤형 보건 및 복지서비스를 누릴 수 있는 지역사회 돌봄 시범사업이 시작되었다.

section III

일차보건의료

1. 일차보건의료의 개념

일차보건의료(primary health care)란 필수적 보건의료 서비스(essential health care)로, 실용적이고 과학적이며 사회적으로 수용할 수 있는 방법을 통하여 지역주민의 적극적인 참여 아래 수행되는 보건의료체계를 의미한다.

일차보건의료는 건강을 증진하는 데 필요한 다양한 요소를 지역수준에서 통합하는 수단이며, 국가의 보건의료제도 내에 포함되어 예방, 건강증진, 치료, 사회복지, 지역사회 개발활동 등 폭넓은 분야를 포괄한다. 또한 이는 보건의료의 가장 기초적이고 중요한 단계로, 전 세계 보건의료 전략의 핵심 요소라고 할 수 있다.

Comment

➔ 알마아타(Alma-Ata) 선언

세계보건기구(WHO)는 당면한 의료문제를 해결하고자 'Health for all by the year 2000'이라는 인류 건강의 실현을 목표로 설정하고 2000년까지 모든 인류가 건강의 유지와 증진을 위하여 일차보건의 혜택을 받을 수 있도록 세계 각국이 노력할 것을 결의하였다. 1978년 구소련 알마아타 회의에서 이를 실현하기 위한 최선의 방법은 일차보건의료라는 데 의견을 모았으며, '알마아타 선언'을 통해 일차보건의료라는 개념이 공식화되었다.

알마아타 선언의 주요 내용을 요약하면 다음과 같다.

- 일차보건의료는 과학적 방법으로 지역사회가 수용할 수 있어야 한다.
- 주민의 적극적인 참여 속에 개개인이나 가족단위의 모든 주민이 쉽게 이용할 수 있어야 한다.
- 국가나 지역사회가 재정적으로 부담이 가능한 방법이어야 한다.
- 국가의 보건의료체계상 핵심으로서 지역사회개발정책의 일환으로 유지되어야 한다.
- 국가의 보건의료활동은 최말단 촌락까지 전달될 수 있어야 하고, 말단 촌락이 일차보건의료의 핵심이 되어야 한다.
- 일차보건의료는 질병의 치료나 예방활동은 물론 신체적 · 정신적 건강증진과 사회적 안녕 및 생활의 질적 향상을 실현할 수 있어야 한다.

2. 일차보건의료의 배경

국가와 계층 간에 건강수준의 불평등을 해소하기 위한 전략이 주요 배경이 되었으며, 정리하면 다음과 같다.

- 보건의료의 이용률 저조
- 보건자원의 불균등한 배치
- 질병 구조의 변화
- 의료 이용의 격차 증가

3. 일차보건의료의 내용

1) WHO의 일차보건의료 필수 요소

- 지역사회가 안고 있는 건강 문제와 이 문제를 규명하고 관리하는 방법을 교육
- 식량 공급과 영양 증진
- 안전 식수 공급과 기본 위생 관리
- 모자보건사업(가족계획 포함)
- 그 지역사회의 주된 전염병 예방접종
- 그 지역의 풍토병 예방 및 관리
- 일반 질환과 상해에 대한 적절한 치료
- 기본 필수의약품 공급
- 심신 장애자의 사회의학적 의료, 정신보건의 증진

2) WHO의 일차보건의료 접근 방향

(1) 접근 용이성(accessibility)

개개인이나 가족 단위의 모든 주민이 쉽게 이용할 수 있어야 한다. 지역적, 지리적, 경제적, 사회적 등으

로 지역주민이 이용하는 데 차별이 있어서는 안 되며, 특히 국가의 보건의료활동은 소외된 지역 없이 오지까지 모두 전달될 수 있어야 하고 이러한 오지가 일차보건의료 활동의 핵심이 되어야 한다.

(2) 수용 가능성(acceptability)

지역사회가 쉽게 받아들이는 방법으로 사업이 제공되어야 한다. 즉, 사업은 과학적 방법으로 주민들이 수용할 수 있는 건강 문제 해결에 접근해야 한다.

(3) 지역사회의 적극적 참여(available, full community participation)

지역사회의 적극적 참여를 통하여 이루어져야 한다. 일차보건의료는 국가의 보건의료체계상 핵심이자 지역사회 개발정책의 일환으로, 이를 위하여 지역 내의 보건의료 발전을 위한 지역주민의 참여는 일차보건의료의 핵심전략이 되었다. 이를 위해서는 지방 분권화된 보건의료체계 속에서의 일차보건의료 도입이 바람직하다.

(4) 지역사회의 지급 능력에 맞는 가격, 지급 부담 능력 (affordable, a cost that the community can afford)

지역사회의 지급 능력에 맞는 보건의료수가로 제공되어야 한다. 이는 국가나 지역사회의 재정적 부담이 가능한 방법으로 지역사회 내에서 이루어지는 것이 바람직하다.

4. 우리나라의 일차보건의료

우리나라의 일차보건의료사업은 1978년 한국보건개발원을 설립하여 일차보건의료사업의 정착을 위한 정책화사업을 시행하였고, 1976년부터 1980년의 5년간 시범사업 후 보건진료원과 공중보건의를 제도적으로 농어촌에 배치하는 기반을 마련하여 1981년부터 벽지와 오지에 보건진료원과 공중보건의를 새로운 인력으로 면 이하 단위에 배치하였다. 1980년 12월 농어촌 보건의료를 위한 특별조치법을 공포한 후 보건진료원을 지역주민의 일차적인 보건의료 서비스 최초 접근인력으로 하였고, 공중보건의사를 적극 활용하는 방안의 일차보건의료를 도입하게 되었다.

우리나라 일차보건의료의 핵심적 역할은 대부분의 지역보건소가 담당하고 있다. 1995년에 기존 보건소법이 지역보건법으로 대폭 개정되면서 지역보건 의료계획을 수립하고 일차보건의료의 체계적인 구축을 위한 여건이 갖추어졌다.

보건진료 전담공무원 제도

1. 근거법

「농어촌 등 보건의료를 위한 특별조치법(약칭 : 농어촌의료법)」 제15조 보건진료소의 설치 · 운영 및 제16조 보건진료 전담공무원의 자격에 따른다.

2. 자격기준

보건진료 전담공무원은 간호사, 조산사 면허를 가진 자로서 보건복지부 장관이 시행하는 24주 이상의 직무교육을 받은 사람이어야 한다.

- 목적 : 보건진료소에 임용될 간호사에게 임용배치 전 직무교육을 시행함으로써 공중보건업무 수행능력을 향상시켜 국민건강 증진을 도모
- 교육내용 : 이론교육 8주, 임상실습 12주, 현지실습 4주
- 교육기관 : 간호대학 및 보건대학원
- 보건진료 전담공무원의 임용권자는 해당 지역 군수이며 임용 조건은 보건진료 전담공무원 직무교육을 이수한 자 중에 보건소장의 추천을 받아 의료 취약지역을 근무지역으로 지정하여 군수가 지방별정직 공무원으로 임용한다.

3. 농어촌의료법에 의한 보건진료 전담공무원의 업무

「농어촌 등 보건의료를 위한 특별조치법 및 동법 시행령」 제14조 규정에 의한 보건진료 전담공무원이 일차 보건의료를 하기 위하여 주어진 보건진료 전담공무원 업무와 의료행위(보건복지부 장관이 정하는 환자 진료 지침에 따라 시행) 외의 업무 범위는 다음과 같다.

① 보건진료 전담공무원의 업무
- 질병 · 부상 상태를 판별하기 위한 진찰, 검사
- 환자의 이송
- 외상 등 흔히 볼 수 있는 환자의 치료 및 응급 조치가 필요한 환자에 대한 응급처치
- 질병 · 부상의 악화 방지를 위한 처치
- 만성병 환자의 요양지도 및 관리
- 정상분만 시의 분만 도움
- 예방접종
- 제1호 내지 제7호의 의료행위에 따르는 의약품의 투여

② 의료행위 이외의 업무 범위
- 환경위생 및 영양개선에 관한 업무
- 질병 예방에 관한 업무
- 모자보건에 관한 업무
- 주민의 건강에 관한 업무를 담당하는 사람에 대한 교육 및 지도에 관한 업무
- 그 밖에 주민의 건강증진에 관한 업무

section Ⅳ

건강증진

1. 건강증진의 개념

1970년대 들어서 새로운 의료기계와 치료법이 개발되면서 의료비 폭등에 대한 경제적 부담, 예방 중심이 아닌 치료 중심의 의료제도에 대한 반성이 일기 시작하였다. 또한 1974년 캐나다의 보건부 장관이었던 라론드(Lalonde)는 보고서에서 생활방식이 건강에 미치는 영향이 50% 이상을 차지하여 건강의 결정요인으로서 가장 중요하다고 언급하였다.

우리나라 국민건강증진법 제2조 제1항에는 '국민건강증진사업이라 함은 보건교육, 질병 예방, 영양개선, 건강관리 및 건강생활의 실천 등을 통하여 국민의 건강을 증진하는 사업을 말한다'라고 정하고 있다. 따라서 여러 가지 건강증진에 관한 정의를 기초로 건강증진사업을 실제로 추진하는 데 필요한 건강증진에 관한 정의를 내릴 수 있다.

또한 세계보건기구의 오타와 헌장(1986)에서는 건강증진을 '사람들이 스스로 건강을 관리하고 향상하는 능력을 키우는 과정'이라고 정의하였다.

2. 건강증진의 국제적 발전과정

1986년 11월 캐나다 오타와(Ottawa)에서 제1차 국제건강증진회의가 열렸고 이때 오타와 헌장(Ottawa charter for health promotion)이 채택되었다. 오타와 헌장은 건강증진을 개인의 생활 개선에 한정시키지 않고 사회적 환경 개선을 포함하는 것을 재확인하는 대회였다.

오타와 헌장에서 5가지 실행 분야로 제시된 것은 다음과 같다.

- 건강의 공공정책 확립
- 건강 지향적 환경 조성
- 지역사회의 활동 강화
- 건강증진에 대한 개인의 기술개발
- 보건의료사업의 방향 조정

이후 제2차 국제건강증진회의가 1988년 호주 애들레이드(Adelaide)에서 열렸다. 이 회의에서는 여성보건을 지원하는 정책이 특징적으로 대두되었다. 제3차 국제건강증진회의는 1991년 스웨덴 순스발(Sundsvall)에서 열렸으며 건강지원환경(supportive environment for health)의 구축을 강조하였다. 1997년 인도네시아 자카르타(Jakarta)에서 열린 제4차 국제건강증진회의에서는 자카르타 선언(The Jakarta Declaration on Health Promotion into the 21st Century, 1997)을 발표하고 21세기를 향한 건강증진을 강조하였다. 2000년 멕시코시티(Mexico City)에서 열린 제5차 국제건강증진회의에서는 형평성의 격차를 줄이고 계층 간 건강 불균형 문제를 해소하는 방안에 대해 논의하였다. 제6차 국제건강증진회의는 2005년 태국 방콕(Bangkok)에서 열렸는데 건강증진사업이 나아가야 할 방향을 제시하는 방콕 헌장이 발표되었다. 나아가 2009년 케냐 나이로비(Nyirobi)에서 열린 제7차 국제건강증진회의에서는 건강증진을 위한 전략으로 지역사회 역량 강화, 보건체계의 강화, 건강문제와 건강행동 등을 제시하였다. 제8차 국제건강증진회의는 2013년 핀란드 헬싱키(Helsinki)에서 열렸으며, 이 회의에서는 지금까지 논의되었던 건강증진에 대한 목표와 성과를 되돌아보고 국가 수준에서 건강을 위한 다부문적 활동과 모든 정책에서의 건강 접근방법 시행을 강조하였다. 2016년 중국 상하이(Shanghai)에서 제9차 국제건강증진회의가 열렸으며 2030년까지 세계의 지속 가능한 과제에서 UN의 건강증진 역할을 선언한 '건강도시 2016 상하이 선언문'을 채택하였다. 제10차 국제건강증진회의는 2021년 스위스 제네바(Geneva)에서 열렸으며 코로나19의 범유행 상황으로 인해 온라인으로 진행되었다(표 1-4).

표 1-4 건강증진의 국제적 발전과정

연도	내용
1974	• 라론드 보고서(캐나다) • 건강에 대한 새로운 조망으로 건강증진 분야에 대해 인식하기 시작
1979	• 미국의 '건강한 사람들(healthy people) 2000' 제정 • 객관적이고 명확한 건강증진의 목표 및 대상 설정
1986	• 제1차 국제건강증진회의(캐나다 오타와) • 오타와 헌장 채택(건강증진 개념 및 행동실천전략 제시)
1988	• 제2차 국제건강증진회의(호주 애들레이드) • 건강증진을 위한 건전한 공공정책 강조
1991	• 제3차 국제건강증진회의(스웨덴 순스발) • 건강을 위한 지원환경 구축의 중요성 강조
1997	• 제4차 국제건강증진회의(인도네시아 자카르타) • 21세기를 향한 건강증진
2000	• 제5차 국제건강증진회의(멕시코 멕시코시티) • 형평성 격차 줄이기, 계층 간 건강 불균형문제 해소 방안 논의
2005	• 제6차 국제건강증진회의(태국 방콕) • 방콕 헌장(건강증진사업이 나아가야 할 방향 제시)

표 1-4 건강증진의 국제적 발전과정 (계속)

연도	내용
2009	• 제7차 국제건강증진회의(케냐 나이로비) • 건강증진 수행역량의 격차 해소를 강조
2013	• 제8차 국제건강증진회의(핀란드 헬싱키) • 국가 수준에서 건강을 위한 다부문적 활동과 모든 정책에서의 건강 접근방법 시행을 강조
2016	• 제9차 국제건강증진회의(중국 상하이) • 건강도시 2016 상하이 선언문 채택
2021	• 제10차 국제건강증진회의(스위스 제네바) • 온라인 개최

3. 우리나라의 건강증진사업

1) 국민건강증진 종합계획의 발전과정

(1) 법적 근거

- 「국민건강증진법」에 근거하여 5년마다 수립하는 국가 종합계획이다.

(2) 연혁

- 2002년 제1차 계획 수립(2002~2005; Health Plan 2010)
- 2005년 제2차 계획 수립(2006~2010; Health Plan 2010)
- 2011년 제3차 계획 수립(2011~2015; Health Plan 2020)
- 2015년 제4차 계획 수립(2016~2020; Health Plan 2020)
- 2021년 제5차 계획 수립(2021~2030; Health Plan 2030)

2) 제5차 국민건강증진 종합계획(Health plan 2030, 2021~2030)

(1) 비전

모든 사람이 평생 건강을 누리는 사회

(2) 목표

건강수명 연장, 건강 형평성 제고

- 2030년까지 건강수명 73.3세 달성
- 소득수준 상위 20%의 건강수명과 소득수준 하위 20%의 건강수명 격차를 7.6세 이하로 낮춤
- 건강수명 상위 20% 해당 지자체의 건강수명과 하위 20% 해당 지자체의 건강수명 격차를 2.9세 이하로 낮춤

(3) 기본 원칙

- 국가와 지역사회의 모든 정책 수립에 건강을 우선하여 반영한다.
- 보편적인 건강 수준의 향상과 건강 형평성 제고를 함께 추진한다.
- 모든 생애과정과 생활터에 적용한다.
- 건강 친화적인 환경을 구축한다.
- 누구나 참여하여 함께 만들고 누릴 수 있도록 한다.
- 관련된 모든 부문이 연계하고 협력한다.

(4) 사업분야

그림 1-3과 같이 총 6분과의 28개 중점과제로 구성된다.

건강생활 실천	정신건강 관리	비감염성 질환 예방관리
1. 금연 2. 절주 3. 영양 4. 신체활동 5. 구강건강	6. 자살예방 7. 치매 8. 중독 9. 지역사회 정신건강	10. 암 11. 심뇌혈관질환 12. 비만 13. 손상
감염 및 기후변화성 질환 예방관리	**인구집단별 건강관리**	**건강친화적 환경 구축**
14. 감염병 예방 및 관리 15. 감염병 위기 대비 · 대응 16. 기후변화성 질환	17. 영유아 18. 아동 · 청소년 19. 여성 20. 노인 21. 장애인 22. 근로자 23. 군인	24. 건강친화적 법제도 개선 25. 건강정보 이해력 제고 26. 혁신적 정보기술의 적용 27. 재원마련 및 운용 28. 지역사회 자원 확충 및 거버넌스 구축

그림 1-3 Health Plan 2030 종합계획의 사업분야

section V

국제보건 관련 기구

1. 세계보건기구(World Health Organization, WHO)

1) 설립 목적

전 인류가 가능한 한 최고 수준의 건강에 도달하는 것을 목적으로 1948년 4월 7일 창설되었으며, 스위스 제네바에 본부를 둔 UN 전문기구 중 하나이다. 현재 4월 7일은 세계 보건의 날로 지정되어 있다.

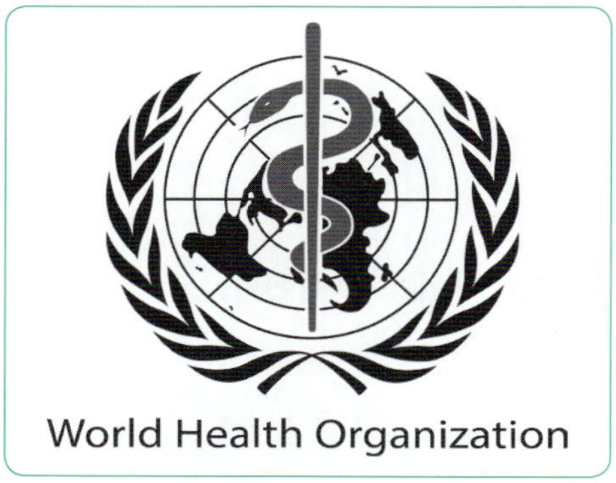

그림 1-4 WHO 마크

2) 주요 기능

- 회원국의 기술지원
- 회원국의 자료 공급
- 전문가 파견 및 기술 자문
- 국제적인 보건사업에 대한 지휘, 조정 기능

3) 주요 보건사업

- 모자보건사업
- 보건교육사업
- 결핵, 말라리아사업
- 환경위생사업
- 영양개선사업
- 성병, AIDS사업

4) 지역사무소

① **동지중해 지역** : 이집트의 알렉산드리아
② **동남아시아 지역** : 인디아의 뉴델리(북한 소속)
③ **서태평양 지역** : 필리핀의 마닐라(우리나라 소속)
④ **범미주 지역** : 미국의 워싱턴
⑤ **유럽 지역** : 덴마크의 코펜하겐
⑥ **아프리카 지역** : 콩고의 브라자빌

2. 국제연합환경계획(United Nations Environment Program, UNEP)

1) 설립 목적

1972년 지구환경문제를 논의하기 위하여 스톡홀름에 모여 '인간환경회의'를 개최하면서 세계 정상들이 지구환경문제를 합의한 결과 UNEP를 설립하게 되었다.

그림 1-5 UNEP 마크

2) 주요 기능

- UN 조직 내의 환경 활동을 촉진, 조정, 활성화
- 1992년 리우선언을 통하여 의제(agenda) 21 발표

Comment

➔ 리우선언

1992년 스웨덴 스톡홀름에서 열렸던 국제연합 인간환경회의의 '인간환경선언'을 재확인한 것으로, 21세기 지구인의 행동강령이 제시되어 있다.

3. 국제아동구호기금(United Nations International Children's Emergency Fund, UNICEF)

1) 설립 목적

전쟁 피해 아동의 구호와 저개발국 아동의 복지 향상을 목적으로 설치된 국제연합 특별기구이다.

그림 1-6 UNICEF 마크

2) 주요 기능

- 긴급구호, 영양 및 보건
- 식수 및 환경개선
- 예방접종
- 모유 수유 권장

4. 국제노동기구(International Labour Organization, ILO)

1) 설립 목적

노동자의 노동조건 개선 및 지위 향상을 위하여 설치된 국제연합의 전문기구이다.

그림 1-7 ILO 마크

2) 주요 기능

① 근로조건 및 노동행정 개선

- 임금
- 근로시간, 휴일
- 산업안전 및 보건, 근로복지

② 사회보장 지원

- 출산급여, 폐질급여, 노령급여, 유족급여
- 실업 및 사망급여

5. 국제연합식량농업기구(Food and Agriculture Organization of the United Nations, FAO)

1) 설립 목적

인류의 영양상태, 생활 수준의 향상, 식량 생산 및 분배 증진을 목적으로 설립된 기구이다.

그림 1-8 FAO 마크

2) 주요 기능

- 식량문제 해결
- 영양상태 개선
- 농촌지역 빈곤 해소

CHAPTER

02

환경위생

section I

환경위생과 기후

1. 환경위생

1) 환경의 정의와 분류

환경(environment)이란 넓은 의미에서는 인간을 둘러싼 모든 주변을 뜻하며, 자연환경과 사회환경으로 크게 나뉜다. 자연환경은 더 나아가 물리화학적 환경과 생물학적 환경으로 세분되고, 사회환경은 인간의 상호관계 및 경제, 정치, 문화 등 인간 활동의 소산으로서 인위적 환경과 문화적 환경으로 세분된다(표 2-1). 이들 환경과 인간의 관계를 다루는 학문에는 환경위생학, 환경보전학, 환경과학, 인간생태학 등이 있다.

표 2-1 환경의 분류

자연환경	물리화학적 환경	공기(기온, 기습, 기류, 기압, 매연, 가스, 공기조성, 공기이온), 물(강수, 수량, 수질, 지표수, 지하수), 토양(지온, 지균, 토양조성), 광선(빛, 자외선, 적외선, 방사선), 소리(음향, 소음, 잡음), 대기오염(이산화황, 이산화탄소, 매연, 먼지), 수질오염, 폐기물 등
	생물학적 환경	동물, 위생곤충(파리, 모기, 바퀴 등), 각종 병원성미생물 등
사회환경	인위적 환경	의복, 주택, 위생시설, 식생활, 산업시설 등
	문화적(사회) 환경	정치, 경제, 종교, 교육, 문화 등

2) 환경위생의 정의

세계보건기구(WHO)의 환경위생전문위원회에 따르면 '환경위생(environmental sanitation)이란 인간의 신체 발육과 건강 및 생존에 유해한 영향을 주거나 줄 가능성이 있는 인간의 물질적인 생활환경(대기, 수질, 토양, 소음, 진동)에 있어서 모든 위해요소를 관리하는 것이다'라고 정의하였다.

환경위생은 인간의 신체 발육, 건강, 생존에 악영향을 미치거나 미칠 우려가 있는 모든 육체적 환경요인을 조정하여 쾌적한 생활의 확충을 꾀하는 활동이며, 그 분야는 상하수도, 오물 처리, 해충구제, 식품위생, 노동위생, 방사능방제 등 광범위한 영역에 걸쳐 있다.

Comment

페텐코퍼(Pettenkofer)

독일의 위생학자이자 화학자이다. 위생상 문제에 화학적 지식이 필요함을 인식하고 집과 통풍, 대기와 의복 등의 관계를 밝힘으로써 환경위생을 근대과학으로 발전시킨 학자이다. 뮌헨대학교에 최초로 위생학 강좌를 설립하였다(1886년).

2. 기후와 기후요소

1) 기후(climate)

기후란 일정 지역에서 장기간에 걸쳐 나타나는 대기현상의 평균적인 상태를 의미하며, 기상(meteorological phenomena)이란 보통 대류권 내에서 일어나는 자연현상(맑음, 구름, 눈, 바람, 고기압, 저기압, 태풍 등)을 뜻하는 일기의 평균적인 상태를 의미한다. 따라서 기상은 시시각각 변화하는 순간적인 대기현상이지만, 기후는 장기간의 대기현상을 종합한 것이라고 할 수 있다.

(1) 기후요소(climate element)

기후를 구성하는 요소를 기후요소라고 하는데 기온, 기습, 기류, 기압, 풍속, 강우, 강설, 복사량, 일조량 등이 있으며 이 가운데 기온, 기습, 기류를 기후의 3요소라고 한다.

(2) 기후인자(climate factor)

기후요소에 영향을 미쳐 기후에 변화를 일으키는 것을 기후인자라고 하며, 기후인자에는 위도, 해발, 지형, 고도, 수륙분포, 해류 등이 있다.

(3) 기단(air mass)

대류권 내에 형성되는 물리학적으로 동일한 성질을 가진 공기덩어리로서, 온기단으로 이동하면 온난전선, 냉기단으로 이동하면 한랭전선이라고 하며 한랭전선은 보통 다습하며 가벼운 온난전선을 밀어 올려 비를 내리게 한다.

(4) 기후형(climate type)

기후요소와 기후인자가 결부되어 여러 가지 기후 형태를 형성하는데, 기후를 성질(기후형)에 따라 구분하면 대륙성 기후, 해양성 기후, 산악기후, 사막기후, 산림기후 등이 있다(표 2-2).

표 2-2 기후형의 종류

대륙성 기후	주변이 육지로 되어 있어 일교차가 크고 여름에는 온도가 높고 겨울에는 맑은 날이 많다.
해양성 기후	주변이 해양으로 되어 있어 기온변화가 육지보다 적고 완만하며 자외선량과 오존량이 많다. 또한 강우가 많고 습도가 높다.
산악기후	바람이 많고 자외선량과 오존량이 많은 것이 특징이다.
사막기후	일사가 강한 데다 지표가 노출되고 대기 중의 수증기 양이 적기 때문에, 낮 동안은 기온이 높고 밤에는 기온이 내려가서 일교차가 수십 ℃에 이른다.
산림기후	온화하고 일교차가 적으며 습도가 비교적 높은 것이 특징이다.

(5) 기후대(climate zone)

기후대란 지구상에서 기후가 대체로 비슷한 지역을 위도와 평행하게 나눈 지역을 말한다. 쾨펜(Köppen)은 월평균 기온을 중심으로 5개의 기후대를 설정하였다(표 2-3).

표 2-3 쾨펜의 기후대

열대기후	연평균 기온 20℃ 이상인 지역으로, 연중 고온이 계속되고 비도 많이 내린다.
건조기후	1년 중 4~11개월이 월평균 20℃ 이상인 지역으로, 강우량이 극히 적다. 대부분의 사막은 거의 이 기후에 속한다.
온대기후	1년 중 4~11개월이 월평균 10~12℃이고 나머지 달이 10℃ 이하인 지역이다.
냉대기후	혹한의 겨울이 있고 대개 일정 기간 동안 계속적으로 적설을 보이며 여름철이 짧다.
한대기후	1년 중 1~4개월이 월평균 10~12℃이고 나머지 달이 10℃ 이하인 지역으로, 기온의 일교차는 5월이 최대이고 비타민결핍증, 동상, 적설에 의한 일광반사에서 생기는 시력장애 등이 일어나기 쉬운 기후이다.

2) 기후와 인간의 건강

인간이나 동물은 외부 환경에 대해 항상성(homeostasis)을 갖는데 외부 환경의 변동이 장시간 계속되면 생리적인 적응을 거쳐 새롭게 적응하게 된다. 이러한 변화를 순화(acclimatation)라고 하며 기후순화와 고온순화가 대표적이다.

(1) 기후순화

한 기후지역에서 시간이 경과함에 따라 체질 변화가 일어나 그 기후에 적응하게 되는 것을 기후순화라고 한다. 기후순화에는 새로운 환경조건에 대해 세포나 기관이 적응하는 보상적 순화, 환경적 자극으로 저하되었던 기능이 회복됨으로써 적응하는 자극적 순화, 약한 개체가 최적의 기후를 찾아서 순응해 가는 수동적 순화 등이 있다.

(2) 고온순화

인간이 40℃ 이상의 고온에 갑자기 노출하게 되면 피부온도와 직장온도, 심장박동수가 증가하게 된다. 또한 땀의 분비 속도가 느려진다. 하지만 시간이 점점 지나면서 계속해서 노출하게 되면 땀 분비량이 증가하고 심장박동수, 직장온도, 피부온도는 다시 정상으로 돌아온다. 이러한 상태를 고온순화 현상이라고 한다. 만약 어떤 작업자가 고온 환경에서 고온순화되면 심장박동수와 체온은 정상으로 회복되고, 땀 분비량이 증가하며, 땀 속의 염분 농도가 감소하게 된다. 이때 같은 양의 땀을 흘리더라도 고온순화된 사람은 염분 손실이 적게 된다.

3. 온열환경

1) 온열인자

기후요소 중 기온, 습도(기습), 기류, 복사열은 인간의 체온조절에 주요한 영향을 미치는데, 이 4가지를 4대 온열인자 또는 온열요소라고 한다. 이들 온열인자의 종합적인 상태를 온열조건(thermal condition)이라 한다.

(1) 기온(temperature)

기온은 온열인자 중에서 가장 중요하며 ℃ 또는 ℉로 나타낸다.

℃ = 5/9(℉ − 32), ℉ = 9/5℃ + 32, ℃ = K − 273.15

(K는 캘빈온도로 절대온도를 나타낸다.)

① 기온의 측정

기온의 측정 목적에 따라 측정 위치, 측정시기, 측정기구 등을 고려하여야 한다. 실외 기온은 지상 1.2~1.5m 높이의 건구온도를 측정하고 복사열을 피하기 위하여 백엽상을 사용하며 수은온도계를 사용한다. 백엽상은 알루미늄의 얇은 판으로 차폐한다. 또한 지면에 잔디를 심는데 그 이유는 지열의 영향을 피하기 위함이다. 이상저온 시에는 알코올온도계를 사용하고 측정 장소의 접근이 어려울 때는 전기온도계를 사용한다.

② 기온의 측정시간

수은온도계의 경우 최고 온도계로 2분간 측정한다. 알코올온도계의 경우 알코올은 −130℃까지 얼지 않기 때문에 최저 기온을 측정하는 최저 온도계로 3분간 측정한다. 구부온도계의 경우 구부가 큰 온도계는 5분간 측정한다.

③ 적정온도

실내온도는 18±2℃, 침실온도는 15±1℃, 병실온도는 21±2℃이다.

④ 인체의 순응온도

인체의 피부가 순응할 수 있는 온도는 10~40℃이다.

⑤ 일교차와 연교차

일교차는 하루 중 최저온도(일출 30분 전)와 최고온도(오후 2시경)의 차이를 말하며, 연교차는 일 년 중 최고기온과 최저기온의 차를 말한다. 일교차는 내륙 > 해안 > 산림 순으로 크며, 연교차는 한대 > 온대 > 열대 순으로 크다.

⑥ 온도계의 종류 및 측정방법

- **백엽상** : 실외기온 측정으로 지상 1.5m에서 측정한다. 기상관측인 경우 백엽상 가운데에 온도계를 고정한다. 백엽상은 일정한 장소의 기온을 측정하는 데 좋다. 다른 장소로 옮겨 기온, 기습을 측정할 수 없으므로 이러한 경우 아스만 통풍 온 · 습도계를 사용한다.
- **아스만 통풍 온 · 습도계** : 기온과 기습을 동시에 측정할 수 있다. 건구 · 습구의 2가지 온도계가 부속되어 있는데, 건구는 보통의 온도계이다. 습구는 온도계의 둥근 부분을 젖은 헝겊으로 싼다. 관측하기 조금 전에 통풍을 시작하여 온도계의 눈금이 정상이 되도록 하고 통풍이 시작된 지 5분 정도 지날 때의 눈금이 가장 정확하다.
- **자기온도계** : 바이메탈을 이용한다. 모든 금속은 각각 다른 비율로 길이가 팽창하는데, 바이메탈에 열을 가하면 열에 의한 팽창 정도가 낮은 금속 쪽으로 구부러진다.

⑦ 체온조절

- **정상체온** : 인간의 체온은 항온성이 있어 사계절을 통하여 변화하는 주위 환경의 기후조건에도

불구하고 체표온도인 37℃(구강온도)를 유지한다. 체온의 정상범위는 36.1~37.2℃이며, 이 범위를 벗어나면 생리적 이상을 초래하게 되고 체온이 42℃ 이상이면 비가역적 변화를 일으키며, 특히 신경조직의 기능 마비가 문제가 된다. 또한 30℃ 이하로 떨어지면 각 기관의 기능이 상실되어 회복불능상태가 된다.

- **체온조절기전** : 인간이 일정 체온을 유지할 수 있는 것은 체내에서 열을 생산하는 화학적 조절(섭취한 양분의 산화)과 이학적 조절(발한, 열전도, 열대류, 열복사 등)에 의하여 이루어지는데 이 2가지 기능이 외부의 기후조건에 따라 적절히 균형을 이룸으로써 체온을 일정하게 유지하게 한다.
  인체의 이러한 균형은 시상하부에 있는 체온조절중추에 의하여 조절되며, 그 외에 말초혈관의 수축과 확장, 한선의 발한 작용, 골격근의 열 생산 및 각종 호르몬의 작용으로 조절된다. 체온생산은 골격근에서 59.5%로 가장 높고 간, 신장, 심장, 호흡 순이며, 열발산은 피부에서 복사 및 전도가 가장 많다(73%). 그다음으로 피부에서의 증발, 폐포 증발, 소변 및 대변(1.8%) 순이다.

(2) 습도(air humidity)

습도란 일정한 온도의 공기 중에 포함될 수 있는 수분량이다. 기온의 상승에 따라 공기 중에 포함될 수 있는 수증기량, 즉 습도는 상승하게 된다. 주로 대류권 이하에 많이 존재하여 구름을 형성하고 낮에는 태양열 흡수, 대지의 과열을 막고 밤에는 지열 복사를 차단하여 기후를 완화한다.

① 습도의 종류

- **절대습도** : 공기의 1m³ 중에 함유한 수증기량(수증기장력)을 말한다.
- **포화습도** : 일정 공기 함유량이 한계를 넘을 때 공기 중의 수증기량이나 수증기의 장력을 포화습도라 한다.
- **상대습도** : 현재 포함한 수증기량과 공기가 최대로 포함될 수 있는 수증기량의 비를 %로 나타낸 것이다.

$$상대습도(비교습도) = \frac{절대습도}{포화습도} \times 100$$

※ 절대습도는 현 공기 중에 함유된 수증기량이고, 포화습도는 현 기온 하에서 최대로 포화되는 수증기량을 말한다.

- **포차** : 포차 = 포화습도 − 절대습도

② 최적습도(쾌적습도)

40~70%(15℃ 이하에서는 70~80%, 18~20℃에서는 60~70%, 24℃에서는 40~60%)로, 실내 습도가 너무 건조하면 호흡기 질병, 너무 습하면 피부 질병이 발생하므로 인공적 가습이 필요하고 밀폐된 실내에 여러 사람이 밀집하면 습도는 상승하여 불쾌감을 준다.

③ 습도계의 종류 및 측정방법

- **건습계** : 건구온도계와 습구온도계가 있으며, 동일 한란계를 놓고 그중 1개의 구를 흰 헝겊으로 싸고 여기에서 실을 늘어뜨려 물컵에 연결해 측정한다. 실의 길이는 약 10cm로 하는데, 그중 4cm는 물컵 속에 잠기게 하고 나머지는 6cm는 컵 밖으로 나오도록 한다.
- **아스만 통풍 온 · 습도계** : 습도 측정의 경우에는 습구의 거즈에 물을 떨어뜨려 적신다. 물을 적심과 동시에 잘 흔들어 물을 뺀 다음 금속 덮개를 씌우고 팬이 4~5분 회전한 후 습구 눈금의 저하가 멈췄을 때 건구와 습구를 읽는다.
- **자기습도계** : 5~20℃ 사이에서는 무관하나 그 밖의 온도에서는 다소의 오차가 있으므로 건습계나 아스만 통풍 온 · 습도계로 끊임없이 보정하여야 한다.
- **모발습도계** : 모발의 습도에 대한 신축도를 이용하여 자기 온도계와 같은 원리로 신축도를 기록한다.

(3) 기류(air movement)

기류(기동, 바람)란 기압과 기온의 차이에 의하여 형성되는 공기의 흐름을 말한다. 인체의 신진대사, 발열 작용을 촉진하고 가옥 내 자연환기의 원동력이 되며 대기의 확산과 희석에 영향을 미쳐 기후의 원동력이 된다.

기류의 강도를 풍속(m/sec)이라고 하며, 불감기류는 0.5m/sec 이하, 무풍은 0.1m/sec, 쾌감기류는 외기 1m/sec 전후, 실내는 0.2~0.3m/sec이다. 힐(Hill)이 고안한 카타온도계는 복사, 대류, 증발에 의한 냉각력 측정, 미풍을 정확히 측정한다. 실외기류에는 풍차속도계, 피토트튜브를 사용한다.

(4) 복사열(radiant heat)

우리 주변에는 복사열을 내는 발열체가 존재하는데, 예를 들면 태양의 직사광선을 받는다든지 난로나 가열로와 같은 발열체 가까이 있을 때 온도계가 표시하는 기온보다 훨씬 따뜻하게 느낀다. 이것을 복사열이라고 한다. 인체의 열복사는 주위 온도와 피부온도가 같을 때는 일어나지 않고 주위 온도가 낮으면 체열의 방산이 커진다. 복사열은 거리의 제곱에 비례해서 온도가 감소하고 사람 주위의 물체 온도가 큰 차이가 없으면 일정한 거리에 떨어진 곳에서는 영향은 거의 없다.

측정은 흑구온도계(그림 2-1)를 사용하여 15~20분간 측정한다. 이 온도계는 직경이 6인치이고 표면은 검은색이면서 광택이 없는 두께 0.5mm의 빈 구리공에 막대 모양의 유리제 온도계를 꽂아 그 구부를 구의 중심에 자리 잡게 한 온도계이다.

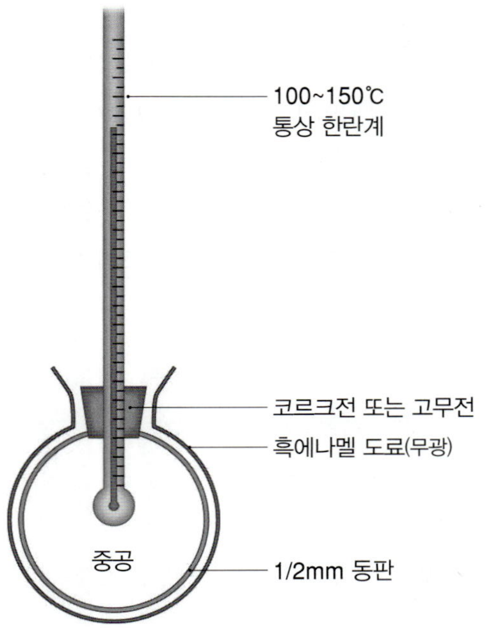

그림 2-1 흑구온도계

2) 온열조건의 종합작용

(1) 감각온도(effective temperature)

감각온도란 야글로우(Yaglou)와 밀러(Miller) 등이 고안한 것으로 기온, 기습, 기류의 세 인자가 종합하여 인체에 주는 온감을 말하며, 체감온도, 유효온도, 실효온도라고도 한다. 피복, 계절, 연령 등 기타 조건에 따라 변하며 착의 시와 나체 시에 변한다. 무풍(기류 0m/sec), 포화습도(100%) 상태의 환경을 기준으로 하여 이와 동일한 감각을 주는 기온, 기습, 기류의 종합된 상태를 감각온도(t℃)로 나타낸다. 야글로우(Yaglou)와 드링커(Drinker)에 따르면 쾌감 감각온도는 여름철 18~26℃(64~79℉), 겨울철 15.6~23.3℃(60~74℉)이며 최적 감각온도는 겨울철 19℃(66℉), 여름철 21.7℃(71℉)로, 여름보다 겨울이 낮은 것은 계절에 대한 인체의 기후순화 때문이다.

(2) 쾌감대(comfort zone)

힐(Hill)과 셰퍼드(Shephard)는 기온과 습도의 관계에서 가장 쾌감을 느끼는 점을 쾌감점, 이러한 점들의 연결을 쾌감선이라고 하였다. 또한 쾌감선을 중심으로 상하에 있는 범위를 쾌감대라고 하였다. 무풍 안정 시 보통의 착의상태에서 쾌감을 느낄 수 있는 영역은 기온 17~18℃, 습도 60~65%일 때이다. 기온, 기습, 기류의 종합적인 작용에 따라 쾌감이나 불쾌감을 느끼며, 그 밖에 신체적 조건, 의복의 착용상태, 활동량, 습관 등 여러 가지 조건에 따라서 달라진다.

(3) 불쾌지수(discomfortable index)

이 지수는 원래 각종 기상조건에 따라 공장, 사무실 등에서 전력소비량을 측정하기 위하여 사용하였던 것으로, 톰(E.C. Thom)에 의하여 제창되어 미국에서 1959년에 불쾌지수(DI)로 이용되었다. 불쾌지수란 기후 상태로 인간이 느끼는 불쾌감을 표시한 것인데, 이 지수는 기온과 습도의 영향을 받으며 습도와 온도의 조합으로 구성되어 있어 온습도지수라고도 한다. 이 지수는 여름철 실내의 무더위 기준으로만 사용되고 있을 뿐 복사나 기류가 포함되어 있지 않아 감각온도와 차이가 있을 수 있는 결점이 있기 때문에 실내에 적용된다.

Comment

➔ 불쾌지수(DI)의 정도

- DI ≧ 70 : 다소 불쾌(10% 정도의 사람이 불쾌)
- DI ≧ 75 : 50%의 사람이 불쾌
- DI ≧ 80 : 거의 모든 사람이 불쾌
- DI ≧ 85 : 모든 사람이 견딜 수 없는 상태(매우 불쾌)

➔ 불쾌지수(DI) 계산식

- 실내 : DI = (건구온도 ℃ + 습구온도 ℃) × 0.72 + 40.6
  DI = (건구온도 ℉ + 습구온도 ℉) × 0.4 + 15
- 실외 : DI = 0.72(건구온도 ℃ + 습구온도 ℃) − 7.2$\sqrt{V}$ + 2.6 J + 40.6
  (V = 풍속량, J = 일사량)

(4) 카타냉각력(kata cooling power)

인체의 발열량은 기온과 기습이 낮고 기류가 클 때 증대되는데, 이 기온, 기습, 기류의 3인자가 종합하여 인체로부터 열을 빼앗는 힘을 그 공기가 가지고 있는 냉각력이라고 한다. 카타(kata)의 뜻은 down으로, 이 온도계는 일반 풍속계로는 측정이 곤란한 불감기류와 같은 미풍을 카타냉각력을 이용하여 측정하도록 고안되어 있다.

카타온도계는 인체의 발열량과 같도록 고안한 일종의 유리온도계(그림 2-2)로, 37.8℃에서 35℃까지 하강하는 데 소요되는 시간을 측정하여 그 시간 동안 달아난 총열량(방산열량)을 소요시간수로 나누면 단위시간에 단위면적에서 손실되는 열량을 구할 수 있으며 이를 카타냉각력이라고 한다.

(5) 최적온도(지적온도, optimum temperature)

인간의 온도 식별 범위는 0.2~1.2℃이고 피부 온도가 27~33℃일 때 제일 민감하며, 피부가 순응할 수 있는 온도범위는 10~40℃이다. 체온 조절이 가장 원활하게 이루어지고 감각적으로 쾌적한 온도를 최적온도라고 하는데 이 온도는 노동량, 계절, 기후, 성, 연령, 의복, 식사 등에 의하여 영향을 받는다.

① **쾌적감각온도** : 감각적으로 가장 쾌적하게 느끼는 온도인 주관적 최적온도이다.

② **최고생산온도** : 노동 시 생산능률을 가장 많이 느낄 수 있는 온도인 생산적 최적온도이다.

③ **기능지적온도** : 인간이 최소의 에너지소모로 최대의 생리적 활동을 발휘할 수 있는 적당한 온도인 생리적 최적온도가 알려져 있다.

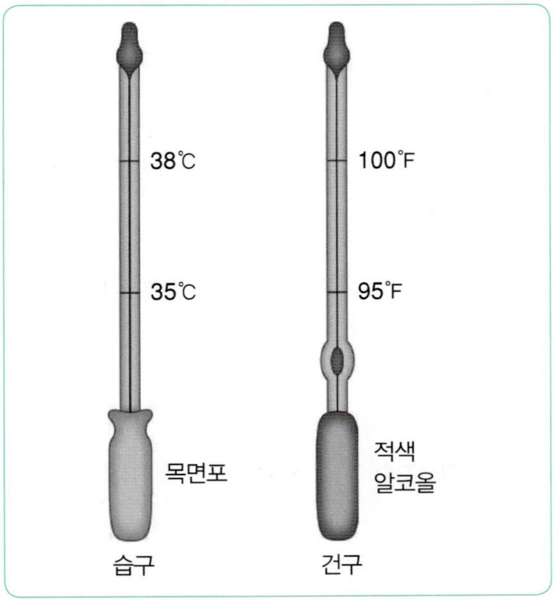

그림 2-2 카타온도계

(6) 습구흑구온도지수(wet bulb globe temperature index, WBGT)

2차 세계대전 당시 열대지방에서 작전을 수행하는 미군 병사들에 대한 고온장애를 방지하기 위하여 야글루(Yaglou)와 미나드(Minard)에 의하여 제안된 것으로, 태양복사열의 영향을 받는 옥외 환경을 평가하는 데 사용하도록 고안된 것으로 감각온도 대신 사용한다. 이 지수는 고열작업장을 평가하는 지표로도 많이 이용되는데, 감각온도와 달리 기류를 고려하지 않고 건구온도와 자연습구온도로 계산하며 전문지식이 없이도 고온의 부하를 평가할 수 있어 사용이 간편한 장점이 있다.

우리나라 고열작업장의 허용기준은 '고온의 노출기준'에 근거하여 경작업의 경우 작업장의 이 지수가 30℃ 이하이면 계속 작업이 가능하며, 23.2℃인 경우 25% 작업에 75% 휴식(15분 작업, 45분 휴식)을 취하도록 하고 있다. 군대에서는 이를 적용하여 30℃ 이상이면 훈련 양을 줄이고 31℃ 이상에서는 훈련을 중지하고 있다.

3) 태양광선

(1) 적외선(infrared ray)

적외선은 피부온도를 상승시켜 온열작용을 하고 혈관을 확장시킨다. 또한 피부홍반, 출혈, 두통, 현기증을 일으킨다. 특히 1,400nm 이상의 장파장 적외선은 각막손상을 일으키고 1,400nm 이하의 적외선에 10~15년간 만성적으로 노출되면 초자공 백내장을 일으킨다.

(2) 자외선(ultra violet ray)

자외선은 가시광선과 전리복사선 사이의 파장을 가진 전자파로, 태양광선에서만 방출되지 않는 것이 특징이다. 2,800~3,200Å의 중자외선 파장은 사람의 몸에 유익한 작용을 하기 때문에 생명선(vital ray) 또는 건강선(dorno ray)이라고 한다. 건강선은 비타민 D의 형성을 촉진하여 구루병을 예방하고 피부결핵과 관절염의 치료작용을 한다. 또한 신진대사를 촉진하고 적혈구 생성을 촉진시킨다.

한편 3,500~4,000Å의 자외선은 광화학적 반응을 일으켜 오존, PAN, 알데히드 등의 광화학산화물을 발생시키므로 대기오염상 큰 문제를 일으킨다. 또한 피부홍반, 부종, 수포형성, 피부박리, 결막염, 피부염을 일으킨다(표 2-4).

표 2-4 우리나라 기상청에서 발표한 자외선지수

단계	설명 및 주의사항
위험 (11 이상)	• 햇볕에 노출 시 수십 분 이내에도 피부 화상을 입을 수 있어 가장 위험함 • 가능한 한 실내에 머물러야 함 • 외출시 긴 소매 옷, 모자, 선글라스 이용 • 자외선 차단제를 정기적으로 발라야 함
매우 높음 (8~11)	• 햇볕에 노출 시 수십 분 이내에도 피부 화상을 입을 수 있어 매우 위험함 • 오전 10시 부터 오후 3시까지 외출을 피하고 실내나 그늘에 머물러야 함 • 외출시 긴 소매 옷, 모자, 선글라스 이용 • 자외선 차단제를 정기적으로 발라야 함
높음 (6~8)	• 햇볕에 노출 시 1~2시간 내에도 피부 화상을 입을 수 있어 위험함 • 한낮에는 그늘에 머물러야 함 • 외출시 긴 소매 옷, 모자, 선글라스 이용 • 자외선 차단제를 정기적으로 발라야 함
보통 (3~6)	• 2~3시간 내에도 햇볕에 노출 시에 피부 화상을 입을 수 있음 • 모자, 선글라스 이용 • 자외선 차단제를 발라야 함
낮음 (3 미만)	• 햇볕 노출에 대한 보호조치가 필요하지 않음 • 햇볕에 민감한 피부를 가진 분은 차단제를 발라야 함

section Ⅱ

공기와 물

1. 공기

1) 공기의 조성

인간은 음식물 없이는 1개월을 살 수 있으나 물 없이는 5일 정도밖에 살 수 없고 공기 없이는 단 5분도 살아 남기 어렵다. 성인의 경우 하루에 13,000L의 공기가 필요하다.

공기란 지구를 둘러싸고 있는 대기의 하부층을 구성하는 기체로, 해발 10km 이내의 공기는 99% 정도가 질소와 산소로 구성되어 있으며 나머지 화학성분이 1% 정도를 점유하고 있다.

건조상태에서의 대기권 내 정상공기의 화학적 조성을 보면 표 2-5와 같다.

표 2-5 공기의 화학적 조성

성분	화학기호	체적 백분율(%)	중량 백분율(%)	성분	화학기호	체적 백분율(%)	중량 백분율(%)
산소	O_2	20.93	23.01	헬륨	He	0.0005	0.0007
질소	N_2	78.10	75.51	크립톤	Kr	0.0001	0.0003
아르곤	Ar_2	0.93	1.286	크세논	Xe	미량	미량
이산화탄소	CO_2	0.03	0.04	오존	O_3	미량	미량
네온	Ne	0.0018	0.0012	수소	H_2	미량	미량

* 공기의 유한 • 대류권 : 10km • 성층권 : 10~50km • 중간권 : 50~90km • 열권 : 90~110km

2) 공기의 종류

(1) 산소(oxygen, O_2)

성인 한 사람이 하루에 필요한 공기량은 약 13,000L로, 1일 필요한 산소량은 약 600~700L이며 1회 호흡 시 약 4~5%의 산소를 소비한다. 인체는 21% 정도의 산소를 함유된 공기 중에서 가장 원활한 작용을 하도록 구성되어 있다. 산소의 감소 또는 증가에 대한 저항력은 상당히 커서 인간이 감당할 수 있는 산소의 변동 범위는 15~50% 정도인 것으로 알려져 있다.

산소가 결핍된 상태에서는 저산소증(hypoxia)이 올 수 있고, 고농도 산소에서는 산소중독(oxygen poison)이 올 수 있다. 저산소증은 지하 10km 이상의 지하터널 작업 또는 높은 산이나 고공비행 중에 발생하기 쉽다. 고도 3~4km 이상부터는 고산병이 발생할 수 있으므로 4.5km 이상의 높은 산을 등산할 때는 산소공급이 필요하다. 또한 산소의 허용농도보다 높은 산소를 장시간 흡입하게 되면 산소중독이 발생하는데, 이때의 증상으로는 폐부종, 충혈, 호흡 억제, 서맥, 저혈압, 가슴통증, 폐출혈, 구토 등이 나타난다.

Comment

산소농도에 따른 신체 변화

- 산소농도 10% 이하 : 호흡곤란
- 산소농도 7% 이하 : 질식
- 산소농도 4% 이하 : 1분 이내 사망
- 저산소증(hypoxia) : 11~12% 이하(7% 이하 질식)
- 고도 2,000~3,000m 이상 : 고산병(근육통, 관절염, 이명의 증상)
- 산소중독(oxygen poison) : 고기압 하에서 55% 이상인 고농도 상태
- 5기압 이하의 산소 100% : 산소중독증의 원인(폐기종, 충혈, 통증, 근육경련)
- 4기압 이하의 산소 100% : 30분 정도 유지
- 3기압 이하의 산소 100% : 3시간

(2) 이산화탄소(carbon dioxide, CO_2)

이산화탄소는 공기 중의 농도가 0.03%인 기체이며, 무색무취의 비독성 가스로서 약산성을 나타내고 적외선을 흡수하여 온실효과를 유발하는 가스이다. 또한 호기공기의 4%를 차지한다. 소화제, 청량음료 등에 사용되고 물체의 연소, 발효, 부패, 호흡작용 등에서 배출되며, 식물의 탄소동화작용으로 교환되어 동일한 농도를 유지한다. 실내공기 오염도의 지표 및 측정기준으로 일반적으로 실내공기의 전반적인 오탁 정도를 잘 나타내어 실내공기오염이나 환기의 양을 결정하는 척도의 하나로 이용된다.

Comment

이산화탄소농도에 따른 신체 변화

- 3% 이상 : 불쾌감
- 6% 이상 : 인체에 유해한 작용을 일으켜 호흡수가 현저히 증가
- 7~8% 초과 : 호흡곤란
- 10% 초과 : 의식상실 및 사망
- 오염 허용기준 : 1시간 평균치 0.1%(1,000ppm)

(3) 질소(nitrogen, N_2)

질소는 공기 중에 가장 많은 양(78.09%)이 존재하며, 불활성 기체로 정상기압에서는 인체에 직접적인 피해를 주기 않지만, 고압 환경이나 급속히 감압할 때는 영향을 준다. 잠수작업이나 잠수함 작업과 같은 고압상태에서는 마취작용을 일으키며, 특히 급격히 감압되면 고압상태(이상고압)에서 질소가 혈액이나 지방조직에 용해되었다가 질소가 기포를 형성하여 모세혈관에 혈전을 일으키는 감압병 또는 잠함병(cassion disease)이 발생한다. 이 때문에 전신의 통증과 신경마비, 보행곤란 등 중추신경증상을 나타낸다.

Comment

고압 환경에서의 신체 변화

- 3기압 : 자극감
- 4기압 이상 : 마취작용
- 10기압 : 정신기능 둔화
- 10기압 이상 : 의식상실

(4) 일산화탄소(carbon monoxide, CO)

일산화탄소는 무색무취의 무자극성 가스로, 공기 중 비중은 0.979로 공기보다 가벼우며, 확산성과 침투성이 강하여 독성이 크고 위험하다. 탄소성분의 불완전 연소로 발생하며, 자동차의 배출가스에서도 다량 배출된다(목탄 4~13%, 석탄 7~10%, 담배연기 0.5~1.5%).

일산화탄소가 흡입되어 혈색소와 결합하면 일산화탄소혈색소(CO-Hb, carboxyhemoglobin)를 형성하며, 혈색소와의 결합능력인 친화력은 산소보다 200~300배 정도 강하다. 결과적으로 일산화탄소는 혈색소의 산소결합능력을 빼앗아 혈중 산소농도를 저하시키고 조직세포에 공급할 산소공급의 부족을 초래하여 산소결핍증(anoxia)을 일으키는데, 이것이 일산화탄소 중독증상이다. 혈중 CO-Hb이 10% 미만이어야 한다.

Comment

혈중 CO-Hb에 따른 신체 변화와 치료

- 30~40% : 심한 두통, 구토
- 50~60% : 혼수 및 경련
- 70% 이상 : 사망
- 중독 시의 후유증 : 중추신경장애 유발(운동장애, 언어장애, 시력장애, 시야협착, 지능저하 등)
- 치료 : 고압산소에 의한 CO와 Hb의 해리를 촉진하기 위해 고압산소요법 사용
- 최대허용농도 : 1시간 기준 400ppm(0.04%), 8시간 기준 100ppm(0.01%)으로 규정, 1,000ppm(0.01%) 이상은 매우 위험

(5) 오존(ozone, O_3)

오존은 대기권의 성층권에서 형성되며 자외선을 차단하여 생육보호기능을 한다. 또한 탈취, 살균 효과, 탈색의 자극성 가스이다. 대기 중 허용농도는 0.1ppm로, 만약 오존층이 파괴되면 지구의 온도가 상승하고 생물체의 생육을 억제한다. 오존층 파괴의 원인물질에는 스프레이와 에어컨 냉매물질 등이 있다.

3) 공기와 건강

(1) 호흡

호흡은 폐포 내에서 공기를 구성하는 화학성분의 분압현상에 의하여 이루어지는데, 산소를 취하고 이산화탄소 및 수증기를 배출함으로써 들숨(expiration)과 날숨(expiration)의 공기조성 성분은 달라진다(표 2-6). 호흡을 통하여 취해진 산소는 혈중 혈색소(Hb)와 결합하여 HbO_2가 되어 각 조직세포에 운반되고, 조직세포에서 발생된 CO_2는 폐포로 운반되어 날숨으로 배출된다. 이와 같이 폐포 내로 들어간 공기가 기체교환을 마치고 날숨으로 되돌아 나올 때는 그 성분비율이 변화하는데, 일반적으로 동맥혈 내의 O_2는 19%, CO_2는 47%이지만, 정맥혈에서는 O_2가 13%, CO_2는 52%로 변화되고 날숨 중의 O_2는 17%, CO_2는 4%가 된다.

표 2-6 들숨과 날숨의 공기조성 성분

구분	산소 O_2(%)	이산화탄소 CO_2(%)	질소 N_2(%)
날숨	17.00	4.00	79.00
들숨	20.93	0.03	78.10

(2) 군집중독과 공기의 자정작용

① 군집중독(crowd poisoning)

1756년 캘커타 형무소에서 146명의 죄수 중 23명을 제외한 전원이 밤사이 감방에서 사망한 사건이 발생하였는데, 사망원인은 공기의 이화학적 조건이 문제였다. 밀폐된 작은 방에 많은 사람이 장시간 있게 되면 불쾌감, 권태감, 두통, 구토, 현기증을 일으키고 때로는 실신을 일으키는데 이와 같은 생리적 이상을 군집중독이라 한다. 이와 같은 현상은 여름철에는 냉방이나 환기시설이 갖추어져 있지 않은 집회장이나 극장에서 나타나고, 겨울철에는 고온, 고습의 밀폐된 실내에서 많은 사람이 밀집되어 있을 때 발생한다.

군집중독을 일으키는 원인으로는 취기, 온도, 습도, 기류, 일산화탄소와 이산화탄소, 악취 등의 증가와 산소의 감소, 분진, 연소가스, 공기이온 등이 있다. 그러므로 군집중독의 예방으로 가장 중요시되는 것은 환기로 보고 있다.

② 공기의 자정작용(purification)

공기는 자체적으로 스스로 깨끗해지려고 하는 작용이 있다. 이것을 자정작용이라고 하는데, 우리 주위의 공기는 여러 가지 환경오염원에 의하여 오염되고 있으나 공기 스스로의 정화작용이 계속해서 일어나기 때문에 다시 정상 성분으로 복원될 수 있다.

옥외의 공기는 가정, 공장 또는 교통기관 등에서 배출되는 각종 가스, 매연, 먼지 등에 의하여 오염되고 생물들의 유기호흡에 의하여 산소가 소비되며 이산화탄소가 증가된다. 하지만 대기의 조성은 자정작용 때문에 변하지 않고 일정하다.

공기의 자정작용에는 다음과 같은 것이 있다.

- 공기 자체의 희석작용
- 강우, 강설 등에 의한 공기 중 수용성 가스나 분진의 세정작용
- 산소, 오존 및 과산화수소에 의한 산화작용
- 태양광선 중 자외선에 의한 살균작용
- 녹색 식물의 광합성에 의한 산소와 이산화탄소의 교환작용

2. 상수

1) 물의 기능

인체의 60~70%는 수분으로 이루어진다. 성인의 경우 65% 중 40%가 세포 내에 있으며, 20%는 조직 내, 5%는 혈액 내에 있다. 물은 원형질의 주성분으로서 모든 생물이 생명현상을 유지하는 데 반드시 필요한 물질이다.

인체가 보유한 수분의 10~15%가 상실되면 생리적 이상이 오고 20% 이상 상실되면 생명이 위험하다. 물은 인체 내에서 음식물의 소화, 운반, 영양분의 흡수, 운동, 노폐물의 배설, 호흡, 순환, 체온조절 등의 생리적 작용을 하는데 성인의 경우 하루에 2~3L의 물이 필요하다.

2) 물의 자정작용

- **물리적 작용** : 희석작용, 여과작용, 침전침강작용, 확산작용, 휘산작용, 운반작용
- **화학적 작용** : 산화작용, 환원작용, 응집작용, 중화작용
- **살균작용** : 햇빛의 자외선에 의한 살균작용
- **생물학적 작용** : 수중생물에 의한 유기물질 분해 작용과 식균작용

3) 물과 건강

물에 병원성미생물이 함유되어 있을 때를 오염(contamination)되었다고 하고, 유해한 이화학물질이 함유되어 있을 때는 오탁(pollution)되었다고 하는데, 보통은 두 경우 모두 오탁이라고 한다.

(1) 수인성 질병의 감염원

감염성이 있는 장티푸스, 파라티푸스, 세균이질, 콜레라, 감염성 설사, 유행성 간염 등의 병원체가 물에 오염되어 있을 경우 오염수나 오염된 음식물을 통하여 인체에 감염을 일으키므로 감염원으로 작용하게 된다. 대체로 수인성 감염병의 병원체는 수중에서 그 수가 증가되지 않고 감소하거나 결국은 사멸된다. 이는 영양원의 부족, 잡균과의 생존경쟁, 일광의 살균작용, 온도의 부적당, 삼투압의 부적당 등에 기인한다.

수인성 감염병의 특징은 다음과 같다.

- 환자가 집단적 또는 폭발적으로 발생한다.
- 2차 환자 발생률이 낮다.
- 전염병 유행지역과 먹는 물의 사용지역이 일치한다.
- 음용수 중에 동일한 병원체가 검출된다.
- 성별, 연령별로 질병발생률의 차이가 없다.
- 잠복기가 길고 치명률과 2차 감염률이 낮다.
- 음용수를 사용 중지하거나 개선하면 환자 발생률이 감소 내지 중단된다.

(2) 기생충 질병의 감염원

물과 직 · 간접적으로 관련이 있는 기생충은 간디스토마, 폐디스토마, 주혈흡충, 광절열두조충, 회충, 편충, 구충 등이 있다.

(3) 유해물질의 오염원

산업폐수에서 유출되는 유해물질에는 시안, 수은, 카드뮴, 유기인, 페놀, 비소 등이 있고 이들은 각종 중독성 질환을 일으킨다.

(4) 수중 불소와 충치

불소가 너무 많은 물을 장기간 마시면 반상치(mottled tooth), 너무 적은 물을 장기간 마시면 충치(carious tooth)의 원인이 되는데, 특히 8, 9세까지의 소아에게 많이 발생한다.

그 밖에 생활환경의 악화, 음용수와 공업용수의 활용 가능성 여부, 악취 및 가스 발생, 해충의 서식 및 발생원으로 작용하고 정수과정에 어려움을 초래하여 수도열의 원인이 되기도 한다.

Comment

수도열(water fever, Hanover fever)

1926년 하노버에서 장티푸스 환자 2,500명의 유행에 앞서 약 10배의 발열 환자가 발생하였는데, 이는 장티푸스와 관계 없이 발생한 것으로, 그 원인은 대장균 및 잡균인 것으로 알려졌으며 이를 하노버열 또는 수도열이라고 한다.

4) 상수의 생산 및 공급과정

(1) 상수도의 수원

상수도란 중앙급수로 일정한 인구집단에 대해 공공적으로 보건상 양질의 물을 공급하기 위한 설비를 말한다. 상수도의 수원은 천수, 지표수, 지하수, 복류수, 해수 등이 있다.

① **천수(비, 눈)**

가장 순수하며 연수인 것이 특징이고 열대지방이나 섬에서 많이 사용하는데 대기가 오염된 지역에서는 매진, 분진, 세균양이 많다.

② **지표수(surface water)**

지표를 흐르는 하천수나 호소수, 저수지 등에 존재하는 물로서 수자원으로 가장 많이 사용된다. 오염물질 등이 유입되면 수질이 악화되나 희석, 침전, 미생물 분해 등의 자정작용을 통해 수질이 회복된다. 수온의 계절 변화가 심하고 홍수 시와 갈수 시 오염도 변화가 심하다.

③ **지하수(ground water)**

수온이 낮고 미생물과 유기물이 적으며, 탁도가 낮아서 좋으나 경도가 높다. 미생물과 세균이 거의 없으며 지층 지역에 따른 수질 차이가 크다. 또한 한번 오염되면 자정속도가 느리고 처리가 어렵다.

④ **복류수(underground flow)**

하천의 지부 또는 측부에서 흐르는 물로 탁도가 낮고 수질도 양호하므로 소도시의 수원으로 이용되는 경우가 많다.

⑤ **해수(sea water)**

해수는 3%의 식염을 포함하고 있어 염분 및 용해 성분의 종류와 양이 많다. 화학 처리하여 음용수로 사용할 수 있으나 비용이 많이 들어 장기간 항해를 위한 함상에서 이용하는 정도이다. 바다 생물의 부착으로 파이프나 수조 등의 기능이 저하되며 정체 수역의 오염 시 적조 현상 등으로 수산업에 피해를 준다.

(2) 상수도의 공급과정

수도는 생활이나 도시활동 등을 위하여 필요한 맑은 물을 적절한 유입으로 연속 공급하는 공공시설로, 사용 목적을 달성하려면 수량이나 수질, 수압의 기술적 요소를 만족시켜야 한다. 수원에서 물을 취수하여 취수시설로 간 물은 다음과 같은 과정을 거친다.

취수 → 도수 → 정수 → 송수 → 배수 → 급수

- **취수** : 수원에서 필요한 원수를 확보하는 첫 단계
- **도수** : 물을 일정한 방향으로 흐르도록 인도하는 것을 말하며, 수원이 멀리 떨어져 있을 때 물을 정수장까지 도수로를 이용하여 운송
- **정수** : 정수장에서 물을 정화시키는 과정으로 침전, 여과, 소독의 순서로 시행
- **송수** : 정수장에서 배수지까지 송수로를 통하여 끌어가는 과정
- **배수** : 정화된 물을 적당한 수압 하에 필요한 양만큼 분배하는 과정
- **급수** : 배수관에서 물을 사용하도록 하는 과정

5) 물의 인공적 정수법

물은 침전, 여과, 소독의 과정을 거쳐 인공적으로 정수한다(그림 2-3).

(1) 침전법

침전법이란 응집제의 사용 없이 수중 미생물의 무리(flock) 현상을 이용하는 것을 말하며, 보통침전법과 약품침전법이 있다.

① 보통침전법

완속사 여과법에서 주로 사용되는 방법으로, 물의 속도인 유속을 느리게 하거나 정지상태로 두면 중력을 이용하여 무거운 부유물질이 침전되어 탁도, 색도, 세균이 감소된다.

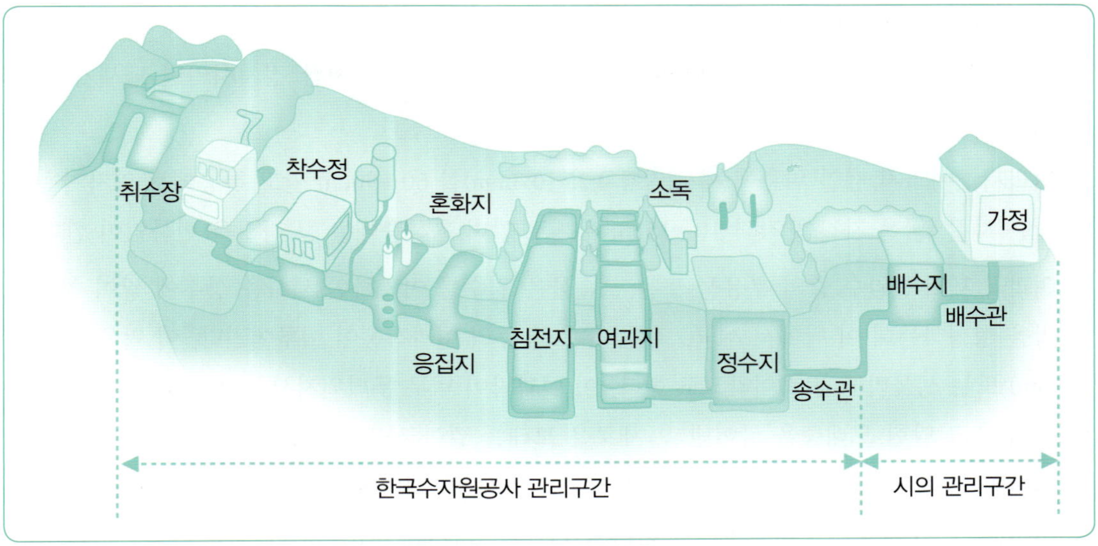

그림 2-3 물의 인공적 정수법

② **약품침전법**

급속사 여과법에서 사용되는 방법으로, 물 속의 미세입자를 크고 무거운 무리(flock)를 만들기 위하여 약품을 주입하는 방법이다. 약품침전은 물의 색도를 제거하는 데 가장 적당한 침전법이며, 황산반토, 황산제일철, 염화제이철, 황산제이철, 알루미늄산소다를 약품으로 사용한다.

(2) 여과법

밀스(Mills)는 1893년 매사추세츠 주에서 물을 여과 · 급수하여 장티푸스, 이질, 설사, 장염 등의 환자 발생률과 일반사망률을 감소시켰으며, 같은 해에 독일의 라인케(Reinke)도 강물을 여과하여 함부르크 시민에게 공급한 결과 밀스와 같은 결과를 얻게 되어 그 후 밀스–라인케(Mills–Reinke) 현상이라는 용어가 나오게 되었다.

Comment

밀스–라인케(Mills–Reinke) 현상

1893년 5월 독일의 라인케(Reinke)는 엘베강의 물을 여과하여 함부르크 시로 여과 · 급수하였고, 1893년 9월 미국의 밀스(Mills)는 매사추세츠 주에서 같은 실험을 하였을 때 장티푸스 등 소화기계 감염병 발생이 감소하고 이로 인한 일반사망률도 감소됨을 보고하였다. 이러한 현상을 밀스–라인케 현상이라고 한다.

① **완속사 여과법(slow sand filtration; 영국식 여과법)** (표 2-7)

- **침전지** : 원수를 보통 침전시킨 후 여과지로 보낸다. 12~40시간 정치시키면 냄새가 감소되고 색도와 탁도는 50~90%, 균수는 40~95% 감소된다.
- **여과지** : 여과지 제일 위층에 세사(직경 0.25~0.3mm)를 60~90cm 깔고 하층에는 입자가 큰 모래, 작은 자갈, 굵은 자갈을 각각 10~15cm 두께로 깔며 최하층에는 큰 자갈을 빈틈없이 깐다.
- **여과막 제거** : 원수 중의 부유물 또는 불순물은 원수를 여과하면 세사층 상부에 쌓여 콜로이드상 막을 형성하는데 이 막에서 세균, 조류, 부유물 등의 여과작용이 이루어진다. 이 막을 여과막(filter film) 또는 생물막(biofilm)이라고도 한다. 이 여과막이 너무 두터워져서 여과 효과가 떨어지면 여과를 멈추고 막힌 모래층을 긁어낸 후 새로운 모래를 깔아 사면 대치를 한다. 계속적인 여과작업을 위하여 여분의 예비 여과지가 필요한데 보통 5~8개에 1개의 예비 여과지를 만들어야 한다.
- **여과속도와 사용일수** : 여과속도는 일반적으로 3~5m/day이며 1회 사용일수는 1~2개월이다.

② **급속사 여과법(rapid sand filtration; 미국식 여과법)** (그림 2-4, 표 2-7)

- **침전지** : 약품침전 시 응집제는 주로 황산알루미늄을 사용한다. 여과 속도는 완속 여과의 40배 이상으로 약품침전을 하고 수원의 탁도, 색도가 높거나 수조류, 철분량이 많고 추운 지방에서 사용하며 도시 급수를 위하여 사용한다.
- **여과지** : 완속사 여과지의 모래보다 더 굵은 모래를 사용한다. 모래층 두께는 60~70cm가 적당하다. 그 밑의 자갈층은 모래가 침입하지 않도록 상부에 세립자의 자갈을 깔고 하층으로 갈수록 큰 자갈 순으로 깔아준다. 여과막이 빨리 두터워지므로 압축공기를 이용하여 물을 역류시켜 세척한다.
- **여과속도** : 여과속도는 일반적으로 120~150m/day이다.

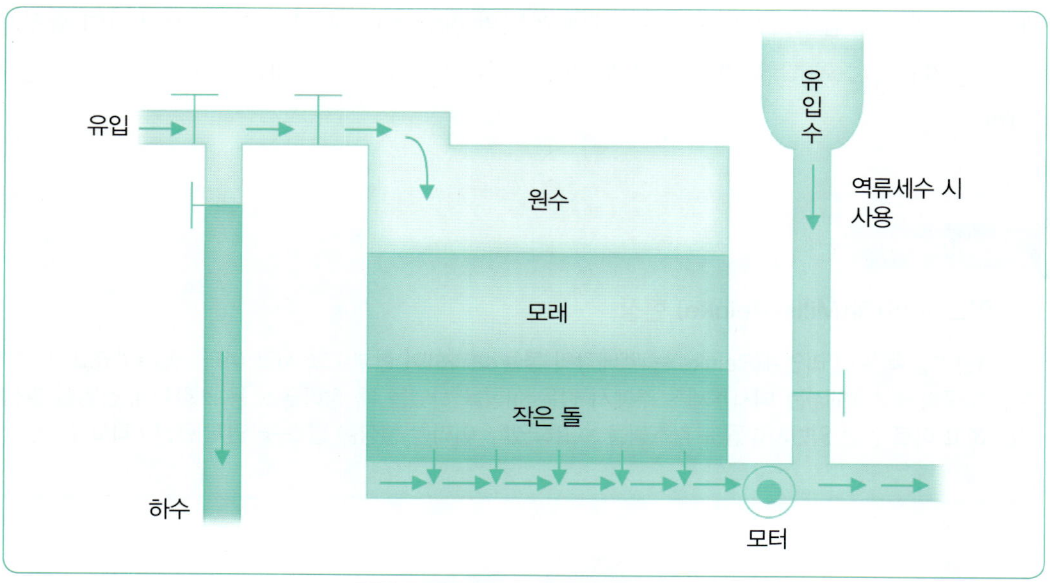

그림 2-4 급속사 여과지의 단면

표 2-7 완속사 여과법과 급속사 여과법의 비교

구분		완속사 여과법	급속사 여과법
침전법(예비처리)		보통 침전법(중력침전)	약품 침전법
생물막 제거법(소제방법)		상부사면 대치	역류세척
여과속도		3~5m/day	120~150m/day
1회 사용일수		20~60일(1~2개월)	12시간~2일(1일)
장점	탁도, 색도가 높을 때	불리	좋음
	이끼류가 발생되기 쉬운 장소	불리	좋음
	수면이 동결되지 쉬운 장소	불리	좋음
	소요면적	넓은 면적이 필요	좁은 면적도 가능
비용	건설비	많음	적음
	경상비	적음	많음
세균제거율		98~99%	95~98%

(3) 소독법

침전여과과정을 거치는 동안 수중 세균을 99%까지 제거할 수 있으나 절대 안전하다고는 볼 수 없으므로 소독이 필요하다. 물을 소독하는 방법에는 오존법, 염소소독법, 자외선법 등이 있다.

① 오존법

오존법이란 공기에 전지를 통하면 오존이 발생하는데 이를 이용하여 물을 소독한다. 오존법은 강력한 살균력이 있고 발암물질인 트리할로메탄(trihalomethane, THM)이 생성되지 않으며 소독냄새가 없지만, 전력비용이 많이 들고 잔류효과가 없어 이차 오염이 생길 수 있다.

② 염소소독법

염소소독에는 액체염소, 이산화염소, 차아염소산나트륨, 표백분에 의한 염소소독 등이 있는데 이 중에서 가장 많이 사용되는 것은 액체염소법(염소를 0℃에서 4기압으로 액화시킨 것)이다. 액체염소가 가장 많이 이용되는 이유는 취급이 간편하고 값이 싸기 때문이다.

물 소독제로서의 염소 장점은 강한 소독력, 우수한 잔류 효과, 간편한 조작, 적은 비용 등을 들 수 있으나 반대로 냄새가 많고 독성 등이 있다는 단점이 있다. 염소소독의 원리는 결합잔류염소 형성과 유리잔류염소 형성으로 다음과 같이 이루어진다.

- **결합잔류염소(combined residual chlorine) 형성** : 잔류염소란 염소를 주입하였을 때 염소요구량에 의하여 소모되고 남아 있는 염소를 말한다. 잔류염소가 암모니아 화합물과 결합하여 결합잔류염소인 디클로라민(dichloramine, $NHCl_2$)을 형성한다.

수도꼭지에서 나오는 먹는 물의 결합잔류염소는 0.4mg/L 이상이 되어야 하며, 병원성 미생물에 오염되었거나 오염될 우려가 있는 경우 1.8mg/L 이상이 되어야 한다. 결합잔류염소는 유리잔류염소에 비해 살균력이 약하지만 냄새는 감소한다.

- $HOCl + NH_3 \rightleftarrows NH_2Cl + H_2O$ monochloramine
- $HOCl + NH_2Cl \rightleftarrows NHCl_2 + H_2O$ dichloramine
- $HOCl + NHCl_2 \rightleftarrows NCl_3 + H_2O$ trichloramine

- **유리잔류염소**(free residual chlorine) **형성** : 염소는 강한 산화(물질이 산소와 화합하는 것으로 전자를 빼앗기는 변화 또는 그것에 따르는 화학변화를 말함)력을 가진다. 물에 주입된 염소는 수중에서 가수분해하여 유리잔류염소를 생성한다. 차아염소산(HOCl) 형태로 존재하는 잔류염소를 유리잔류염소라고 한다. 유리잔류염소는 결합잔류염소에 비해 소독력이 강하다. 수도꼭지에서 나오는 먹는 물의 유리잔류염소는 항상 0.1mg/L 이상이 되어야 하며, 병원성 미생물에 오염되었거나 오염될 우려가 있는 경우에는 0.4mg/L 이상이 되어야 한다.
  염소소독 시 수중반응은 다음과 같다.

- $Cl_2 + H_2O \rightleftarrows HOCl$(차아염소산)
- $HOCl \rightleftarrows H^+ + OCl^-$(소독력 : $HOCl > H^+ > OCl^-$)

물의 소독을 위하여 액체 염소를 넣으면 염소는 수중에서 가수분해되어 염산과 차아염소산이 된다. 이때 생성된 차아염소산은 살균력이 가장 높다.

- **불연속점 염소처리**(break point chlorination)(그림 2-5) : 수중에 염소를 주입하면 순수한 물의 경우 주입량에 정비례하여 잔류염소량이 증가한다. 물의 염소량은 0인데, 수중에 암모니아와 같은 물질이 함유되어 있는 경우에는 그림 2-5의 b와 같이 일정한 시간까지는 염소 주입량에 비례하여 잔류염소가 증가하다가 일정 시간이 지나면 주입염소량이 증가하여도 잔류염소는 감소하여 최저에 달하며, 0에 가깝게 내려갔다가 이후에 다시 투입량에 비례하여 증가하게 된다.
  이 최저에 달한 시기를 '파괴점' 혹은 '불연속점'이라고 하며, 불연속점(파괴점)까지의 주입염소량을 물의 염소요구량이라고 한다. 불연속점 염소처리법은 불연속점 이상으로 염소량을 주입하여 유리잔류염소가 검출되도록 염소를 주입하는 방법을 말한다.

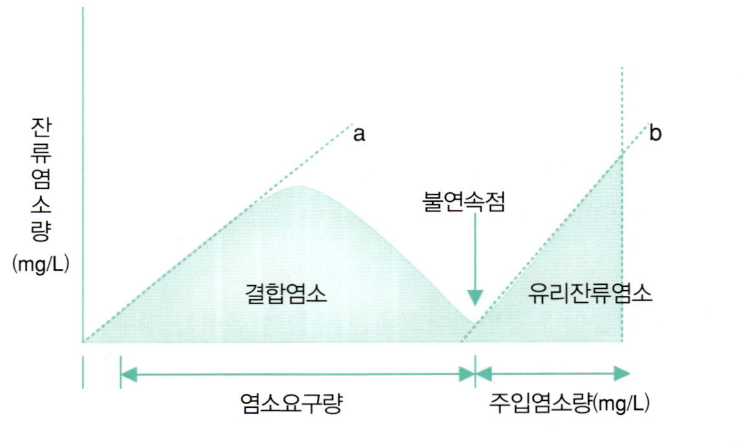

그림 2-5 불연속점 염소처리

> **Comment**
>
> **➔ 염소요구량**
>
> 수중의 유기물질을 산화하는 데 필요한 염소량을 말한다.
>
> **➔ 잔류염소**
>
> 불연속점 이상 주입된 염소량으로 송 · 배급수 및 사용 과정에서 오염될 수 있는 미생물의 살균작용에 영향을 미친다.

- **부활현상** : 부활현상이란 물을 염소소독하면 수중 세균은 감소하여 0 또는 0에 가까이 감소되지만, 어떤 때는 염소 처리 후 어느 정도 시간이 지나면 세균이 다시 증가하기도 한다. 이런 현상을 부활현상이라고 한다.
  부활현상의 발생은 식균 생물이 전부 사멸되는 경우, 수중 조류가 사멸되면 남아 있는 세균이 이를 영양원으로 하여 번식하거나 또 염소성분이 소실되면 아포 형성균이 발아하여 증식하게 된다.

(4) 특수정수법

① 조류제거법(이끼 등의 생물제거법)

대부분의 자연수역에서 조류가 발생하는데, 이와 같은 조류는 때로 다량 발생하여 녹조(water-bloom)를 일으키고 심한 경우 수질 악화로 음용수로 사용할 수 없는 결과를 초래하기도 한다. 조류

제거에는 황산동이 가장 많이 이용되며 그 밖에 염소 등을 사용하는데, 황산동의 경우 주입량은 조류의 종류에 따라 다르나 일반적으로 0.6~1.2mg/L가 적당하다.

② 경수연화법

칼슘, 마그네슘, 철, 동 등의 이온을 많이 함유한 물이 경수이다. 경수는 물맛이 나쁘고 비누거품이 잘 일어나지 않으며 보일러파이프에 결석을 만들어 돌발 사고를 많이 일으키기 때문에 경수를 연수로 만들어 사용한다.

- **일시경수법** : 중탄산칼슘이나 중탄산마그네슘 등을 함유하는 경수를 끓이게 되면 탄산칼슘이나 수산화마그네슘이 생겨 침전된다. 이때 물이 부드럽게 되는데 이를 일시경수라고 한다.
- **영구경수법** : 황산칼슘이나 황산마그네슘 등의 황산염은 끓여도 별로 변화가 없기 때문에 칼슘이온이나 마그네슘 이온을 전부 또는 일부를 제거하는 석회소다법과 이온교환법을 이용한다. 석회소다법은 칼슘이온이나 마그네슘이온을 탄산칼슘이나 수산화마그네슘으로 만들어 침전 또는 여과시켜 제거하는 것이고, 이온교환법은 지올라이트법이라고 하여 칼슘이나 마그네슘 이온을 나트륨 이온으로 치환시키는 방법이다.
- **철분제거법** : 철분을 함유한 물은 세탁할 때 의류에 착색이 되고 음용수로서 맛이 나쁘며 공업용수로도 부족하므로 제거 후에 사용하여야 한다. 제철법으로 폭기법을 이용하면 가장 좋다.
- **망간제거법** : 물에 철이나 망간이 많으면 세탁이나 식품의 조리, 공업용수 등에 부적당하다. 망간제거법으로 폭기법을 이용하여 불용해성 수산화망간을 침전·여과하여 제거한다. 효과를 높이기 위하여 과망간산칼륨 등의 주입에 의한 산화법 등이 이용된다.
- **불소주입(fluoridation)** : 불소가 과량 함유된 물을 장기간 마시면 반상치가 되지만 부족한 물을 장기간 마시면 충치의 원인이 될 수 있다.

6) 먹는물 수질기준

「먹는물 수질기준 및 검사 등에 관한 규칙(약칭 : 먹는물검사규칙)」에 따르면 먹는물의 수질기준은 다음과 같다.

먹는 물 수질기준(먹는물검사규칙 제2조 관련)

1. 미생물에 관한 기준

가. 일반세균은 1mL 중 100CFU(Colony Forming Unit)를 넘지 않을 것. 다만, 샘물 및 염지하수의 경우에는 저온일반세균은 20CFU/mL, 중온일반세균은 5CFU/mL를 넘지 아니하여야 하며, 먹는샘물, 먹는염지하수 및 먹는해양심층수의 경우에는 병에 넣은 후 4℃를 유지한 상태에서 12시간 이내에 검사하여 저온일반세균은 100CFU/mL, 중온일반세균은 20CFU/mL를 넘지 않을 것

나. 총 대장균군은 100mL(샘물 · 먹는샘물, 염지하수 · 먹는염지하수 및 먹는해양심층수의 경우에는 250mL)에서 검출되지 않을 것. 다만, 제4조제1항제1호나목 및 다목에 따라 매월 또는 매 분기 실시하는 총 대장균군의 수질검사 시료(試料) 수가 20개 이상인 정수시설의 경우에는 검출된 시료 수가 5퍼센트를 초과하지 아니하여야 한다.

다. 대장균 · 분원성 대장균군은 100mL에서 검출되지 않을 것. 다만, 샘물 · 먹는샘물, 염지하수 · 먹는염지하수 및 먹는해양심층수의 경우에는 적용하지 않는다.

라. 분원성 연쇄상구균 · 녹농균 · 살모넬라 및 쉬겔라는 250mL에서 검출되지 않을 것(샘물 · 먹는샘물, 염지하수 · 먹는염지하수 및 먹는해양심층수의 경우에만 적용한다)

마. 아황산환원혐기성포자형성균은 50mL에서 검출되지 않을 것(샘물 · 먹는샘물, 염지하수 · 먹는염지하수 및 먹는해양심층수의 경우에만 적용한다)

바. 예르시니아균은 2L에서 검출되지 않을 것(먹는물공동시설의 물의 경우에만 적용한다)

2. 건강상 유해영향 무기물질에 관한 기준

가. 납은 0.01mg/L를 넘지 않을 것

나. 불소는 1.5mg/L(샘물 · 먹는샘물 및 염지하수 · 먹는염지하수의 경우에는 2.0mg/L)를 넘지 않을 것

다. 비소는 0.01mg/L(샘물 · 염지하수의 경우에는 0.05mg/L)를 넘지 않을 것

라. 셀레늄은 0.01mg/L(염지하수의 경우에는 0.05mg/L)를 넘지 않을 것

마. 수은은 0.001mg/L를 넘지 않을 것

바. 시안은 0.01mg/L를 넘지 않을 것

사. 크롬은 0.05mg/L를 넘지 않을 것

아. 암모니아성 질소는 0.5mg/L를 넘지 않을 것

자. 질산성 질소는 10mg/L를 넘지 않을 것

차. 카드뮴은 0.005mg/L를 넘지 않을 것

카. 붕소는 1.0mg/L를 넘지 않을 것(염지하수의 경우에는 적용하지 않는다)

타. 브롬산염은 0.01mg/L를 넘지 않을 것(수돗물, 먹는샘물, 염지하수 · 먹는염지하수, 먹는해양심층수 및 오존으로 살균 · 소독 또는 세척 등을 하여 음용수로 이용하는 지하수만 적용한다)

파. 스트론튬은 4mg/L를 넘지 않을 것(먹는염지하수 및 먹는해양심층수의 경우에만 적용한다)

하. 우라늄은 30㎍/L를 넘지 않을 것(샘물, 먹는샘물, 먹는염지하수 및 먹는물공동시설의 물의 경우에만 적용한다)

3. 건강상 유해영향 유기물질에 관한 기준

가. 페놀은 0.005mg/L를 넘지 않을 것

나. 다이아지논은 0.02mg/L를 넘지 않을 것

다. 파라티온은 0.06mg/L를 넘지 않을 것

라. 페니트로티온은 0.04mg/L를 넘지 않을 것
마. 카바릴은 0.07mg/L를 넘지 않을 것
바. 1,1,1-트리클로로에탄은 0.1mg/L를 넘지 않을 것
사. 테트라클로로에틸렌은 0.01mg/L를 넘지 않을 것
아. 트리클로로에틸렌은 0.03mg/L를 넘지 않을 것
자. 디클로로메탄은 0.02mg/L를 넘지 않을 것
차. 벤젠은 0.01mg/L를 넘지 않을 것
카. 톨루엔은 0.7mg/L를 넘지 않을 것
타. 에틸벤젠은 0.3mg/L를 넘지 않을 것
파. 크실렌은 0.5mg/L를 넘지 않을 것
하. 1,1-디클로로에틸렌은 0.03mg/L를 넘지 않을 것
거. 사염화탄소는 0.002mg/L를 넘지 않을 것
너. 1,2-디브로모-3-클로로프로판은 0.003mg/L를 넘지 않을 것
더. 1,4-다이옥산은 0.05mg/L를 넘지 않을 것

4. **소독제 및 소독부산물질에 관한 기준(샘물 · 먹는샘물 · 염지하수 · 먹는염지하수 · 먹는해양심층수 및 먹는물공동시설의 물의 경우에는 적용하지 않는다)**

가. 잔류염소(유리잔류염소를 말한다)는 4.0mg/L를 넘지 않을 것
나. 총트리할로메탄은 0.1mg/L를 넘지 않을 것
다. 클로로포름은 0.08mg/L를 넘지 않을 것
라. 브로모디클로로메탄은 0.03mg/L를 넘지 않을 것
마. 디브로모클로로메탄은 0.1mg/L를 넘지 않을 것
바. 클로랄하이드레이트는 0.03mg/L를 넘지 않을 것
사. 디브로모아세토니트릴은 0.1mg/L를 넘지 않을 것
아. 디클로로아세토니트릴은 0.09mg/L를 넘지 않을 것
자. 트리클로로아세토니트릴은 0.004mg/L를 넘지 않을 것
차. 할로아세틱에시드(디클로로아세틱에시드, 트리클로로아세틱에시드 및 디브로모아세틱에시드의 합으로 한다)는 0.1mg/L를 넘지 않을 것
카. 포름알데히드는 0.5mg/L를 넘지 않을 것

5. **심미적 영향물질에 관한 기준**

가. 경도(硬度)는 1,000mg/L(수돗물의 경우 300mg/L, 먹는염지하수 및 먹는해양심층수의 경우 1,200mg/L)를 넘지 않을 것. 다만, 샘물 및 염지하수의 경우에는 적용하지 않는다.
나. 과망간산칼륨 소비량은 10mg/L를 넘지 않을 것
다. 냄새와 맛은 소독으로 인한 냄새와 맛 이외의 냄새와 맛이 있어서는 아니될 것. 다만, 맛의 경우는 샘물, 염지하수, 먹는샘물 및 먹는물공동시설의 물에는 적용하지 않는다.
라. 동은 1mg/L를 넘지 않을 것
마. 색도는 5도를 넘지 않을 것
바. 세제(음이온 계면활성제)는 0.5mg/L를 넘지 않을 것. 다만, 샘물 · 먹는샘물, 염지하수 · 먹는염지하수 및 먹는해양심층수의 경우에는 검출되지 아니하여야 한다.

사. 수소이온 농도는 pH 5.8 이상 pH 8.5 이하이어야 할 것. 다만, 샘물, 먹는샘물 및 먹는물공동시설의 물의 경우에는 pH 4.5 이상 pH 9.5 이하이어야 한다.
아. 아연은 3mg/L를 넘지 않을 것
자. 염소이온은 250mg/L를 넘지 않을 것(염지하수의 경우에는 적용하지 않는다)
차. 증발잔류물은 수돗물의 경우에는 500mg/L, 먹는염지하수 및 먹는해양심층수의 경우에는 미네랄 등 무해성분을 제외한 증발잔류물이 500mg/L를 넘지 않을 것
카. 철은 0.3mg/L를 넘지 않을 것. 다만, 샘물 및 염지하수의 경우에는 적용하지 않는다.
타. 망간은 0.3mg/L(수돗물의 경우 0.05mg/L)를 넘지 않을 것. 다만, 샘물 및 염지하수의 경우에는 적용하지 않는다.
파. 탁도는 1NTU(Nephelometric Turbidity Unit)를 넘지 않을 것. 다만, 지하수를 원수로 사용하는 마을상수도, 소규모급수시설 및 전용상수도를 제외한 수돗물의 경우에는 0.5NTU를 넘지 아니하여야 한다.
하. 황산이온은 200mg/L를 넘지 않을 것. 다만, 샘물, 먹는샘물 및 먹는물공동시설의 물은 250mg/L를 넘지 아니하여야 하며, 염지하수의 경우에는 적용하지 않는다.
거. 알루미늄은 0.2mg/L를 넘지 않을 것

6. **방사능에 관한 기준(염지하수의 경우에만 적용한다)**
가. 세슘(Cs-137)은 4.0mBq/L를 넘지 않을 것
나. 스트론튬(Sr-90)은 3.0mBq/L를 넘지 않을 것
다. 삼중수소는 6.0Bq/L를 넘지 않을 것

3. 수영장 및 공중목욕장의 위생관리

1) 수영장의 위생관리 (표 2-8)

수영장은 자연수영장과 인공수영장으로 구분한다. 자연수영장은 분뇨의 투기, 도시하수, 공장폐수의 유입, 사람들의 과밀 수영으로 인하여 오염이 심할 수 있다. 이로 인하여 각종 소화기계 질환, 안과 및 피부과, 이비인후과 질환이 일어난다. 인공수영장은 수인성 전염병, 기생충증, 결핵, 유행성 각결막염 등의 안과 질환이 일어난다.

표 2-8 체육시설의 설치 이용에 관한 법률에 따른 수영장의 위생관리

항목	수질기준
유리잔류염소량	0.4~1.0mL/L(잔류염소일 때에는 1.0mL/L 이상) 다만, 오존소독 등으로 사전처리 시 : 0.2mL/L 이상(잔류염소일 때에는 0.5mL/L 이상)을 유지
수소이온농도(pH)	5.8~8.6
탁도	2.8NTU 이하
과망간산칼륨소비량	12mL/L 이하
대장구균	10mL들이 시험대상 욕수 5개 중 양성이 2개 이하이어야 한다.

2) 공중목욕장의 위생관리

공중목욕장에는 목욕탕, 온천 등이 있으며, 목욕탕에서는 눈병, 성병, 피부병, 질트리코모나스 등의 질병 발생이 문제가 된다. 목욕장 욕수의 수질기준과 수질검사방법은 「공중위생관리법 시행규칙」 제4조와 관련되어 있다. 욕수의 수질기준은 원수와 욕조수로 나뉘어 기준을 부과한다.

(1) 원수

- 색도는 5도 이하로 하여야 한다.
- 탁도는 1NTU(nephelometric turbidity unit) 이하로 하여야 한다.
- 수소이온농도는 5.8 이상, 8.6 이하로 하여야 한다.
- 과망간산칼륨 소비량은 10mg/L 이하가 되어야 한다.
- 총대장균군은 100mL 중에서 검출되지 않아야 한다.

(2) 욕조수

- 탁도는 1.6NTU(nephelometric turbidity unit) 이하로 하여야 한다. 이 경우 다른 법령에 의하여 목욕장에서 사용할 수 있도록 허가받은 제품을 첨가한 때에는 해당 제품에서 발생한 탁도는 계산하지 않는다.
- 과망간산칼륨 소비량은 25mg/L 이하가 되어야 한다.
- 대장균군은 1mL 중에서 1개를 초과하여 검출되지 않아야 한다. 이 경우 평판마다 30개 이하 균체의 군락이 형성되었을 때에는 원액을 접종한 평판의 균체 군락을 평균하며, 기재는 반드시 1mL 중 몇 개라고 표시한다.

4. 하수

하수란 일상생활에서 생기는 오수를 말하며 가정하수(취사, 세탁, 목욕, 수세변소 등), 산업폐수, 지하수, 천수 등으로 이루어지는데, 하수량은 급수량에 비례하며 문화의 발전에 따라 증가한다. 우리나라 하수처리의 주무부서는 환경부이며, 도시하수의 하천유입으로 DO 감소, BOD 증가, 오염도 증가, 유기물의 증가 및 부유물질이 증가한다.

1) 하수도의 종류 (그림 2–6)

(1) 합류식(combined system)

가정하수와 천수, 오수 등 모든 하수를 한꺼번에 운반하는 것으로 시설비가 적게 들고 하수관이 커서 시공, 수리, 검사, 청소가 용이하고 우기에는 자연청소가 가능하다. 단점으로는 우기에 범람 우려가 있으며 악취가 발생한다. 갈수기에 하수관이 막히기 쉽고 미관을 해친다.

(2) 혼합식(mixed system)

천수와 사용수의 일부를 함께 운반하는 것을 말한다.

(3) 분류식(separate system)

가정하수와 천수를 별도로 운반하는 것으로, 환경 보건 측면에서 유리하며 일정한 유량을 유지할 수 있다. 반면, 건설비가 많이 들고 수리, 검사, 청소 등 관리가 불편하며 환기곤란으로 폭발의 위험이 있다.

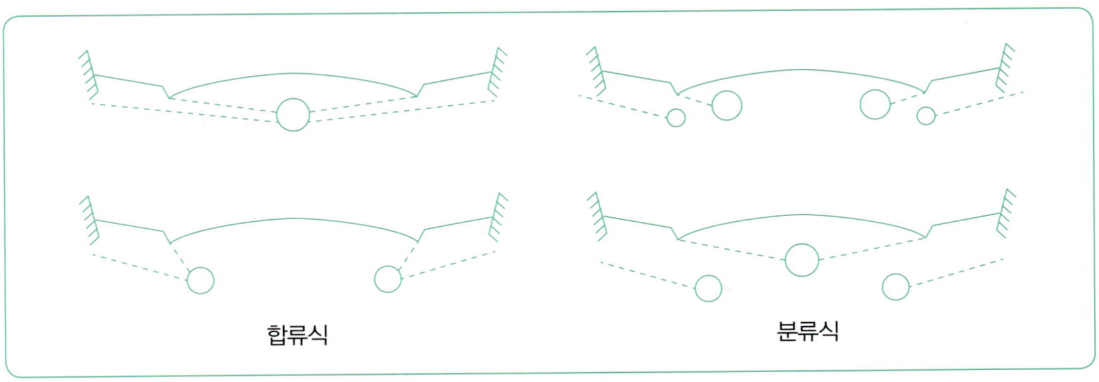

그림 2–6 합류식 하수도와 분류식 하수도

2) 하수처리과정(sewage treatment)

하수처리과정은 예비처리, 본처리, 오니처리 순으로 이루어진다.

(1) 예비처리(물리적 처리법)

하수 유입구에서 하수 중에 함유된 큰 부유물질이나 고형물질을 철제망(screen)을 설치하여 자주 제거하고 하수 중에 섞여 있는 비중이 큰 토사(모래, 자갈), 금속 등을 침전하여 제거한다.

유입 하수 → 철제망(스크린) → 침사지 → 침전지(최초)

- **철제망(스크린)** : 큰 부유물질을 스크린으로 제거
- **침사지** : 하수 중에 섞여 있는 비중이 큰 토사, 금속 등을 침전하여 제거
- **최초 침전지(제1차 침전지)** : 하수의 침전성 고형물질을 제거. 보통침전과 약품침전이 있는데, 보통침전은 하수를 정지시키거나 아주 완만하게 흘려 보내면서 불순물을 침전

(2) 본처리

① 혐기성 분해처리

무산소 상태에서 혐기성균을 증식시킴으로써 탄소계 물질을 분해하여 메탄가스와 유기산을 생성하고, 단백질 등 질소계 물질을 분해하여 암모니아, 아미노산, 아마이드 등을 생성하는 과정을 말한다. 이때 많이 발생하는 가스는 메탄과 이산화탄소이다. 이 방법에는 부패조와 1907년 임호프(Karl Imhoff)가 부패조의 결점을 보완하여 만든 임호프조(Imhoff tank) 방법이 있다.

- **부패조(septic tank)** : 공기가 차단된 탱크에 하수를 넣으면 혐기성균에 의한 분해가 이루어져 찌꺼기가 소화된다. 가스가 발생하므로 악취가 나는 단점이 있으며 현재 거의 사용되지 않고 있다.
- **임호프조(Imhoff tank)** : 부패조의 결함을 보완하여 만든 탱크로, 1조 내에 2개의 층이 있어 상층(침전실)에서는 침전이 진행되고 하층(부패실, 소화실)에서는 오니의 소화가 이루어진다. 냄새가 역류하여 밖으로 나오지 않도록 고안해낸 것이다(그림 2-7).

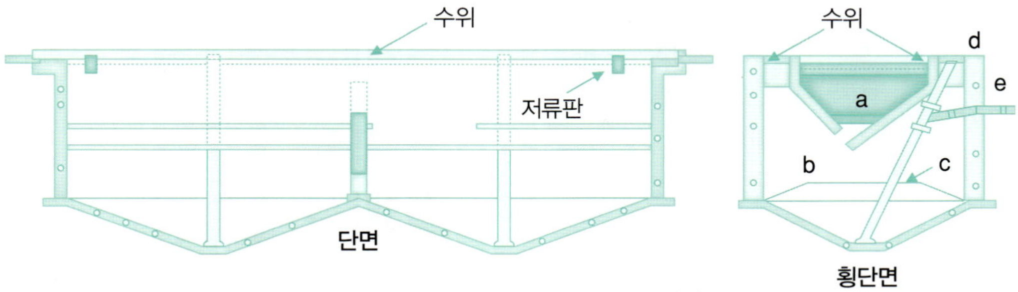

그림 2-7 임호프조

② 호기성 분해처리

산소를 공급하여 호기성균에 의하여 처리하는 방식으로, 살수여상법, 활성오니법, 산화지법, 회전원판법 등이 있다. 그중에서도 살수여상법과 활성오니법이 대표적인 방법이다. 호기성 분해처리로 인하여 가장 많이 발생하는 가스는 이산화탄소이다.

- **살수여상법**(trickling filter) : 1893년 영국에서 처음 개발되었으며 폐수를 미생물막으로 덮은 자갈이나 쇄석, 기타 매개층 등 여재 위에 뿌려서 미생물막과 폐수 중 유기물을 접촉시켜 분해시키는 방법이다. 비교적 큰 쇄석이나 돌을 겹쳐서 여상(filter)하고 하수를 뿌려 산소와 접촉하도록 한 뒤 여과시키는 정수방법이다(그림 2-8).

  살수여상법은 접촉여상법의 진보된 형태로 주로 도시 하수의 2차 처리를 위하여 사용되며, 미생물은 여과조 표면에서 호기적 활동을 하고 저부에서는 산소의 공급이 단절되어 혐기성 미생물의 증식에 의한 혐기성 작용을 한다.

  장점으로는 수질 및 수량변화에 민감하지 않고 유지비가 저렴하며 안정된 처리수 배출에 용이하나 악취로 인한 파리나 모기가 발생하기 쉽고 높은 수압이 필요하다.

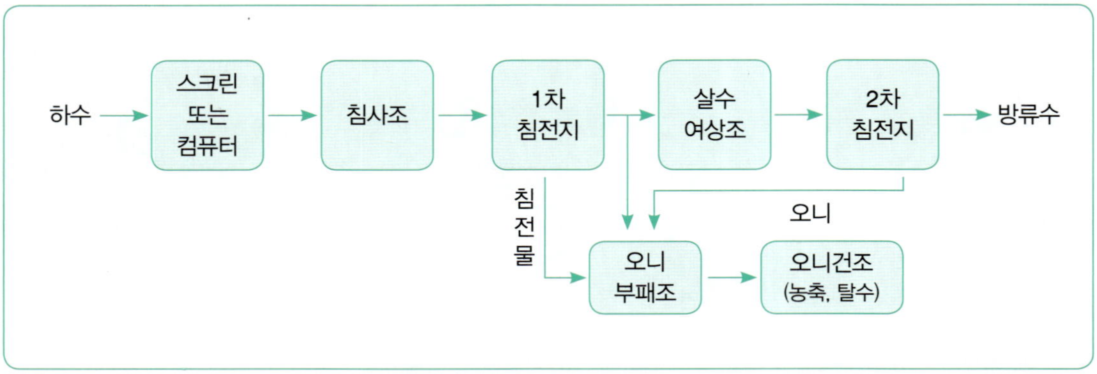

그림 2-8 살수여상처리장의 계통도

- **활성오니법**(activated sludge process) : 1912년 영국에서 시작되어 현재 가장 진보된 호기성 하수처리방법이다. 호기성균이 많은 활성 슬러지(오니)를 하수량의 20~30% 넣고 산소를 공급해 줌으로써 호기성균으로 하여금 하수 중에 있는 분해성 유기물을 분해하도록 하는 정수방법이다(그림 2-9).

  장점으로는 면적이 소규모이고 정화율이 높으며 유기성 폐수나 분뇨 처리에 적합하나 동력소비가 커서 유지비가 많이 들고 슬러지의 양이 많아 고도의 숙련이 필요하다.
- **산화지법**(안정지법) : 물의 생물학적, 화학적, 물리적, 자정작용에 의하여 하수를 처리하는 방법으로, 호기성균이 유기물을 분해하고 조류는 이 분해된 유기물을 영양소로 사용해 광합성을 하여 산소를 방출한다. 세균은 조류가 방출한 산소를 이용하여 다시 유기물을 분해하게 한다. 이러한 순환과정을 통하여 하수를 정화한다.

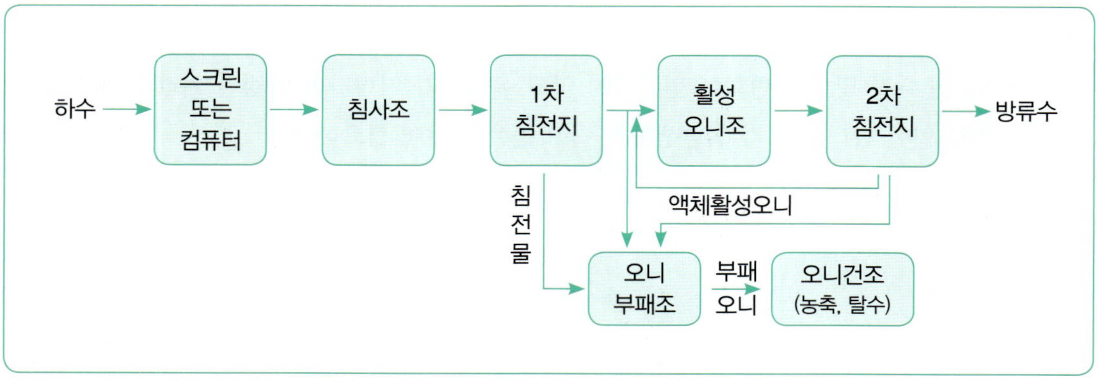

그림 2-9 활성오니법의 과정

(3) 오니처리(sludge disposal)

오니(sludge)란 하수구에 고이는 진흙, 수중의 침전물이 침전되어 있을 때의 물질을 말하며 슬러지라고도 한다. 일반적으로 오니를 줄이기 위하여 농축, 탈수, 건조처리를 하여야 하나 안정화시키기 위하여 소화, 소각처리 등을 하기도 하고, 중금속 등은 격리시키기 위하여 고형화하기도 한다.

오니처리는 하수 처리과정 중 마지막 단계이며, 오니의 종류에 따라 처리방법에 차이가 있다. 일반적으로 육상투기, 해양투기, 소각, 사상건조법, 소화법 등이 있다. 소화법은 가장 진보된 오니처리법으로 소화탱크에 오니를 넣어서 혐기성 부패를 일으키게 하여 유기물을 분해, 안정화시키는 방법이다. 사상건조법은 오니를 모래 위에 말려서 이용하는 방법으로 비료 등으로 이용한다.

쉬어가기 → **물과 감염병**

물은 인간에게 절대적으로 필요한 물질이다. 하지만 인구가 늘어나면서 사람들은 생존과 관련된 물을 오염시키게 되었다. 특히 하수의 오염은 수인성 감염병인 콜레라를 불러들였고 이 질병의 전파로 전 세계에는 공포가 유발되었다. 특히 1820년대의 런던은 비좁은 방, 물이 새는 지하실, 공기가 부족한 다락방에 빽빽하게 몰려 살면서 거리나 도랑으로 연결된 오물 구덩이에 하수를 처리하였다. 또한 런던에서 생겨나는 모든 오물의 종착지는 템스 강이었다. 이 강은 런던 대부분의 상수원 구실을 하였고 결국 런던은 자신의 오물 속에서 마시고 요리하며 세탁하게 된 것이다. 이러한 혼잡하고 더러운 환경을 틈타 콜레라가 파고들었고 존 스노(John Snow)라는 역학자가 등장하게 되었다.

출처 : 이노카렌, 권복규의 『전염병의 문화사』

section III

주택과 생활보건

1. 주택보건

1) 주택의 기본적 조건

주택의 기본적 조건은 외부 환경(더위, 추위, 소음, 각종 공해 등)으로부터 인체를 보호하여야 하고, 질병 발생이나 각종 사고의 위험이 없어야 하며, 일상생활에 편리하고 가족수에 알맞은 공간이 확보되어야 한다. 그 밖에 안전과 보안이 갖춰져야 하고 과도한 주거비가 발생되지 않아야 한다.

2) 주택의 보건학적 조건

(1) 대지

① 환경조건

소음이 없고 한적하고 교통이 편리하며 공장으로 인한 환경오염원이 없으며 폐기물 매립지는 매립 후 30년 이상 경과한 곳이어야 한다.

② 지형

언덕의 중간에 위치하고 넓은 곳이며 남향 또는 동남향, 동서향 10° 이내인 곳이어야 한다.

③ 지질

건조하고 침투성이 있으며 지반이 견고한 곳(점토퇴적지층은 피해야 함)이어야 한다.

④ 지하수위

깨끗한 음용수를 얻을 수 있고 지하수위는 지하면 1.5m 이상(가능한 한 3m 이상)이어야 한다.

(2) 주택의 구조

① 지붕

방습, 방한, 방열을 잘 할 수 있어야 한다.

② 벽

방한, 방서, 방습, 방음, 방화 등이 고려되어야 한다.

③ 마루

통기를 고려해서 지면으로부터 45cm 이상 간격을 두는 것이 좋다.

④ 거실

거실의 천정 높이는 2.1m 정도가 좋다.

⑤ 방의 배치

잘 사용하는 방이나 거실의 배치는 남향으로 하고 잘 쓰지 않는 방은 북쪽으로 한다.

3) 환기(ventilation)

환기란 실내의 오탁된 공기를 내보내고 신선한 공기가 들어오게 하는 것을 뜻하며, 환기법에는 자연환기와 인공환기가 있다.

(1) 자연환기(natural ventilation)

실내외 온도차, 옥외의 풍력, 기체의 확산력 등이 자연환기의 원동력이다.

① 중력환기(gravity ventilation)

실내외 온도차이로 이루어지는 자연환기로, 밀도차가 형성되어 압력차로 공기의 흐름이 일어나는 것을 중력환기라고 하며 실내의 기온이 외부의 기온보다 높을 때 실내 공기가 팽팽하여 상승하고 실내의 상부기압이 증가하여 공기가 밖으로 나가려고 한다.

② 중성대(neutral zone)

실내기온이 실외기온보다 높을 때 압력차에 의하여 실내 하부로는 공기가 들어오고 상부로는 배출되는데 그 중간에 압력이 0인 지대인 중성대가 형성된다. 중성대는 천장 가까이에 형성되는 것이 환기량이 크며, 방바닥 가까이 있으면 환기량은 적어지고 심한 온도차를 형성하게 되어 건강장해 요인이 된다.

(2) 인공환기(artificial ventilation)

① 송기식(송풍식) 환기법

오염물 제거에는 효과가 없으나 옥외의 신선한 공기를 실내로 공급하여 주며 오염물을 희석한다.

② **배기법**

실내 오염공기를 흡입하여 옥외로 내보내는 방법으로, 오염물 배기나 처리에 유리하다.

③ **병용법**

송풍과 배기의 2가지 기능을 모두 갖춘 방법으로, 위로부터는 수평으로 흡입하고 밑에서는 수평으로 배출하는 방법이다.

4) 채광과 조명

(1) 자연조명(주간조명)

주택의 자연조명에서 고려되어야 할 사항은 다음과 같다.

① **창문의 방향**

거실과 침실은 남향이 좋고, 조도가 균등해야 하는 작업실은 동북 또는 북향이 좋다.

② **창의 면적**

방바닥(거실) 면적의 1/7 혹은 1/5이 적당하며 같은 면적에서는 창의 위치가 높고 세로로 긴 것이 조도를 균등히 할 수 있어 좋다. 건축법에는 건축물 종류에 따라 제한 없이 1/10 이상 확보하도록 되어 있다.

③ **개각과 입사각**

개각(가시각)이 클수록 실내는 밝고 보통 창의 개각은 4~5°, 입사각은 28° 이상이 좋다.

④ **일조량**

하루에 최소 4시간 이상이 좋으며 남창은 여름에 최저가 되게 하고 겨울에는 방 안쪽까지 입사되어 최대가 되며, 봄 가을은 중간 정도 되게 한다.

⑤ **건물색과 반사율**

흰색 70~80%, 회색 15~55%, 진한 녹색 10~20%이므로 적절한 색의 커튼과 벽지를 선택하여 광량을 조절한다.

(2) 인공조명과 조도

인공조명은 기체, 고체, 액체를 연소시켜 발산하는 빛을 이용하는 방법으로 광원에는 형광등, 백열등, 수은등 등이 있다.

① 인공조명의 종류

- **백열등** : 백열등은 텅스텐 필라멘트의 증발을 억제하기 위하여 아르곤과 질소가스를 주입하고 필라멘트에 직접 전기를 보내 열에너지를 빛으로 이용하는 등기구이다. 전력소모가 많으나 점등이 쉬워 계속 켜 놓을 필요가 없고 점등이 빈번한 화장실 등에 주로 사용된다.
- **형광등** : 유리관 내벽에 형광물질을 도포하고 진공상태로 만든 후 약 20mg 정도의 금속 무기수은과 아르곤 또는 혼합가스를 봉입하며 램프 양단에 전자물질이 도포된 텅스텐 필라멘트를 부착하여 만든 기구이다. 전류를 흘리면 필라멘트가 열을 내고 금속수은이 증발하여 수은증기가 되며 전자물질에서 열전자가 방출되어 수은과 충돌, 자외선을 발생시키고 발생된 자외선이 형광물질을 통과하면서 가시광선으로 바뀌어 빛을 낸다.
- **수은등** : 내부 발광관에는 수은과 아르곤, 바깥쪽 관에는 질소가스가 들어 있다. 수은등은 파장이 짧아 대부분 청색을 발하나 초고압이 되면 백색에 가까운 빛을 낸다. 도로 · 공원 등의 광장 및 고속도로에 사용되고 있다.
- **할로겐등** : 텅스텐 필라멘트의 증발을 억제하기 위하여 브로민 또는 아이오딘 등의 물질을 주입한 것으로, 백열전구에 비해 수명은 2~3배이고 전력 소모가 적고 자연광처럼 색을 선명하게 재현시킬 수 있으며 크기가 작고 가벼운 것이 특징이다. 자동차, 활주로, 무대 조명, 백화점 · 미술관 · 상점 등의 스포트라이트용과 인테리어 광원으로 많이 사용된다.
- **LED** : 전기로 빛을 발하는 LED 소자를 이용한 조명 방법으로, LED의 발광원리를 이용하여 색의 기본요소인 적색, 녹색, 청색에 백색까지 다양한 색의 빛을 만들 수 있다. 기존 조명기구보다 에너지를 획기적으로 줄일 수 있고, 수명도 길며, 형광등처럼 수은 등의 유해물질을 전혀 사용하지 않기 때문에 친환경적인 제품으로 인식되고 있다.

② 인공조명의 유형

- **직접조명** : 조명 효율이 높고 경제적이나 현휘(눈부심)를 일으키고 강한 음영으로 불쾌감을 준다.
- **간접조명** : 반사에 의한 산광상태로 온화하며 음영이나 현휘는 생기지 않으나 조명 효율이 낮고 설비 유지비가 다소 비싸게 든다.
- **반간접조명** : 직접조명과 간접조명의 절충식으로, 반투명의 역반사각에 의하여 광선의 1/2 이상을 간접광, 나머지를 직접광에 의한 방법으로 하는 가장 이상적인 조명법을 말한다.

Comment

인공조명의 위생학적 조건

- 조도는 작업상 충분한 조도이어야 한다.
- 작업방법과 장소에 따른 기준 조명도를 유지해주어야 한다.
- 열의 발생이 적고 폭발, 발화의 위험이 없어야 한다.
- 광색은 햇빛에 가깝고 유해가스의 발생이 없어야 한다.
- 취급하기가 간단하고 가격이 저렴한 것이 좋다.
- 조명도는 균일하고 음영의 현휘가 생기지 않아야 한다.
- 눈을 보호하기 위한 간접조명이어야 한다.
- 조명시설은 좌측 상방에 있는 것이 좋다.

③ 조도의 단위와 측정방법

- **조도(illumination)** : 빛에 조사되는 면의 어느 점에서 광속밀도를 그 면의 점에 있어서의 조도라고 하고, 단위는 럭스(lux)를 사용한다.
- **광도(luminous intensity)** : 광원에서부터 어느 방향으로 단위 입체각 내로 나가는 광속을 그 광원의 광도라 하고, 단위는 촉으로 나타낸다.
- **위도(brightness)** : 광원을 직시하는 방향에서의 광도를 눈으로 볼 수 있는 면적으로 나눈 수치로서 광원의 단위면적당의 광도를 말한다.

Comment

작업내용에 따른 조도의 기준(조도 관련 법적 기준)

- 초정밀작업 : 750lux 이상(도서실, 정밀작업)
- 정밀작업 : 300lux 이상(교실, 현관, 복도, 층계, 실험실)
- 일반작업 : 150lux 이상(식당, 강당)
- 기타작업 : 75lux 이상(세면장, 화장실)

④ 조명의 피해

작업능률저하나 재해발생을 초래할 수 있으며 가성근시, 시야협착, 두통, 안정피로, 안구진탕증, 백내장(용접, 고열 작업장 종사자) 등이 발생할 수 있다.

5) 실내온도

적당한 실내온도는 18±2℃이고, 머리와 발의 온도 차이는 2~3℃이며, 실내습도는 40~70%가 적당하다.

체온을 유지하고 작업능률을 유지하려면 10℃ 이하에서는 난방, 26℃ 이상에서는 냉방을 유지하는 것이 좋다.

(1) 난방법

① 국소난방(local heating)

열원을 실내에 두는 경제적인 방법이나 시공이 불완전하며 실내의 오탁, 화재 등의 위험성이 크다.

② 중앙난방(central heating)

방열장치를 실외에 설치하여 발생한 열을 배관을 통하여 각방에 공급하는 방법으로 실내 오탁이 없고, 실내 온도를 균일하게 하는 반면, 시설비와 관리비가 많이 드는 단점이 있다.

③ 지역난방

아파트, 학교, 병원 등 지역 내 건물에서 증기나 온수를 열원으로 보내는 방법으로 도시를 중심으로 많이 보급되고 있다.

Comment

난방 시 고려하여야 할 점

- 온도조절은 자유롭고 편리하여야 한다.
- 습도조절이 가능하여야 하며 경제적이어야 한다.
- 실내에 오탁물이 발생하지 않아야 한다.
- 화재, 폭발의 위험이 없어야 한다.
- 실내 각 부위의 온도차가 없어야 한다.

(2) 냉방법

국소냉방법에는 선풍기와 에어컨이 있고 중앙냉방법에는 캐리어시스템이 있다.

① 국소냉방법

선풍기는 국소체온의 저하, 일시적 산소부족증을 일으키므로 밀폐된 공간에서 사용하면 생명에 지장을 준다. 에어컨은 소규모 실내에 적합하다.

② **중앙냉방법**

캐리어시스템은 냉난방은 물론 공기세정까지 하여 위생적이다. 26℃ 이상에서는 냉방이 필요한데 냉방에 의한 실내외 온도차는 5~7℃가 적당하며 7℃ 이상의 온도차는 불쾌감, 10℃ 이상의 온도차는 인체에 해롭다. 지나친 냉방은 냉방병에 걸리게 하므로 주의하여야 한다.

Comment

냉방병

지나친 냉방으로 인하여 감기증상이 지속되고 소변 배설량이 증가하며 요통, 신경통, 생리불순, 위장장애가 나타나는 질환을 말한다.

2. 의복위생

1) 의복의 정의와 목적

의복이란 한 벌의 복장을 구성하는 각 피복 재료와 그 자체가 함유한 공기는 물론 피복과 피복 사이에 있는 공기층까지 포함하여 말한다. 일반적으로 의복은 ①신체의 방어와 보호, ②신체의 청결과 체온조절 기능, ③사회활동편의, ④미화, 표식 등의 목적을 가진다.

2) 의복의 위생학적 성질

① **열전도율**

전도율은 함기성과 반비례하는데, 동물 털의 열전도율은 6.1, 견직물 19.2, 마직은 29.5이며, 함기량은 모피 98%, 모직 90%, 무명 70~80%, 마직 50%이다.

② **통기성**

마직 및 견직물이 모직이나 면직보다 높다.

③ **방한력**

단위는 CLO로 열차단력의 단위를 말한다. 기온이 21℃, 기습이 50% 이하, 기류 0.1m/sec에서 피부온도가 33℃로 유지될 경우 이때 의복의 방한력을 1CLO라고 한다. 방한력이 가장 좋은 것은 4CLO, 방한화 2.5CLO, 방한장갑 2CLO, 보통 작업복은 1CLO이다.

④ 흡습성

공기 중의 수증기를 흡수하는 능력으로 포화수증기 100%인 경우 동물 털은 28%, 견사 17%, 목면 및 마직은 12%의 수분을 흡수한다.

3) 의복의 위생학적인 조건

의복의 위생학적인 조건으로는 ①기후 조절력(온도, 습도, 기류 등)이 좋을 것, ②피부에 닿는 감촉이 좋을 것, ③신체활동에 적합할 것, ④더럽혀지지 않을 것, ⑤세탁에 적합할 것, ⑥가벼울 것, ⑦외부의 위험에 대한 방어력이 강할 것 등이 있다.

4) 의복에 의한 체온조절범위

의복에 의한 체온조절을 할 수 있는 범위는 10~26℃이다.

3. 분뇨

1) 분뇨처리의 목적

예로부터 분뇨는 비료 등으로 쓰여 각종 기생충과 전염병의 발생을 일으켜 왔다. 이러한 분뇨를 위생적으로 처리하여 소화기계 감염병과 기생충질환을 예방하려는 것이 분뇨처리의 목적이다.

2) 분뇨처리의 방법

소화처리법, 습식산화법, 해양투기법, 수세식 처리법, 화학적 처리법, 정화조법 등이 있다.

(1) 소화처리법

분뇨를 투입조에서 일정량이 될 때까지 저류시키고 투입조의 거름장치로 고형물을 제거한 후 건조해서 소각시키는 방법이다. 소화조는 가온식과 무가온식이 있으며, 가온식은 1개월, 무가온식은 2개월 이상 저류시킬 필요가 있다.

(2) 습식산화법

70~80기압의 고압 하에서 200~250℃의 고온을 가하고 충분한 산소를 공급하여 소각하는 방법을 말한다. 이 방법은 병원균이 완전히 사멸되므로 위생적이며, 생활쓰레기인 진개(스컴, scum)의 발생도 없다. 하지만 고압에 의한 처리이므로 안전에 주의를 요한다.

3) 변소의 유형

변소에는 표 2-9와 같은 유형이 있다.

표 2-9 변소의 유형

유형	설명
부패조 변소	단순저장방식의 변소를 말한다.
분뇨분리식 변소	농촌에서 기생충 관리를 위하여 권장하던 방식이다.
메탄가스 발생식 변소	농촌에서 연료문제를 해결하기 위하여 권장하던 방식이다.
수세식 변소	안전하고 청결한 방법으로 하수도 설비가 완비되어 하수관을 거쳐 분뇨를 하수처리장에서 처리하는 방식이다.
수조식 변소	대도시에서 가장 많이 사용하는 방법으로 분뇨 정화조를 갖춘 수세식 화장실을 말한다.

4) 정화조의 구성 및 정화순서 (그림 2-10)

(1) 부패조

침전, 소화작용을 하며 혐기성 세균 작용을 활발히 하기 위하여 공기의 침입을 막는다. 제1부패조 : 제2부패조 : 예비여과조 = 4 : 2 : 1 또는 4 : 2 : 2의 면적을 지닌다. 부패조의 깊이는 1~3m로 한다.

(2) 여과조

오수의 흐름 방향은 아래에서 위로 하고 여과조 깊이는 수심의 1/3~1/2이 되게 한다. 또한 쇄석층 윗면은 오수면보다 10cm 정도 하위에 오게 하여 수면에 노출되지 않도록 한다.

(3) 산화조

살수여상식으로 호기성 세균 활동을 증식시키기 위하여 배기관 및 송기구를 설치한다.

(4) 소독조

부패조, 산화조, 소독조에는 지름 60cm 이상의 맨홀을 설치하고 뚜껑을 덮는다. 소독제로는 차아염소산나트륨, 차아염소산칼슘 등의 염소 계통을 액체, 고체 상태로 주입한다.

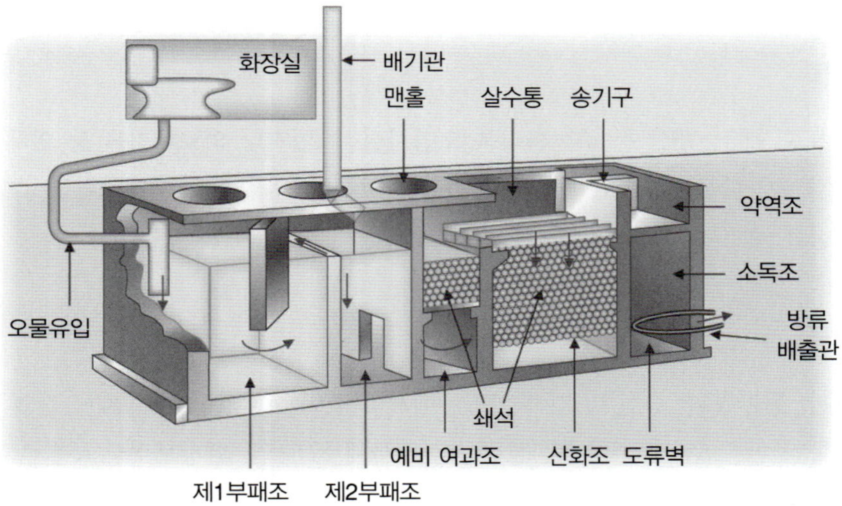

그림 2-10 정화조의 정화순서

4. 폐기물

1) 폐기물의 정의

생활쓰레기, 연소재, 오니, 폐유, 폐알칼리, 동물의 사체 등으로 사람의 생활이나 사업활동에 필요하지 않은 물질을 폐기물(waste)이라고 하며, 생활폐기물인 진개와 사업폐기물로 구분한다.

현재 배출되는 폐기물의 양적 증가와 질적 유해성은 자연계가 지니고 있는 자정능력을 초과하고 있어 환경오염의 주요 원인이 된다.

2) 폐기물의 종류

(1) 생활폐기물

사업장 폐기물 이외의 폐기물을 말한다.

(2) 사업장 폐기물

대기환경보전법, 수질 및 생태계 보전에 관한 법률 또는 소음 및 진동관리법에 따라 배출시설을 설치 운영하는 사업장이나 그 밖에 대통령령으로 정하는 사업장에서 발생하는 폐기물을 말한다.

(3) 지정폐기물

사업장 폐기물 중 폐유, 폐산 등 주변환경을 오염시킬 수 있거나 의료폐기물 등 인체에 위해를 줄 수 있는 해로운 물질로서 대통령령으로 정하는 폐기물을 말한다. 폐합성 고분자화합물, 오니류, 부식성 폐기물, 유해물질함유 폐기물, 폐유기용제, 폐페인트, 폐래커, 폐유, 폐석면 등이 있다.

(4) 의료폐기물

보건, 의료기관, 동물병원, 시험 및 검사기관 등에서 배출되는 폐기물 중 인체에 감염 등 위해를 줄 우려가 있는 폐기물과 인체조직 등 적출물, 실험동물의 사체 등 보건, 환경보호상 특별한 관리가 필요하다고 인정되는 폐기물로서 대통령령으로 정하는 폐기물을 말한다.

3) 폐기물의 처리과정

수거된 폐기물은 중간처리로 소각, 중화, 파쇄시키고 최종처리로 처분이나 매립을 한다.

발생원 → 쓰레기통 → 수거 → 운반 → 적환장 → 최종처리(처분, 매립)

4) 폐기물의 처리방법

폐기물 처리방법에는 투기, 소각, 매립, 퇴비화, 재활용, 동물사료 등의 방법이 있다. 우리나라는 쓰레기의 90% 이상을 매립에 의존한다.

(1) 소각법(incineration)

각종 가연성 쓰레기의 처리에 가장 널리 이용되고 있으며 위생적인 방법이다. 소각법의 장·단점을 정리하면 표 2-10과 같다.

표 2-10 소각법의 장·단점

장점	• 도시 쓰레기의 가장 이상적인 처리 방법으로 설치 소요 면적이 넓다. • 시의 중심부에 설치할 수 있으며 운송비를 줄일 수 있다. • 잔유물이 적고 매립에 적합하다. • 기후 및 기상에 영향을 받지 않는다. • 위생적으로 처리할 수 있으며 폐열을 이용할 수 있다.
단점	• 건설비가 많이 든다. • 대기오염의 우려가 있으며 오염방지시설을 하여야 한다. • 소각시설, 건설부지 취득에 어려움이 있다. • 소각 시 이산화탄소, 일산화탄소, 염화수소, 다이옥신 등의 유해물질이 발생할 수 있다. • 전문숙련공이 필요하고 주민이 혐오시설로 인식하여 소각장소 선정에 어려움이 있다.

(2) 투기법(dumping)

투기법에는 저지대투기법과 해양투기법이 있다. 투기는 가장 간단한 처리법이나 특별한 경우를 제외하고는 이용되지 않는다. 그 이유는 악취발생, 해충의 발생 및 번식, 지하수 및 해양오염 등의 문제가 발생되기 때문이다.

(3) 퇴비법(비료화법)

미생물에 의하여 유기물질을 분해하여 유용 가능한 비료 등으로 재이용하는 중간처리법의 일종으로, 퇴비 제조 시 발생하는 온도는 60~70℃이다. 음식물쓰레기의 배출이 많은 우리나라의 경우 적합한 처리 방법 중 하나이다.

(4) 위생적 매립법

위생적 매립법은 저지대에 쓰레기를 버린 후 복토하는 방법으로, 불연성 쓰레기 처리에 적당하다. 매립 시에는 인가에서 멀어야 하고, 악취발생이나 파리, 쥐의 서식이 없도록 하며, 수질 오탁이나 화재의 발생이 없도록 하여야 한다.

① 도랑법

지하수의 면적이 낮아서 땅을 파내고 큰 영향이 없는 지역에 적합한 방식으로 단층 매립만 가능하다. 길이는 30~60cm, 깊이는 1~2m, 넓이는 5~8m 정도가 적당하다.

② **경사법**

지형적으로 경사진 곳을 매립지로 이용하는 경우로 매립지 바닥을 적당히 굴착하여 복토를 확보한 후 폐기물을 굴착한 곳에 쏟은 뒤 지역법과 동일하게 다진다. 그 위에 굴착하여 놓은 흙으로 복토를 한다.

③ **지역법**

가장 보편적인 방법으로 지하수면이 높아서 땅을 파낼 수 없는 지역에 적합한 방식으로, 매립에 앞서 먼저 제방을 쌓은 뒤 입지조건과 규모에 따라 매립지의 길이를 조정한 뒤 폐기물을 쏟은 후 매립층의 높이 2~3m가 될 때 다지고 하루의 매립이 끝나면 15~30cm로 복토한다.

④ **계곡 매립법**

계곡, 협곡, 토취장, 채석장과 같은 자연적 저지나 인공적 저지가 존재하는 지역에서 이용 가능한 방법이다.

(5) 재활용법

재활용법은 폐기물의 양을 감소시킴으로써 처리비용을 절감시키고 천연자원을 절약하며 환경오염을 방지할 수 있다는 장점이 있다.

5) 폐기물 처리의 향후 대책

폐기물 처리의 향후 대책으로는 분리수거체제를 확립하고, 포장재와 일회용품 사용을 규제하여 폐기물을 감량화하며, 폐기물 재활용을 추진하거나 폐기물 처리시설을 확충하는 등의 방법을 시행해야 한다.

5. 위생해충과 쥐의 보건관리

1) 위생해충의 병인 작용

- 기계적 외상 : 피부조직을 파괴한다.
- 이차적 감염 : 피부조직에 세균을 감염시킨다.
- 체내 기생 : 파리유충, 옴 진드기, 여름 진드기

- 독성물질의 주입 : 벌, 거미, 지네 등에 물리거나 쏘일 때 혹은 독나방 등에 물릴 때 주입된다.
- 이물질에 대한 감수성 : 곤충에 물리거나 쏘일 때 주입되는 이물질에 대해 인체가 면역학적으로 과민반응을 일으킨다. 알레르기쇼크, 혼수, 사망까지 일어난다.
- 흡혈 및 영양물질의 탈취
- 피부염 및 알레르기 : 진드기, 바퀴, 깔따구 등
- 수면 방해

2) 위생해충의 일반적 구제법

① **환경적 방법** : 발생원 및 서식처를 제거한다.
② **화학적 방법** : 속효성 및 잔효성 살충제를 분무한다.
③ **물리적 방법** : 각종 트랩이나 끈끈이를 사용한다.
④ **생물학적 방법** : 천적을 이용하거나 불임충방사법을 사용한다.

3) 위생해충의 종류

(1) 파리

파리는 알 → 유충 → 번데기 → 성충으로 완전변태를 하는 절족류로, 각종 질병을 전파하는 역할을 한다.

① 파리의 피해

파리는 전파작용과 흡혈작용을 통해 각종 질병을 전파하고 이차감염을 일으킨다.

- 소화기계 감염병 : 장티푸스, 파라티푸스, 콜레라, 이질, 살모넬라증 등
- 결핵균, 나균, 화농균, 폴리오바이러스
- 기생충질환 등
- 등에(deer fly) : 로아사상충 전파

② 파리의 구제

- 환경적 방법 : 서식지를 제거한다.
- 유충구제법 : 살충제를 사용한다.
- 성충구제법 : 속효성 살충제를 분무한다.
- 물리적 방법 : 파리통이나 끈끈이를 이용한다.

③ 파리 예방법

- 음식을 먹은 후 깨끗이 청소하고 음식물 찌꺼기가 묻은 그릇은 방치하지 않는다.
- 모든 쓰레기통은 주기적으로 소독하고 주변에 가축 분뇨를 쌓아두지 않는다.
- 재래식 변소는 수세식으로 변경하고 옥외의 수세식 변소는 크레졸로 자주 소독하며 재래식 변소는 자주 살충제분말을 뿌려 주도록 한다.
- 가옥의 모든 창문과 현관에는 방충망을 설치한다.

(2) 모기

모기의 종류는 무수히 많아 우리나라에 서식하는 모기의 종류만도 50여 종이 넘는다고 한다. 모기의 생태는 알(2~3일) → 유충(6~15일) → 번데기(약 3일) → 성충(1~2개월) → 산란(80~150개)의 완전변태를 하며 미성숙 시기에는 수서 생활을 하고 성충이 되면 육지에서 생활을 한다.

① 모기의 피해

중국얼룩날개모기(말라리아 모기), 작은빨간집모기(뇌염모기), 토고숲모기(사상충병), 열대숲모기(황열, 뎅기열) 등이 질병의 매개 역할을 한다.

② 모기의 구제

- **환경적 방법** : 발생지의 제거가 중요하며 방화수통, 하수구, 늪, 웅덩이 물 등이 장기간 정체하지 않도록 한다.
- **유충구제법** : 학질모기, 뇌염모기는 논과 같은 곳에서 산란하므로 그 제거가 곤란하지만, 숲모기는 일반적으로 흐르는 물에는 산란하지 않고 정체되어 있는 수역에 산란한다. 석유를 물 표면에 도포함으로써 유충의 호흡장애를 일으키게 하는 방법과 유충의 충제에 침투시키는 살충제 등이 사용된다.
- **성충구제법** : 물리적 방법과 살충제에 의한 방법이 있으며 살충제에 의한 것으로는 분무기를 사용한 속효성 공간살포법이나 연무법 등이 사용된다.
- **생물학적 방법** : 새, 거미, 잠자리, 송사리, 왕모기, 물고기 등의 포식자나 천적을 방산한다.
- **물리적 방법** : 발생원을 제거하거나 트랩을 이용한다.

(3) 바퀴

바퀴과에 속하는 종은 4,000여 종이 알려졌으나 이 중에는 인가나 배 안에서 많이 번식하여 식품이나 서책을 갉아 먹고 또한 마른 분변을 먹기 때문에 물리적으로 병원균을 전파하여 위생상 매우 중요한 해충이다. 바퀴는 야생종이 많으며, 가주성 바퀴는 온도, 습도가 1년 내내 유지되는 음식점, 주점, 다방, 제과점, 식품점, 병원, 아파트에 많이 서식하고 야간 활동성이며 잡식성, 질주성으로 군거생활을 한다.

바퀴의 생태는 알(30~40일) → 유충(2~3개월, 약 6회 탈피) → 성충(약 100일) → 산란의 과정을 겪는다.

① 바퀴의 피해

바퀴는 체표나 다리의 극모 등에 의한 병원체의 전파나 반소화물을 토해낼 때와 배설물을 통하여 병원체를 전파한다.

- 소화기계 감염병 : 세균이질, 콜레라, 장티푸스, 살모넬라, 유행성 간염 및 소아마비
- 호흡기계 질병 : 결핵, 디프테리아
- 기생충질환 : 회충증, 구충증, 아메바이질

② 바퀴의 구제

바퀴는 대형 해충으로 야간 활동성이어서 구제가 잘 되지 않으며 번식력이 강해 성충은 물론 난협까지 완전 박멸을 하지 않으면 빨리 번식한다.

- 환경적 방법 : 서식처를 제거하고 항상 깨끗하게 한다.
- 화학적 방법 : 붕산 40% 또는 5% 아비산석회, 20% 불화소다 등과 찐감자 및 설탕을 혼합하여 독제로 사용하여 바퀴가 잘 다니는 곳에 놓으면 바퀴벌레가 먹고 토한 뒤 그 토한 음식물을 또 다른 바퀴가 먹어 식중독으로 죽게 된다. 지속적으로 하여야 하며, 신선한 먹이를 사용하고, 충분한 수면을 공급해서 바퀴벌레가 먹을 가능성을 높여야 한다.
- 물리적 방법 : 그 밖에 서식처 제거를 위하여 공장 등에서 열탕수분무법, 살충제분무에 의한 구제방법, 트랩설치 등이 있다.

(4) 이(louse)

불완전변태를 하며 수명은 30일 정도로 증식형 전파 해충이다. 종류에는 몸니(남성, 노년층, 1일 평균 2회 흡혈), 머릿니(여성, 어린이, 평균 1일 2회 흡혈), 사면발니(음부 털에 기생하여 성행위로 전파)가 있다.

① 이의 피해

발진티푸스, 재귀열 등을 일으킨다.

② 이의 구제

머릿니와 털니는 피레틴(pyrethin)으로 세척하고 옷엣니는 증기소독으로 100℃에서 15분 혹은 60℃에서 30분 동안 소독한다.

(5) 벼룩

벼룩은 사람 혹은 개나 고양이에게도 기생할 수 있는데 이 과정에서 원래 쥐의 병원균이었던 페스트균

이 인간에게 전염되어 4세기에는 1억, 14세기에는 2,500만 명이 사망하는 데 큰 영향을 끼쳤다. 벼룩은 완전변태를 하며 저온 · 고습한 환경을 좋아한다. 암수 모두 주 · 야간에 흡혈하는 습성을 지닌다.

① 벼룩의 피해

페스트나 발진열의 전파 매개체가 된다.

② 벼룩의 구제

서식처 제거, 애완동물에 구충 등을 한다.

(6) 진드기

진드기는 대부분 자유로운 생활을 하고 있으며 그 중 일부가 기생생활을 하면서 중요한 바이러스성, 리케차성, 박테리아성 질병을 매개한다. 현재 알려진 진드기의 종류만 해도 4만여 종이 있으며 미발견 종만 해도 대략 50만 종 정도로 추정된다.

① 진드기의 피해

쯔쯔가무시증, 야토병, 출혈열, 옴, 진드기열, 흡혈에 의한 피부증 등의 위험한 피부질환을 일으키고 있으며 요즘은 아파트 등 겨울철에도 높은 실내온도로 인하여 번식이 빠르게 일어난다. 이불, 봉제인형, 먼지 등에 서식하면서 아토피피부염을 일으킨다.

② 진드기의 구제

진드기를 없애기 위하여서는 이불이나 천 제품을 햇볕에 충분히 말리거나 삶는 등 깨끗이 세탁하여 사용하고, 환기와 청소를 자주 해 주는 것이 중요한 예방법 중의 하나이다. 그 외에도 잡초제거 등이 있다.

4) 쥐

쥐는 집단생활을 하며 수명은 보통 1~3년이다. 쥐는 항상 갉는 습성이 있으며, 청각과 후각이 발달되어 있고 색맹이며 근시이고 잡식성이다. 일반적으로 12m 범위 내에 거주하며, 임신기간은 4주, 1회에 6~9마리씩 번식한다.

(1) 쥐의 피해

쥐가 전파할 수 있는 질환에는 세균성 질환으로 페스트, 바일병, 서교열, 살모넬라증, 리케차성 질환으로 발진열, 쯔쯔가무시증이 있다. 또한 바이러스성 질환인 유행성 출혈열과 기생충질환인 아메바이질, 선모충증, 리슈만편모충증 등을 일으킨다.

(2) 쥐의 구제

쥐는 개체군의 밀도가 낮을 때 구제하는 것이 효과적이므로 겨울이 가장 적당하고 그 다음이 여름이다.

- **환경적 방법** : 서식처의 제거방법이나 방서장치를 하는 것이 최선의 방법으로 식당, 식량 창고, 쓰레기장 등의 환경개선으로 쥐가 서식할 수 없도록 하는 것이 선행되어야 한다.
- **포서기 이용법** : 압살법, 포서방법 등 쥐덫을 이용하여 구제한다.
- **살서제 이용법** : 아비산제, 바륨제, 유기불소제, 인화아연 등의 급성 살서제나 쿠마린계의 와파린과 토모린 등의 만성 살서제를 사용한다.
- **불임약제 이용법** : 불임시켜 번식을 억제하는 방법이다.
- **천적이용법** : 고양이, 족제비, 살쾡이, 개, 오소리 등을 이용한다.

> **Comment**
>
> **구충, 구서의 일반적 원칙**
>
> - 발생원과 서식처를 제거하는 것이 가장 근본적이고 중요한 대책이다.
> - 발생 초기에 시행하고 해충의 증식은 기하급수적이므로 유충을 구제하는 것이 가장 효과적이다.
> - 생태와 습성에 따라 구제와 대상 동물의 생태 습성을 정확히 파악하여야 한다.
> - 광범위하게 동시에 한 지역을 구제해도 다른 지역으로 쉽게 옮겨가므로 광범위한 지역을 동시에 시행한다.

6. 소독

1) 정의

소독(disinfection)이란 병원미생물을 제거하거나 균수를 줄이는 과정을 말하며, 일반적으로 물리적 방법과 소독제를 사용하는 화학적 방법이 있다. 대상물과 그 목적에 맞게 적절한 방법을 선택해야 한다. 소독과 관련된 개념으로 멸균(sterilization), 살균, 방부(antiseptic)가 있다(표 2-11).

소독의 작용 강도 : 멸균 > 살균 > 소독 > 방부

표 2-11 소독 관련 개념

소독	병원미생물을 제거하거나 약화시켜 감염력이나 증식력을 없애는 조작
멸균	강력한 살균력을 작용시켜 모든 미생물과 아포까지 제거하여 무균상태로 만드는 조작
살균	미생물에 물리적 및 화학적 자극을 가해 단시간 내에 제거하는 조작으로, 멸균만큼 완벽하지 않음
방부	병원미생물의 발육과 그 작용을 제지 또는 정지시켜 부패나 발효를 방지하는 조작

Comment

소독 시 주의 사항

- 병원체가 세균, 바이러스 또는 아포 형성균인지의 여부와 외부에 대한 저항력 정도를 알아보아야 한다.
- 전염병의 종류를 확인한다(소화기 질환, 호흡기 질환, 곤충 매개 감염병 등).
- 병원체의 전파방법이 직접전파인지 간접전파인지를 확인한다.
- 소독 대상물의 성질에 따라 효과적인 방법을 선택한다.

2) 소독법의 분류 (그림 2-11)

(1) 물리적 소독법(physical disinfection)

① 건열멸균법(dry heat sterilization)

- 화염멸균(flame sterilization) : 멸균하고자 하는 물체나 물품을 직접 불꽃 속에 접촉시켜 표면의 미생물을 멸균시키는 방법이다. 알코올램프, 가스버너 등의 화염 속에 20초 이상 접촉시켜 미생물을 멸균하는 것으로, 유리봉, 백금, 금속류, 도자기류 등 소독에 이용한다.
- 건열멸균(dry heat sterilization) : 건열멸균기(dry oven)를 사용하여 170℃에서 1~2시간 처리하는 방법이다. 주사침, 초자류, 유리기구, 유지, 글리세린, 분말금속류, 자기류 등에 이용한다.

- 소독법
  - 물리적 소독법
    - 열처리법
      - 건열멸균법 : 화염멸균법, 건열멸균법
      - 습열멸균법 : 자비멸균법, 고압증기멸균법, 간헐멸균법 등
    - 비(무)가열처리법 – 일광소독, 자외선살균법, 방사선멸균법, 초음파멸균법, 냉동법 등
    - 저온소독법
    - 초고온순간멸균법
  - 화학적 소독법 – 중금속류, 할로겐화합물, 산화제, 페놀 및 유도체 등

그림 2-11 소독법의 분류

② 습열멸균법(moist heat sterilization)

- **저온살균(pasteurization)** : 아포를 형성하지 않는 결핵균, 살모넬라균, 소유산균 등의 멸균을 위하여 사용하는 방법으로, 63℃에서 30분간 혹은 75℃에서 15~30분간 소독한다. 우유를 소독하는 경우 63℃에서 30분간 소독 및 살균한다. 아이스크림 원료는 80℃에서 30분간, 건조과일은 72℃에서 30분간, 포도주는 55℃에서 10분간 소독한다.
- **고압증기멸균(autoclave)** : 고온, 고압을 이용한 물리적 멸균방법으로, 습열이 침투되어 모든 균과 미생물을 사멸시킨다. 아포 형성균의 멸균에 제일 좋은 방법으로 거즈, 고무제품, 의류, 약물 등에 사용한다.
- **자비소독(boiling disinfection)** : 100℃에서 15~20분간 처리하는 방법으로, 5%의 석탄산과 3%의 크레졸을 첨가하면 더욱 효과가 크다. 식기류, 유리제품, 도자기류, 조리기구, 의류, 금속류 등의 소독에 이용한다.
- **유통증기멸균** : 고압증기멸균법으로 처리할 수 없는 경우에 코흐(Koch)멸균기를 사용하여 유통증기(100℃)를 30~60분간 가열하는 방법이다.

③ 초고온순간멸균

우유의 멸균처리에서 135℃에서 2초간 접촉시키는 방법으로, 멸균처리기간의 단축과 영양물질 파괴를 최소화하기 위하여 사용한다.

(2) 화학적 소독법(chemical disinfection)

화학적 소독법은 고압증기멸균법과 비슷하지만 물 대신 화학약품을 이용하여 멸균 효과를 높이는 방법이다. 멸균 후에 별도의 건조시간이 필요 없고 사용이 간편하며 멸균시간이 짧다.

① 석탄산(페놀, phenol)

방역용으로 3~5% 수용액을 사용하며 실내벽, 기차, 선박, 실험대, 용기, 객담, 오물, 토사물, 대변, 오염된 의류를 소독할 때 이용한다. 석탄산의 살균기전으로는 균체 단백응고작용, 세포용해작용, 균체 효소계 침투작용, 삼투성 변화작용 등이다. 살균력이 비교적 안정되고 유기물에도 소독력이 약화되지 않는 장점이 있지만, 취기와 독성이 강하고 피부 점막에 자극성과 마비성이 있으며 금속을 부식시키는 단점이 있다.

Comment

➔ 석탄산계수(phenol coefficient)

석탄산계수란 석탄산을 기준으로 하여 비교하는 소독제가 석탄산보다 몇 배 높은가를 나타내는 수치이다. 시험균은 장티푸스균과 포도알균을 이용하며 소독제의 살균력을 비교하기 위하여 성상이 안전하고 순수한 석탄산을 지표로 삼는다. 20℃에서 어떤 균주를 5~10분 내에 살균할 수 있는 석탄산의 희석배수와 시험하려는 소독제의 희석배율을 비교하는 데 이용된다. 석탄산계수가 높을수록 살균력이 좋다.

$$\text{석탄산계수} = \frac{\text{소독제의 희석배수}}{\text{석탄산의 희석배수}}$$

② 알코올(alcohol)

75% 메틸알코올, 70% 에틸알코올은 건강한 피부를 소독하고 무포자균에 효과가 있다. 눈이나 비강, 구강, 음부 등의 점막에는 사용하지 않는다.

③ 크레졸(cresol)

석탄산보다 2배 이상의 소독력을 지니고 있고 3% 수용액으로, 배설물 소독, 손이나 오물, 객담 소독을 하며 물에 녹지 않아 비누와 혼합하여 사용한다. 크레졸은 바이러스에는 소독 효과가 적으나 세균 소독에는 효과가 크다. 피부자극성이 없으며 유기물이 있어도 약화되지 않는다. 하지만 냄새가 강하다는 단점이 있다.

④ **과산화수소(hydrogen peroxide)**

3% 수용액으로 무포자균을 빨리 살균할 수 있어 상처소독을 하며 구내염, 인두염에 소독하고 입안 세척 시 사용한다. 밝은 곳에 두거나 가열하면 쉽게 분해된다.

⑤ **승홍수(mercury dichloride)**

승홍(제2염화수은) 0.1%, 식염 0.1%, 물 98.9%의 수용액으로, 손소독이나 피부소독 시 사용한다. 금속부식과 살균력이 매우 강하고 액체의 온도가 높을수록 더욱 강해진다. 맹독성이 있어 음식기구와 장난감에 사용해서는 안 된다.

⑥ **생석회(quick lime, CaO)**

분변 소독에 적합하고 공기 중 오래 노출되면 살균력이 저하된다. 결핵균에 유효하고 하수, 오수, 오물, 토사물 등 습기가 있는 곳의 소독에 적당해 화장실 소독 시 이용한다.

⑦ **약용비누**

각종 살균제를 비누에 첨가하여 비누의 작용과 살균작용을 동시에 나타낼 수 있도록 한 것으로, 수지 및 피부소독에 사용한다. 저농도로 항균력이 강하며 독성이 매우 약하다. 피부를 상하지 않게 하고 피부와의 친화성이 강해 살균 효과가 지속된다.

⑧ **역성비누(양성비누)**

0.01~0.1%를 이용하여 손이나 피부를 소독한다. 무미, 무색, 무해하여 식품소독에도 사용된다. 살균력이 석탄산의 200~600배보다 강하고 값이 싸다.

Comment

소독제의 구비조건

- 사용방법이 간편하고 저렴하면서 구입이 쉬워야 한다.
- 냄새가 없고 탈취력이 있으며 인체에 무해하여야 한다.
- 석탄산계수가 높아야 하며 살균력도 높아야 한다.
- 부식성과 표백성이 없어야 한다.
- 안정성이 있고 용해성이 높아 침투력이 강하여야 한다.
- 생물학적으로 분해가 되어 환경오염을 발생시키지 않아야 한다.

CHAPTER

03

환경보전

section I

환경보전과 환경오염

1. 환경보전

1) 환경보전의 정의

환경은 자연환경과 생활환경으로 분류할 수 있다. 자연환경은 인간을 둘러싸고 있는 자연계의 모든 요소가 이루는 환경을 말하고, 생활환경은 자연환경에 속하지 않는 인공으로 형성된 재생산의 장소, 즉 처소(處所)를 말한다.

우리나라 「환경정책기본법」의 환경보전에 대한 정의를 살펴보면 '환경보전이란 환경오염 및 환경훼손으로부터 환경을 보호하고 오염되거나 훼손된 환경을 개선함과 동시에 쾌적한 환경 상태를 유지 · 조성하기 위한 행위'라고 규정되어 있다.

또한 그 목적에서 '이 법은 환경보전에 관한 국민의 권리 · 의무와 국가의 책무를 명확히 하고 환경정책의 기본 사항을 정하여 환경오염과 환경훼손을 예방하고 환경을 적정하고 지속 가능하게 관리 · 보전함으로써 모든 국민이 건강하고 쾌적한 삶을 누릴 수 있도록 함을 목적으로 한다'고 하여 환경보전의 중요성을 제시하였다.

2) 환경보전 관련 용어

「환경정책기본법」에 따르면 환경보전과 관련하여 다양한 용어의 정의가 규정되어 있다(표 3-1).

표 3-1 환경보전 관련 용어의 정의

용어	정의
자연환경	지하 · 지표(해양 포함) 및 지상의 모든 생물과 이들을 둘러싸고 있는 비생물적인 것을 포함한 자연의 상태(생태계 및 자연경관 포함)를 말한다.
생활환경	대기, 물, 토양, 폐기물, 소음 · 진동, 악취, 일조, 인공조명, 화학물질 등 사람의 일상생활과 관계되는 환경을 말한다.
환경오염	사업활동 및 그 밖의 사람의 활동에 의하여 발생하는 대기오염, 수질오염, 토양오염, 해양오염, 방사능오염, 소음 · 진동, 악취, 일조 방해, 인공조명에 의한 빛공해 등으로서 사람의 건강이나 환경에 피해를 주는 상태를 말한다.

표 3-1 환경보전 관련 용어의 정의 (계속)

환경훼손	야생동식물의 남획 및 그 서식지의 파괴, 생태계질서의 교란, 자연경관의 훼손, 표토의 유실 등으로 자연환경의 본래적 기능에 중대한 손상을 주는 상태를 말한다.
환경보전	환경오염 및 환경훼손으로부터 환경을 보호하고 오염되거나 훼손된 환경을 개선함과 동시에 쾌적한 환경 상태를 유지 · 조성하기 위한 행위를 말한다.
환경용량	일정한 지역에서 환경오염 또는 환경훼손에 대하여 환경이 스스로 수용, 정화 및 복원하여 환경의 질을 유지할 수 있는 한계를 말한다.
환경기준	국민의 건강을 보호하고 쾌적한 환경을 조성하기 위하여 국가가 달성하고 유지하는 것이 바람직한 환경상의 조건 또는 질적인 수준을 말한다.

2. 환경오염

1) 환경오염의 정의

환경오염(environmental pollution)이란 인간의 각종 활동으로 배출되는 매연, 분진, 악취, 소음, 진동, 오수, 오물, 폐기물, 방사능물질 등이 생활 환경을 오염시켜 인간 또는 생물의 건강, 생존, 활동에 장애를 주는 오염현상을 뜻한다.

2) 환경오염의 특성과 발생요인

(1) 환경오염의 특성

오늘날 다양한 산업의 발달로 다양한 환경물질이 배출되며, 도시의 공해가 농어촌으로 퍼져 나가는 광역화 현상이 특성으로 나타나고 있다. 환경오염은 원인과 결과의 양면성을 지니며 여러 요인이 상호간에 상승작용을 한다. 또한 오염의 발생과 원인 규명 및 피해 복구까지 상당한 시간 차이가 나고 자정능력의 상실로 인하여 오염의 누적 현상을 나타내기도 한다. 공기와 물을 통하여 광범위하게 확산되는 경향도 있다. 즉, 환경오염은 다양화, 누적화, 광역화, 다발화로 진행된다.

(2) 환경오염의 발생요인

환경오염은 경제개발 및 도시화, 산업혁명 이후 인구의 폭발적인 증가와 자원소비량의 증가, 과학기술의 발달로 인한 각종 폐기물과 폐수의 배출, 환경에 대한 인식부족으로 인하여 가속화되었다.

3) 지구환경의 오염현상

(1) 오존층 파괴

지구는 공기층으로 형성되어 있는 대기에 둘러싸여 있는데, 지표면에서부터 대류권, 성층권, 중간권, 열권으로 나뉜다(그림 3-1). 그중 지표에서 25km 지점의 성층권에는 자연적인 오존이 많이 존재한다. 이들 오존층에는 지구상에 도달하는 자외선 대부분과 유해한 우주선을 흡수하여 중요한 방패 역할을 한다. 오존층은 320nm 미만의 빛에너지인 자외선을 99% 정도 흡수하기 때문에 오존의 농도가 감소하면 인간을 비롯하여 지구상의 생물은 심각한 피해를 입게 된다. 오존층 파괴의 주원인은 염화불화탄소이다.

지난 10년간 남극 상공의 오존층은 절반이, 북반구 지역은 3% 정도 얇아진 것으로 관측되었다. 매년 봄마다 오존홀이 나타나고 그 크기가 확대되고 있어 다양한 보호 노력이 진행 중이다.

(2) 지구온난화(global warming)

대기 중 이산화탄소의 증가는 기온의 상승과 토양의 건조화를 일으키는 지구온난화 현상의 원인이 된다. 국제연합환경계획은 과거 백 년 동안 기온이 0.5℃ 상승하였으며, 그중 0.3℃가 1970년 이후로 상승했다고 발표하였다.

지구온난화는 생물성장의 남방 · 북방한계에 영향을 주어 수종에 따른 생육지역의 변화를 가져오게 한다. 이산화탄소와 기온의 복합적인 효과에 의하여 농업지대가 이동하게 되고 가축의 생산성, 물 이용, 해충 제어 등에 영향을 주게 된다(그림 3-2).

(3) 산성비(acid rain)

pH 5.6 이하의 비를 산성비라고 하며, 원인 물질에는 황산화물, 질소산화물, 염산 등이 있다. 산성비는 식물의 칼슘과 같은 영양소를 유출시켜 식물 성장을 억제한다. 산성비로 인하여 삼림의 황폐화, 토양오염, 하천 및 호수의 생태계 파괴, 금속철재와 콘크리트 등 건축구조물, 고고학적 유물의 부식, 농작물의 피해를 일으킨다.

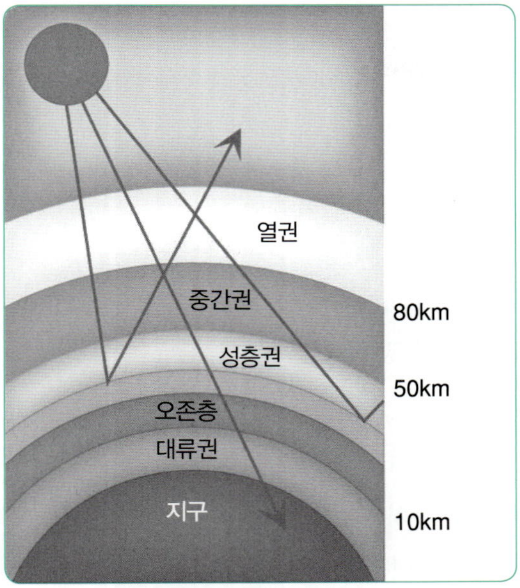

그림 3-1 대기의 층

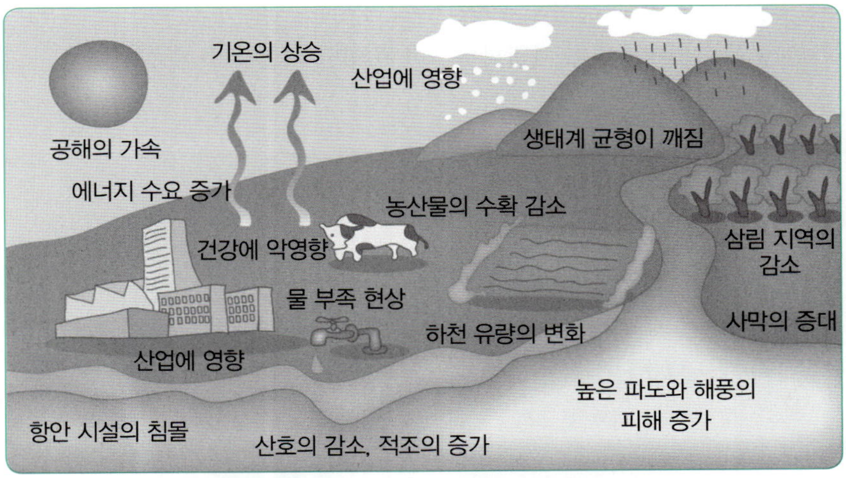

그림 3-2 지구온난화 현상에 의한 악영향

4) 환경오염사건

(1) 뮤즈계곡사건

1930년 12월 벨기에에서 3일간 발생한 사건으로, 공장의 대기배출물과 기온역전현상이 주요 원인이며, 호흡기 증상, 급성신부전으로 인하여 60여 명의 사망자가 나왔다.

(2) 도노라사건

1948년 10월 미국 펜실베니아의 도노라공업지구에서 5일간 발생한 사건으로, 공장의 대기배출물과 기온역전현상이 원인이며, 호흡기 증상을 나타낸 20여 명이 사망하였다.

(3) 런던스모그사건

1952년 12월 영국 런던에서 5일간 발생한 사건으로, 주거용 난방연료와 연소매연, 기온역전현상으로 인한 호흡기 및 심장 질환으로 4,000여 명이 사망하였다.

(4) 로스앤젤레스사건

1954년 미국 로스앤젤레스에서 자동차 배기가스에 의한 광화학 스모그가 발생하여 호흡기 자극 증상과 천식발작, 기관지염이 유행하였다. 이 사건은 대기오염을 강력하게 규제하는 계기가 되었다.

(5) 체르노빌사건

1986년 4월 구소련에서 원자로의 방사성물질이 유출되어 사고 당시 31명이 사망, 피폭 등의 원인으로 1991년 4월까지 5년 동안 7,000여 명이 사망하였으며 70여만 명이 치료를 받았다.

(6) 후쿠시마사건

2011년 3월 12일 일본의 후쿠시마에 쓰나미가 발생하여 원자로가 폭발하는 사고가 발생하였다.

5) 환경보전을 위한 국제협력

(1) 인간환경선언

1972년 6월 스톡홀름에서 개최한 국제인간회의에서 '인간환경선언'을 선언하고 '단 하나뿐인 지구'를 보전하자는 공동인식을 갖게 되었으며 「인간환경선언 4대원칙」을 채택하였다. 인간환경선언에는 환경에 대한 권리와 의무 규정, 천연자원 보호, 인구정책, 핵무기, 대량파괴무기 파기 등 109개 항목의 행동계획이 포함되었다.

(2) 국제연합환경계획

1972년 환경분야에서 국제협력을 촉진하기 위하여 국제연합총회 산하에 환경 관련 종합조정기구인 국제연합환경계획(United Nations Environment Program, UNEP)을 설치하였다. 국제연합환경계획은 지구환경 모니터링 시스템 및 국제 유해 화학물질제도 등을 운영 중이다.

(3) 비엔나협약

1985년에 채택된 비엔나협약은 오존층 파괴로 인한 인간의 건강과 환경이 받게 될 부정적인 영향을 더욱 폭넓게 이해하고 평가하며 가입국 간에 감시 및 관련 정보의 교환을 촉진하기 위한 최초의 국제환경협약이다.

(4) 몬트리올의정서

1987년 캐나다 몬트리올의정서에서 오존층 파괴물질에 대한 생산 및 사용 규제가 채택되었다.

기본 협약인 비엔나협약을 보완하는 내용을 담고 있으며, 오존 파괴물질을 감축하고 대체물질의 개발을 추구한다는 점에서 오히려 비엔나협약보다 더 중요한 것으로 평가되고 있다.

(5) 바젤협약

1989년 유해 폐기물에 대한 국가 간 이동 및 처분 규제가 채택되었다.

(6) 리우선언

1992년 리우데자네이루에서 유엔환경개발회의가 개최되어 의제로 '21세기 지구인의 행동강령'이 채택되었다.

(7) 교토의정서

1997년 12월 교토에서 개최된 기후변화협약으로, 지구온난화 방지와 규제를 목표로 하는 유엔 기후변화협약의 구체적 이행 방안이다. 이 의정서는 온실가스 감축에 노력하자는 기후변화협약만으로는 지구온난화 방지가 불충분하므로 선진국에 강제적 온실가스 감축의무 부담을 부여한 국제의정서이다.

의무이행 대상 국가는 오스트레일리아, 캐나다, 미국, 일본, 유럽연합 등 선진 38개국이며 각 국가는 2008년부터 2012년까지 5년간 온실가스 배출량을 1990년 수준보다 평균 5.2% 감축하여야 한다고 규정하였다.

감축대상 온실가스는 이산화탄소, 메탄, 아산화질소, 불화탄소, 수소화불화탄소, 불화유황 등 6가지이다. 의무이행 당사국의 감축 이행 시 신축성을 허용하기 위하여 배출권 거래, 공동이행, 청정개발체제 등의 제도를 도입하였다. 그러나 미국은 전 세계 이산화탄소 배출량의 28%를 차지하고 있으나 자국의 산업보호를 위하여 2001년 3월 탈퇴하였다.

(8) 파리협약(파리기후변화협약)

2020년 만료한 교토의정서를 대체하여 2021년 1월부터 적용된 기후변화협약으로, 2016년 파리에서 체결되었다. 선진국의 온실가스 감축을 의무화했던 교토의정서와는 달리 195개 당사국 모두에게 구속력 있는 기후합의를 강조하였다. 한국은 2030년까지 온실가스의 37% 감축을 목표로 한다.

3. 대기오염

1) 대기오염의 정의

WHO는 '대기오염은 대기 중에 인공적으로 배출된 오염물질이 존재하여 오염물질의 양과 그 농도 및 지속시간이 어떤 지역주민의 불특정 대다수인에게 불쾌감을 일으키거나 해당 지역에 공중보건상 위해를 가하고 인간이나 식물, 동물의 생활에 해를 주어 시민의 생활과 재산을 향유할 정당한 권리를 방해 받는 상태이다'라고 정의하였다.

2) 대기오염물질

대기오염물질이란 대기오염의 원인이 되는 가스 · 입자상 물질로서 환경부령으로 정하는 것을 말한다. 이 대기오염물질이 인체에 미치는 영향을 정리하면 표 3-2와 같다.

표 3-2 대기오염물질이 인체에 미치는 영향

구분	오염물질	영향
입자상 물질	매진	각종 오염물질의 운반체로서 작용하며 기관지염의 원인이 되고, 기관지의 통기저항을 증가시킨다.
	황산	기관지염의 원인, 기관지의 통기저항 증가는 SO_2보다 강하다.
	연	다량일 때는 심한 급성 증상, 소량일 때는 만성 중독증상, 빈혈증상 등을 일으킨다.
가스상 물질	CO	현기증, 두중, 두통, 피로의 원인이 된다.
	O_3	경증에서는 폐활량 감소, 중증에서는 기관지염의 원인이 된다.
	SO_3	기관지의 통기저항 증가, 기침, 호흡곤란, 심폐질환의 원인이 된다.
	N_2O, NO, NO_2	기관지의 통기저항 증가, 고농도에서는 기관지폐렴의 원인이 된다.
	포름알데하이드	눈을 자극한다. 기침, 호흡곤란의 원인이 된다.
	H_2S	악취, 취각피로, 고농도에서는 호흡기, 중추신경의 사망원인이 된다.

(1) 1차 오염물질

오염 발생원으로부터 직접 대기 중으로 배출되는 물질로, 입자상 물질과 가스상 물질로 나눌 수 있다. 입자상 물질은 물질이 파쇄 · 선별 · 퇴적 · 이적될 때나 기계적으로 처리되거나 연소 · 합성 · 분해될 때 발생하는 고체상 또는 액체상의 미세한 물질을 말하고, 가스상 물질은 물질의 연소, 합성, 분해 시 발생하거나 물리적 성질에 의하여 발생하는 기체상 물질을 말한다.

① 입자상 물질

- **먼지** : 대기 중에 떠다니거나 흩날려 내려오는 입자상 물질로, 확산되지는 않으며 중력의 영향으로 내려앉게 된다. 2.5μm 이하의 입자상 물질들은 인체 내에 침입하기 때문에 보건학적으로 중요한 의미를 가진다.
- **검댕** : 연소할 때 생기는 유리 탄소가 응결하여 입자의 지름이 1μm 이상이 되는 물질이다.
- **재** : 연료의 연소로부터 발생된 굴뚝 배기가스 속에 있는 미세 분말이다.
- **연무(mist)** : 비교적 큰 물방울 입자가 묽은 상태로 분산되어 있는 것을 말하며, 기상학에서는 강하될 수 있는 물방울이 분산되어 있는 상태를 말한다.
- **연기(smoke)** : 불완전 연소로 인하여 발생된 에어로졸 입자, 탄소 및 다른 가연성 물질로, 보통 1μm 이하 크기의 탄소 입자를 말하며 기름의 연기 입자는 0.03~1.0μm이고 석탄 연기는 0.01~0.2μm를 말한다.
- **작은 물방울** : 작은 액체 입자를 말하는데, 잔잔한 상태에서는 아래로 떨어지고 소용돌이 상태에서는 현탁되는 정도의 크기와 밀도를 갖는다.
- **안개(fog)** : 액체의 가시 에어로졸로, 응결에 의하여 형성된 것도 포함되며 기상학적으로는 물 혹은 얼음이 분산되어 있는 것을 말한다.
- **훈연(fume)** : 기체 상태로 응축된 고체 입자, 용해된 물질이 증발되어 생기고 때로는 화학반응을 수반하며 산화되기도 한다.
- **에어로졸(aerosol)** : 기체매질 속에 현미경적 크기의 고체 혹은 입체 입자가 분산되어 있는 것을 말하며 연기, 안개, 연무 등이 있다.

② 가스상 물질

- **일산화탄소(CO)** : 각종 연료 속 탄소 성분이 연소과정에서 산소가 부족하거나 연소온도가 낮아져 불완전 연소가 될 때 발생한다. 무색, 무미, 무취의 기체이며, 비중이 공기와 거의 같아 혼합되기 쉽고 환산성과 침투성이 강하다. 특징으로는 혈액 내 혈색소와 결합하는 능력이 산소에 비해 200~300배나 강한 것으로 알려져 있다. 이로 인하여 조직에 공급할 산소공급의 부족을 일으켜 저산소증 또는 산소결핍증을 일으킨다. 또한 장시간 흡입 시 산소부족에 민감한 중추신경계가 가장

빨리 영향을 받아 기능저하, 두통, 현기증, 의식상실 등의 증상을 보이게 된다. 실내 공기에서 일산화탄소의 보건학적 허용한계는 0.01%로 실내에서 0.05~0.1%만 차지해도 중독이 일어날 수 있다.

- **질소산화물** : 질소의 주요 배출원으로는 자동차 배기가스, 화석연료를 사용하는 산업시설 및 발전소이며 기관지염, 폐기종, 폐렴 등의 호흡기 질환을 유발한다. 질소는 연소온도가 높을수록 많이 생성되며 일산화질소는 산소와 결합하면 적갈색의 자극성 냄새가 나는 기체인 이산화질소가 되어 광화학적 스모그 현상을 발생시키며 식물세포를 파괴한다. 또한 대기 중의 습도가 높은 경우에는 이산화질소로 변해 물에 녹으면 질산이 되어 황산화물과 마찬가지로 산성비의 발생원이 된다. 질소는 자극성이 없으나 헤모글로빈과의 친화력이 일산화탄소의 약 1,000배, 이산화질소의 약 3배로 알려져 있으며, 산화질소 헤모글로빈이 혈중에서 메트헤모글로빈을 형성하여 이것이 많아지면 혈액의 산소결핍에 의한 중추신경계 증상을 나타낸다. 또한 질소산화물이 태양광선의 영향으로 탄화수소와 광화학반응을 일으켜 인체 및 동물, 식물에 유해한 오존, 알데히드 등의 2차 오염물질을 생성하기도 한다.
- **황산화물** : 황산화물은 이산화황, 삼산화황 등을 일컫는 말로 황산화물 중 가장 대표적인 것은 이산화황으로서 유황 성분이 있는 석탄, 석유 등 화석연료의 연소과정에서 배출된다. 이산화황은 무색의 자극성이 있는 기체이며, 유독성, 유행성이 있고 대기 중에 흔히 존재하므로 대기오염의 척도로 이용되고 있다. 또한 공기 중 수분과 반응하여 미세한 황산방울이 되어 질소산화물과 함께 산성비의 원인이 되어 빌딩과 금속구조물을 부식시키고 동 · 식물에 해를 끼친다.
- **탄화수소** : 탄소와 수소만으로 구성된 화합물을 일컫는 말로 자동차 배기가스에서 발생하며 페인트나 드라이클리닝 등 제조업에 쓰이는 용매가 휘발해서 발생한다. 햇빛과 함께 질소산화물과 반응하여 광화학반응을 일으켜 오존 등의 2차 오염물질을 생성하여 시정장애, 눈병, 호흡기 장애를 일으키거나 식물에 손상을 초래한다.

(2) 2차 오염물질(광화학 산화물)

2차 오염물질은 1차 오염물질이 합성 또는 분해되어 형성되는 물질로, 태양에너지에 의하여 광화학적으로 산화되어 발생하므로 광화학 산화물이라고도 한다. 2차 오염물질의 종류에는 오존, 알데히드, 케톤, PAN(peroxyacetyl nitrate) 등이 있다.

① 오존(ozone)

산화력이 아주 강하고 살균이나 소독에 이용된다. 오존은 자동차에서 배출된 1차 오염물질 중 질소산화물과 탄화수소가 광화학 반응을 일으키는 과정에서 생성되는 광화학적 2차 오염물질이다. 오존은 대기의 성층권에 존재하며 자외선 흡수 역할을 하지만(그림 3-3), 대류권에 존재하는 오존은 이산화탄소, 메탄 등과 함께 온실 효과를 일으킨다. 오염물질로서의 오존은 대류권에 존재하는 오존을 일컫는다. 오존층 파괴 원인물질은 염화불화탄소로 프레온(freon)이라고도 한다.
오존이 발생하기 쉬운 기상조건은 지상의 풍속이 3.0m/sec 미만으로 바람이 약할 때, 기온이 평년보다 높을 때, 최고기온이 25℃ 이상으로 높을 때, 쾌청한 날씨가 계속될 때 등이다.

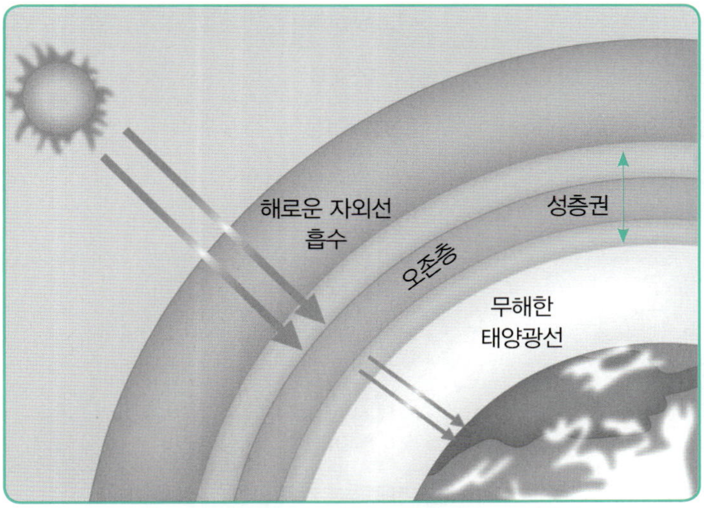

그림 3-3 오존층의 역할

Comment

오존경보 발령기준

대기 중 오존의 농도가 일정기준 이상 높게 나타났을 때 경보를 발령하는 오존경보제는 지역거주 주민들의 건강과 생활환경상의 피해를 최소화하기 위하여 시행되는 제도로 주의보, 경보, 중대경보의 3단계로 발령된다.

주의보	경보	중대경보
0.12ppm/시 이상	0.3ppm/시 이상	0.5ppm/시 이상

오존경보 단계별 조치사항(대기환경보전법 시행령 제2조 제4항)

- 주의보 발령 : 주민의 실외활동 및 자동차 사용의 자제 요청 등
- 경보 발령 : 주민의 실외활동 제한 요청, 자동차 사용의 제한 및 사업장의 연료사용량 감축 권고 등
- 중대경보 발령 : 주민의 실외활동 금지 요청, 자동차의 통행금지 및 사업장의 조업시간 단축명령 등

② **스모그(smog)**

smoke와 fog의 합성어로 불완전 연소의 결과 생성된 미세한 연무질의 입자가 안개의 물방울과 결합된 형태를 말한다. 스모그는 크게 런던형 스모그와 로스앤젤레스형 스모그가 있다(표 3-3).

표 3-3 스모그 발생의 2가지 유형

항목	London형	Los Angeles형
발생 시의 온도	−1～4℃	24～32℃
발생 시의 습도	85% 이상	70% 이하
역전의 종류	방사성 역전(복사성 역전)	침강성 역전
풍속	무풍	5m 이하
가장 발생하기 쉬운 달	1월, 12월	8월, 9월
주된 사용연료	석탄과 석유계	석유계
반응형	열적	광화학적, 열적
최다 발생시간	이른 아침	낮
인체에 미치는 영향	기침, 가래, 호흡기계 질환	눈의 자극

3) 대기오염과 기후변화

(1) 기온역전(temperature inversion)

대기권에서 고도가 100m 상승할 때 기온은 1℃ 정도 하강하는데, 이와 반대로 고도가 올라감에 따라 기온이 상승하는 현상을 말한다. 즉, 대류권은 고도가 상승함에 따라 기온이 내려가는데, 어떤 경우 상부 기온이 하부 기온보다 높아져 대기가 안정화되고 공기의 수직확산이 일어나지 않게 된다. 기온역전이 일어나면 공기의 대류가 일어나지 않아 오염물질이 침체되어 대기오염이 심화된다. 기온역전에는 복사성 역전과 침강성 역전의 두 종류가 있다.

① **복사성 역전**

낮 시간에 태양 복사열이 큰 경우 지표의 온도는 높아지나 밤에는 복사열이 적어 지표의 온도가 낮아지므로 발생하는 현상을 말한다. 주로 지표로부터 120～250m 정도의 낮은 상공에서 발생하며, 아침에 햇빛이 비치면 쉽게 파괴된다.

② **침강성 역전**

고기압 지역의 공기가 단열압축을 받아 가열되어 따뜻한 공기층을 형성하고 이것이 뚜껑과 같은 작용을 하여 오염물질이 더 위에 있는 차가운 공기층으로 이동하지 못하는 것을 말한다.

(2) 열섬현상(heat island)

도시가 급속히 성장하면서 주거, 상업, 공공시설 등이 늘어나 녹지면적이 줄어들고, 각종 인공열과 대기오염물질로 인하여 도시 상공의 기온이 주변 지역보다 높아지는 현상을 말한다. 도시의 콘크리트벽이나 아스팔트 등은 시골보다 열 보전능력이 크고 바람이 적으며 물 증발에 의한 열 소비가 적기 때문에 열섬 효과가 잘 발생한다. 또한 고기압 상태에서 밤에 주로 발생하며 여름부터 초가을에 발생한다.

(3) 황사현상(yellow sand phenomenon)

중국이나 몽골 등 아시아대륙의 중심부에 있는 사막과 황토 지대의 작은 모래나 황토 또는 먼지가 하늘에서 상층 바람을 타고 떠다니거나 낙하하여 시정장애를 일으키는 현상이다. 황사의 주성분은 미세한 먼지로 마그네슘, 규소, 알루미늄, 철, 칼륨, 칼슘 등과 같은 산화물이 포함되어 있다. 반면, 황사는 황사 속에 있는 석회 등의 알칼리성 성분이 산성비를 중화시키고 식물과 해양 플랑크톤에 유기염류를 제공한다.

(4) 엘니뇨현상 (그림 3-4)

남미 페루 부근 태평양 적도 해역의 해수 온도가 크리스마스 무렵부터 이듬해 봄철까지 주변보다 2~10℃ 이상 높아지는 이상 고온 현상으로, 보통 2~6년마다 한 번씩 불규칙하게 나타나며 주로 9~3월 사이에 발생한다.

엘니뇨는 스페인어로 '남자 아이' 또는 '아기 예수'를 뜻하는데 적도 무역풍이 약해지면서 남미 해안으로부터 적도 부근 중태평양의 해수면 온도가 정상온도인 23~27℃보다 높아지는 현상이다. 엘니뇨현상이 있는 해는 적도의 강력한 난류가 동쪽으로 강하게 흐름에 따라 페루 부근은 호우가 발생하고 반대편 서부는 큰 가뭄이 발생한다.

(5) 라니냐현상 (그림 3-4)

엘니뇨현상과는 반대로 적도 동태평양 해역의 월평균 해수면 온도가 6개월 이상 지속적으로 평년보다 0.5℃ 이상 낮은 상태이다.

라니냐현상이 발생하면 찬 동태평양의 바닷물은 더욱 차가워지고 찬 바닷물이 서진하게 된다. 이러한 영향으로 인도네시아 등 동남아시아에는 극심한 장마가, 페루 등 중남미에는 가뭄이, 미국에서는 심한 경우 극지방 같은 추위가 찾아온다. 라니냐는 스페인어로 '여자 아이'를 뜻한다.

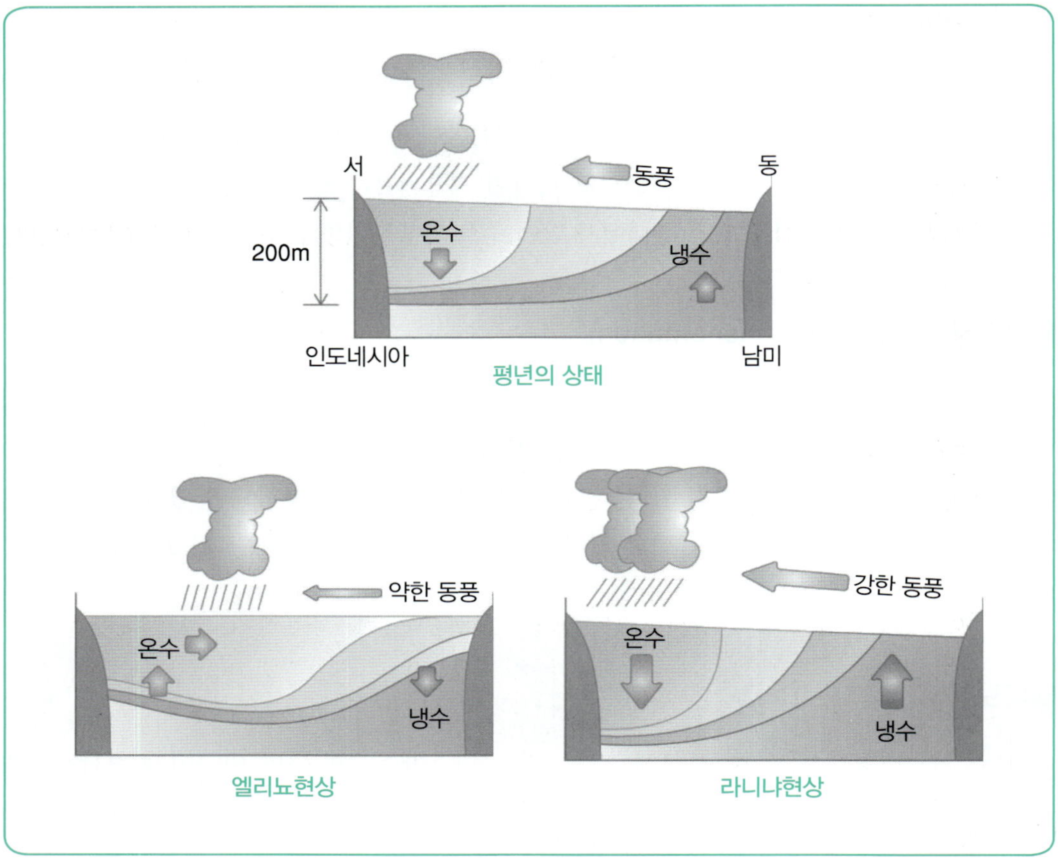

그림 3-4 엘리뇨현상과 라니냐현상

4) 대기의 환경기준

(1) 대기환경기준

우리나라「환경정책기본법」에 규정된 환경기준은 표 3-4와 같다.

표 3-4 대기환경기준

항목	기준
아황산가스(SO_2)	연간 평균치 0.02ppm 이하 24시간 평균치 0.05ppm 이하 1시간 평균치 0.15ppm 이하
일산화탄소(CO)	8시간 평균치 9ppm 이하 1시간 평균치 25ppm 이하
이산화질소(NO_2)	연간 평균치 0.03ppm 이하 24시간 평균치 0.06ppm 이하 1시간 평균치 0.10ppm 이하

표 3-4 대기환경기준 (계속)

항목	기준
미세먼지(PM-10)	연간 평균치 50$\mu g/m^3$ 이하 24시간 평균치 100$\mu g/m^3$ 이하
초미세먼지(PM-2.5)	연간 평균치 15$\mu g/m^3$ 이하 24시간 평균치 35$\mu g/m^3$ 이하
오존(O_3)	8시간 평균치 0.06ppm 이하 1시간 평균치 0.1ppm 이하
납(Pb)	연간 평균치 0.5$\mu g/m^3$ 이하
벤젠	연간 평균치 5$\mu g/m^3$ 이하

※ 비고

1. 1시간 평균치는 999천분위수의 값이 그 기준을 초과해서는 안 되고, 8시간 및 24시간 평균치는 99백분위수의 값이 그 기준을 초과해서는 안 된다.
2. 미세먼지(PM-10)는 입자의 크기가 10μm 이하인 먼지를 말한다.
3. 초미세먼지(PM-2.5)는 입자의 크기가 2.5μm 이하인 먼지를 말한다.

(2) 매연배출 허용기준

매연 배출량은 링겔만 농도표를 이용하여 측정하는데 모든 배출시설의 매연배출 허용기준은 링겔만 농도표 2도 이하로 한다.

Comment

➔ 링겔만 농도표(Ringelman chart)

굴뚝에서 나오는 매연의 농도를 측정할 때 사용하는 농도 기준표로, 전백에서 전흑까지 6단계로 나누며 연기 검사관은 굴뚝에서 나오는 연기의 색과 불투명 정도를 조사하여 그 번호와 지속시간을 기록하는데, 이때 RSC NO. 2 이상의 연기를 3min/h 이상 배출해서는 안 된다.

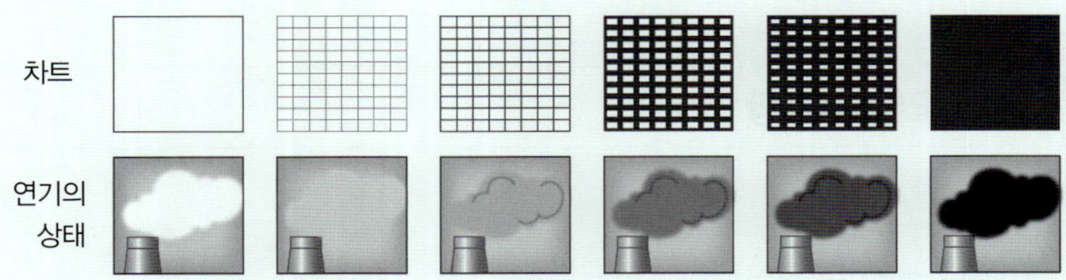

번호	0도	1도	2도	3도	4도	5도
흰색비율	100%	80%	60%	40%	20%	0%
매연농도	0%	20%	40%	60%	80%	100%

section Ⅱ

수질오염

1. 수질오염의 정의

수질오염(water pollution)이란 물이 자연적으로 가지고 있는 물리 · 화학적 또는 생물학적인 특성이 상호 연관된 자연적 · 인위적인 요인들에 의하여 변화함으로써 물 이용에 지장을 초래하거나 환경 변화를 야기하여 수중 생물에 영향을 미치는 상태로 변화하는 것을 말한다.

또한 인축의 배설물을 통하여 병원성 미생물이나 기생충에 의한 수인성 전염병을 일으켜 공중보건상 위험이 발생할 정도까지 수질이 악화되는 상태라고 정의하기도 한다.

2. 수질오염의 발생원

- 공장폐수
- 생활하수
- 농경하수, 광산폐수

3. 수질오염의 영향

1) 인체에 미치는 영향

(1) 미나마타병(minamata disease)

1953년부터 1976년 사이에 일본의 미나마타 시에서 발병한 환자 1,583명 중 284명이 사망하여 그 원인을 조사한 결과, 인근 도시의 공장에서 흘러나온 메틸수은 폐수에 오염된 어패류를 먹은 사람들에게서 발병된 것이 확인되어 미나마타병이라고 명명하게 되었다.

수은은 뇌나 중추신경계에 영향을 미쳐 신경마비를 일으키고, 언어장애, 시청각장애, 팔다리와 입술의 통증, 두통 및 시력의 약화 등을 일으킨다.

(2) 이타이이타이병(itai-itai disease)

1929년부터 1946년 사이에 일본의 도야마 현에 있는 미츠이 아연제련 공장에서 버린 폐광석에 함유되어 있는 카드뮴이 지하수와 지표수에 오염되었고, 이 물을 사용한 농산물에 카드뮴이 축적됨으로써 이를 섭취한 사람들에게 카드뮴 중독증상이 일어나 258명의 발생한 환자 중 128명이 사망하였다.

카드뮴의 중독은 전신권태감, 피로감, 신장기능장애, 요통, 골연화증, 보행곤란, 심한 전신통증 등을 일으키는 질병으로, 특히 뼈가 연화되면서 심한 통증 및 골절이 발생하여 환자가 아프다는 뜻의 '이타이이타이'라고 한 데서 질병의 이름이 붙었다.

2) 경제적 손실

오염수가 농지의 토양성분을 변화시키는 간접 피해와 농작물에 직접 접촉해서 피해를 입히는 직접 피해가 있다. 또한 수질오염에 의한 수산업의 피해는 수중의 용존산소(dissolved oxygen, DO)를 감소시켜 수중 생물이 서식할 수 없는 경우와 유독물질에 의하여 수질오염이 일어나 어패류에 직접 어독을 일으키는 경우 등이 있다.

3) 보건학적인 관점의 문제

상수원의 오염 유기물이 많은 유기폐수, 시안, 카드뮴, 크롬, 수은, 페놀, 납 등과 같은 유독물질에 의한 상수원의 오염은 보건학적 관점에서 볼 때 매우 큰 문제이다.

4) 생태계에 미치는 영향

양조장, 도축장, 피혁공장 등에서 유출되는 유기폐수는 수중의 용존산소를 감소시켜 부영양화를 촉진하며, 자정작용을 저해하고 악취를 발생시켜 생태계를 파괴시킨다.

(1) 부영양화(eutrophication)

부영양화라는 용어는 '영양분이 풍부하게 공급되었다'는 뜻의 그리스어에서 유래하였다. 강이나 바다 등 수중생태계에 유입되는 생활하수나 산업폐수, 가축 배설물 등의 유기물질이 유입되어 물속의 질소와 인과 같은 영양물질이 많아지는 현상으로, 주 원인은 가정의 생활하수나 각종 공장폐수, 가축의 배설물 등이 물속으로 유입되기 때문이다. 과도한 영양으로 수생식물이 과도하게 번식하게 된다.

(2) 전도현상(turnover)

봄, 가을에 호수에서 물의 온도변화로 인한 밀도차가 발생하여 수직운동이 가속화되는 현상이다.

(3) 성층현상(stratification)

수심이 깊은 호수에서 수심에 따른 온도와 용존산소의 층화가 생기는 현상을 말한다.

(4) 녹조현상

유속이 느린 하천에서 식물성 플랑크톤이 대량 증식하여 물의 색깔이 현저하게 녹색으로 변화하는 현상을 말한다.

(5) 적조현상

식물성 플랑크톤이나 세균 등의 미생물이 폭발적으로 번식하면서 바닷물의 색깔이 붉게 변화하는 현상을 말한다. 일사량의 증가와 수온이 높은 해역으로서 정체 수역이나 혹은 염분이 없는 담수의 유입이나 강우 등으로 비중이 낮고 염분농도가 낮게 유지되는 해역에서 주로 나타난다.

4. 수질오염의 지표

수질오염은 물리적 · 화학적 · 생물학적 오염 등이 있어서 간단히 나타낼 수 있는 지표는 없으나 일반적으로 수소이온농도, 생물학적 산소요구량, 용존산소, 화학적 산소요구량, 대장균군, 유독성 물질, 부유물질 등을 수질오염의 지표로 삼는다.

1) 수소이온농도(hydrogen ion concentration)

수소이온농도(pH)는 물의 산성, 중성, 알칼리성 정도를 나타내는 수치로, 7 미만은 산성, 7은 중성, 7 초과는 알칼리성이다.

2) 생물학적 산소요구량(biological oxygen demand)

생물학적 산소요구량(BOD)은 하수의 오염도를 측정하는 데 주로 사용되며, 공공수역의 오염지표를 나타낸다. 하수 중 유기물질이 미생물에 의하여 분해 및 산화되면서 소비하는 산소량을 의미하며, 20℃에서 5일간 측정한다. 이 수치가 높다는 것은 물에 분해 가능한 유기물질이 많이 포함되어 있다는 말이며 오염도가 높음을 뜻한다.

3) 용존산소(dissolved oxygen)

용존산소(DO)는 수중에 용해되어 있는 산소량을 말하며, mg/L(ppm)로 표시한다. 용존산소가 높으면 수중 온도가 낮고 물이 깨끗하다는 뜻이며, 순수한 물일 때 최대 값을 나타낸다. 용존산소가 낮으면 미생물의 호흡작용으로 인하여 산소소비량이 많다는 뜻이다. 온도가 하강하면 용존산소는 증가하나 생화학적 산소요구량은 저하한다.

4) 화학적 산소요구량(chemical oxygen demand)

화학적 산소요구량(COD)이란 하수 중의 오염원이 될 수 있는 유기물질을 직접 산화제에 의하여 화학적으로 산화시키기 위한 산소요구량으로, 호수 및 해양오염의 지표이다. COD가 높으면 물속에 유기물질과 산화성 무기물이 많이 함유되어 있다는 뜻이다. 산화제는 과망간산칼륨, 중크롬산칼륨 등이 사용된다.

5) 대장균군

대장균(*Escherichia coli*)은 그람음성 무아포의 짧은 막대균으로 젖당을 분해하여 산과 가스를 형성하는 산소성 또는 조건무산소균을 뜻한다. 검출방법이 간단하고 정확하며 대장균의 검출이 다른 병원성미생물의 오염을 추측할 수 있기 때문에 오염 지표로 사용한다.

(1) 총대장균지수(coli index)

총대장균군을 검출할 수 있는 최소 검수량의 역수(예를 들어 10mL 양성은 대장균지수 0.1을 뜻함)로, 오염 상태를 나타낸다.

(2) 최적확수(most probable number, MPN)

검수 100mL당 총대장균군의 수를 말한다.

6) 암모니아성 질소

유기질소화합물의 분해과정은 단백질 → 아미노산 → 암모니아성 질소(NH_3−N) → 아질산성 질소(NO_2) → 질산성 질소(NO_3−N)의 5단계로 분해과정을 거치는데, 이 과정 중에 최초로 만들어지는 무기질소화합물은 암모니아성 질소이고, 최종산물은 질산성 질소이다. 암모니아성 질소가 상당량 검출되었다는 것은 유기물(생체 안에서 생명력에 의하여 만들어지는 물질로 유기화합물의 준말)이 오염된 지 오래되지 않았음을 의미하며, 분변 오염을 의심할 수 있다.

7) 과망간산칼륨 소비량

수중에 있는 유기물을 양적으로 추정하는 시험으로, 과망간산칼륨($KMnO_4$)을 황산과 함께 넣어 가열하면 유기물이 산화되는데 산화 정도에 따라 과망간산칼륨이 소비된다. 그 소비량에 따라 수중의 유기물량을 추정하는 시험법이다.

8) 부유물질(suspend solid)

부유물질이란 유기물과 무기물을 함유하는 고형물이다. 수중 부유물질이 많을 경우 용존산소를 소모시키며, 어류의 아가미에 부착되어 폐사를 일으킨다. 부유물질의 측정은 일정량을 검수한 후 여과하고 찌꺼기를 증발시켜 측정한다. 부유물질의 측정 대상은 여과에 의하여 분리되는 물질이다.

5. 수질환경기준

수질오염으로부터 수역의 자연상태와 수자원의 질을 보전하기 위한 행정적 목표로서 설정되는 기준으로, 수역별(하천, 호소, 지하수, 해역)로 사람의 건강보호기준과 생활환경기준의 두 항목으로 나누어 설정된다.

1) 하천

(1) 사람의 건강보호기준

항목	기준값(mg/L)
카드뮴(Cd)	0.005 이하
비소(As)	0.05 이하
시안(CN)	검출되어서는 안 됨(검출한계 0.01)
수은(Hg)	검출되어서는 안 됨(검출한계 0.001)
유기인	검출되어서는 안 됨(검출한계 0.0005)
폴리클로리네이트드비페닐(PCB)	검출되어서는 안 됨(검출한계 0.0005)
납(Pb)	0.05 이하
6가 크롬(Cr^{6+})	0.05 이하
음이온 계면활성제(ABS)	0.5 이하
사염화탄소	0.004 이하
1, 2-디클로로에탄	0.03 이하
테트라이클로로에틸렌(PCE)	0.04 이하
디클로로메탄	0.02 이하
벤젠	0.01 이하
클로로포름	0.08 이하
디에틸헥실프탈레이트(DEHP)	0.008 이하
안티몬	0.02 이하
1,4-다이옥세인	0.05 이하
포름알데히드	0.5 이하
헥사클로로벤젠	0.00004 이하

(2) 생활환경기준

등급		상태(캐릭터)	기준							대장균군(군수/100mL)	
			수소이온농도(pH)	생물학적 산소요구량(BOD)(㎎/L)	화학적 산소요구량(COD)(㎎/L)	총 유기탄소량(TOC)(㎎/L)	부유물질량(SS)(㎎/L)	용존산소량(DO)(㎎/L)	총인(T-P)(㎎/L)	총 대장균군	분원성 대장균군
매우 좋음	Ia	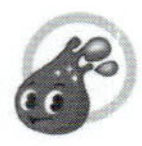	6.5~8.5	1 이하	2 이하	2 이하	25 이하	7.5 이상	0.02 이하	50 이하	10 이하
좋음	Ib	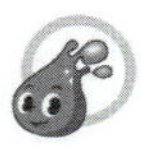	6.5~8.5	2 이하	4 이하	3 이하	25 이하	5.0 이상	0.04 이하	500 이하	100 이하
약간 좋음	II	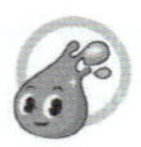	6.5~8.5	3 이하	5 이하	4 이하	25 이하	5.0 이상	0.1 이하	1,000 이하	200 이하
보통	III	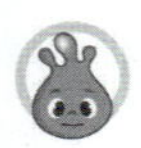	6.5~8.5	5 이하	7 이하	5 이하	25 이하	5.0 이상	0.2 이하	5,000 이하	1,000 이하
약간 나쁨	IV	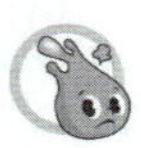	6.0~8.5	8 이하	9 이하	6 이하	100 이하	2.0 이상	0.3 이하	–	–
나쁨	V	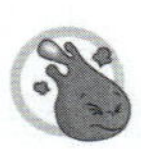	6.0~8.5	10 이하	11 이하	8 이하	쓰레기 등이 떠 있지 않을 것	2.0 이상	0.5 이하	–	–
매우 나쁨	VI	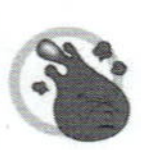	–	10 초과	11 초과	8 초과	–	2.0 미만	0.5 초과	–	–

① 등급별 수질 및 수생태계 상태

- **매우 좋음** : 용존산소가 풍부하고 오염물질이 없는 청정상태의 생태계로, 여과 · 살균 등 간단한 정수처리 후 생활용수로 사용할 수 있음
- **좋음** : 용존산소가 많은 편이고 오염물질이 거의 없는 청정상태에 근접한 생태계로, 여과 · 침전 · 살균 등 일반적인 정수처리 후 생활용수로 사용할 수 있음
- **약간 좋음** : 약간의 오염물질은 있으나 용존산소가 많은 상태의 다소 좋은 생태계로, 여과 · 침전 · 살균 등 일반적인 정수처리 후 생활용수 또는 수영용수로 사용할 수 있음
- **보통** : 보통의 오염물질로 인하여 용존산소가 소모되는 일반 생태계로, 여과, 침전, 활성탄 투입, 살균 등 고도의 정수처리 후 생활용수로 이용하거나 일반적 정수처리 후 공업용수로 사용할 수 있음
- **약간 나쁨** : 상당량의 오염물질로 인하여 용존산소가 소모되는 생태계로 농업용수로 사용하거나

여과, 침전, 활성탄 투입, 살균 등 고도의 정수처리 후 공업용수로 사용할 수 있음

- **나쁨** : 다량의 오염물질로 인하여 용존산소가 소모되는 생태계로, 산책 등 국민의 일상생활에 불쾌감을 주지 않으며, 활성탄 투입, 역삼투압공법 등 특수한 정수처리 후 공업용수로 사용할 수 있음
- **매우 나쁨** : 용존산소가 거의 없는 오염된 물로 물고기가 살기 어려움
- 용수는 해당 등급보다 낮은 등급의 용도로 사용할 수 있음
- 수소이온농도(pH) 등 각 기준항목에 대한 오염도 현황, 용수처리방법 등을 종합적으로 검토하여 그에 맞는 처리방법에 따라 용수를 처리하는 경우에는 해당 등급보다 높은 등급의 용도로도 사용할 수 있음

② 수질 및 수생태계 상태별 생물학적 특성 이해표

생물 등급	생물 지표종		서식지 및 생물 특성
	저서생물	어류	
매우 좋음 ~ 좋음	옆새우, 가재, 뿔하루살이, 민하루살이, 강도래, 물날도래, 광택날도래, 띠무늬우묵날도래, 바수염날도래	산천어, 금강모치, 열목어, 버들치 등 서식	• 물이 매우 맑으며, 유속은 빠른 편임 • 바닥은 주로 바위와 자갈로 구성됨 • 부착 조류가 매우 적음
좋음 ~ 보통	다슬기, 넓적거머리, 강하루살이, 동양하루살이, 등줄하루살이, 등딱지하루살이, 물삿갓벌레, 큰줄날도래	쉬리, 갈겨니, 은어, 쏘가리 등 서식	• 물이 맑으며, 유속은 약간 빠르거나 보통임 • 바닥은 주로 자갈과 모래로 구성됨 • 부착 조류가 약간 있음
보통 ~ 약간 나쁨	물달팽이, 턱거머리, 물벌레, 밀잠자리	피라미, 끄리, 모래무지, 참붕어 등 서식	• 물이 약간 혼탁하며, 유속은 약간 느린 편임 • 바닥은 주로 잔자갈과 모래로 구성됨 • 부착 조류가 녹색을 띠며 많음
약간 나쁨 ~ 매우 나쁨	왼돌이물달팽이, 실지렁이, 붉은깔따구, 나방파리, 꽃등에	붕어, 잉어, 미꾸라지, 메기 등 서식	• 물이 매우 혼탁하며, 유속은 느린 편임 • 바닥은 주로 모래와 실트로 구성되며, 대체로 검은색을 띰 • 부착 조류가 갈색 혹은 회색을 띠며 매우 많음

2) 호소

(1) 사람의 건강보호기준

하천의 기준과 동일하다.

(2) 생활환경기준

등급		상태 (캐릭터)	기준									
			수소 이온 농도 (pH)	화학적 산소 요구량 (COD) (mg/L)	총 유기탄 소량 (TOC) (mg/L)	부유 물질량 (SS) (mg/L)	용존 산소량 (DO) (mg/L)	총인 (T-P) (mg/L)	총질소 (T-N) (mg/L)	클로로필 −a (Chl-a) (mg/m³)	대장균군 (군수/100mL)	
											총 대장균군	분원성 대장균군
매우 좋음	Ia	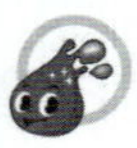	6.5～8.5	2 이하	2 이하	1 이하	7.5 이상	0.01 이하	0.2 이하	5 이하	50 이하	10 이하
좋음	Ib	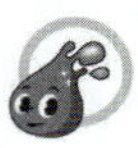	6.5～8.5	3 이하	3 이하	5 이하	5.0 이상	0.02 이하	0.3 이하	9 이하	500 이하	100 이하
약간 좋음	II	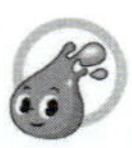	6.5～8.5	4 이하	4 이하	5 이하	5.0 이상	0.03 이하	0.4 이하	14 이하	1,000 이하	200 이하
보통	III	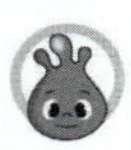	6.5～8.5	5 이하	5 이하	15 이하	5.0 이상	0.05 이하	0.6 이하	20 이하	5,000 이하	1,000 이하
약간 나쁨	IV	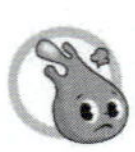	6.0～8.5	8 이하	6 이하	15 이하	2.0 이상	0.10 이하	1.0 이하	35 이하	–	–
나쁨	V	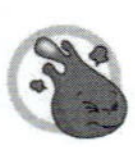	6.0～8.5	10 이하	8 이하	쓰레기 등이 떠 있지 않을 것	2.0 이상	0.15 이하	1.5 이하	70 이하	–	–
매우 나쁨	VI	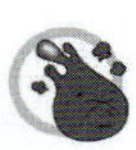	–	10 초과	8 초과		2.0 미만	0.15 초과	0.15 초과	70 초과	–	–

① 총인, 총질소의 경우 총인에 대한 총질소의 농도비율이 7 미만일 경우에는 총인의 기준을 적용하지 않으며, 그 비율이 16 이상일 경우에는 총질소의 기준을 적용하지 않는다.

② 등급별 수질 및 수생태계 상태는 하천의 기준과 동일하다.

3) 지하수

빗물, 시냇물, 강물의 일부는 지하로 스며들어 고여 있거나 지하의 흙이나 암석의 틈 사이를 지나 아래쪽으로 흐르는데 이러한 물을 지하수라고 한다. 지하수 환경기준 항목 및 수질기준은 「먹는물관리법」 제5조 및 「수도법」 제26조에 따라 환경부령에서 정하는 수질기준을 적용한다. 다만, 환경부장관이 고시하는 지역 및 항목은 적용하지 않는다.

4) 해역

(1) 생활환경기준

항목	수소이온농도(pH)	총대장균군 (총대장균군수/100mL)	용매 추출유분(㎎/L)
기준	6.5~8.5	1,000 이하	0.01 이하

(2) 생태기반 해수수질기준

등급	수질평가 지수값 (Water Quality Index)
Ⅰ(매우 좋음)	23 이하
Ⅱ(좋음)	24~33
Ⅲ(보통)	34~46
Ⅳ(나쁨)	47~59
Ⅴ(아주 나쁨)	60 이상

(3) 해양생태계 보호기준

(단위 : μg/L)

중금속류	구리	납	아연	비소	카드뮴	크롬(6가)
단기 기준*	3.0	7.6	34	9.4	19	200
장기 기준**	1.2	1.6	11	3.4	2.2	2.8

* 단기 기준 : 1회성 관측값과 비교 적용

** 장기 기준 : 연간 평균값(최소 사계절 동안 조사한 자료)과 비교 적용

(4) 사람의 건강보호기준

등급	항목	기준(mg/L)
모든 수역	6가 크롬(Cr^{6+})	0.05
	비소(As)	0.05
	카드뮴(Cd)	0.01
	납(Pb)	0.05
	아연(Zn)	0.1
	구리(Cu)	0.02
	시안(CN)	0.01
	수은(Hg)	0.0005
	폴리클로리네이티드비페닐(PCB)	0.0005
	다이아지논	0.02
	파라티온	0.06
	말라티온	0.25
	1.1.1-트리클로로에탄	0.1
	테트라클로로에틸렌	0.01
	트리클로로에틸렌	0.03
	디클로로메탄	0.02
	벤젠	0.01
	페놀	0.005
	음이온 계면활성제(ABS)	0.5

6. 수질오염 방지대책

- 하수도 정비 및 하수처리장 증설
- 산업폐수처리시설의 완비
- 정확한 실태파악 및 감시
- 폐수처리방법의 연구 및 개발
- 법적 규제의 강화
- 수질 보전을 위한 교육 및 계몽활동 등

CHAPTER

04

산업보건

section I

산업보건의 개념

1. 산업보건의 정의

세계보건기구(World Health Organization, WHO)와 국제노동기구(International Labor Organization, ILO)에 따르면 '산업보건(industrial health)이란 모든 직업에서 일하는 근로자들의 육체적, 정신적 그리고 사회적 건강을 고도로 유지 · 증진시키며, 작업조건으로 인한 질병을 예방하고, 건강에 유해한 취업을 방지하며, 근로자를 생리적으로나 심리적으로 적합한 작업환경에 배치하여 일하도록 하는 것이다'라고 정의되어 있다.

2. 산업보건의 중요성과 목표

기술 집약적 사회로 변화되면서 인적자원 관리와 건강에 대한 관심이 커지게 되었다. 특히 최소의 비용으로 최대의 생산성을 올리기 위하여 노동력 확보와 인력관리의 필요성이 증대되었고 작업과 건강장해에 대한 새로운 인식이 증가하였다.

이에 따라 산업보건은 ①작업조건이 근로자의 건강을 해치지 않도록 하고 근로자의 건강에 영향을 미치는 유해인자에 노출되지 않도록 하며, ②신체적, 정신적으로 근로자의 적성에 맞는 작업환경에서 일하도록 배치하고, ③근로자의 육체적, 정신적, 사회적 건강상태를 최고 수준으로 유지 및 증진하는 등의 3대 기본 목표를 가진다(ILO).

3. 근로와 보호대책

1) 법정근로시간

우리나라 「근로기준법」에는 근로시간이 규정되어 있다(제50조). 아울러 동법 제51조에는 탄력적 근로시간제, 제52조에는 선택적 근로시간제, 제53조에는 연장 근로의 제한, 제54조에는 휴게에 관한 규정도 각각 설정되어 있다.

(1) 우리나라의 근로시간

1주간의 근로시간은 휴게시간을 제외하고 40시간을 초과할 수 없다. 또한 1일의 근로시간은 휴게시간을 제외하고 8시간을 초과할 수 없다.

(2) 탄력적 근로시간제

사용자는 취업규칙에서 정하는 바에 따라 2주 이내의 일정한 단위기간을 평균하여 1주간의 근로시간이 40시간의 근로시간을 초과하지 않는 범위에서 특정한 주에 40시간의 근로시간을, 특정한 날에 8시간의 근로시간을 초과하여 근로하게 할 수 있다. 다만, 특정한 주의 근로시간은 48시간을 초과할 수 없다.

탄력적 근로시간제는 15세 이상 18세 미만의 근로자와 임신 중인 여성근로자에 대하여는 적용하지 않는다.

사용자는 탄력적 근로시간제에 따라 근로자를 근로시킬 경우에는 기존의 임금 수준이 낮아지지 않도록 임금보전방안을 강구하여야 한다.

(3) 선택적 근로시간제

선택적 근로시간제에서 사용자는 취업규칙에 의하여 업무의 시작 및 종료 시각을 근로자의 결정에 맡기기로 한 근로자에 대해 근로자 대표자와의 서면합의에 의하여 1월 이내의 정산기간을 평균하여 1주간의 근로시간이 40시간을 초과하지 않는 범위에서 1주간에 40시간을, 1일에 8시간을 초과하여 근로하게 할 수 있다.

(4) 연장근로의 제한

당사자 간의 합의가 있는 경우에는 1주간에 12시간을 한도로 근로시간을 연장할 수 있다.

(5) 휴게시간

사용자는 근로시간이 4시간인 경우에는 30분 이상, 8시간인 경우에는 1시간 이상의 휴게시간을 근로시간 도중에 주어야 한다.

2) 여성 및 연소 근로자

(1) 여성 및 연소 근로자의 보호

여성 및 연소 근로자를 보호해야 하는 이유는 이들은 기본체력이 약하므로 화학물질에 대한 질병이환율이 일반인보다 크기 때문이다. 특히 연소 근로자의 경우 산업질환이나 공업중독 등 화학물질에 대한 감수성이 커서 인격의 형성 발달이 왜곡되기 쉽고 지적활동과 발달이 늦어질 수 있다. 중노동 시에는 성장과 발육에 지장이 있고 통찰력, 운동조절 능력이 열등화할 수 있다. 따라서 「근로기준법」에는 다음과 같은 규정을 두어 여성 및 연소 근로자를 보고하고 있다.

- 15세 미만인 자(중학교에 재학 중인 18세 미만인 자를 포함)는 근로자로 사용하지 못한다(다만, 고용노동부장관이 발급한 취직인허증을 소지한 자는 예외).
- 사용자는 임신 중이거나 산후 1년이 경과자는 되지 않은 여성과 18세 미만 자를 도덕상 또는 보건상 유해하거나 위험한 사업에 사용하지 못한다.
- 15세 이상 18세 미만인 자의 근로시간은 1일에 7시간, 1주일에 40시간을 초과하지 못하도록 한다. 다만, 당사자 간의 합의에 의하여 1일에 1시간, 1주일에 6시간을 한도로 연장할 수 있다.
- 사용자는 산후 1년이 경과되지 않은 여성에 대하여는 단체협약이 있는 경우라도 1일에 2시간, 1주일에 6시간, 1년에 150시간을 초과하는 시간 외의 근로를 시키지 못한다.
- 사용자는 여성과 18세 미만인 자를 갱내에서 근로시키지 못한다.
- 사용자는 여성 근로자가 청구하는 때에는 월 1일의 생리휴가를 주어야 한다.
- 사용자는 임신 중의 여성에 대해 산전, 산후를 통하여 90일 간의 보호휴가를 주어야 한다. 이 경우 휴가기간의 배치는 산후에 45일 이상이 되어야 한다.
- 사용자는 임신 중의 여성근로자에 대해 시간외근로를 하게 해서는 안 된다.
- 생후 1년 미만의 유아를 가진 여성근로자의 청구가 있는 경우에는 1일 2회 각각 30분 이상의 유급수유시간을 주어야 한다.

(2) 여성 및 연소 근로자의 건강

① 여성 근로자의 보호대책

- 주작업의 근로강도는 에너지대사율(relative metabolic rate, RMR) 2.0 이하로 한다.

- 생리휴가, 산전 · 산후 각 6~8주간의 휴가를 준다.
- 중량물 취급작업은 중량을 제한한다.

② 연소 근로자의 보호대책

- 연소자는 신체 및 정신이 발육되는 과정에 있으므로 중노동을 하지 않도록 조치한다.
- 유해환경 및 위험 상황의 근로를 제한한다.
- 심야 작업을 금하고 근로시간을 제한한다.
- 중량물 취급작업은 중량을 제한한다.

4. 산업피로

1) 산업피로의 정의

산업피로(industrial fatigue)는 산업활동으로 인하여 발생한 피로가 휴식이나 수면 등으로 회복되지 않고 축적되는 것을 말한다. 이는 정신적, 육체적, 신경적인 노동 부하에 반응하는 생체의 반응이며, 피로 자체는 가역적인 생체의 변화로서 질병이 아니다.

2) 산업피로의 요인

(1) 작업적 요인

근로시간 및 작업시간의 연장, 휴식시간 및 휴일의 부족, 작업강도 및 근무시간 중의 에너지대사율 과대, 작업환경과 작업조건의 불량요인 등이 있다.

(2) 신체적 요인

연소자와 고령자와 같은 약한 체력, 신체적 결함, 수면부족, 과음, 임신 등과 같은 체력 약화, 고혈압이나 심장질환 등의 건강장애요인 등이 있다.

(3) 심리적 요인

작업의욕 저하, 작업 불안, 흥미 상실, 구속감, 인간관계의 마찰, 가정불화, 개인의 걱정, 임금, 대우, 승진 등의 각종 불만요인 등이 있다.

3) 산업피로에 대한 대책

- 작업시간, 작업밀도, 휴식시간의 적정 배분
- 작업방법의 합리화
- 여가, 휴일, 레크레이션의 이용
- 근로자의 신체적, 정신적 특성에 따른 적정 배치
- 휴게실, 오락실, 체력단련실 등의 운영
- 정신보건관리, 주거의 안정화

5. 근로강도에 따른 작업의 적정화

1) 에너지대사율(relative metabolic rate)

에너지대사율(RMR; 작업대사율)이란 작업대사량과 기초대사량의 비율로, 육체적 작업강도의 지표이다. 단위시간당 작업강도가 크면 클수록 피로가 커지게 된다.

$$RMR = \frac{\text{작업 시 소비열량} - \text{같은 시간의 안정 시 소비열량}}{\text{기초대사량}} = \frac{\text{작업대사량}}{\text{기초대사량}}$$

2) 작업강도(work intensity)

작업강도는 개개의 작업이나 하루 생활활동 강도를 에너지소비량의 크기로 나타낸 것으로, 작업 내용에는 일반 동작, 노동, 운동 등 광범위한 신체적 활동이 포함된다. 일반적으로 작업강도는 경노동(RMR 1 이하), 중등노동(RMR 1~2), 강노동(RMR 2~4), 중노동(RMR 4~7), 격노동(RMR7 이상)의 5단계로 구분한다.

3) 지적속도(optimum speed)

지적속도란 산업피로를 최소로 하여 생산량을 최고로 올릴 수 있는 경제적인 작업속도를 말한다.

section Ⅱ

산업재해

1. 산업재해의 정의

우리나라 「산업재해보상보험법」에는 '산업재해는 사고 또는 유해요인에 의한 근로자의 부상, 사망, 장애 또는 질병을 말한다'라고 정의되어 있고, 「산업안전보건법」에는 '근로자가 업무에 관계되는 건설물, 설비, 원재료, 가스, 증기, 분진 등에 의하거나 직업 또는 그 밖의 업무로 기인하여 사망 또는 부상하거나 질병에 걸리는 것을 말한다'고 정의되어 있다. 산업재해는 인력과 경제적인 손실뿐만 아니라 생산력 감소와 사회적 불안까지 조성한다.

2. 산업재해의 발생요인

1) 작업환경적 요인

작업시설의 결함이나 노후, 작업시설을 관리하고 운용하는 과정에서 일어나는 과오, 작업장 내에 존재하는 물리 · 화학적 위험요소 등이 포함된다. 구체적으로는 작업시설물의 미비와 불량, 작업환경의 불량, 정리정돈의 불량, 부적절하거나 부적합한 공구 사용 및 부적합, 온도나 습도 등의 작업환경 측면에서의 부적절(고열, 분진, 소음, 유독가스 등), 노동시간의 과대, 각종 비품의 불량 등이 있다.

2) 인적요인

① **관리상 요인** : 작업지식의 부족, 작업미숙, 인원 부족 혹은 과잉, 작업속도의 부적당, 돌발사고에 대한 대비 결여

② **생리적 요인** : 체력부족, 신체적 결함, 피로와 수면부족, 여성의 생리, 음주, 질병 및 약물의 복용

③ **심리적 요인** : 정신력의 부족, 부주의, 행동의 무리 및 불안전, 경솔, 불만 및 갈등

3. 산업재해지표

산업재해지표란 산업활동으로 인해 발생하는 재해를 비교하거나 관리하기 위해 분석한 자료로, 산업재해의 정도를 분석하고 그 예방대책을 마련하기 위해 활용한다. 국제노동기구(ILO)가 권장하는 재해지표에는 건수율, 도수율, 강도율, 평균손실일수(중독률) 등이 있다.

1) 건수율(발생률, incidence rate)

건수율은 일정 기간 동안의 재해발생 건수를 평균 종업원수로 나눈 값으로, 산업재해 발생상황을 총괄적으로 파악하는 데 도움을 준다.

$$\text{건수율(발생률)} = \frac{\text{재해건수}}{\text{평균 실근로자수}} \times 1{,}000$$

2) 도수율(frequency rate)

도수율은 일정 기간 동안의 재해발생 건수를 연근로시간수로 나눈 값으로, 산업재해 발생상황을 파악하기 위한 표준적 지표로 사용된다.

$$\text{도수율(표준지표)} = \frac{\text{재해건수}}{\text{연근로총시간수}} \times 1{,}000{,}000 \text{ 또는 } \frac{\text{재해건수}}{\text{연근로일수}} \times 1{,}000$$

3) 강도율(severity rate)

강도율은 일정 기간 동안의 근로손실일수를 연근로 시간수로 나눈 값으로, 재해에 의한 손상 정도를 파악하는 데 도움을 주는 지표이다.

$$\text{강도율(재해의 상해지수)} = \frac{\text{근로손실일수}}{\text{연근로시간수}} \times 1{,}000$$

4) 평균손실일수(중독률)

재해건수당 평균작업손실의 규모가 어느 정도인가를 나타내는 지표이다.

$$\text{평균손실일수(중독률)} = \frac{\text{근로손실일수}}{\text{재해건수}} \times 1,000$$

Comment

➔ 하인리히 재해발생 비율

1931년 하인리히(Heinrich)가 출간한 〈산업재해 예방 : 과학적 접근〉에 따르면 하인리히는 산업재해 사례 분석을 통해 하나의 통계적 법칙을 발견하였다고 한다. 산업재해가 발생하여 사망자가 1명 나오면 그 전에 같은 원인으로 발생한 경상자가 29명, 같은 원인으로 부상을 당할 뻔한 잠재적 부상자가 300명 있었다는 사실이다. 즉, 큰 재해와 작은 재해 그리고 사소한 사고의 발생 비율은 1:29:300이라는 법칙이다.

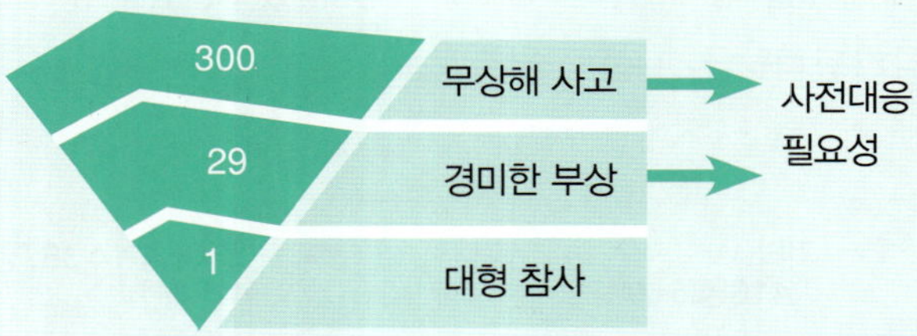

4. 우리나라의 산업재해(고용노동부, 2022)

1) 전체 산업재해 현황

(1) 산업별 분포

산업재해 현황분석(고용노동부, 2022)에 따르면 재해자는 기타의 사업(37.36%)이 가장 높고, 다음은 제조업(24.21%), 건설업(23.97%), 운수 · 창고 · 통신업(9.57%) 등의 순으로 많이 발생하였다(그림 4-1).

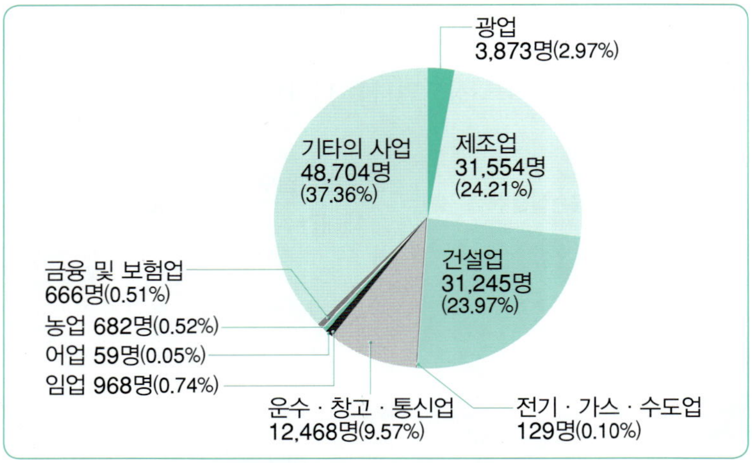

그림 4-1 산업별 재해자 분포도

(2) 재해유형별 분포

재해유형별로 살펴보면 재해자는 넘어짐(19.24%)이 가장 많았고, 업무상 질병(17.75%), 떨어짐(11.04%), 끼임(10.26%) 등의 순으로 나타났다(그림 4-2).

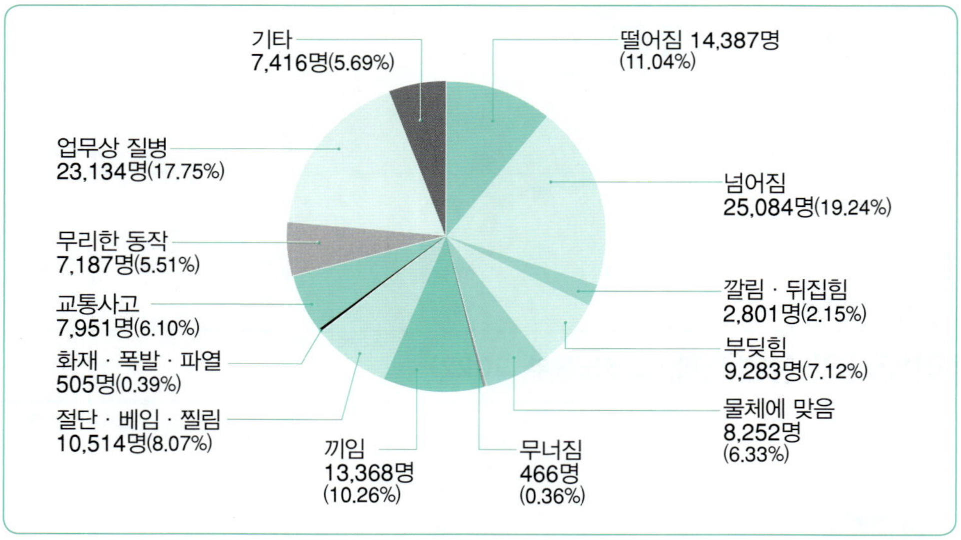

그림 4-2 재해유형별 재해자 분포도

(3) 재해정도(요양기간)별 분포

재해정도(요양기간)별로 살펴보면 제조업에서는 91일~180일(33.06%), 건설업은 91일~180일(35.87%), 기타의 사업은 29일~90일(34.20%), 운수 · 창고 · 통신업은 29일~90일(36.44%)의 요양기간을 필요로 하는 재해자가 발생하였다.

2) 전체 사망재해 현황

산업재해 현황분석(고용노동부, 2022)에 따르면 사망재해자는 건설업(24.25%)에서 가장 많이 발생하였고, 이어서 제조업(22.76%), 기타의 사업(21.68%)이었다(그림 4-3). 사망재해의 유형은 뇌 · 심혈관질환이 21.86%, 진폐증 21.23%, 떨어짐 14.48%, 부딪힘 4.14% 등의 순이었다.

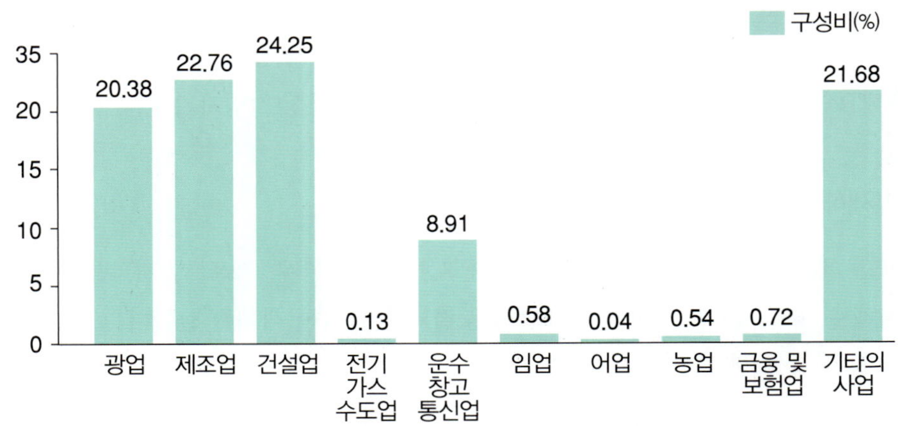

그림 4-3 산업별 사망재해 분포도

3) 산업재해의 발생 특성

① **업종별** : 제조업과 소규모 사업장에서 빈발한다.

② **시간별** : 오전은 작업시작 3시간 후에, 오후는 작업시작 2시간 후에 빈발한다.

③ **주별** : 목요일과 금요일에 빈발하고 토요일은 최저이다.

④ **계절별** : 7월에서 8월이 최대이고 10월에서 11월이 최소이다.

⑤ **재해발생 부위** : 손과 발이 70~80% 발생하고, 그중에서 손이 30~50%이다.

4) 중대재해처벌법

「중대재해 처벌 등에 관한 법률(약칭 : 중대재해처벌법)」은 사업주나 경영책임자가 안전확보 의무 등의 조치를 소홀히 하여 중대한 산업재해나 시민재해가 일어나 인명피해가 발생한 경우 사업주나 경영책임자를 형사처벌하고 벌금을 부과하는 등 처벌수위를 명시하는 법률로, 2022년 1월부터 시행되었다.

이 법은 사업 또는 사업장, 공중이용시설 및 공중교통수단을 운영하거나 인체에 해로운 원료나 제조물을 취급하면서 안전 · 보건 조치의무를 위반하여 인명피해를 발생하게 한 사업주, 경영 책임자, 공무원 및 법인의 처벌 등을 규정함으로써 중대재해를 예방하고, 시민과 종사자의 생명과 신체를 보호함을 목적으로 한다. 이 법에 따르면 중대재해는 중대산업재해와 중대시민재해로 구분한다.

(1) 중대산업재해

다음 중 어느 하나에 해당하는 결과를 야기한 재해를 말한다.

- 사망자가 1명 이상 발생
- 동일한 사고로 6개월 이상 치료가 필요한 부상자가 2명 이상 발생
- 동일한 유해요인으로 급성중독 등 대통령령으로 정하는 직업성 질병자가 1년 이내에 3명 이상 발생

(2) 중대시민재해

특정 원료 또는 제조물, 공중이용시설 또는 공중교통수단의 설계, 제조, 설치, 관리상의 결함을 원인으로 발생한 재해로, 다음 중 어느 하나에 해당하는 결과를 야기한 재해를 말한다.

- 사망자가 1명 이상 발생
- 동일한 사고로 2개월 이상 치료가 필요한 부상자가 10명 이상 발생
- 동일한 원인으로 3개월 이상 치료가 필요한 질병자가 10명 이상 발생

5. 산업재해의 예방관리

산업재해의 예방과 관리는 사업주가 근로자에게 안전한 작업환경을 제공함으로써 근로자의 건강과 안전을 보호하기 위한 중요한 과제이다. 지속적이고 체계적인 프로세스를 마련하여 이를 운영하고 개선하는 노력이 필요하다.

(1) 위험 평가 및 관리

- 모든 작업 환경에서 가능한 위험을 식별하고 평가한다.
- 위험을 최소화하기 위한 적절한 조치 및 대응책을 수립하고 시행한다.
- 작업자에 대한 적성 배치가 필요하다.

(2) 교육과 훈련

- 근로자가 위험을 인식하고 안전규정을 따를 수 있도록 꾸준하게 교육한다.
- 안전관리자는 안전장치, 보호구, 소화시설, 기타 방지시설에 대한 정기적 성능검사 및 정비, 장비, 설비, 작업환경, 작업방법에 위험성이 있을 때는 적절한 예방조치 및 응급조치, 안전작업에 대한 정기적 교육을 시행하여야 한다.

(3) 개인보호장비(PPE) 사용

- 필요한 경우 근로자에게 적절한 개인보호장비를 제공하고 그 사용을 강제한다.
- PPE의 올바른 사용법과 정기적인 검사 및 교체를 규정한다.

(4) 작업환경 개선

- 기술적 개선을 통해 작업 환경을 향상시킨다.
- 자동화 및 로봇 기술 도입을 통해 근로자의 노출과 위험을 최소화한다.
- 공정과 설비에 대한 검토와 사업장 내부의 정리정돈이 중요하다.
- 산업자는 안전관리조직의 정비, 작업환경의 정비 및 정기적 점검, 복장과 보호구의 정비와 착용 지도, 안전에 관한 규정을 실행한다.

(5) 사고조사 및 통계 분석

- 발생한 사고를 철저히 조사하여 재발 방지 대책을 마련한다.
- 사고 및 질병 발생에 대한 통계를 정기적으로 분석하여 트렌드를 파악하고 예방조치를 강화한다.

section III

직업병

1. 직업병의 정의 및 원인

1) 직업병의 정의

직업병(직업성 질환, occupational disease)은 근로자들이 직종이 가진 특정한 요인으로 인해 해당 직종에 종사하는 사람에게만 발생하는 특정 질환을 말한다. 직업적 노출과 특정 질병 간의 명확하고 확실한 인과관계가 있어야 한다.

2) 직업병의 원인

(1) 물리적 원인

작업환경의 온도, 복사열, 소음과 진동, 유해광선, 전리방사선, 이상기압, 기계적 손상 등이 있다.

(2) 화학적 원인

유해가스, 중금속, 유기용제, 살충제 등 화학적 유해물질 때문에 생기는 중독이나 무기분진, 유기분진, 금속분진에 의한 폐질환 등이 있다.

(3) 생물학적 원인

세균, 곰팡이, 바이러스 등 병원성미생물에 의한 질환이나 취급하는 동물 또는 식물에 의한 것이 있다.

2. 물리적 원인에 의한 직업병

1) 이상기온에 의한 건강장애

(1) 고온환경

고온에 노출되어 발생하는 건강장애는 임상적인 양상에 따라 열경련, 열허탈, 열사병 등으로 나뉜다(표 4-1). 고온, 고습환경, 복사열이 강하게 작용하는 환경이나 열방산이 적고 격심한 근육노동을 하는 작업환경에 의하여 체온조절, 순환기 실조, 수분 및 혈중 염분 소실 등으로 열중증 등이 발생할 수 있다.

표 4-1 고온 노출에 의한 건강장애의 분류

분류	주증상	이화학적 소견				치료
		피부	체온	혈중 Cl농도	혈액농축	
열경련	유통성 경련	습온	정상 약간 상승	현저히 감소	현저(높음)	수분 및 NaCl 보충
열허탈	실신, 허탈	습온 또는 냉온	정상범위	정상	정상	휴식, 강심 5% 포도당
열사병	혼수, 섬망	습온 또는 건온	현저히 상승 (41～43℃)	정상	정상	체온의 급속한 냉각

① **열경련**(heat disorder)

고온환경에서 심한 육체적 노동을 할 때 잘 발생하며, 지나친 발한에 의한 탈수와 염분의 소실이 원인이다. 주증상으로는 현기증, 이명, 수의근의 유통성 경련, 두통, 현기증, 맥박 상승, 혈중 NaCl 감소 등이 나타나지만, 체온이나 혈압의 현저한 상승은 없다. 특히 작업 시 가장 많이 사용하는 근육의 1～3분간 지속적이고 반복적인 격렬한 경련이 통증과 함께 나타난다. 주로 팔과 다리의 굽힘근에서 증상이 많이 나타난다. 치료는 서늘한 바람이 잘 통하는 곳에 환자를 옮겨 전도와 복사에 의한 체열 방출을 촉진하고, 생리식염수 1～2L를 정맥주사하거나 0.1%의 식염수를 마시게 한다.

② **열허탈**(**열피로**, heat collapse)

고온환경에서 오랫동안 중노동한 결과 말초혈관 운동신경의 조절장애와 심박출량 부족으로 초래되는 순환부전이다. 고온 작업장에서 중노동에 종사하는 사람, 특히 미숙련공에게 많이 발생한다. 원인으로는 발한에 의한 탈수와 피부혈관 확장으로 인한 수분 부족과 저혈압이 주요 원인이다. 치료로 쾌적한 환경에서 휴식하게 하고, 5% 포도당 및 생리식염수 주사, 따뜻한 차를 마시게 한다.

③ **열사병**(heat stroke)

고온 다습한 작업환경에서 격렬한 육체적 노동을 하거나 실외에서 태양의 복사열을 머리에 직접 받는 경우에 발생하는데, 예후가 아주 좋지 않다. 원인은 체온조절중추의 기능장애에 의한 체온조절의 부조화로, 41~43℃의 급격한 발열과 두개내압과 온도 상승, 두통, 현기증, 이명, 혼수상태, 피부건조, 땀을 흘리지 못하는 증상이 나타난다. 치료는 체온의 급속한 냉각이 중요하므로 얼음물에 몸을 담가서 39℃까지 내려 주어야 한다.

(2) 저온환경

저온환경에 노출되면 신체의 조절기능에 영향을 미쳐 전신저체온, 참호족, 동상 등이 발생할 수 있다. 작업 전에는 반드시 방한구를 착용하여야 한다.

① **전신저체온**(general hypothermia)

장시간 한랭에 노출되거나 체열 상실로 발생하는 급성 중증장애로, 급격한 혈관 확장과 전신의 냉각이 특징이다. 전신저체온은 심부체온이 35℃ 이하로 떨어지는 것을 말하는데, 첫 증상으로 억제하기 힘든 떨림과 냉각감이 생기고, 심박동이 불규칙하고 느려지며, 맥박은 약해지고 혈압은 낮아진다. 이러한 증상이 계속 진행되면 떨림 증상이 점차 발작적이고 억제하기 어려워져 언어이상, 기억상실, 근육운동 무력화가 오게 된다. 진정제를 복용하거나 음주를 할 경우 체온강하가 더 심해진다.

② **참호족**(trench foot)

직접적으로 동결상태에 이르지 않더라도 한랭에 계속해서 장기간 노출되고 동시에 지속적으로 습기와 물에 잠기면 발생한다. 지속적인 국소의 산소 결핍과 한랭으로 모세혈관이 손상되는 것이 원인이다. 증상으로는 심한 통증, 수포가 나타나고 퇴행성 변화 후 괴저나 궤양이 형성된다.

③ **동상**(frostbite)

동상은 조직이 직접 동결되어 세포에 기계적 손상이 일어나는 질환이다. 가장 잘 생기는 부위는 코, 볼, 귀, 손가락, 발가락으로, 저림감, 따끔거림, 가려움 등의 증상이 나타나고 피부는 회백색으로 변한다. 심한 경우에는 뼈, 근육, 신경이 손상을 받아 감각이상이 나타나고, 궤양이나 괴사, 괴저를 동반하는 경우가 있다.

2) 이상기압에 의한 건강장애

(1) 고압환경

① 질소마취

질소마취 현상은 압축공기를 호흡 매체로 사용하여 30m보다 깊게 잠수할 때 나타난다. 4기압 이상에서 공기 중 질소가스는 마취작용을 하기 때문이다. 질소마취는 대기압 조건으로 복귀 시 아무런 후유증 없이 회복되는 가역적 현상으로, 마취 현상이 적은 헬륨과 불활성 기체를 산소와 혼합하여 호흡기체로 사용하는 것이 예방법이다.

- 30~60m 수심 : 황홀감
- 60~90m 수심 : 판단력 감퇴, 반사기능 감퇴
- 90~120m 수심 : 환청, 환시, 조울증, 기억력 감퇴
- 120m 이상 : 의식상실

② 산소중독

산소분압이 2기압을 넘으면 중추신경계에 대한 독성 증상이 나타난다. 예를 들면 시야가 좁아지는 현상, 이명, 구역, 뇌전증, 입술이나 눈 주위 근육연축 등이 일어난다. 또한 산소분압이 0.5기압에서도 폐독성이 발생하는데, 증상으로는 기관지염, 호흡곤란, 비출혈, 폐활량 감소 등이 나타난다. 예방을 위하여 잠수용 호흡기계를 제조할 때 산소의 농도를 낮추어야 한다.

- 잠함병(감압병) : 고압환경에서 장기간 작업 후 감압할 때 질소가 체외로 배출되지 못하고 기포상태로 혈액이나 조직에 남아 혈액순환을 저해하거나 조직손상을 일으킨다. 굴착작업, 잠수작업, 고공비행 등을 하는 경우 나타난다. 증상으로는 피부소양감과 관절통, 척수장애에 의한 운동마비나 지각장애, 뇌내 혈액순환장애 등이 있다.

(2) 저압환경

① 저산소증

고도 5,000~7,000m가 되면 심한 저산소증이 발생하는데, 증상으로는 두근거림, 권태감, 현기증, 초조감 등이 나타난다. 7,000m 이상에서는 경련이 나타나고 혼수에 빠져든다.

② 급성 고산병

급성 고산병은 해발 3,000m에서부터 나타날 수 있는데, 고도가 높아지고 등반 속도가 빠를수록 급성적인 증상이 수 시간 내에 나타난다. 증상으로는 두통, 불면증, 식욕부진, 호흡촉진, 두근거림 등의 자 · 타각증상이 나타난다. 예방을 위하여 1일 고도 300m 정도의 속도로 서서히 등반하고 중간 고도에서 휴식을 취하는 것이 좋다.

③ 만성 고산병

해발 4,000m 이상 고지대에 상주하거나 순화된 사람에게서 발생하는데, 청색증, 적혈구과다증, 폐고혈압 증상이 나타난다.

3) 소음에 의한 건강장애

(1) 소음(noise)

소음이란 기계, 기구, 시설, 기타 물체의 사용으로 인하여 발생하는 강한 소리로, 우리가 일상생활을 영위하는 데에 있어서 시끄러운 소리나 듣기 싫은 소리를 말한다. 소음은 사람에게 정신적인 면과 심리적인 면에 나쁜 영향을 미치므로 소음을 잠행성 오염물이라고도 한다.

소음은 인공소음과 자연소음으로 나눌 수 있다.

① 인공소음

자동차, 기차 등에 의한 교통소음, 이동행상 등의 가두소음, 건축소음, 주택이나 아파트의 층간소음, 항공기소음, 기계소음 등이 있다.

② 자연소음

폭풍, 천둥, 호우 등에 의한 것으로 순간적으로 발생한다.

(2) 소음의 허용기준 (표 4-2)

1일 8시간 기준 90dB을 넘어서는 안 되며, 소음 규제는 소음평가치로 하는데 보정하여 50 이하가 되어야 한다(산업장 소음의 허용기준).

표 4-2 소음의 허용기준

1일 노출시간(hr)	소음강도(dB)
8	90
4	95
2	100
1	105
1/2	110
1/4	115

(3) 소음으로 인한 건강문제

소음으로 인하여 불쾌감과 수면장애가 발생하며 대화장애와 능률저하가 발생할 수 있다. 또한 교감신경과 내분비계통을 흥분시킴으로써 혈압을 상승시키고 맥박이나 신진대사를 증가시켜 타액이나 위액, 위장관 운동을 억제시키는 작용을 한다.

소음으로 인한 가장 큰 건강문제는 소음성 난청으로, 일시적 난청과 영구적 난청이 있다.

① 일시적 난청

4,000~6,000Hz에서 가장 많이 생기는데 노출 후 2시간 이내에 일어나며, 노출 중지 후 1~2시간 내에 회복되므로 가역적 난청이라고 할 수 있다.

② 영구적 난청

장기간의 소음 노출로 내이의 코르티기관 신경말단에 손상이 와서 영구적으로 청력손실이 생기는 것으로, 청력손실은 3,000~6,000Hz에서 나타나고 4,000Hz(C5−dip)에서 가장 심하다.

(4) 소음 방지대책

소음원의 제거, 소음기장치, 소음의 규제지역 설정, 소음 방지시설의 설치, 소음 저감을 위한 자율규제를 시행한다. 또한 차음벽 설치, 방음시설기준 강화, 주거지역 내 공장 이전, 건축 시 방음재료의 기술적 설치 등의 대책을 마련한다.

4) 진동에 의한 건강장애

(1) 진동(vibration)

진동이란 어떤 물체가 외부의 힘에 의하여 흔들리는 것을 말하는데, 대부분의 산업장에서 일하는 근로자 중 상당수가 전신진동 또는 국소진동에 노출되고 있으며, 이로 인하여 건강장애가 발생할 수 있다.

(2) 진동으로 인한 건강문제

① 전신진동장애

트럭, 흙 파는 기계, 자동차, 기차, 트랙터, 각종 영농기계에 탑승하였거나 헬리콥터를 탈 경우 심한 진동을 겪게 되어 발생하는데, 증상으로는 압박감과 통증, 두개골의 공명, 시력 및 청력 장애가 발생한다.

② 국소진동장애

주로 손에 나타나며, 자동톱이나 공기해머, 전동식 연마기를 사용할 때 발생한다. 특히 한랭 환경 시 레이노현상(Raynaud phenomenon; 손가락의 말초혈관 운동장애로 인한 창백, 통증이 일어나는 증상, 청색증)이 나타난다.

(3) 진동 방지대책

원인 제거, 작업시간의 단축, 완충장치, 공구 개선 등이 있으며, 특히 국소진동에 대해서는 작업시간을 1일 2시간 이하로 단축시켜야 한다.

5) 전리방사선에 의한 건강장애

(1) 전리방사선(ionized radiation)

직접 또는 간접 전리입자 또는 둘의 혼합으로 이루어지는 방사선이다. 직접 전리방사선은 α(알파)선, β(베타)선, 중양자선, 양자선, 전자선 등의 하전입자(전하를 띄고 있는 입자)이며, 간접 전리방사선은 X선, γ(감마)선, 중성자선 등이다. 전리방사선은 물질을 통과할 때 그 물질을 구성하는 원자로부터 전자를 떼어내며 전자를 잃은 원자는 높은 화학적 활성을 얻고, 동시에 전리된 전자가 계속 반응을 일으키는 성질을 갖는다. 비전리방사선은 전리능력이 결여되어 있거나 약한 방사선으로 자외선, 가시광선, 적외선 등이 있다.

(2) 전리방사선의 단위

① 방사능(radioactivity)

한 방사성동위원소가 다른 원소로 핵변환하는 과정에서 이온화 방사선을 방출하는 물리적 능력을 말하며, 단위로 베크렐(Bq)을 사용한다.

② 조사선량(exposure dose)

방사성동위원소에서 방출된 방사선의 자유공기 중에서 공기 분자를 이온화시킬 수 있는 방사선의 세기를 표현하는 양으로, 쿨롱(C)과 킬로그램(Kg)을 사용한다.

③ 흡수선량(absorbed dose)

조직에 흡수된 에너지량을 나타내는 것으로, 그레이(Gy)를 사용한다.

④ 등가선량(equivalent dose)

인체의 피폭선량을 나타낼 때 흡수선량에 해당하는 방사선의 가중치를 곱한 양, 즉 조직 또는 장기에 흡수되는 방사선의 종류와 에너지에 따라 다르게 나타나는 생물학적 영향을 동일한 선량 값으로 나타내기 위하여 방사선 가중치를 고려하여 보정한 흡수선량이다. 단위는 시버트(sievert, sv)가 사용된다.

⑤ **유효선량**(effective dose)

노출된 장기의 민감도 또는 가중된 등가선량을 말하는데, 즉 방사선에 의한 생물학적 손상도를 나타낸다. 단위는 시버트(sievert, sv)가 사용된다.

(3) 방사선의 유해성

방사선에 감수성이 큰 조직은 골수와 림프구이며 피부에 대한 발적, 탈모, 피부각화, 악성종양, 수명단축, 유전적 장애, 기형, 난청, 실명, 백내장, 불임증 등의 건강장애가 발생한다.

6) VDT 증후군

컴퓨터의 보급과 인터넷의 대중화로 컴퓨터를 통한 작업은 물론 여가시간이나 가정에서도 컴퓨터를 이용하는 시간이 늘고 있다. 컴퓨터 사용과 관련한 건강상의 문제를 일컬어 VDT 증후군(visual display terminal syndrome)이라고 한다.

VDT 증후군의 증상으로 ①근육이 뭉치거나 통증이 생기는 근골격계의 이상, ②오랜 마우스와 키보드 작업에 의해 손목의 신경이 눌려져 생기는 수근관증후군, ③눈 이물감, 충혈, 눈부심 등 안구건조증이나 근시 혹은 굴절이상의 안과 질환, ④인터넷중독증, 게임중독증, 우울증, 수면장애, 두통 등 정신과적 이상, ⑤편두통과 불규칙한 식사습관과 패스트푸드로 인한 위장장애 등이 나타난다.

3. 화학적 원인에 의한 직업병

1) 분진에 의한 건강장애

(1) 종류

① **진폐증**(coniosis)

진폐증은 분진이 흡입되어 폐에 축적되면 특유한 생체반응을 일으켜 폐결핵과 유사한 증상을 일으키는 질환이다. 진폐증은 분진의 종류에 따라 무기성 분진에 의한 진폐증과 유기성 분진에 의한 진폐증으로 구별한다. 호발 직업으로는 광산, 채석장, 농부, 벽돌 제조공이다(그림 4-4). 증상은 먼지의 종류, 성상 크기에 따라 폐의 병변 정도가 달라지나 보통 먼지흡입으로 폐의 이물반응에 의한 결절이 형성되고 광범위한 섬유증식(fibroplasias)이 나타난다.

② 규폐증(silicosis)

규폐증은 대표적인 진폐증으로 유리규산의 분진 흡입으로 폐에 만성 섬유증식을 일으키는 질환이며, 결정형이 가장 문제가 된다.

③ 석면폐증(asbestosis pulmonum)

석면폐증은 석면섬유가 세기관지에 부착되어 그 부위의 섬유증식이 생기는 것으로, 기계적인 자극에 의하여 형성된다. 석면종이, 석면직물, 타일을 다루는 근로자 중에서 근무경력 4~5년만에 나타난다. 증상으로는 호흡곤란, 가슴통증, 전신쇠약, 기침, 가래, 손발끝비후증이 나타나고 합병증으로 폐암이 발생한다.

- 광업 : 탄광부 진폐증
- 조선업의 용접공 : 용접공폐
- 1차 금속산업의 용접공 : 규폐증과 탄광부 진폐증
- 주물, 주조 사업장, 요업 사업장 : 규폐증
- 연탄이나 갈탄 제조 사업장 : 규폐증과 탄광부 진폐증
- 채석장, 석재 가공업, 터널이나 지하철 공사장 : 규폐증
- 시멘트 제조업, 석회석 제조업 : 규폐증이나 석회석폐증
- 광물의 분쇄 사업장 : 규폐증이나 해당 광물폐증
- 건설업 사업장의 분진 폭로 근로자 : 규폐증
- 연필공장이나 건전지 제조 사업장 : 흑연폐증
- 석면포나 석면사 제조 사업장 : 석면폐증
- 조선업, 건설업의 수리, 보수, 해체 작업자 : 석면폐증
- 알루미늄 생산, 제조 사업장 : 알루미늄폐증
- 망간이나 페로망간 제조 사업장, 망간 함유 용접봉 취급 용접공 : 망간폐증
- 규조토 사업장 : 규조토폐증
- 건설, 조선, 중화학 사업장의 보온재 취급 사업장 : 석면폐증
- 목재 가공 사업장 : 목재분진폐증
- 활성탄, 착화탄, 숯제품 제조사업장 : 탄소폐증
- 건초 사업장 : 농부폐증

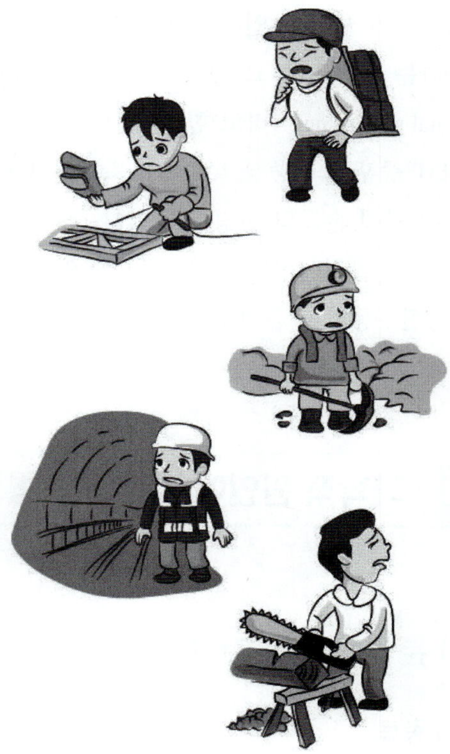

그림 4-4 진폐증을 일으키는 업종과 진폐증의 종류

(2) 예방 및 관리대책

분진 발생 작업 시 유리규산의 노출을 줄이기 위하여 건식에서 습식방법으로 전환할 필요가 있다. 또한, 1% 이상의 유리규산을 함유한 분진의 경우 정기적인 분진양 측정을 통하여 규정치를 넘는 경우 중지가 필요하다. 의학적 관리로는 작업 전 폐결핵에 대한 스크리닝과 과거 분진노출 작업력이나 폐질환 조사, 채용 시 폐활량 측정 등이 필요하다.

2) 화학적 유해물질에 의한 건강장애(공업중독)

(1) 납중독

납 제련이나 축전지 제조업, 크리스탈 제조업, 염화비닐수지 가공 시, 페인트나 도자기 제조 시, 석유 정제업, 인쇄업 등 산업장에서 납(Pb)을 용광, 용해, 분쇄, 도포, 용접 등의 작업환경에 노출할 경우에 발생하며, 증상으로는 혈색소량 저하, 신경 및 근육계통 장애와 중추신경계통의 장애가 나타난다.

Comment

➔ 납중독의 4대 증상

- 혈관수축, 빈혈로 인한 피부의 창백
- 구강 잇몸부위에 암청회색 연선(lead line)이 형성
- 호염기성 과립 적혈구수의 증가
- 소변 중 코프로포르피린의 증가

➔ 허용기준

작업장의 경우 0.05mg/m², 성인 남성 40μg, 가임기 여성은 30μg을 초과하지 못한다.

(2) 수은중독

약품 제조업이나 농약공장, 온도계 제조, 도금, 피륙, 박제 제조 시 노출되며, 증상으로는 안색이 누렇게 변하고 두통이나 구토, 복통, 설사 등의 소화불량 증상이 나타난다. 수은광산의 갱내 작업, 수은의 정련 및 증류작업, 수은등 및 수은을 전극으로 전해하는 작업 등이 수은중독의 위험이 높은 작업이다. 특히 유기수은은 농약과 공장폐수에 많이 포함되어 있으며, 미나마타병(Minamata disease)이 대표적인 수은중독의 예이다. 3대 증상으로 근육경련, 치은염, 정신과민증인 중독성 흥분상태가 나타난다. 수은중독에서 가장 중요한 치료는 즉각 노출에서 벗어나는 것이다. 또한 동반된 호흡기 장애나 신부전에 대해서도 적절한 치료를 하여야 한다.

(3) 크롬중독

크롬산이나 중크롬산 제조, 화학비료공업, 염색공업, 시멘트제조, 크롬 도금업 등이 크롬중독에 노출될 수 있는 고위험 작업이다. 증상으로는 주로 호흡기 증상을 일으키며, 부비동염, 비중격천공, 호흡기 자극 증상, 기관지염, 천식, 폐암 등이 발생한다.

(4) 카드뮴중독

카드뮴과 그 화합물이 인체에 접촉하거나 흡수됨으로써 일어나는 장애로, 대표적인 질병은 폐기종, 신장장애, 단백뇨, 골연화증이다. 중독사례로는 2차 세계대전 말기 일본 도야마현 진즈강 연안 한 지역의 금속정련공장에서 폐수가 흘러나와 그 지방 음료수와 농작물에 축적된 것을 장기간 섭취함으로써 골연화증 증상을 일으킨 사례가 대표적이며, 이 질환을 이타이이타이병(itai-itai disease)이라고 한다.

4. 작업환경의 위생관리

1) 작업환경관리의 원칙

작업환경관리의 기본원리는 대치, 격리, 환기이며, 이는 직업병 예방대책 중 일차예방에 속한다.

(1) 대치(substitution)

대치란 유해한 화학물질을 덜 유해하거나 유해하지 않은 물질로 변경하거나 공정이나 시설을 변경하는 것으로, 위생관리대책의 근본적인 방법이다.

① 공정의 변경

공정과정 중 유해한 과정을 안전하고 효율적인 공정과정으로 변경하는 것으로, 페인트의 비산방지를 위하여 페인트 분무방법 대신 전기흡착식 방법으로 변경하는 예를 들 수 있다.

② 시설의 변경

공정 변경이 안될 경우 사용하는 위험시설이나 기구를 바꿈으로써 효과를 보는 방법이다.

③ 물질의 변경

가장 흔히 사용하는 대책으로 유사한 화학구조를 가진 다른 물질로 대치하는 경우를 말한다. 성냥 제조 시 황인을 적인으로 대치하는 예를 들 수 있다.

(2) 격리(isolation)

격리란 작업자와 유해요인 사이에 장벽(물체, 거리, 시간)이 놓여 있는 것을 말한다. 예를 들면 방사성 동위원소 취급 근로자의 보호대책으로 격리를 많이 사용한다. 이때 격리 대상은 저장물질, 시설, 공정 및 작업자이며, 방법으로 격리저장, 위험시설의 격리, 차열, 공정과정의 격리, 개인보호구 착용 등이 활용된다.

(3) 환기(ventilation)

환기는 작업자의 호흡기로부터 유해증기를 포착하여 배출하기 위하여 또는 쾌적한 온열상태를 유지하기 위하여 사용하는 것으로 국소환기와 전체환기가 있다.

① 국소환기

유해물질의 발생원 가까이에 유해물질을 빨아들여서 밖으로 배출시키는 장치를 설치하여 근로자가 유해물질을 흡입하지 않도록 하는 것이다.

② 전체환기

고온과 다습을 조절하고, 분진, 냄새, 유해증기를 희석하는 데 사용된다.

2) 작업환경관리를 위한 교육

- 관리자에게 작업환경관리의 필요성을 교육한다.
- 기술자에게 안전보건문제를 계획하고 처리할 것인가에 대해 교육한다.
- 감독자에게 공정이나 환경, 작업자 등을 감독하도록 교육한다.
- 작업자에게는 작업자 자신이 다루는 시설이나 기구, 물질에 대해 미리 교육을 시행한다.

5. 유해물질의 허용기준

1) 정의

거의 모든 근로자가 건강에 장애를 받지 않고 매일 반복하여 노출될 수 있는 공기 중 유해물질의 농도 또는 물리적 인자의 강도를 유해물질의 허용기준이라고 한다.

2) 우리나라의 노출기준

노출기준 이하 수준에서는 거의 모든 근로자에게 건강상 나쁜 영향을 미치지 않는 기준을 말하며, 대기오염의 평가 또는 관리상 지표로 사용할 수 없다.

① 시간가중 평균노출기준(time weighted average, TWA)

1일 8시간 작업을 기준으로 하여 유해인자 측정치에 발생시간을 곱하여 8시간으로 나눈 값을 말한다.

② 단시간 노출기준(short term exposure limit, STEL)

근로자가 1회에 15분간 유해요인에 노출되는 경우의 기준으로, 이 기준 이하에서는 1회 노출간격이 1시간 이상인 경우 1일 작업시간 동안 4회까지 노출이 허용될 수 있는 기준을 말한다.

③ 최고노출기준(ceiling, C)

근로자가 1일 작업시간 동안 잠시라도 노출되어서는 안 되는 기준을 말하며, 노출기준 앞에 C를 붙여 표시한다.

6. 건강진단

1) 건강진단의 목적

일반 질환과 직업성 질환 및 건강장애에 대한 조기발견과 질병이나 건강장애를 일으킬 수 있는 소인을 가진 근로자를 발견하기 위하여 건강진단을 시행한다.

2) 건강진단의 종류

(1) 일반건강진단

모든 근로자에게 일정한 주기로 시행하는 건강진단이다. 근로자의 질병을 조기에 찾아내어 적절한 치료를 신속히 받도록 함으로써 사업주가 비용을 부담한다.

일반건강진단의 검사항목은 표 4-3과 같고, 건강진단 시행 후 사후조치는 표 4-4와 같다.

표 4-3 일반건강검진의 검사항목 및 실시시기

구분	검진항목	실시시기
일반건강검진	총콜레스테롤	남성 만 24세 이상, 여성 만 40세 이상 4년 마다
	HDL 콜레스테롤	
	트리글리세리드	
	LDL 콜레스테롤	
	B형 간염 표면항원/표면항체	만 40세
	골밀도검사	만 54, 66세 여성
	인지기능장애	만 66세 이상 2년 마다
	정신건강검사(우울증)	만 20,30,40, 50, 60, 70세
	생활습관평가	만 40, 50, 60, 70세
	노인신체기능검사	만 66, 70, 80세
구강검진	치면세균막검사	만 40세
의료급여 생애전환기 검진	골밀도검사	만 66세 여성
	인지기능장애	만 66세 이상 2년 마다
	정신건강검사(우울증)	만 70세
	생활습관평가	만 70세
	노인신체기능검사	만 66, 70, 80세

표 4-4 건강진단 시행 후 사후조치

건강구분	판정기준	사후관리
A	건강관리상 사후관리가 필요 없는 자(건강자)	사후관리 필요 없음
C	질병으로 진전될 우려가 있어 추적검사 등 관찰이 필요한 자(요관찰자)	의사 소견에 따른 의학적 조치
D_1	직업성 질병 소견을 보여 관리가 필요한 자 (직업병 유소견자)	의사 소견에 따른 요양 신청, 직업전환, 취업장소의 변경 및 근무 중 치료
D_2	일반질병의 소견을 보여 사후관리가 필요한 자(일반질병 유소견자)	의사 소견에 따른 근로시간 단축, 작업전환, 휴직, 근무 중 치료, 기타 의학적 조치
R	질환 의심자	제2차 건강진단 대상자(제2차 건강진단 시행 통보일로부터 10일 이내에 시행)

(2) 특수건강진단

특수건강진단 대상 유해요인을 취급하는 업무에 종사하는 근로자에 대해 직업병의 조기발견을 위하여 시행하는 정기건강진단이다. 화학물질 제조 및 취급자는 6개월에 1회, 근로자는 1년 1회 시행한다(표 4-5).

표 4-5 특수건강진단의 실시시기 및 주기

구분	대상 유해인자	시기 배치 후 첫 번째 특수건강진단	주기
1	N,N-디메틸아세트아미드, N,N-디메틸포름아미드	1월 이내	6월
2	벤젠	2월 이내	6월
3	1,1,2,2-테트라클로로에탄, 사염화탄소 아크릴로니트릴, 염화비닐	3월 이내	6월
4	석면, 면분진	12월 이내	12월
5	광물성 분진, 목분진, 소음 및 충격소음	12월 이내	24월
6	제1호부터 제5호까지의 규정의 대상 유해인자를 제외한 별표 12의2의 모든 대상 유해인자	6월 이내	12월

※ 배치 후 첫 번째 특수건강진단 시기에서 유해인자별로 정해져 있는 '○월 이내'라는 기간은 ○월이라는 기간을 넘겨서는 안 되며 가급적 그 기간에 가까운 시점에 실시해야 함을 의미한다. 예를 들어 '6월 이내'라고 하면 배치된 후 적어도 4~5개월부터 6개월이 되기 직전까지의 기간에 실시해야 한다.

(3) 임시건강진단

직업병 유소견자가 다수 발생한 경우에 유해요인에 의한 중독 여부, 질병 이환 여부 또는 질병의 발생 원인 등을 확인하기 위하여 지방노동관서장의 명령에 따라 특수건강진단기관이나 대학병원급의 의료기관에서 시행하는 건강진단이다.

(4) 배치 전 건강진단

특수건강진단 대상 업무 또는 법정 유해인자 노출 부서에 근로자를 신규로 배치하거나 배치전환 시 사업주의 비용부담으로 시행하는 건강진단으로, 직업성 질환 예방을 위하여 유해인자에 노출될 근로자의 건강평가에 필요한 기초건강자료를 확보하고 배치하고자 하는 부서업무에 대한 적합성 평가를 목적으로 시행한다.

CHAPTER

05

식품위생 및 보건영양

section I

식품위생

1. 식품위생의 정의와 목적

1) WHO 환경위생전문위원회의 정의

식품위생(food hygiene)이란 식품의 생육, 생산, 수확, 저장, 제조가공에서부터 유통과정과 판매, 조리과정에서 최종적으로 사람에게 섭취될 때까지의 모든 단계에서 식품의 안전성, 건전성 및 완전무결성(악화방지)을 위한 모든 수단을 말한다.

2) 식품위생법의 정의와 목적

(1) 정의

「식품위생법」에 따르면 식품위생이란 식품, 식품첨가물, 기구 또는 용기 · 포장을 대상으로 하는 음식에 관한 위생을 말하며, 식품위생과 관련하여 다양한 용어의 정의가 규정되어 있다(표 5-1).

표 5-1 식품위생 관련 용어의 정의

용어	정의
식품	모든 음식물(의약으로 섭취하는 것은 제외)을 말한다.
식품첨가물	식품을 제조 · 가공 · 조리 또는 보존하는 과정에서 감미, 착색, 표백 또는 산화방지 등을 목적으로 식품에 사용되는 물질을 말한다. 이 경우 기구 · 용기 · 포장을 살균 · 소독하는 데 사용되어 간접적으로 식품으로 옮아갈 수 있는 물질을 포함한다.
화학적 합성품	화학적 수단으로 원소 또는 화합물에 분해 반응 외의 화학 반응을 일으켜서 얻은 물질을 말한다.
기구	식품 또는 식품첨가물에 직접 닿는 기계 · 기구나 그 밖의 물건(농업과 수산업에서 식품을 채취하는 데에 쓰는 기계 · 기구나 그 밖의 물건은 제외)을 말한다.
용기 · 포장	식품 또는 식품첨가물을 넣거나 싸는 것으로서 식품 또는 식품첨가물을 주고받을 때 함께 건네는 물품을 말한다.
위해	식품, 식품첨가물, 기구 또는 용기 · 포장에 존재하는 위험요소로서 인체의 건강을 해치거나 해칠 우려가 있는 것을 말한다.

표 5-1 식품위생 관련 용어의 정의 (계속)

식품이력추적관리	식품을 제조 · 가공단계부터 판매단계까지 각 단계별로 정보를 기록 · 관리하여 그 식품의 안전성 등에 문제가 발생할 경우 그 식품을 추적하여 원인을 규명하고 필요한 조치를 할 수 있도록 관리하는 것을 말한다.
식중독	식품 섭취로 인하여 인체에 유해한 미생물 또는 유독물질에 의하여 발생하였거나 발생한 것으로 판단되는 감염성 질환 또는 독소형 질환을 말한다.

(2) 목적

식품으로 인하여 생기는 모든 위생상의 위해(hazard)를 방지하고, 식품영양의 질적 향상을 도모하며, 식품에 관한 올바른 정보를 제공하여 국민보건의 증진에 이바지함을 목적으로 한다.

2. 식품과 미생물

1) 식품 속의 미생물

식품은 미생물에게 하나의 환경이 되며 그 환경에 가장 적합한 균이 먼저 증식한다. 일상에서 섭취하는 식품은 보통 10^3~10^4/g의 세균을 포함하는데, 경우에 따라서는 10^6~10^7/g에 이르는 경우도 있다.

2) 식품의 위생 지표균

식품이 세균에 오염되면 식품의 부패(putrefaction)와 변패(deterioration)를 초래하여 식중독이나 경구 감염병이 발생할 위험성이 크다. 식품의 오염 여부와 그 정도를 알아보기 위하여 일반 세균수를 측정하거나 대장균이나 장구균 검사를 시행한다.

3) 식품의 중독증상 및 안전성 평가

식품의 안정성을 위하여 인체에 위해를 일으킬 수 있는 요인을 제거하는 것이 중요하지만, 그것보다 먼저 식품의 안정성 여부의 확인이 선행되어야 한다. 식품의 안정성을 관리하는 이유는 ①산업의 발달로 중금속 등 산업오염물질의 식품오염 기회가 증가하고 있고 식품 재배와 사육 등 생산환경이 변화하고 있으며, ②수입식품의 증가와 함께 식생활과 소비행태가 변화하면서 외식 및 단체급식의 기회가 증가하고 있고, ③내분비 장애물질이나 다이옥신(dioxin) 등 신종 위해물질로 인하여 소비자의 안전식품에 대한 요구가 증가하고 있기 때문이다.

이를 위하여 식품의 독성실험을 하게 되는데, 독성실험은 급성 독성실험, 아급성 독성실험, 만성 독성실험의 3단계를 거쳐 인체에 위해를 가하지 않는 무작용량과 1일 허용섭취량을 구한다.

(1) 급성 독성실험(acute toxicity test)

어떤 물질을 투여하여 단기간에 나타나는 독성의 강도를 평가하기 위한 시험으로, 시험동물을 이용한다. 동물은 쥐와 같은 설치류 1종, 개나 돼지 등 비설치류 1종을 선정하여 일정한 간격을 두고 저농도에서 점차적으로 고농도로 투여한다. 식품의 안정성 여부는 반수 치사량(LD50, lethal dose)이 널리 사용된다. 반수 치사량이란 어떤 독성물질을 실험동물에 투여하였을 때 반이 죽게 되는 양으로, 체중 kg당 mg으로 나타내고, 이 값이 작을수록 그만큼 독성이 강함을 뜻한다.

(2) 아급성 독성실험(subacute toxicity test)

단기독성(short−term toxicity)이라고도 하며, 화학물질의 연속섭취에 의한 독성이 단기간(보통 1개월 이상 3개월 이내)에 나타나는 것을 말한다. 그 이상의 연속투여시험은 만성 독성시험이다. 아급성 독성시험의 목적은 사람에 미치는 영향이 크지 않은 화학물질의 독성 검사로, 일반적으로 만성 독성시험의 예비시험으로 사용된다. 만성 독성시험과 비교하여 기간이 짧으므로 반복시험을 시행할 수 있고, 재현성 확인이 쉬우며, 면밀한 독성검사가 가능하다.

또한 더 상세한 가역성 검사, 흡수, 분포, 배설시험, 화합물질의 상호작용 등을 포함하여 실험할 수 있는 장점이 있다.

(3) 만성 독성실험(chronic toxicity test)

어떤 화학물질을 장기간 섭취하였을 때 나타나는 독성의 강도를 평가하기 위한 시험으로, 소량의 시험 물질을 장기간 사료에 섞어 2종 이상의 동물에 투여한 후 독성을 평가하는 방법이다. 만성 독성실험은 식품이나 식품첨가물이 인체에 끼치는 최대무작용량을 판정하는 데 목적이 있다.

Comment

최대무작용량(maximum no effect level, MNEL)

최대무작용량이란 실험동물에 시험물질을 장기간 투여했을 때 독물학적으로 아무런 영향을 주지 않는 투여량을 말한다. 즉 평생 투여하여도 악영향을 주지 않는 최대의 양이다.

Comment

1일 허용섭취량(acceptable daily intake, ADI)

ADI는 사람이 일생 동안 매일 섭취하여도 아무런 독성이 나타나지 않을 것으로 예상되는 양을 말한다. 이 수치는 식품에 첨가되는 첨가물의 허용량을 결정할 때나 채소 및 과일의 농약잔류량을 결정할 때 중요한 것으로 kg당 mg으로 표시한다.

3. 식품의 변질

1) 식품 변질의 개념

단백질의 변질을 부패(putrefaction)라고 하고, 단백질 이외의 성분인 탄수화물과 지질의 분해를 변패(deterioration)라고 하여 구분하며, 지질의 경우에는 미생물 이외에 산소, 햇빛, 금속 등에 의하여 산화분해되므로 산패(rancidity)라고도 한다(표 5-2).

식품의 변질에 직접적인 요소로 작용하는 인자는 미생물, 효소, 산소, 햇볕이며, 이 중에서도 가장 중요한 작용을 하는 것은 미생물이다.

표 5-2 식품 변질의 개념

구분	내용
부패(putrefaction)	단백질 성분이 미생물의 작용으로 분해되어 아민류와 같은 유해물질이 생성되어 암모니아 등의 냄새를 발생하는 현상이다.
발효(fermentation)	탄수화물이 미생물의 작용을 받아 유기산이나 알코올 등을 생성하는 현상을 말하며 간장, 된장, 고추장, 치즈, 발효유 등이 대표적인 발효 식품이다.
산패(rancidity)	유지의 산화현상으로 불쾌한 냄새나 맛을 형성하는 것을 말한다.
변패(deterioration)	탄수화물이나 지질이 산화에 의하여 변성되어 맛이나 냄새가 변하는 것을 말한다.

2) 식품위생검사의 종류

(1) 관능시험법

식품의 품질 판단은 예로부터 인간의 미각, 후각, 시각, 입안의 촉각에 의존하여 왔으며, 이러한 인간의 감각능력을 적극적으로 분석수단으로 삼은 방법을 관능시험법이라고 한다. 즉, 식품의 외관, 색깔, 경도, 냄새, 맛, 이물질의 부착상태, 점도 등을 보는 방법이다.

(2) 미생물학적 방법

식품 중의 생균수를 측정하여 판정하는 방법을 말한다. 병원성 미생물의 종류, 세균수, 기생충, 항생물질 유무를 판별한다.

(3) 화학적 방법

부패생성물을 화학적으로 측정하는 방법을 말한다. 성분이나 독성물질, 식품첨가물 등을 관찰한다.

(4) 물리적 방법

온도, 비중, 수소이온농도(pH), 방사능의 상태를 관찰한다.

4. 식품의 저장법

1) 식품의 물리적 저장법

(1) 가열법(heating)

가열법은 식품에 부착되어 있는 미생물을 죽이거나 효소를 파괴하는 방법이다.

① 저온살균법

60~65℃에서 30분간 가열하여 식품의 영양가 손실을 막고 단백질의 변성을 예방한다.

② 고온단시간살균법

70~75℃에서 15초간 살균한다.

③ 초고온법

130~150℃에서 2~3초간 살균한다.

④ 초음파가열살균법

100~200만 Hz의 초음파를 이용하여 진동에 의한 세균 균체를 파괴함으로써 식품의 비타민 파괴를 막고 식품의 변색을 저하시키는 방법이다.

(2) 냉장·냉동법

냉장법은 0~10℃ 사이의 저장을 말하고, 냉동법은 0℃ 이하의 저장을 말하는데 10℃ 이하의 움저장법(과실, 채소류), 1~4℃의 냉장법(채소, 과일, 육류), 0℃ 이하의 냉동법(육류, 어류), 급냉법(식육, 어패류) 등의 방법이 있다.

(3) 건조법

수분이 15% 이하가 되면 미생물의 생육이 억제되므로 미생물이 번식하는 데 필요한 적당한 습도를 제거함으로써 미생물의 번식을 억제한다.

(4) 밀봉법(통조림법)

호기성균을 억제하는 방법이다.

(5) 움저장법

농작물을 땅속 1~2m에 저장하는 것으로 10℃에서 85%의 습도를 유지한다.

2) 식품의 화학적 저장법

(1) 가스저장법

이산화탄소와 질소가스를 이용하여 어육류와 난류, 채소 저장에 사용되고 있다. 공기 중의 이산화탄소, 산소, 온도, 습도 농도를 조절하여 오래 저장하는 방법이다.

(2) 염장법

10%의 소금을 뿌려 저장하는 방법으로, 우리나라와 같은 동양에서 발달하였으며, 이것은 삼투압에 의하여 미생물의 발육이 억제된다. 식물성 식품(무짠지, 오이지)과 동물성 식품(육류, 어류, 어란)을 저장한다.

(3) 당장법

50%의 설탕에 저장하는 방법으로 잼, 젤리 등에 사용된다.

(4) 산저장법(초절임법)

아세트산, 젖산 등을 이용하여 식품을 저장하는 방법으로, 낮은 산도를 유지하여 미생물의 발육을 억제하는 것으로 피클 등이 있다.

3) 식품의 복합처리법

(1) 훈연법

주로 육류와 어류의 보관법에 쓰이며 햄, 베이컨 등의 제조에 사용된다. 연기에 함유된 크실렌, 페놀메틸레이트, 포름알데히드, 아세트산, 아세톤, 메틸알코올 등에 의하여 살균 및 건조가 일어나 식품의 저장성과 풍미를 향상시킨다. 훈연에 쓰이는 목재로는 수지가 적고 단단한 벚나무, 참나무 등이 사용된다.

5. 식품안전관리인증기준

1) HACCP의 정의

HACCP(hazard analysis and critical control point)(그림 5-1)은 미국항공우주국(NASA)에서 우주인의 식량으로 안전한 식품을 만들기 위한 일환으로 시작되어 현재는 세계 모든 국가에서 HACCP을 도입하여 적용하고 있다. 현존하는 식품위생관리시스템 중 가장 발전된 형태이며 현재 우리나라에서도 도입하여 시행하고 있다.

HACCP은 위해요소분석(hazard analysis)과 중요관리점(critical control point)의 약자로, '해썹' 또는 '식품안전관리인증기준'이라고 한다. 식품의 안전성을 확보하기 위하여 위해요소를 중점 관리하는 제도이며, 식품의 원료관리, 제조, 가공, 조리 및 유통의 모든 과정에서 위해한 물질이 식품에 혼입되거나 식품이 오염되는 것을 방지하기 위하여 각 과정을 중점적으로 관리하는 기준이다.

그림 5-1 HACCP 마크

종전의 방법은 식품의 최종 제품만 확인하였으나 HACCP은 식품의 최종 검사단계에서 발생되는 문제점에 대한 대응이 아니라 식품위생상 위해요소의 발생을 최소화하고자 하는 예방차원의 시스템이라고 할 수 있다. 즉, 문제 발생 후의 관리가 아니라 문제 발생 전의 선조치로서 식품공정상 위해요소를 최소화하는 데 목적이 있다.

2) HACCP의 절차

HACCP의 절차는 준비단계와 7원칙을 합쳐 12절차로 나뉜다. 준비단계에는 팀편성, 제품설명서 작성, 사용용도 확인, 제조공정흐름도 작성이 있으며, 7원칙에는 위해요소분석, 중요관리점 결정, 한계기준 설정, 모니터링 체계 확립, 개선조치 방법 수립, 검증 절차 및 방법 수립, 문서화 및 기록유지가 있다(그림 5-2).

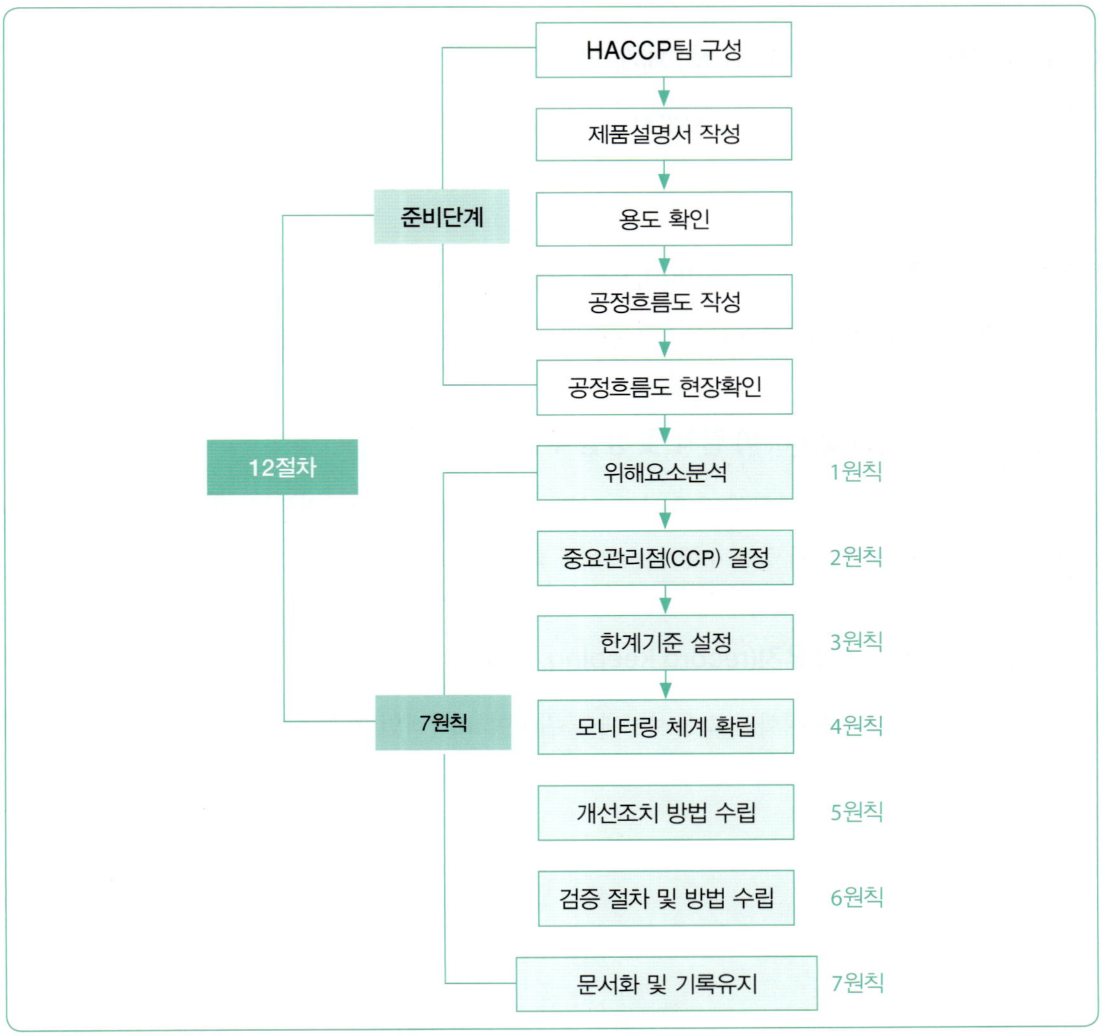

그림 5-2 HACCP의 7원칙 12절차

(1) 1원칙 : 위해요소(hazard analysis, HA) 분석

식품 및 축산물의 안전에 영향을 줄 수 있는 위해요소와 이를 유발할 수 있는 조건이 존재하는지의 여부를 판별하기 위하여 필요한 정보를 수집하고 평가하는 일련의 과정이다.

(2) 2원칙 : 중요관리점(critical control point, CCP) 결정

식품안전관리인증기준을 적용하여 식품 및 축산물의 위해요소를 예방하고 제어하거나 허용수준 이하로 감소시켜 해당 식품 및 축산물의 안전성을 확보할 수 있는 중요한 단계, 과정 또는 공정이다.

(3) 3원칙 : 한계기준(critical limit, CL) 설정

중요관리점에서 위해요소 관리가 허용범위 이내로 충분히 이루어지는지의 여부를 판단할 수 있는 기준이나 기준치이다.

(4) 4원칙 : 모니터링(monitoring, M) 체계 확립

중요관리점에서 설정된 한계기준을 적절히 관리하고 있는지의 여부를 확인하기 위하여 수행하는 일련의 계획된 관찰이나 측정하는 행위이다.

(5) 5원칙 : 개선조치(corrective action, CA) 방법 수립

모니터링 결과 중요관리점의 한계기준을 이탈한 경우에 취하는 일련의 조치이다.

(6) 6원칙 : 검증(verification, V) 절차 및 방법 수립

식품안전관리인증기준 관리계획의 유효성과 실행 여부 실효성을 정기적으로 평가하는 일련의 활동(적용 방법과 절차, 확인 및 기타 평가 등을 수행하는 행위를 포함)이다.

(7) 7원칙 : 문서화 및 기록유지(record keeping, RK)

식품안전관리인증기준을 문서화하고 문서보관을 위하여 효과적인 기록유지절차를 수립하는 단계이다.

section II

식중독

1. 식중독 관련 개념

1) 식중독(food poisoning)

식중독이란 식품 섭취로 인하여 인체에 유해한 미생물 또는 유독물질에 의하여 발생하였거나 발생한 것으로 판단되는 감염성 질환 또는 독소형 질환을 말한다(「식품위생법」 제2조). 세계보건기구(WHO)는 '식품 또는 물의 섭취에 의하여 발생되었거나 발생된 것으로 판단되는 감염성 또는 독소형 질환'으로 규정하고 있다.

2) 식중독지수(food poisoning index)

식중독지수란 여름철 그날의 온도에 따른 식중독 위험도를 나타내는 지수로, 미생물이 최대성장속도를 나타날 때의 증식시간과 특정 온도에서의 성장속도에 따른 증식시간의 비율을 백분율로 나타낸 값이다.

3) 식중독의 분류

식중독은 원인 물질에 따라 세균성 식중독, 바이러스성 식중독, 자연독 식중독, 화학물질에 의한 식중독으로 분류된다(표 5-3).

표 5-3 식중독의 분류

대분류	중분류	소분류	원인균 및 물질
미생물	세균성	감염형	살모넬라, 장염비브리오균, 병원성 대장균, 캄필로박터, 예르시니아, 리스테리아균, 웰치균
		독소형	황색포도구균, 보툴리누스균, 세레우스균, 클로스트리듐퍼프린젠스 등
	바이러스성	공기, 접촉, 물 등의 경로로 전염	노로바이러스, 로타바이러스, 아스트로바이러스, 장관아데노바이러스, A형 간염바이러스, E형 간염바이러스 등
화학물질	자연독	동물성 자연독에 의한 중독	복어독, 시구아테라독
		식물성 자연독에 의한 중독	감자독, 버섯독
		곰팡이독소에 의한 중독	황변미독, 맥가독, 아플라톡신 등
	화학적 첨가물	고의 또는 오용으로 첨가되는 유해물질	식품첨가물
		본의 아니게 잔류, 혼입되는 유해물질	잔류농약, 유해성 금속화합물
		제조, 가공, 저장 중에 생성되는 유해물질	지질의 산화생성물, 니트로소아민
		기타물질에 의한 중독	메탄올 등
		조리기구, 포장에 의한 중독	녹청(구리), 납, 비소 등

2. 세균성 식중독

세균성 식중독이란 병원성 세균에 의하여 발생되는 식중독으로, 감염형과 독소형이 있다.

1) 감염형 식중독

(1) 살모넬라 식중독

① **원인균** : 장염균(*Salmonella enteritidis*), 쥐티푸스균(*Salmonella typhimurium*), 돼지살모넬라균(*Salmonella choleraesuis*)이 대표적이다. 2~3×0.6μm의 아포를 형성하지 않는 그람음성 막대균으로 운동성이 있다. 60℃에서 20분 동안 가열하면 사멸되지만 토양 및 수중에서는 비교적 오래 생존한다.

② **원인 식품** : 우유, 육류, 메추리알, 달걀, 닭고기 및 그 가공품, 어패류 및 그 가공품, 도시락, 생선요리와 육류를 포함한 생선 등의 어패류와 불완전하게 조리된 그 가공품, 면류, 채소, 샐러드, 마요네즈, 도시락 등 복합조리식품 등이 원인이다.

③ **감염원** : 주로 닭과 같은 가금류가 가장 흔한 감염원으로, 가금류의 난소나 자궁관이 감염되어 알까지 감염되는 경우가 많다. 또한 보균자의 손과 발 등을 통한 이차오염으로 인해서 식품을 섭취할 때에도 감염이 발생할 수 있다.

④ **잠복기** : 섭취 후 12~24시간(평균 20시간)이며, 발병률은 75% 이상이지만 사망률은 낮다.

⑤ **증상** : 급성 위장염의 특징을 나타내고 복통, 설사, 전신권태감, 두통, 식욕감퇴, 구토가 반드시 일어나며 급격한 발열(38~40℃)과 오한이 같이 와서 대개 2~5일간 지속된다.

⑥ **예방** : 살모넬라균은 열에 약하여 저온살균(62~65°C에서 30분 가열)에 사멸되기 때문에 달걀을 익히면 감염을 피할 수 있다. 음식 조리과정에서 다른 식품에 대한 이차오염이 문제가 될 수 있다. 최근에는 애완용 개, 고양이가 살모넬라균의 오염원이 될 가능성이 있어 애완동물을 기르는 가정에서는 동물을 만진 후 반드시 손을 씻도록 하는 주의가 필요하다.

(2) 장염비브리오균 식중독(호염균 식중독)

① **원인균** : 1950년 후지노에 의하여 처음 균이 분리되어 *Vibrio parahaemolyticus*라고 명명되었다. 해수 세균의 일종으로 2~5%의 염분에서 잘 자라며, 10%의 염분에서는 성장이 정지되는 아포가 없는 막대균으로, 편모를 하나 가진 세균이다. 바닷물과 갯벌에 분포하고 수온이 20°C가 넘으면 활발히 증식하며 5°C 이하에서 증식이 불가능하다. 또한 열에 약해서 60°C에서 15분, 100°C에서 수 분 이내 사멸된다.

② **원인 식품** : 70%가 어패류 혹은 그 가공품이며, 이차로 오염된 도시락, 샐러드 등이다.

③ **감염원** : 장염비브리오균은 바닷물에 분포하기 때문에 어패류가 가장 흔한 오염원이다. 또한 생선이나 조개의 껍질, 내장, 아가미 등에 존재하여 조리과정에서 오염시키고 냉장고, 도마, 행주, 칼 및 조리자의 손을 통하여 다른 식품에 이차적 오염을 유발한다.

④ **잠복기** : 일반적으로 8~20시간이며, 평균 12시간이다.

⑤ **증상** : 복통, 설사(2~6회), 구토, 발열(37~38℃), 두통, 권태감 등을 특징으로 하는 전형적인 급성 위장염이다. 설사는 수양성 혈변을 동반하여 콜레라나 세균이질로 오인되는 경우도 있다. 보통 2~3일이면 회복되며 치사율은 0.5%이다. 장염비브리오균 식중독은 3일 정도 증상이 지속된 후 호전되는 경우가 대부분으로 항생제 치료나 입원이 필요하지 않다.

⑥ **예방** : 어패류중독이 발생하므로 7~9월간 어패류의 생식은 피하고, 조리기구와 행주 등의 위생적 처리가 필요하다.

(3) 병원성 대장균 식중독

① **원인균** : 장병원성 대장균(enteropathic *Escherichia coli*, EPEC), 장침입성 대장균(enteroinvasive *Escherichia coli*, EIEC), 장독소형 대장균(enterotoxic *Escherichia coli*, ETEC), 장흡착성 대장균(enteroadherent *Escherichia coli*, EAEC), 장출혈성 대장균(enterohemorrhagic *Escherichia coli*, EHEC)이 있다.

② **원인 식품** : 병원성 대장균에 오염된 햄, 소시지, 크로켓, 도시락, 두부 및 그 가공품이 원인이 된다.

③ **감염원** : 환자나 보균자의 분변을 통해 감염이 이루어진다.

④ **잠복기** : 성인은 10~30시간으로 평균 12시간이고, 유아는 짧다.

⑤ **증상** : 주요 증상은 설사이며 고열, 복통, 두통 등이 수반된다.

⑥ **예방** : 사람이나 동물의 분변에 식품이 오염되지 않도록 하고 유아에게 감염되기 쉬우므로 기저귀, 수건, 목욕물, 침구, 식기 등의 소독을 잘 하도록 한다.

(4) 예르시니아 식중독

① **원인균** : 예르시니아(*Yersinia enterocolitica*)는 그람음성 막대균으로 운동성이 있다. 다른 장내세균은 증식할 수 없는 0~5℃의 냉장고에서도 발육이 가능한 전형적인 저온세균이다. 진공포장에서도 증식할 수 있는 특성과 저온에서 발육하는 특성으로 인하여 가을과 초겨울에 식중독 발생의 원인이 될 수 있다.

② **원인 식품** : 예르시니아에 감염된 식육이나 음료수 오물, 오염된 물, 돼지고기, 양고기, 쇠고기, 생우유, 아이스크림 등이 주요 원인 식품이다.

③ **감염원** : 예르시니아는 자연계에 널리 분포하며 사람에게서도 발견된다. 모든 온혈 야생동물, 가축, 애완동물이 감염원이다.

④ **잠복기** : 2~5일

⑤ **증상** : 복통과 발열, 설사가 있으며 특히 유아에게 심하다.

⑥ **예방** : 돼지고기 취급 시 조리기구와 손을 깨끗이 세척 · 소독한다. 저온에서 생육이 억제되지 않으며 균이 0℃에서도 증식이 가능한 점을 고려할 때 냉장 및 냉동육과 그 제품의 유통 과정에도 주의하도록 한다.

(5) 웰치균 식중독

① **원인균** : 웰치균(*Clostridium perfringens*)은 토양, 하천과 하수 등의 자연계와 사람을 비롯한 동물(주로 포유동물)의 장관, 분변 및 식품 등에 널리 분포한다. 3×9μm 크기의 대형 절대무산소성 막대균으로, 그람양성이고 편모는 없으며 아포를 형성하는데, 아포 발아 시 독소를 생성한다. 독소 생산능력의 차이에 따라 A, B, C, D, E, F형의 6형으로 분류되며 주로 사람의 식중독에

관여하는 것은 A형과 C형이다.

② **원인 식품** : 주요 원인 식품으로는 돼지고기, 닭고기, 칠면조고기 등으로 조리한 식품 및 그 가공품인 동물성 단백질 식품이며 미리 가열조리한 후 실온에 5시간 이상 방치된 식품에서 많이 발생한다.

③ **감염원** : 보균자인 식품업자나 조리자의 분변에 오염된 식품, 조리실의 하수, 오물, 가축의 분변에 오염된 식품이다.

④ **잠복기** : 평균 8~20시간

⑤ **증상** : 설사, 복통, 통상적으로 가벼운 증상 후 회복된다.

⑥ **예방** : 식품을 가열조리하고 분변의 오염을 방지한다. 남은 음식은 먹기 전에 충분히 가열한 후 섭취하도록 한다.

(6) 캄필로박터 식중독

① **원인균** : *Campylobacter jejuni*, *Campylobacter coli*이며, 대장균보다 가느다란 형태의 나선형이다. 상온의 공기 속에서는 서서히 사멸하고, 산소가 전혀 없는 무산소 조건에서도 성장할 수 없다.

② **원인 식품** : 육류의 생식이나 불충분한 가열로 인한 식품이 원인이다.

③ **감염원** : 건강한 소, 양, 개와 닭, 칠면조 등 가금류의 장내, 인간의 배설물, 이 균에 오염된 오염 분뇨나 하천수가 감염원이다.

④ **잠복기** : 2~4일

⑤ **증상** : 복통, 설사, 발열, 구토, 근육통 등이 나타난다.

⑥ **예방** : 생육을 만진 경우 손을 깨끗하게 씻고 소독하여 이차오염을 방지한다. 생균에 의한 감염형이므로 식품을 충분히 가열하여 균을 사멸시키도록 하며, 이 균이 수중에서 장시간 생존할 수 있으므로 마시는 물도 끓여 마시도록 한다. 특히 닭고기의 생식을 피하고, 열이나 건조에 약하므로 조리 기구는 물로 끓이거나 소독하여 건조시킨다.

(7) 리스테리아균 식중독

① **원인균** : 리스테리아균(*Listeria monocytogenes*)으로 인수공통감염병을 일으키는 병원균이다. 냉장온도에서도 생존하여 증식할 수 있으나 일반적으로 냉동 온도인 −18℃에서는 증식하지 못한다.

② **원인 식품** : 원유, 살균 처리하지 않은 우유, 핫도그, 치즈(특히 소프트치즈), 아이스크림, 소시지 및 건조소시지, 가공 · 비가공 가금육, 비가공 식육 등 식육 제품과 비가공 · 훈연생성 및 채소류 등이 있다.

③ **감염원** : 부적절한 축산제품의 취급, 처리 및 적절하지 못한 물의 사용(재배 · 처리) 등으로 오염된다.

④ **잠복기** : 9~48시간(위관장성), 2~6주(침습성)

⑤ 증상 : 발열, 구토, 오심, 설사 등의 위장증상, 뇌막염, 유산, 사산, 패혈증 등이 나타난다.

⑥ 예방 : 살균되지 않은 우유를 섭취하지 말고 냉장 보관온도(5℃ 이하)를 철저하게 관리하도록 한다. 식품 제조 단계에서의 균 오염방지 및 제거가 가장 최선의 방법이다.

2) 독소형 식중독

(1) 황색포도알균 식중독

① 원인균 : 화농성 질환의 가장 중요한 원인균인 황색포도알균(*Staphylococcus aureus*)이 체외독소로서 생성하는 장독소(enterotoxin)가 원인이 되어 발병한다. 장독소는 내열성으로 120℃에서 20분간 가열해도 거의 파괴되지 않는다(218~248℃에서 30분 동안 가열하면 파괴).

② 원인 식품 : 우유 및 버터 치즈 등의 유제품과 육류품, 떡, 김밥, 도시락, 어패류 및 그 가공품 등이다.

③ 감염원 : 토양, 하수 등의 자연계에 널리 분포하며 건강한 사람의 약 30%가 이 균을 보균하고 있으므로 코 안이나 피부에 상주하는 황색포도알균이 식품에 혼입될 가능성이 높다.

④ 잠복기 : 일반적으로 1~6시간으로 평균 3시간이며, 잠복기가 매우 짧다.

⑤ 증상 : 식후 평균 3시간 정도에 발병하는 급성 위장염으로, 침분비 증가, 오심, 설사, 구토, 복통 증상을 일으킨다. 경과가 짧아 12시간에 치유되며 예후가 좋아 사망하는 예는 없다. 발열은 38℃이하이며 거의 없다.

⑥ 예방 : 식품의 오염방지, 깨끗한 조리법 유지, 음식의 저온 보존, 화농성 질환자의 식품취급 금지

(2) 보툴리누스균 식중독

① 원인균 : 보툴리누스균(*Clostridium botulinum*)이 원인균으로, 외독소인 신경독소(neurotoxin)가 중독을 일으킨다. 식중독 중에서 사망률이 가장 높은 이 균은 무산소성균으로 아포를 형성하며 운동성이 있는 막대균이다. 사람에게 식중독을 일으키는 것은 A형, B형, E형 및 F형 균으로 A형이 가장 치명적이다. 열에 불안정하여 80℃에서 20분 또는 100℃에서 1~2분 가열하면 파괴된다.

② 원인 식품 : 통조림, 소시지 등 밀폐식품과 식육, 과일, 채소, 어육, 유제품 등이 혐기성 상태에 놓였을 때 식중독을 일으킨다.

③ 감염원 : 토양, 바다, 개천, 호수 및 동물의 분변에 분포하며 어류, 갑각류의 장관 등에도 널리 분포한다.

④ 잠복기 : 12~36시간(평균 24시간)

⑤ 증상 : 신경계 증상이 주요 증상이며 복시(diplopia), 안검하수, 삼킴곤란, 언어곤란, 호흡곤란, 말초 및 중추마비에 이르고 사망하기도 한다. 신경증상 전에 구토, 복통, 설사 등의 증상이 있다.

⑥ **예방** : 균에 오염되지 않도록 위생적인 조리를 하고, 음식물을 가열조리한 후 섭취한다. 통조림, 소시지의 위생적 보관 및 가공처리를 하도록 한다.

(3) 세레우스균 식중독

① **원인균** : 세레우스균(*Bacillus cereus*)이 원인균이다. 세레우스균는 135℃에서 4시간 가열해도 견디는 내열성 아포를 형성하는 그람양성 산소성막대균으로 편모를 갖고 있다. 세레우스균이 생산하는 설사형 독소는 장내에서 생성되는 열, 산, 알칼리, 단백질가수분해효소에 민감한 반면, 구토형 독소는 예외적으로 열(126℃에서 90분 이상 동안), 산, 알칼리, 단백질가수 분해효소에 저항력을 갖는다.

② **원인 식품** : 설사형은 향신료 사용 요리, 육류 및 채소의 수프, 푸딩 등이 대표적 원인 식품이고, 구토형은 주로 쌀밥, 볶음밥 등이 원인이다.

③ **감염원** : 토양 상재균으로, 자연계에 널리 분포하며 토양과 밀접한 관계가 있는 식품 원재료와 그 가공조리식품이다.

④ **잠복기** : 8~16시간(평균 12시간)

⑤ **증상** : 구토형은 메스꺼움, 구토, 복통, 설사가 나타나며 설사형은 설사, 복통이 나타난다.

⑥ **예방** : 곡류, 채소류는 세척하여 섭취하고, 조리된 음식은 장기간 실온방치를 금지하며 5℃ 이하에서 냉장보관한다. 저온 보관을 하지 않은 김밥 같은 식품은 조리 후 바로 섭취하도록 한다.

3. 바이러스성 식중독

크기가 작고 단백질 외피에 둘러싸여 있는 구조의 바이러스(virus)는 자체 증식이 불가능하여 반드시 숙주가 존재해야 증식이 가능한 미생물로, 핵산의 종류에 따라 DNA바이러스와 RNA바이러스로 나뉜다. 이러한 바이러스 중 일부는 사람에게 감염을 일으켜 식중독을 일으키는데, 미량의 개체만으로도 발병이 가능하며 일반적 치료법이나 백신은 없다. 대부분 이차감염을 일으킨다.

대표적인 바이러스성 식중독에는 노로바이러스 식중독과 로타바이러스 식중독이 있다.

(1) 노로바이러스 식중독

① **노로바이러스의 특징** : RNA를 가진 껍질이 없는 바이러스로, 저온에 강해 겨울철 장염의 주요 원인이 된다. 음식물이나 물 등을 통하여 섭취할 경우 사람에게 감염성 위장염을 일으키는 장관

계 바이러스의 한 종류이다. 1968년 미국의 오하이오주 노워크(Norwalk) 지역의 집단 식중독 환자 분변에서 최초로 분리된 바이러스로 노워크바이러스라고도 불린다. 주로 분변-구강 경로를 통하여 감염이 되고, 사람의 장관 내에서만 증식할 수 있으며, 감염력이 매우 강해 사람에게서 사람으로 쉽게 퍼진다.

② **원인 식품** : 음식(어패류, 샐러드, 과일, 냉장식품, 샌드위치, 상추, 냉장조리 햄, 빙과류), 사람의 분변에 오염된 물이나 식품에 의하여 발생된다.

③ **감염경로** : 감염자의 분변 또는 구토물에 의하여 음식이나 물이 오염될 수 있고, 이렇게 바이러스에 오염된 음식이나 물을 섭취하거나 접촉함으로써 사람에게 감염될 수 있다(그림 5-3).

④ **잠복기** : 24~48시간

⑤ **증상** : 음식물 섭취 후(24~48시간) 경미한 장염증상(구역질, 설사, 구토, 복통)을 나타내며 보통 1~3일이 지나면 자연적으로 회복된다. 소아나 노인의 경우 구토로 인한 탈수가 심할 경우 치명적일 수 있어 주의가 필요하다.

⑥ **예방** : 감염자의 분변, 구토물에 접촉하지 않도록 한다. 만약 접촉한 경우에는 충분히 세척하고 소독을 하도록 한다. 조리자는 용변을 본 후나 조리하기 전에 반드시 손을 잘 씻고 소독을 한다. 과일과 채소는 철저히 씻도록 하며, 굴 등의 어패류는 될 수 있는 한 완전히 가열하여 섭취한다.

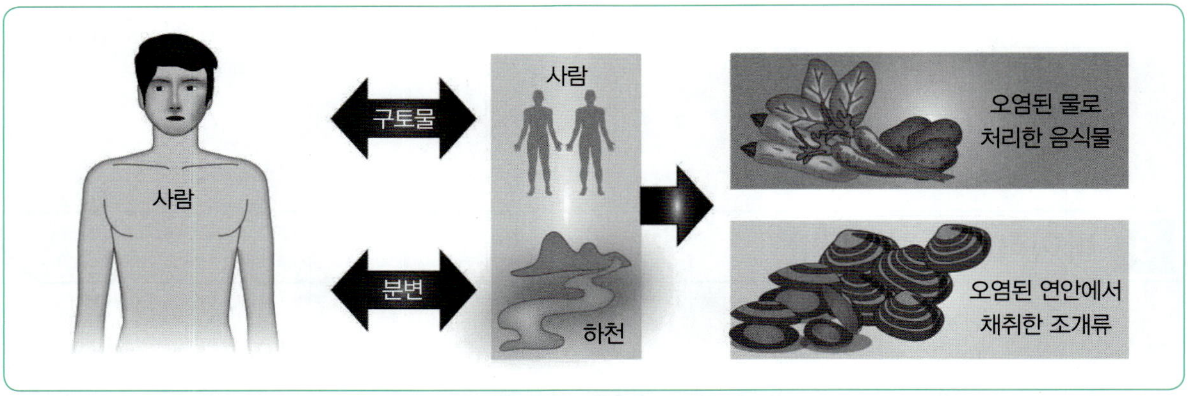

그림 5-3 노로바이러스의 감염경로

(2) 로타바이러스 식중독

① **로타바이러스의 특징** : 1973년 영아설사(infantile diarrhea)의 원인 바이러스로서 발견되었다. 항원성에 따라 A~F의 6개 군으로 나뉘는데, A군 · B군 · C군 로타바이러스가 분변-구강 경로로 사람에게 감염되어 설사를 일으킨다. 온대지역에서는 1~4월의 겨울철에 집중해서 발생한다.

② **원인 식품** : 산후조리원 등의 분유를 매개로 인한 감염이 보고되었다.

③ **감염경로** : 노로바이러스와 마찬가지로 감염자의 분변 또는 구토물에 의해 오염된 음식이나 물

을 섭취하거나 감염자와 직접 접촉함으로써 감염된다.

④ **잠복기** : A군은 2일 이내, B군과 C군은 2~3일

⑤ **증상** : A군에서는 수양성 설사가 나타나고, B군에서는 구역, 구토, 복통을 유발하며 20% 내외의 환자에게서 10회 이상의 설사를 유발한다. C군에서는 수양성 설사, 복통, 구토가 나타난다.

⑥ **예방** : 하수도 정비를 잘하고 식품을 충분히 가열할 필요가 있다. 배변 후 철저한 손소독을 통해 예방한다. 감마글로불린(γ-globulin) 예방주사를 접종하거나 IgA의 생산을 자극하는 약독성 백신을 투여하는 것이 효과적이다.

4. 자연독 식중독

자연독이란 동물 또는 식물이 원래 보유하고 있는 유독 성분 또는 먹이사슬을 통하여 동물의 체내에 축적된 유독 성분을 뜻하는데, 이러한 자연독이 식중독의 원인이 된다.

자연독 식중독은 동물성 식중독과 식물성 식중독으로 나뉜다. 동물성 식중독의 원인에는 어패류와 복어가 대표적이며 식물성 식중독의 원인에는 독버섯이나 독초 등이 있다.

1) 동물성 자연독

(1) 복어 중독

① **독 성분** : 원인이 되는 독은 테트로도톡신(tetrodotoxin)이며 복어의 난소, 간, 고환, 위장 등에 많이 함유되어 있다. 봄에 독력이 강해지기 시작하여 5~6월에 최고에 달한다. 내열성이어서 100℃에서 4시간 가열하여도 파괴되지 않지만, 알칼리에는 약하기 때문에 4%의 NaOH에서 20분간 두면 무독화한다.

② **발생 및 증상** : 섭취 후 30분~5시간 내에 나타났다가 회복되지만 근육마비현상은 며칠 동안 계속되고 1시간 이내에 사망하는 경우도 있다.

③ **예방** : 복어요리 전문사가 취급하고 유독한 내장, 난소, 간 등의 장기를 제거한 고기만 식용으로 한다.

(2) 패류(조개류) 중독

① 모시조개, 굴, 바지락 중독

독 성분은 베네루핀(venerupin)으로, 100℃에서 1시간 가열하여도 파괴되지 않는다. 잠복기는 12~48시간이고, 증상은 초기에 불쾌감, 전신권태감, 구역, 구토, 변비, 두통 등이 있으며, 배, 목, 다리 등에 피하출혈, 반점, 황달 등이 나타나고, 중증일 때는 뇌증상, 의식의 혼탁, 혈변 등이 나타난다.

② 홍합(검은조개, 대합조개, 섭조개)

독 성분은 마이틸로톡신(mytilotoxin; 홍합의 간), 삭시톡신(saxitoxin)이며, 증상은 말초신경마비가 나타나는 것이 특징인데, 섭취 후 30분~3시간의 잠복기를 거쳐 입술, 혀 마비에서 시작하여 사지마비와 기립보행이 불가능해진다. 이 독소는 내열성으로 100℃에서 30분이면 절반은 사멸되며, 5~9월 중 한여름에 독성이 강하다.

2) 식물성 자연독

(1) 독버섯 중독

① **발생** : 가을철에 주로 발생하며, 우리나라에서 발생하는 식물성 식중독 중 가장 많다.
② **종류** : 외대버섯, 미치광이버섯, 광대버섯, 무당버섯, 화경버섯, 깔대기버섯 등이 있다.
③ **독 성분** : 주로 무스카린(muscarin)
④ **증상** : 섭취 후 2시간에 부교감신경의 말초를 흥분시켜 각종 분비물의 증진, 위장장애, 황달, 혈뇨, 발한, 환각, 경련, 혼수 등이 일어난다.

- 위장장애형 : 무당버섯, 큰붉은버섯, 화경버섯
- 콜레라 증상형 : 일광대버섯, 독우산버섯
- 뇌병증형 : 파리버섯, 광대버섯
- 신경계 장애형 : 파리버섯, 광대버섯, 미치광이 버섯

⑤ **예방** : 독버섯을 감별하여 식용으로 사용하지 않도록 한다. 독버섯의 특징은 색이 아름답고 악취가 나며 줄기가 거칠거나 점조성이며 쓰고 신맛이 난다. 또한 버섯줄기가 세로로 쪼개지지 않으며 버섯을 끓일 때 나오는 증기에 은수저가 흑색으로 변한다.

(2) 감자 중독

부패한 감자나 저장 중에 생긴 푸른 싹, 즉 발아 부분에 함유되어 있는 솔라닌(solanin)이 독성분이며,

열에 강하고 물에 잘 녹지 않는다. 증상으로 복통, 설사 등 위장장애가 나타나고 두통, 현기증, 구토, 권태감, 언어장애, 의식장애 및 허탈을 일으키나 발열은 없다. 감자 중독을 예방하기 위해서는 감자 껍질과 푸른 싹부분 특히 눈을 제거하고 섭취하도록 한다.

(3) 청매(미숙한 매실) 중독

미숙한 살구, 복숭아, 청매에는 아미그달린(amygdaline)이라는 독성분이 함유되어 있는데, 자신이 가진 효소에 의해 유독한 시안산으로 분해된다.

(4) 독미나리 중독

독미나리에는 시큐톡신(cicutoxin)이라는 독성분이 함유되어 있는데, 잘못 섭취하면 위의 통증, 구토, 현기증 등의 증상이 나타난다.

(5) 목화씨 중독

목화씨 속에 존재하는 고시폴(gossypol)이라는 유독물질이 식중독을 일으킨다.

3) 곰팡이 독소

(1) 아플라톡신(aflatoxin) 중독

곰팡이의 대사물질인 아플라톡신(aflatoxin)은 진균독으로 탄수화물이 함유된 곡물류(쌀, 보리, 옥수수 등)에서 생성되며 간암의 원인이 된다. 고온다습한 여름철에 감염되기 쉬우며 땅콩, 쌀, 밀, 된장, 고추장, 간장 등에 존재한다.

(2) 황변미 중독

수분을 많이 함유하는(14~15% 이상) 쌀에 페니실륨속(Penicillium) 곰팡이가 번식하면 쌀이 황색으로 변질하여 황변미가 생기는데, 이러한 쌀에는 곰팡이의 대사산물인 황변미독(yellow rice toxin)이 함유되어 있어 황변미 중독의 원인이 된다.

(3) 맥각 중독

중독 성분으로는 알킬로이드(alkaloid)에 속하는 물질로 에르고타민(ergotamine), 에르고메트린(ergometrine), 에르고톡신(ergotoxin)의 3군이 있다. 맥류의 보리가 개화기에 발생하는 맥각균의 기생에 의하여 활동성이 강한 균핵이 생기는데 이것이 교감신경에 작용하여 중독을 일으킨다.

증상으로 구토, 설사, 복통, 경련 등을 일으키며 임산부에게서는 유산을 일으키기도 한다. 혈관수축제나 자궁수축제로 이용된다.

5. 화학물질에 의한 식중독

(1) 중금속

① 비소(As)

다른 말로 비상이라고도 하며, 동서양에서 사람을 독살하는 데 자주 사용된 독성이 아주 강한 물질이다. 발광다이오드(LED) 등에 꼭 필요한 원소이다. 비산염을 밀가루로 오인하여 먹었거나 농작물에 잔류함으로써 중독된다.

② 수은(Hg)

수은은 실온에서 액체인 유일한 금속이며 세포의 대사기능을 억제한다. 유기수은에 오염된 식품을 섭취할 경우 미나마타병의 원인이 되며, 시력감퇴, 마비, 보행곤란 등의 신경장애가 일어난다.

③ 납(Pb)

첨가물이나 용기 및 기구에서 나오는 납에 중독되면 구토, 복통, 사지마비 등이 나타나며, 만성 중독일 경우에는 빈혈, 사지감각장애, 배뇨장애 등을 일으킨다.

④ 카드뮴(Cd)

이타이이타이병의 원인 금속이며 맹독성이다. 만성 중독일 경우에는 신장장애, 골연화증 등이 나타난다.

(2) 살충제

① 유기인제

유기인제는 살균제와 살충제 등으로 사용된다. 독성이 강하고 분해가 잘되는 특성이 있다. 종류에는 파라티온(parathion), 말라티온(malathion), 다이아지논(diazinon), 스미치온, DDVP 등이 있다. 주로 신경독을 일으키며 구토, 식욕부진, 전신경련, 근력감퇴, 혈압상승 등이 있다. 살포 시 흡입에 주의하고 수확 전 15일 이내에는 살포를 금한다.

② 유기염소제

살충제나 제초제로 사용되며 유기인제에 비해 독성이 약하지만, 분해가 잘 되지 않아 현재 사용이 금지되어 있다. 잔류성이 높아 인체의 지방조직에 축적된다. 종류에는 DDT, BHC, 알드린이 있다. 주로 복통, 구토, 설사, 두통, 시력감퇴, 전신권태 등이 나타난다. 살포 시 흡입에 주의하고 수확 전 15일 이내에는 살포를 금한다.

③ 유기수은제

살균제, 토양살균, 벼의 질병인 도열병 방제 등에 사용되며, 종류에는 메틸염화수은, 메틸요오드화수은, EMP, PMA 등이 있다. 시야축소, 언어장해, 보행곤란, 정신착란 등의 중추신경 증상을 보인다.

(3) 유해성 감미료(비허용 식품첨가물)

① 시클라메이트(cyclamate)

발암(방광암) 물질성이 있어 사용 금지되었고 설탕보다 40~50배의 감미를 갖고 있다.

② 둘신(dulcin)

감미도는 설탕의 250배이며 혈액독, 간에 종양, 적혈구 생산 억제, 소화효소 억제를 한다. 1996년에 사용이 금지되었다.

③ 파라니트로오톨루이딘(p-Nitro-o-toluidine)

황색의 색소원료로 살인당, 원폭당이라고 불리는 이 물질은 설탕 200배의 감미를 갖고 있다. 위통, 식욕감퇴, 구토 등의 증상을 보인다. 오라민(auramine)과 로다민 B(rhodamine B) 등이 있다.

④ 에틸렌글리콜(polyethylene glycol)

자동차의 부동액으로 끈적끈적하며 단맛이 나는 무색, 무취의 점조성 액체이다. 글리세린과 비슷한 성질을 가지고 있으며 감미료로 사용되기도 하였다. 뇌나 신장에 장애를 준다.

(4) 유해 착색료

① 로다민 B(rodamine B)

과자나 어묵 등의 착색에 사용되는 분홍색 염기성 색소로 화학적 식중독을 일으키는 물질이다.

② 오라민(auramine)

과자, 면류, 카레가루, 단무지 등의 착색에 잘못 사용되는 물질로 염기성 황색 색소를 말한다.

③ 파라니트로아닐린(p-nitroaniline)

황색 결정성 가루로 물에 녹지 않으며 혈액독과 신경독이 있다.

(5) 유해 보존료

① 붕산(H_3BO_3, boric acid)

살균소독제로서 의약품으로 사용되고 있으며 예전에는 마가린, 햄, 어묵 등에 방부 목적으로 사용되었다.

② 포름알데히드(formaldehyde)

자극성이 강한 무색의 기체로 물에 녹기 쉽다. 실내장식의 칠이나 접착제로 사용되고 있으며 두부의 방부 목적으로 사용된 적이 있다.

③ 승홍(HgCl)

강력한 살균작용과 방부성으로 의약품에 사용되며 주류에 사용되기도 한다. 맹독성이어서 사람의 피부와 접촉할 경우 세포 대사기능을 억제하고 피부에 알레르기를 일으킨다.

(6) 유해 표백제

① 형광염료

독성이 강하고 우동이나 연제품 등을 희게 하기 위한 형광염료로 쓰는 것을 금하고 있다.

② 롱갈릿

물엿이나 연근 등의 표백에 이용되었으며 신장에 독성을 일으키는 물질이다.

③ 삼염화질소

밀가루의 표백과 숙성에 쓰였으나 독성이 강해 사용이 금지되었다.

section III 식품첨가물

1. 식품첨가물의 정의

1) FAO 및 WHO의 정의

식품첨가물이란 식품의 외관, 향미, 조직 또는 저장성을 향상시키기 위하여 식품에 보통 미량으로 첨가되는 비영양성 물질이다.

2) 우리나라 식품위생법의 정의

식품첨가물이란 식품을 제조, 가공 또는 보존하는 과정에서 식품에 넣거나 섞는 물질 또는 식품을 적시는 등에 사용되는 물질을 말한다. 이 경우 기구, 용기, 포장을 살균, 소독하는 데 사용되어 간접적으로 식품으로 옮아갈 수 있는 물질도 포함한다.

2. 식품첨가물의 구비조건

- 식품이나 인체에 유해한 영향을 미치지 않아야 한다.
- 미량으로도 효과가 있어야 한다.
- 식품의 제조가공에 반드시 필요하여야 한다.
- 식품의 상품가치를 향상시킬 수 있어야 한다.

3. 식품첨가물의 종류

(1) 살균료(bactericide)

식품의 부패 원인이 되는 미생물이나 병원균을 사멸시키기 위하여 사용되는 식품첨가물로, 살균력이 강하고 인체에 무해하여야 하며 값이 싸야 한다. 표백분, 차아염소산나트륨, 과산화수소, 이염화이소시아눌산나트륨 등이 있다.

(2) 합성보존료(chemical preservative; 방부제)

식품 중 세균이나 곰팡이 등의 미생물 발육을 억제하여 부패를 방지하고 식품의 신선도를 유지하기 위하여 사용되는 식품첨가물로, 방부제라고도 한다. 식품에 대한 보존기전은 살균작용보다 부패 미생품에 대한 정균작용(bacteriostatic action)이나 효소의 발효억제작용(antienzymic action)이다. 사용이 허용된 보존료에는 다음과 같은 것이 있다.

- 소르브산 및 소르빈산칼륨 : 세균, 효모, 곰팡이에 유효하며 치즈, 식육 제품, 어육 제품, 고추장, 된장, 잼, 절임 식품, 유산균 음료 등에 사용한다.
- 프로피온산, 프로피온산나트륨, 프로피온산칼슘 : 빵이나 케이크류, 치즈, 잼류에 사용한다.
- 디히드로초산 및 디히드로초산나트륨 : 치즈, 버터, 마가린에 사용하며 허용된 보존료 중에서 독성이 가장 높다.
- 안식향산, 안식향산칼륨, 안식향산칼슘, 안식향산나트륨 : 체외로 배출되어 안전성이 높고 pH 4 이하에서 효력이 높다. 과일, 채소류, 음료, 간장, 청량음료, 마요네즈 등에 사용된다.
- 파라옥시안식향산메틸, 파라옥시안식향산에틸, 파라옥시안식향산프로필, 파라옥시안식향산 이소프로필 : 잼류, 한식 간장, 식초, 과채음료, 소스류 등에 사용 가능하며 체외로 배설되어 안정성이 매우 높다.

(3) 산화방지제(antioxidant; 항산화제)

공기 중의 산소에 의하여 일어나는 변질을 방지하기 위하여 사용되는 식품첨가물이다. 사용이 허용된 산화방지제에는 다음과 같은 것이 있다.

- 부틸레이티드하이드록시톨루엔(butylated hydroxytoluene, BHT)
- 부틸하이드록시아니솔(butylated hydroxyanisole, BHA)
- 삼차부틸하이드로퀴논(tert-butylhydroquinone, TBHQ)
- 갈산프로필(propyl gallate)

- 에리소르빈산(erythorbic acid)
- 에리소르빈산나트륨(sodium erythorbate)
- L-아스코르빈산(L-ascorbic acid)
- L-아스코르빈산나트륨(sodium L-ascorbate)
- 팔미트산아스코빌(ascorbyl palmitate)
- DL-α-토코페롤(비타민 E, DL-α-tocopherol)

(4) 피막제(coating agent)

과일에 낸 과제를 채취한 후 그 선도를 장시간 유지하기 위하여 표면에 피막을 만들어 호흡작용을 적당히 제한하고 수분의 증발을 방지하는 목적으로 사용되는 식품첨가물이다. 물포린 지방산염, 석유왁스, 쌀겨왁스 등이 있다.

(5) 착색료(pigmenting material)

가공식품에 인공적으로 착색시켜 색을 복원하거나 외관을 보기 좋게 하기 위하여 사용하는 식품첨가물이다. 식용 타르색소, 알루미늄레이크, 천연색소 등이 있다.

(6) 발색제(color fixative)

육류의 색소단백질이 산화되어 색이 변하는 것을 방지할 목적으로 사용되는 식품첨가물이다. 아질산나트륨, 질산나트륨이 있으며, 질산칼륨은 육류의 발색제로 사용되고 황산 제1철, 황산 제2철은 채소류의 발색제로 사용된다.

(7) 비영양성 감미료(non-nutritive sweetner)

식품에 단맛이 나게 하여 식욕을 돋우기 위하여 사용되는 식품첨가물로, 현재 7개 품목의 사용이 허용되고 있으며, D-소르비톨과 D-자일로스를 제외하고는 모두 사용기준이 있다.

- 사카린나트륨(saccharin sodium)
- 글리실리진산이나트륨(disodium glycyrrhizinate)
- 글리실리진산삼나트륨(trisodium glycyrrhizinate)
- D-소르비톨(D-sorbitol)
- D-자일로스(D-xylose)
- 아스파탐(aspartame)
- 스테비오사이드(stevioside)

(8) 조미료(seasoning)

식품 본래의 맛을 더욱 강화하거나 각 개인의 기호에 맞게 조절하기 위하여 첨가하는 물질이다. 조미료는 사용기준이 규정되어 있지 않아서 대상 식품이나 사용량의 제한을 받지 않는다.

(9) 착향료(flavoring agent)

상온에서 휘발하여 특유한 방향을 느끼게 함으로써 식욕을 증진시킬 목적으로 식품에 첨가하는 물질이다. 레몬오일, 오렌지오일, 천연과즙, 지방산, 알코올, 에스테르, 계피알데히드, 바닐린 등이 있다.

(10) 밀가루개량제(flour improving agent)

밀가루의 표백과 숙성시간을 단축시키고 제빵 효과를 억제하는 물질을 파괴시켜 장기간 저장 중의 품질 변화를 억제시키기 위하여 사용하는 식품첨가물이다. 과산화벤조일, 과황산암모늄, 이산화염소, 스테아릴젖산나트륨 등이 있다.

(11) 품질개량제(improver)

햄이나 소시지 등의 점착성과 탄력성을 높이며 변색 및 변질방지, 맛의 조성, 풍미 향상 등을 위하여 사용하는 식품첨가물을 말한다. 제1인산나트륨, 제2인산나트륨, 피로인산나트륨 등이 있다.

(12) 증점제(thickening agent; 합성점착제, 호료)

식품의 형태를 유지하고 감촉을 좋게 하는 물질로, 카르복시메틸셀룰로오스, 아르긴산나트륨, 아르긴산프로필렌글리콜, 폴리아크릴산나트륨, 카세인 등이 있다.

(13) 유화제(emulsifier)

물과 기름처럼 서로 잘 혼합되지 않는 2종류의 액체를 혼합하거나 분산시켜서 분리되지 않도록 만들어 주는 물질을 말한다. 소르비탄비지방산에스테르, 자당지방산에스테르, 스테아린산마그네슘, 폴리소르베이트, 프로필렌글리콜지방산에스테르, 레시틴 등이 있다.

(14) 용제(vehicle)

식품과 식품첨가물을 균일하게 혼합되도록 하기 위하여 사용하는 것으로, 글리세린과 프로필렌글리콜 등이 사용이 허용된 용제이다.

(15) 소포제(antifoaming agent)

식품 제조 시 발생하는 거품을 소멸 또는 억제하기 위하여 사용하는 식품첨가물로, 규소수지가 허용되어 있다.

(16) 이형제(releasing agent)

빵을 구울 때 형틀에서 빵을 분리하기 위하여 사용되는 식품첨가물로, 유동파라핀이 허용되어 있다.

(17) 팽창제(leavening agent)

빵이나 카스텔라 등을 부풀게 하여 적당한 형체를 갖추게 하기 위하여 사용되는 식품첨가물이다. 천연물인 효모가 사용되기도 하지만 합성품도 사용된다.

(18) 추출제(extracting agent)

추출제는 일종의 용매로서 천연식품 등에서 그 성분을 용해, 추출하기 위하여 사용한다. 현재 지정되어 있는 것은 n－핵산뿐이다.

section IV

보건영양

1. 영양과 보건영양의 정의

1) WHO의 정의

영양이란 생명체가 생명을 유지하고 성장 · 발육하기 위하여 외부로부터 여러 가지 음식물을 섭취하여 건강한 신체조직을 구성하고 에너지를 발산시켜 생명현상을 유지하는 과정이다.

2) 보건영양의 정의

보건영양이란 지역사회 전 주민의 건강을 위하여 주민의 식생활에 결함을 제거하고 개선하여 부족이나 결핍이 없도록 하는 것을 뜻한다.

따라서 국가의 영양관리는 국민의 식생활에 대한 과학적인 조사와 연구를 바탕으로 체계적인 국가영양정책을 수립 및 시행함으로써 국민의 영양 및 건강증진을 도모하고 삶의 질 향상에 이바지하는 것을 목적으로 한다(「국가영양관리법」 제1조).

2. 영양소의 분류와 기능

영양소(nutrient)란 식품의 성분 중 체내에서 영양적인 작용을 하는 물질로, 인체를 구성하고 에너지를 제공하며 몸의 생체기능을 조절한다. 영양소는 그 기능에 따라 열량소, 구성소, 조절소로 구분할 수 있다.

1) 열량소

3대 영양소인 탄수화물, 지방, 단백질을 열량소라고 하며, 체내에서 화학반응을 거쳐 에너지를 발생시킨다. 인체 내에 열량소가 흡수되면 화학변화작용을 일으켜 열량을 발생시키는데, 이 열량은 인체의 활동에 이용되며 단위는 칼로리(calorie)를 사용한다. 탄수화물과 단백질은 1g당 약 4kcal의 열량을 발생시키고 지방은 9kcal의 열량을 발생시킨다.

2) 구성소

탄수화물, 지방, 단백질, 무기질, 물을 구성소라고 한다. 탄수화물이나 지방은 저장물질의 형태로서 몸을 구성하고 단백질, 무기질, 물은 신체 구성성분으로 새로운 조직 형성이나 회복에 관여한다.

인체의 70%는 수분이며 단백질이 16%, 지방이 14%, 무기질이 5%, 기타 소량의 탄수화물로 구성된다. 단백질은 근육조직을 구성하고 치아와 골격은 칼슘과 인산으로, 혈액은 철분으로 이루어진다.

3) 조절소

비타민과 무기질은 신체의 기능을 조절하기 때문에 조절소라고 한다. 주로 산화작용, 심장운동, 신경운동, 분비샘 기능조절 등의 작용을 한다.

3. 5대 영양소와 수분

1) 단백질(protein)

단백질은 에너지원과 효소, 호르몬의 성분으로, 신체의 주요 구성성분이다. 단백질은 근육, 내장, 기관, 피부, 머리카락, 발톱, 손톱 등의 조직을 형성한다. 단백질의 구성단위는 아미노산이며, 그중에서 10종의 필수아미노산이 있다. 필수아미노산은 반드시 음식물을 통하여 섭취되어야 하는 것으로 우유, 치즈, 쇠고기, 생선, 조개류, 콩, 계란, 두부 등에 포함되어 있다.

단백질열량부족증(kwashiorkor)은 필수아미노산의 영양부족으로 혈장단백질 감소, 혈액 감소로 빈혈의 원인이 되고 부종, 창백, 색소 탈출 등의 변화가 나타난다. 소모증(marasmus)은 에너지와 단백질이 모두 결핍된 것으로 출생 직후부터 모유나 인공영양의 공급이 부족하거나 비위생적인 수유로 설사가 계속되는 경우에 잘 발생하는 질환으로, 근육이 소모되어 뼈만 남게 되어 부종이나 지방간이 되며 고열량 식품의 공급이 필요하다.

2) 탄수화물(carbohydrate)

탄수화물은 중요한 열량공급원으로서 98%가 이용되고 체내에서 당원(glycogen) 형태로 간에 저장된다. 탄수화물이 부족하거나 다 소비되면 단백질이 분해되어 열량원이 되는 까닭에 탄수화물은 단백질을 절약하는 작용을 한다. 탄수화물 결핍 시 영양장애, 허약, 피로, 탈수현상 등이 나타나고, 과잉섭취 시에는 비만의 원인이 될 수 있다.

3) 지방(fat)

지방은 체온을 유지하고 활동에 필요한 에너지를 주는 영양소로, 탄수화물과 단백질에 비해 2배 이상의 열량을 발생시킨다. 또한 피부를 부드럽게 해주는 작용을 한다. 그러나 사용하고 남은 에너지는 피부 밑에 체지방 형태로 축적되어 비만을 일으키기도 한다. 지방이 부족하면 허약, 빈혈, 거친 피부 등의 부작용이 생길 수 있으며, 과잉섭취하면 동맥경화증 및 심혈관 질환의 원인이 된다.

4) 무기질(mineral)

무기질은 사람의 생존에 필수적인 영양소이다. 미네랄이라고도 불리는 무기질은 뼈나 치아 등의 경조직과 근육이나 신경 등의 연조직을 구성하는 조직의 구성성분이다. 또한 인지질, 혈색소, 호르몬, 아미노산 및 효소 등 각종 유기화합물의 구성성분이기도 하다. 무기질은 구성원으로서의 역할뿐 아니라 체내의 삼투압 조절이나 산염기평형 유지, 심장의 규칙적 박동 유지, 자극에 대한 신경의 정상적인 기능 및 혈액응고 등에 관여하는 체내의 중요한 조절작용을 한다.

(1) 식염(Nacl)

필요량은 1일 3~6g 정도인데, 발한, 탈수 시에는 보충할 필요가 있다. 식염은 근육 및 신경의 자극, 전도, 체액의 수지균형 등 조절소로서의 기능을 하며 결핍되면 열중증이 발생한다.

(2) 칼슘(calcium)

칼슘은 우유, 치즈, 아이스크림 등에 많이 함유되어 있으며, 성인의 경우 1일 0.5~0.7g이 필요하고, 임산부, 수유부, 청소년은 1.2g 이상 필요하다. 칼슘은 뼈와 치아의 주성분이며 근육수축과 정상적인 심박동, 신경흥분에 필수이다. 칼슘이 결핍되면 뼈와 치아의 쇠퇴, 발육불량, 형태 이상을 초래한다.

(3) 철분(iron)

철분은 혈액의 구성성분으로서 체내에 저장이 되지 않으므로 음식물을 통하여 보충해야 하는데 간, 고기, 노른자에 특히 많이 함유되어 있다. 성인 남자는 1일 10~12mg, 여자는 1일 20mg이 필요하고, 결핍되면 빈혈이 발생한다.

(4) 인(phosphorus)

뼈, 치아의 주성분이며 지방, 탄수화물 및 에너지대사에 관여한다. 인체 중에 약 1% 정도 함유되어 있으며, 성인 1인당 체중 1kg에 대해 0.02g이 필요하다. 우유, 치즈, 노른자, 수육, 어육, 곡류, 콩 등에 많이 함유되어 있다. 결핍되면 뼈 및 영양장애가 있고 저항력 약화를 초래한다.

(5) 불소(fluorine)

뼈와 치아를 형성하며 충치예방 및 뼈의 무기질손실을 방지한다. 해산 식품과 차에 많이 함유되어 있다.

(6) 구리(copper)

철의 흡수를 돕고 몇 가지 효소의 구성성분이 된다. 육류, 패류, 견과류, 곡류의 배아, 간, 버섯, 마른 과일, 바나나, 포도 등에 함유되어 있다.

(7) 아연(zinc)

효소의 일부를 구성하며 효소작용에 관여한다. 면역기능 및 호르몬활성에 관여하고 태아의 정상적인 성장을 돕는다.

(8) 요오드(iodine)

몸의 조절과 성장을 돕고 갑상샘 기능 유지에 작용한다. 부족할 경우 갑상샘 장애를 초래하고 결핍될 경우 어린이에게는 크레틴병, 성인에게는 점액부종이 발생한다. 다시마, 김, 미역, 파래 등의 해조류에 함유되어 있다.

5) 비타민(vitamin)

식품에 극히 소량이 존재하면서 생명의 보존과 기능 유지에 절대적으로 필요하며, 체내에서 전혀 합성되지 않거나 필요한 만큼 합성되지 않아 식품으로도 반드시 섭취하여야 한다.

비타민의 특성 및 기능은 다음과 같다.

- 성장을 촉진한다.
- 생식능력을 증진시킨다.
- 소화기관의 정상적 작용을 도모한다.
- 무기질의 이용을 돕는다.
- 에너지 영양소의 대사과정을 돕는다.
- 신경안정을 돕는다.
- 질병에 대한 저항력을 높인다.
- 창상치유에 도움이 된다.

(1) 수용성 비타민

① 비타민 C

골격과 치아 및 혈관조직의 세포사이물질을 형성하고 유지시키며 환원물질로서 작용한다. 감염에 대한 방어 역할과 철분 흡수 촉진, 비타민 B의 산화를 억제시킨다. 결핍될 경우 괴혈병과 상처회복이 지연된다. 신선한 채소류와 과일류, 귤, 레몬, 토마토, 콩나물 등에 함유되어 있다.

② 비타민 B_1(티아민, thiamine)

탄수화물대사 중 에너지 방출에 보조효소의 역할을 하며 탄수화물의 이용을 원활히 해준다. 정상적인 식욕과 신경계의 정상기능을 유지시킨다. 결핍 시 각기병(다발신경염, 부종, 불안, 초조)이 발생한다. 돼지고기, 효모, 도정하지 않은 곡류, 견과류, 살코기 등에 함유되어 있다.

③ 비타민 B_2(리보플라빈, rivoflavin)

탄수화물, 지방, 단백질과 같은 열량소의 대사작용에 보조효소의 역할을 하며 피부 건강 및 정상 시각에 도움을 준다. 육류, 생선류, 우유, 치즈, 녹색 채소류, 곡류 등에 함유되어 있다. 결핍 시 구각염, 구순염, 설염, 백내장 등이 발생한다.

④ 니아신(니코틴산, nicotinic acid)

피부, 신경 및 소화관의 정상 유지를 돕고 에너지 방출에 보조효소의 역할을 한다. 간, 살코기, 생선류, 땅콩, 현미 등에 함유되어 있다. 결핍 시 펠라그라(pellagra) 증상이 나타난다.

⑤ **비타민 B_6(피리독신, pyridoxine)**

단백질과 지질대사에 관여하며 항체 및 적혈구의 형성을 돕는다. 생선류, 동물의 내장, 녹색 채소류에 함유되어 있다.

⑥ **엽산(folate)**

단백질대사에 관여하며 아미노산과 핵산 합성에 필수적인 요소이다. 세포의 분화와 성장에 특히 중요하다. 식물의 푸른 잎에 많이 있으며 과일류에도 함유되어 있다.

⑦ **비타민 B_{12}**

신경세포의 정상 유지를 돕는다. 동물 조직과 미생물에도 있으며 어패류, 계란, 우유 및 유제품에도 함유되어 있다.

(2) 지용성 비타민

① **비타민 A**

상피세포를 보호하는 작용을 한다. 결핍 시 야맹증이나 각막건조증, 피부각화증이 발생하고 녹색이나 적황색 채소, 간, 난황, 버터, 간유에 함유되어 있다.

② **비타민 D**

칼슘과 인의 대사에 관여하며 자외선에 의하여 합성된다. 결핍 시 구루병이나 골연화증이 나타난다. 동물의 간, 어류의 내장, 난황, 버터, 우유, 효모, 버섯에 함유되어 있다.

③ **비타민 E**

항산화작용과 불포화지방산을 보호한다. 결핍 시 동물의 불임증과 노화현상이 나타난다. 곡물의 배아, 녹색채소, 버터와 난황에 함유되어 있다.

④ **비타민 K**

프로트롬빈을 형성하여 혈액응고에 관여한다. 결핍 시 혈액응고 지연과 출혈성 질환이 나타난다. 녹색채소와 난황, 대두유, 간에 함유되어 있다.

6) 수분

수분은 인체의 구성성분 중 가장 많은 양을 차지한다. 성인의 경우 체중의 2/3가 수분이며, 하루 필요량은 2~2.5L이다. 수분이 체내에서 5% 상실되면 갈증이 생기고, 10% 상실되면 인체에 이상이 오면서 15% 이상이 상실되면 생명에 위험이 생긴다. 수분은 신체의 노폐물을 배설하고 영양물질을 흡수 · 운반 · 배설하여 체액을 조정하고 삼투압을 유지한다. 또한 체온을 조절하고 화학적 변화의 매체로서 역할을 한다.

4. 열량과 비만지수

1) 기초대사량(basal metabolism)

인간이 어떠한 노동이나 운동을 하지 않고 최소한의 생명을 유지하기 위해서는 호흡, 체온유지, 배설을 계속하여야 하는데, 이러한 기능을 유지하는 데 필요한 에너지대사를 기초대사량이라고 한다.

기초대사량은 아침 일찍 혹은 식후 12~18시간이 지난 아침에 정신적으로 안정된 상태로 조용히 누워 있을 때 측정한다. 기초대사량은 개인마다 다르며 체중 1kg당 1kcal로서 나이, 임신, 영양상태, 성별, 내분비, 체온, 기후 등의 요인에 영향을 받게 된다.

체표면적이 클수록 열량소모가 커지므로 기초대사량이 높으며 남자가 여자보다 높다. 기온이 낮을수록 열량소모가 높아 겨울이 여름보다 높다. 이와 반대로 연령이 증가할수록 기초대사량은 낮아진다.

2) 에너지대사율(relative metabolic rate)

에너지대사율(RMR)이란 작업대사량이 기초대사량의 몇 배가 되는가를 계산한 것으로, 생물체가 각종 자세나 동작으로 소비한 열량을 기초대사량으로 나눈 수이다.

$$\text{RMR} = \frac{\text{작업대사량}}{\text{기초대사량}}$$

3) 특이동적작용(specific dynamic action)

특이동적작용이란 식후에 대사량이 증가하는 현상으로, 음식물의 소화흡수과정에 이용되는 열량 소모 현상을 말한다. 특이동적작용 시 가장 많이 소요되는 열량은 단백질로 16~30%가 소요된다.

4) 영양상태 판정

신체의 형태와 구조가 실제의 체력과 일치하며 또한 잠재성 체력을 갖고 있을 때 평가가 이루어지며, 신장, 체중, 앉은키, 가슴둘레 등의 신체 측정치를 기준치와 비교하여 판정하거나 이들의 조합에 의한 측정방법이 많이 사용된다.

(1) 카우프지수(Kaup index)

영유아(5세 미만의 어린이 중 특히 2세 미만)의 비만 판정에 많이 쓰이는 지수로, 22 이상이면 비만이고, 15 이하이면 마른 것이다.

$$\text{카우프지수(Kaup index)} = \frac{\text{체중(kg)}}{[\text{신장(cm)}]^2} \times 10^4$$

(2) 로렐지수(Rohrer index)

학동기(6~12세)의 비만 판정에 많이 쓰이는 지수로, 160 이상이면 비만, 110 미만이면 마른 것이다.

$$\text{로렐지수(Rohrer index)} = \frac{\text{체중(kg)}}{[\text{신장(cm)}]^3} \times 10^7$$

(3) 베르벡지수(Vervaek index)

92 이상이면 비만, 82 이하이면 마른 것이다.

$$\text{베르벡지수(Vervaek index)} = \frac{\text{체중(kg)} + \text{흉위(cm)}}{\text{신장(cm)}} \times 100$$

(4) 브로카지수(Broca's index)

성인의 비만증 판정에 사용된다.

$$\begin{aligned}\text{브로카지수(Broca's index)} &= [\text{신장(cm)} - 100] \times 0.9\text{(남)} \\ &= [\text{신장(cm)} - 100] \times 0.85\text{(여)}\end{aligned}$$

(5) 비만도 I

120% 이상이면 비만이다.

$$\text{비만도 I(\%)} = \frac{\text{실체중}}{\text{표준체중}} \times 100$$

(6) 비만도 II

20% 이상이면 비만이다.

$$\text{비만도 II(\%)} = \frac{\text{실체중} - \text{표준체중}}{\text{표준체중}} \times 100$$

(7) 체질량지수(body mass index, BMI)

몸무게와 키를 이용하여 지방의 양을 추정하는 공식으로, 체지방률과 건강 위험도, 특히 비만(표 5-4)을 반영하는 지표이다.

$$\text{체질량지수(body mass index, BMI)} = \frac{\text{체중(kg)}}{[\text{신장(m)}]^2}$$

표 5-4 비만의 기준

BMI	WHO 기준	한국
< 18.5	저체중	저체중
18.5~22.9	정상	정상
23~24.9		비만 전단계(과체중)
25~29.9	과체중	1단계 비만
30~34.9	1단계 비만	2단계 비만
35~39.9	2단계 비만	3단계 비만(고도비만)
> 40	고도비만	

(8) 복부비만측정

남자는 0.91 이상이면 비만, 여자는 0.83 이상이면 비만이다.

$$\text{복부비만} = \frac{\text{허리둘레(cm)}}{\text{엉덩이둘레(cm)}}$$

(허리둘레는 배꼽 위 2cm, 엉덩이둘레는 가장 넓은 부분)

CHAPTER

06

역학 및 질병관리

section I

역학의 개념

1. 역학의 정의 및 목적

역학(epidemiology)의 어원은 그리스어에서 기인한 것으로, '*epi*'는 '무엇에 관한(upon)'을 뜻하고, '*dem*'은 '인구(people, population)'를 뜻하며, '*ology*'는 '학문(science)'을 뜻한다. 즉, 역학은 사람과 사람의 질병에 관한 연구이며, 구체적으로는 인구 집단의 건강과 질병에 영향을 주는 요인에 관한 연구를 하는 학문이다. 특정 인구 집단에 발생한 이상 상태의 빈도와 분포를 지리적 및 시간적인 특성에 따라 기술하고 역학적 연구 설계를 이용하여 이상 상태의 발생에 대한 영향요인이나 결정요인을 연구함으로써 효과적인 예방법을 강구하여 이상 상태의 예방과 건강증진을 목적으로 하는 과학적인 학문이다.

역학의 궁극적인 목적은 질병 발생의 원인을 규명하고, 제거함으로써 질병을 예방하는 것이다. 역학이 처음 사용되었을 때 그 연구 대상이 된 질병은 대부분 전염성이 강한 유행병들이어서 역학의 발전은 감염병이 창궐하였던 시대에 이를 예방하고 관리할 목적으로 발달되어 온 학문이었다. 그러나 현재는 여러 가지 만성 퇴행성 질환인 암, 심혈관계 질환, 당뇨병, 고혈압 및 교통사고와 자살, 희귀질환에 이르기까지 영역이 넓혀지고 있으며, 국민의 건강유지와 증진을 목표로 하는 공중보건학에서 필수적인 전문 분야로까지 확대되고 있다.

2. 역학의 변천과정

(1) 히포크라테스(Hippocrates) - 장기설과 4체액설

최초의 역학자라고 할 수 있는 히포크라테스(BC 459~404)는 기원 전 5세기경 그의 저서『Epidemic』에서 질병의 발생이 기후 등 환경이나 생활양식에 따른다고 설명하였으며, 질병과 환경을 연결하여 장기설(miasma theory)과 4체액설(혈액, 점액, 황담즙, 흑담즙)을 주장하였다.

(2) 존 스노(J. Snow) - 콜레라 역학조사

근대 역학의 시조인 영국의 의사 존 스노(1813~1858)는 런던의 콜레라 유행원인을 밝히기 위한 가설 검증을 시도하였다. 런던 브로드가(Broad street)의 특정 펌프를 중심으로 콜레라가 유행하는 규칙성을 찾아내어 콜레라 발생과 오염된 물이 관련이 있다는 것을 증명하였다. 그는 오염의 근원지를 확인하고 차단함으로써 런던시내 콜레라 유행을 종식시켰으며, 30년 후 코흐(R. Koch)는 콜레라의 원인균을 발견하였다. 존 스노의 콜레라 역학 조사는 관찰연구를 통해 질병의 원인을 밝혀낸 기술역학의 대표적인 사례이다.

(3) 조셉 골드버거(J. Goldberger) - 펠라그라 역학조사

펠라그라(pellagra)는 감염병인 한센병의 일종으로 피부에 붉은 반점과 신경장애, 위장장애가 생기는 병으로 알려져 왔다. 그러나 미국의 골드버거는 펠라그라가 감염병이 아니라고 의심하고, 12명의 죄수에게 동물성 단백질이 없는 식사를 공급하여 인위적인 환자군을 구성하였다. 그 후 세균에 의한 감염 증상을 확인하기 위해 환자의 분비물을 자신과 부인의 인후 점막에 묻혀 펠라그라의 감염 여부를 조사하였으나 감염되지 않아 비감염성 질환이라는 것을 입증하였다. 펠라그라는 동물성 단백질에 포함된 비타민 B군의 일종인 니아신(niacin)이 결핍된 영양결핍 증상으로 실험역학적인 연구의 사례이다.

(4) 돌(Doll)과 힐(Hill) - 흡연과 폐암의 역학연구

흡연과 암에 관한 역학적 연구는 20세기 이후 담배 소비량의 증가와 흡연 사망률이 급증한 것에서 시작되었다. 1950년대 돌과 힐은 영국의 의사집단에서 과거 흡연력을 조사하여 폐암에 걸린 사람들과 폐암이 없는 정상인들을 대상으로 첫 환자-대조군연구를 실시하였다. 그 결과 폐암 환자의 흡연율이 높음을 발견하여 흡연과 폐암과의 관계를 입증하였다. 이후에도 의사 4만여 명을 대상으로 흡연력을 추적 조사하는 전향적 연구(prospective study)를 실시하였다. 이들이 실시한 연구방법은 그 당시의 여러 연구 중 가장 과학적인 환자-대조군연구이었고, 이후에 실시한 추적연구 또한 고전적인 코호트 연구로 알려져 있다.

3. 역학의 필요성

(1) 질병 발생의 원인 규명 역할

역학의 가장 중요한 역할은 질병 발생을 예방하는 데 있으며, 질병 발생의 원인 또는 유행의 원인을 규명하여 해당 질병의 확산으로 인한 손실을 막는 것이다.

(2) 질병의 자연사에 관한 기술적 역할

질병의 자연사란 생리적 상태 혹은 이상 상태 어느 것이든 문제의 사건이 발생하여 끝날 때까지의 경과를 기술한 것이다. 기존 자료 또는 수집한 자료를 의도적 설계나 조작 없이 분석하고 해석하여 그 의미를 기술하는 것으로, 도시와 농촌 간의 사망률 비교 또는 성별 · 연령별 또는 원인별 사망률 등이 그 예이다. 자연사를 파악하는 것은 질병의 원인 규명을 위한 방향을 설정하는 데 매우 중요하다.

(3) 질병 발생과 유행의 감시 역할

질병의 발생 및 유행을 방지하려면 질병의 양적인 변화나 이상 상태를 감시하여야 한다. 우리나라도 질병 감시체계를 평상시 가동하여 질병 유행상황 파악, 문제점 발견, 관리 대책 수립 및 결과 평가 등을 통하여 질병 발생을 모니터링하고 있다. 표본감시 감염병과 표본감시기관을 지정 운영함으로써 공중보건 감시체계를 강화하고 있는데 역학이 이러한 감시 역할을 가능하게 한다.

(4) 건강 수준과 질병 양상에 관한 기술적 역할

유병률, 발생률 및 각종 사망지표 등을 이용하여 특정 지역사회의 건강수준과 질병 양상에 대해 기술하며, 이러한 지표를 결정하는 사회경제적 · 문화적 환경 요인들을 관련시켜 기술하는 역할을 한다.

(5) 연구전략 개발 역할

보건학에서는 인간의 건강 또는 질병이 연구 대상이기 때문에 건강에 미치는 원인-결과의 관계 규명에 필요한 여러 가지 과학적인 연구 방법의 개발이 필요하다.

(6) 보건사업 평가 역할

개발된 방법에 따라 보건사업을 시행할 때 그 사업의 필요성, 계획, 적용 및 사업에 대한 효과 등을 평가하는 역할을 한다. 즉, 보건사업의 기획과 평가 자료를 제공하는 것이다.

section II

질병 발생의 역학적 개념

1. 질병 발생의 3대 요인

역학의 기본 요인에는 병인(etiology), 숙주(host), 환경(environment)의 3가지가 있으며, 생태계에서 발생하는 질병은 일반적으로 적어도 2가지 이상의 다양한 요인이 겹쳐 발생한다. 역학에서는 이를 질병 발생의 3대 요인이라고 하며, 이 3가지 요인의 균형이 깨질 때 질병이 발생한다.

1) 병인(etiology)

어떤 질병이 발생하는 데 핵심적인 역할을 하며, 건강문제 발생에 직접적인 원인이 되는 요인을 말한다.

(1) 생물학적 요인

감염병의 병인으로서 매우 중요하고 큰 비중을 차지하는데, 세균, 바이러스, 리케차, 원생동물, 기생충, 진균 등의 살아있는 미생물이 여기에 속한다.

(2) 물리적 요인

온도, 습도, 기압, 광선, 방사선, 기계적인 힘에 의한 외상 등이 여기에 속한다. 화상이나 동상 같은 온도 변화에 의한 질병, 고산병이나 잠함병 같은 기압 변화에 의한 질병, 암이나 백혈병 같은 방사선에 의한 질병, 소음, 진동, 전기, 광선 등에 의한 질병을 발생시킨다.

(3) 화학적 요인

외인성 화학물질과 내인성 화학물질로 구분된다. 외인성 화학물질에는 살충제, 음식첨가물 등 생물학적 병인을 제외한 모든 유해물질이 속하며, 내인성 화학물질에는 인체에서 분비되는 물질이 속한다. 내인성 화학물질이 과량 분비되거나 부족하여 간 및 신장 장애를 일으키거나 신체 내에 축적되어 질병을 발생시킨다.

(4) 정신적 요인

정신적 장애를 일으킬 수 있는 요인을 말하며, 스트레스, 신경성 두통, 기능성 소화불량, 정신질환, 고혈압, 위궤양 등 거의 모든 신체적 질병의 원인과 관련이 있다.

(5) 사회환경적 요인

환경오염에 의한 공해와 산업재해에 의한 직업병, 식품에 의한 중독증, 폐기물에 의한 중독 등을 말한다.

(6) 영양소 요인

탄수화물, 지질, 단백질, 비타민 등 영양소의 결핍 또는 과잉섭취가 병인으로 작용하여 영양결핍증이나 비만증, 심장병, 당뇨병 등의 발생을 일으킨다.

2) 숙주(host)

숙주는 내적 요인에 포함되며, 병원체를 가진 사람이나 동물을 말한다.

(1) 숙주의 감수성과 면역

어떤 질병에 감수성이 있는 사람은 그 질병에 대해 면역이 없고 저항력이 약하기 때문에 잠복기를 거쳐 질병이 발생하며, 어떤 질병에 면역이 있는 사람은 감염되었다 하더라도 병인에 대한 저항력이 강하기 때문에 질병이 발생하지 않는다. 즉, 감수성(susceptibility)이란 병인 침입 시 발병을 막을 수 없는 상태를 말하고, 면역(immunity)이란 저항력이 커서 방어능력이 있는 상태이다.

(2) 숙주의 특성

생물학적인 요인, 행태적 요인, 유전적 요인으로 나뉜다. 생물학적 요인에는 연령, 성별, 인종별 특성이 있고, 행태적 요인에는 저항력이 있으며, 유전적 요인에는 선천적으로 지니고 태어난 유전과 소질이 있다. 이러한 요인들은 질병의 감수성과 관련이 있다.

3) 환경(environment)

환경은 병인과 숙주를 제외한 외적 요인으로 병인과 숙주 간의 매개 역할을 하는 질병 발생의 경로 인자이다.

(1) 물리·화학적 환경

고열과 한랭 및 공기, 기압, 소음 등 인간이 생활하는 데 관여하는 물리 · 화학적 환경이다.

(2) 생물학적 환경

질병의 전파 또는 발생과 관계가 있는 인간 주위의 모든 동물이나 식물, 미생물 등을 말하며, 이들은 상호작용을 하면서 인간에게 영향을 미친다.

(3) 사회·경제적 환경

인구밀도와 인구분포, 자연자원, 경제 수준, 직업, 사회, 정치, 문화 등의 발달은 인간의 건강에 직접 또는 간접으로 큰 영향을 미친다.

2. 질병 발생의 생태학적 모형

생태학적 모형이란 질병 및 유행 발생에 영향을 주는 요인들의 상호작용을 나타내는 개념이다. 질병 발생의 다요인설에 입각한 생태학적 모형은 질병의 예방과 관리에 중요한 역할을 한다.

1) 역학적 삼각형 모형(epidemiological triangle model; 3대 요인설)

질병 발생의 원인을 병인, 숙주, 환경의 3대 요인으로 설명하는 모형으로, 가장 널리 사용되는 전통적 모형이다(그림 6-1). 질병 발생을 이 3대 요인 간의 상호작용으로 설명하며, 이 중 하나라도 변화가 있어 평형이 깨지면 질병이 발생한다고 보았다. 이 모형은 질병 발생의 원인인 병원체를 명확히 알고 있는 감염성 질환을 설명하기에는 적합하지만, 병인이 분명하지 않은 비감염성 질환이나 선천성 질환 등 유전적 소인이 있는 질환의 발생을 설명하는 데는 한계가 있다.

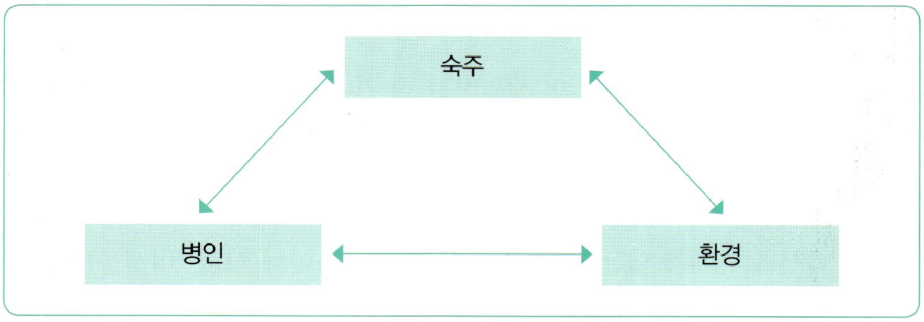

그림 6-1 질병 발생의 역학적 삼각형 모형

2) 지렛대 이론(평형이론, lever principle)

고든(J. E. Gordon)이 역학적 삼각형 모형을 발전시켜 개발한 모형으로, 평형이론 또는 생태학적 모형이라고도 한다. 질병과 유행의 발생기전을 '환경'이라는 저울 받침대의 양쪽 끝에 병인과 숙주가 놓여 있는 저울대에 비유하여 설명하였다(그림 6-2). 환경은 생물학적, 사회적, 경제적, 물리화학적 조건을 말하며, 숙주인 인간과 병인 사이에서 지렛대 역할을 한다. 만약 인간에게 유리하거나 환경이 인간에게 유리하게 작용하면 건강이 증진되고, 반대로 병인이 우세하거나 환경이 인간에게 불리하게 작용하면 평형이 파괴되어 건강이 저해되어 질병이 발생한다는 이론이다.

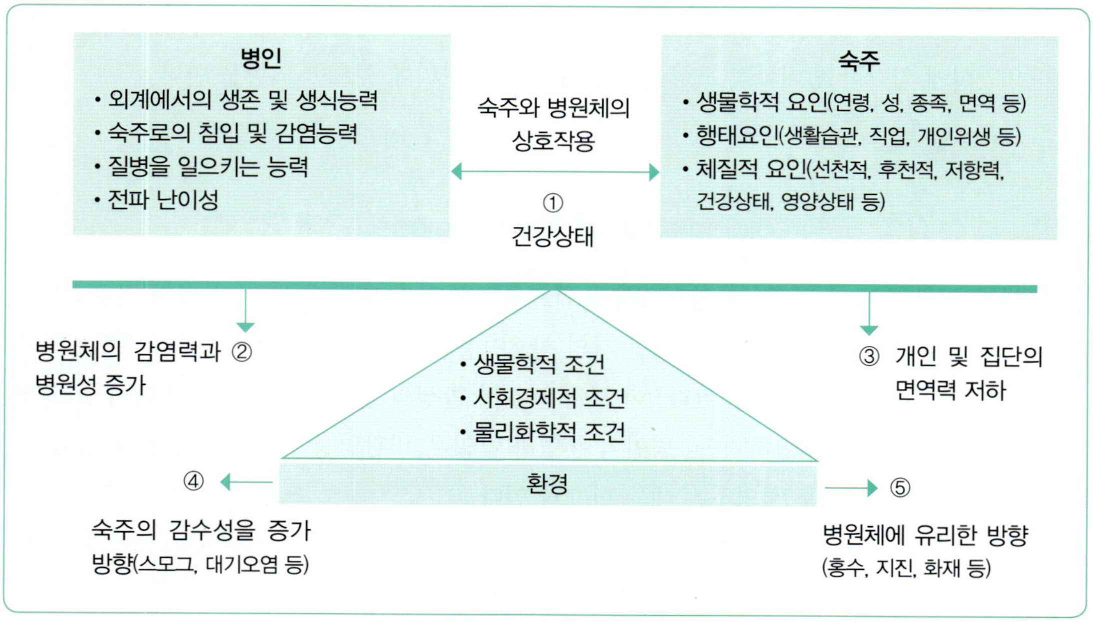

그림 6-2 질병 발생의 지렛대 이론

3) 수레바퀴 모형(wheel model)

수레바퀴 모형은 인간과 환경의 상호작용에 의해 질병이 발생하며 숙주인 인간을 중심으로 질병 발생의 원인을 내적 요인과 외적 요인으로 나누어 설명하였다. 모형의 중심은 숙주이고, 핵심에는 내적 요인인 유전적 요인이 자리 잡고 있다. 숙주를 둘러싼 환경은 외적 요인으로 생물학적 · 물리화학적 · 사회경제적 환경으로 나누었다(그림 6-3).

질병 발생에서 환경보다 중요한 것은 숙주이며, 숙주에서 가장 중요한 것은 개인이 타고난 유전적 소인이다. 질병 발생에 기여하는 비중은 바퀴를 구성하는 각 부분의 크기로 구분되는데, 질병의 종류에 따라 다르다. 즉, 유전성 질환의 경우 유전적 요인이 발병에 큰 비중을 차지하며, 홍역과 같은 질병인 경우에는 유전적 요인보다 숙주의 면역 상태와 생물학적 환경이 발병에 더 큰 비중을 차지한다.

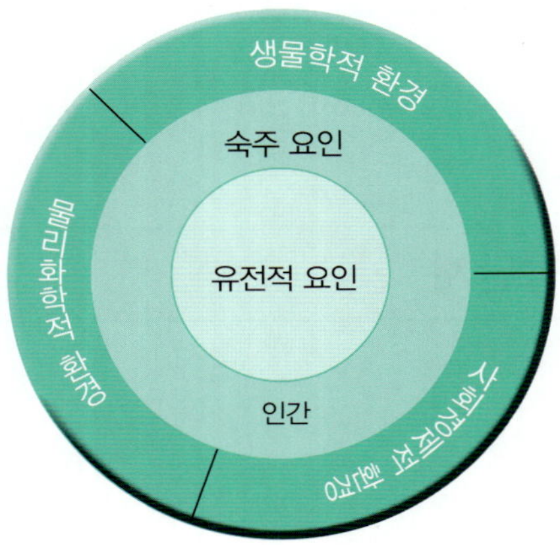

그림 6-3 질병 발생의 수레바퀴 모형

4) 원인망 모형(거미줄 모형, web of causation model)

맥마흔(B. MacMahon)이 제시한 모형으로, 질병은 하나의 독립된 원인에 의하여 생기는 것이 아니라 선행된 요인과 간접요인이 서로 거미줄처럼 얽혀서 복잡한 상호작용에 의해 발생한다고 설명하였다(그림 6-4). 이 모형의 특징은 비감염성 질환인 만성 질환의 발생을 이해하는 데 유리하며, 특히 만성 질환의 경우 여러 환경들이 복잡하게 연결되어 발생하는데 복잡한 원인망 중 몇 개의 단계만 차단하면 질병 발생을 예방할 수 있다는 원리이다.

질병의 예방대책 수립에 유리한 모형으로 1차 요인과 가장 가까운 곳을 단절하는 것이 질병 예방에 가장 중요하다.

① 병인은 1차 원인으로 직접 원인이고, 숙주와 환경은 관련 요인으로 간접요인이다.
② 질병 발생은 병인 하나의 원인이 아니며 여러 상황들이 서로 복잡하게 얽혀서 영향을 준다.
③ 질병의 원인이 복잡할수록 거미줄의 길이가 길며 1차 원인과 멀어질수록 질병의 연관성이 낮다.

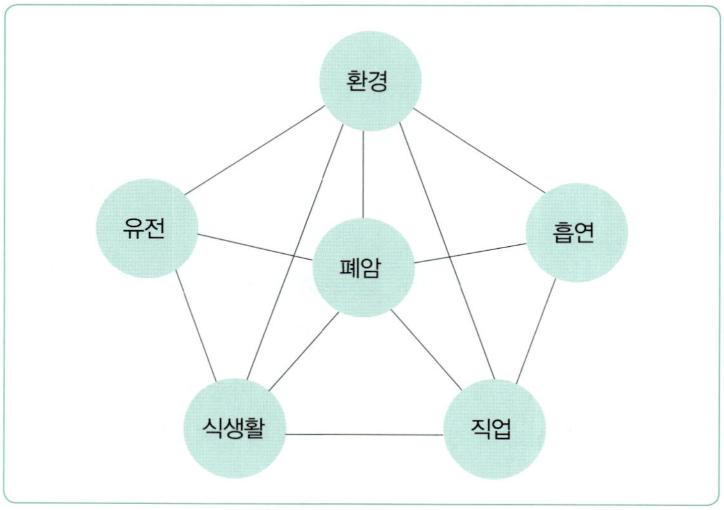

그림 6-4 원인망 모형

3. 질병의 자연사와 예방단계

1) 질병의 자연사

리벨(Leavell)과 클라크(Clark)는 질병의 발생에서 소멸에 이르는 질병의 자연사를 5단계로 나누었으며, 각 단계마다 예방적 조치를 제시하였다(표 6-1).

(1) 1단계(비병원성기)

병인, 숙주, 환경 간의 상호작용에서 숙주의 저항력이나 환경요인이 숙주에게 유리하게 작용하여 숙주에게 질병 발생 이전의 병원성이 없는 단계이며 적극적인 예방의 시기이다.

(2) 2단계(초기 병원성기)

질병 발병기의 첫 단계로 병인의 자극이 시작되는 시기이다. 숙주의 면역력을 강화하여 질병에 대한 저항력을 키워주어야 한다.

(3) 3단계(불현성 감염기)

질병에 걸렸으나 증상이 나타나기 전단계이다. 감염병인 경우에는 잠복기에 해당하고, 비감염성 질환인 경우에는 자각증상이 없는 초기 단계에 해당한다. 조기진단과 조기치료를 통해 더 이상 중증화하지 않도록 예방해야 한다.

(4) 4단계(발현성 질환기)

질병의 증상이 구체적으로 나타나는 임상의학의 시기이다. 해부학적 또는 기능적 변화가 있으며 이에 대한 적절한 치료가 필요하다.

(5) 5단계(회복기)

질병에서 회복되는 시기이다. 질병을 치료하면 회복되지만 후유증이 남거나 불구가 되었을 때는 사회에 완전하게 복귀할 수 있도록 재활의학이 주가 된다. 질병에서 회복되지 못하고 사망에 이르기도 한다.

표 6-1 질병의 자연사와 예방단계

1차 예방 (공중보건학적 접근)		2차 예방 (임상의학적 접근)		3차 예방 (재활의학적 접근)
비병원성기 (적극적 예방)	초기 병원성기 (소극적 예방)	불현성 감염기 (중증화 예방)	발현성 감염기 (진단과 치료)	회복기 (무능력의 예방)
환경위생 개선, 건강증진 등	특수예방, 예방접종 등	조기진단, 조기치료	악화 방지를 위한 치료	재활, 사회복귀

2) 질병의 예방단계

리벨과 클락은 질병을 종합적이고 포괄적으로 관리하기 위해 1차, 2차, 3차 예방으로 단계를 나누어 설명하였다(표 6-1).

과거 의료는 발현성 질환기에 진단하고 치료하는 것에 역점을 두었으나 현대 의료는 질병관리를 종합적이고 포괄적으로 다루기 위한 적극적인 예방활동이 포함된 3가지 차원의 예방을 전부 연계하여 다루고 있다.

(1) 1차 예방(질병 발생의 억제단계)

비병원성기와 초기 병원성기에 이루어지는 예방이다. 건강한 개인에게 질병이나 특정 건강문제가 발생하기 전에 예방하거나 만일 발생하더라도 그 정도를 약하게 하는 것으로서 건강증진, 환경개선, 특수예방 등 진정한 의미의 예방 활동이다. 이는 증상의 발견이나 치료가 아니라 개인이 신체적 또는 정신적으로 최대 기능을 발휘할 수 있도록 하는 활동으로서 질병이나 불구를 가진 사람보다는 건강한 개인에게 적용된다.

(2) 2차 예방(조기발견과 조기치료 단계)

불현성 감염기와 발현성 질환기에 이루어지는 예방이다. 숙주의 병적 변화가 있는 시기로, 집단검진을 통하여 질병을 조기에 발견하고 치료함으로써 질병이 더 진행하지 않고 정지하게 하거나 질병의 진행을 지연시킴으로써 더 이상의 악화를 방지하고 효율적으로 치료하고자 하는 단계이다. 예를 들어 폐암 환자에게 담배를 피우지 못하게 하는 것이 대표적인 2차 예방의 예이다.

2차 예방은 질병의 진행을 지연시켜 중증으로 발전하는 것을 예방하고 통증, 후유증, 의료비 등을 줄이는 데 도움을 준다.

(3) 3차 예방(재활 및 사회복귀 단계)

회복기에 이루어지는 예방이다. 질병의 재발을 방지하거나 합병증이나 장애가 남지 않도록 의학적 재활, 직업적 재활, 사회적 재활(영적 상담지도) 등이 필요한 단계이다. 이때는 신체적 · 정신적 기능장애의 경감, 회복 및 사회복귀가 중요하며 직업훈련, 사회 재적응훈련 등이 시행된다.

4. 감염병 역학조사

1) 유행 발생과 규모 파악

(1) 진단 확인

신고된 환자, 유사 환자의 진단을 확인한다(유행 조사의 시발점).

(2) 유행 여부 확정(유행 확인)

진단이 확인된 환자수가 과거 몇 년간 같은 시기에 발생하였던 수, 즉 통상적으로 존재하던 토착성 발생수준인지 아니면 그 이상의 수인 유행적 발생수준인지를 판단하여야 한다.

(3) 유행 규모 측정

유행이 얼마나 큰 범위로 발생하였는지를 보는 것으로, 범위를 파악하는 것은 원인이나 감염원 규명에 있어 조사방향을 설정하는 데 중요하다.

2) 자료의 수집 및 분석

자료원으로 감염병신고서, 사망진단서, 병원입원 및 외래 환자의 의무기록과 병리검사기록, 학교나 산업장의 병결기록 등을 이용한다. 자료가 수집되면 시간적 특성, 지역적 특성, 인적 특성에 따라 역학적 특성을 파악한다.

3) 가설의 유도 및 검정

가설의 유도 요령은 크게 공통성 법칙, 차이성 법칙, 동시변화성 법칙, 동류성 법칙 등에 따른다.

4) 가설 설정

역학적 특성을 기술하기 위한 과정에서 얻은 정보를 토대로 가장 가능성이 높은 병원체, 병원소, 전파양식 등에 대한 가설을 세운다. 가능성이 높은 가설이란 대부분의 환례 발생이 설명되어야 한다는 전제를 의미한다.

5) 방역대책 수립

- 치료 및 격리
- 방역소독 및 위생업소 지도감독
- 교육 및 홍보
- 지역사회 모니터링

section III

역학적 연구방법

역학적 연구방법은 집단 관찰을 통해 질병의 분포와 원인을 규명하고, 대책을 수립하는 것이다. 역학적 연구에 사용되는 연구방법론은 관찰연구와 실험연구로 구분된다. 관찰연구에는 기술역학과 분석역학이 있고, 실험연구연구에는 임상실험연구가 지역사회실험연구가 있다.

Comment

➔ 역학조사 사이클(cycle of epidemiologic analysis)

기술역학적 조사를 통하여 얻은 자료를 수집·분석하여 질병 발생에 대한 가설을 설정하고 이 가설의 옳고 그름을 확인하기 위하여 분석역학적 조사로 분석하며, 가설을 입증한 결과를 근거로 이론역학으로 수식화하는 고리를 말한다.

1. 관찰연구

1) 기술역학(descriptive epidemiology)

기술역학이란 인구집단 내에서 발생하는 생리적 상태, 질병, 사망 등의 규모와 분포를 사람, 장소, 시간의 3가지 측면에서 기술하는 1단계의 역학적 연구방법이다. 즉, 질병의 분포, 경향 등을 인구학적 특성(who-person), 시간적 특성(when-time), 지역적 특성(where-place), 원인적 특성(what-disease)에 따라 질병의 발생양상을 관찰한 대로 기술하는 것이다.

주로 질병 발생의 원인에 대한 가설을 얻기 위하여 시행되는 연구이며, 역학연구의 기초가 된다. 기술역학적인 측면이 조사되어야 대책이나 원인규명을 할 수 있다.

(1) 인구학적 특성

연령, 성별, 종족, 종교, 직업, 사회경제적 수준, 교육수준이나 결혼상태 등을 조사하여 유행의 원인 파악에 도움을 주는 요인이다.

① **연령**

역학 연구에서 가장 기본적인 변수로 연령과 질병 발생, 사망 등과 건강문제에 가장 큰 영향을 미치는 변수이다. 예를 들어 암, 고혈압 등의 만성 질환은 연령이 증가할수록 꾸준히 증가하는 반면, 홍역 등은 연령이 증가할수록 질병 발생이 감소한다.

② **성별**

성별에 따라 건강문제의 종류, 규모, 분포에 차이가 있는데, 이러한 차이는 성호르몬, 성별, 생활습관, 사회적 역할 등의 차이로 설명된다.

③ **종족**

종족이 지닌 유전적 요인과 문화적 차이, 영양상태, 환경적 차이, 생활습관 등으로 인하여 질병의 종류와 분포가 달라진다.

④ **종교**

가톨릭교도들은 인공임신중절을 금기시하므로 출산율이 높고 피임 실천율도 높다.

⑤ **사회경제적 수준**

사회경제적 수준은 사회경제적 상태라고도 하며 건강에 큰 영향을 미치는 변수로, 소득, 교육 수준(학력), 직업 등으로 측정한다. 잘 사는 집단은 규칙적인 건강관리와 꾸준한 생활습관유지 등의 건전한 건강행태의 실천으로 이어져 사망률과 질병 발생률이 낮은 반면, 그렇지 못한 빈곤층은 평소 자신의 건강을 돌볼 여유나 돈이 없기 때문에 각종 질환에 쉽게 노출된다. 특히 영아사망률은 사회경제적 수준이 낮은 집단이나 국가에서 높다.

⑥ **결혼상태**

결혼상태에 따른 사망률의 차이는 이혼 > 사별 > 독신 > 결혼의 순으로 높다. 유방암은 독신녀에게 많고 자궁경부암은 결혼한 여성이나 조혼 또는 상대가 많은 직업여성에게서 높다.

(2) 시간적 특성

시간의 흐름에 따라 질병 발생의 차이를 확인할 때 사용되는 변수이다.

① **추세변화(secular trend)**

추세변화는 10년 이상을 주기 즉, 수십년 주기로 발생하는 질병을 추적하는 것으로 장기변화라고도 한다. 예를 들어 장티푸스(30~40년 주기), 디프테리아(10~24년 주기), 인플루엔자(약 30년 주기) 등이 있다.

② **주기적 변화(cyclic variation)**

주기적 변화는 10년 미만을 주기 즉, 수년 주기로 질병 발생이 반복되는 경우로, 순환변화라고도

한다. 예를 들어 홍역(2~3년), 백일해(2~4년), 인플루엔자 A형(2~3년), 인플루엔자 B형(4~6년), 일본뇌염(3~4년) 등이 있다.

③ 계절적 변화(seasonal variation)

계절적 변화는 1년을 주기로 질병 발생이 계절적으로 반복되는 경우를 말한다. 예를 들어 여름철에 소화기계 감염병이나 수인성 질환이 많이 발생하고 겨울철에는 급성 호흡기 질환이 많이 발생한다.

④ 불규칙 변화(irregular variation)

불규칙 변화는 돌발적으로 질병이 발생하여 집중적으로 많은 환자가 발생하는 경우로, 외래 감염병의 불시 침입으로 유행하며 조류인플루엔자, SARS, MERS, 신종인플루엔자 등이 대표적인 예이다.

(3) 지역적 특성

지역적 특성에 따라 질병 발생의 차이를 비교할 때 사용되는 변수이다.

① 범발성(세계적, pandemic)

질병 발생이 한 지역이나 국가를 넘어서 전 세계적으로 발생하거나 유행하는 것으로 여러 곳에서 한꺼번에 발생하는 것을 말한다. 여러 국가와 지역에서 동시에 발생하는 대유행성 질환이라고도 한다. 인플루엔자, SARS, AIDS, 신종인플루엔자, COVID-19 등이 있다.

② 유행성(전국적, epidemic)

한 국가에서 전반적으로 질병이 발생하는 것으로 장티푸스나 콜레라 등이 있다.

③ 풍토성(지방적, endemic)

토착적이라고도 하며 일부 지역에 특수하게 발생하는 것으로 우리나라 낙동강 유역에서 많이 발생하는 간흡충증의 경우가 여기에 해당되며, 그 밖에도 반상치, 폐흡충증 등이 있다.

④ 산발성(sporadic)

일부 지역에서 산발적으로 발생하는 질병 양상으로, 흩어져서 발생하는 형태를 말한다. 사상충증이나 렙토스피라증 등이 있다.

Comment

반상치(mottled tooth)

치아에 흰색 반점이나 노란색 또는 갈색 반점이 불규칙하게 착색된 것으로, 불소가 많은 지역에서 발생한다.

2) 분석역학(analytical epidemiology)

분석역학은 2단계의 역학적 방법이며, 기술역학을 토대로 구체적인 가설을 증명하기 위한 것으로 질병 발생의 인과 관계를 규명하는 연구방법이다. 즉, 질병 발생의 요인들에 대하여 가설을 설정하고 이를 검증하기 위해 실제로 관측 조사해서 얻은 자료를 분석하여 답을 구한다. 분석적 연구방법에는 단면조사연구, 환자-대조군연구, 코호트연구의 3가지 방법이 있다.

(1) 단면조사연구(cross-sectional study)

일정한 인구 집단을 대상으로 특정 시점 또는 기간 내에 어떤 질병이나 상태의 여부를 조사하고 각 질병과 그 인구 집단의 연관성을 보는 방법으로, 상관관계연구(correlation study)라고도 한다.

대상 집단의 특정한 질병에 대한 유병률을 알아낼 수가 있어 유병률연구(prevalence study)라고도 하며, 단면조사연구의 정보는 기술역학의 주요 세 변수인 시간, 장소, 사람을 중심으로 기술되는데, 어떤 시간, 어떤 지역에서 사람들의 특정 상태에 대한 비율(유병률이나 노출률)을 측정할 수 있는 연구이다(그림 6-5, 표 6-2).

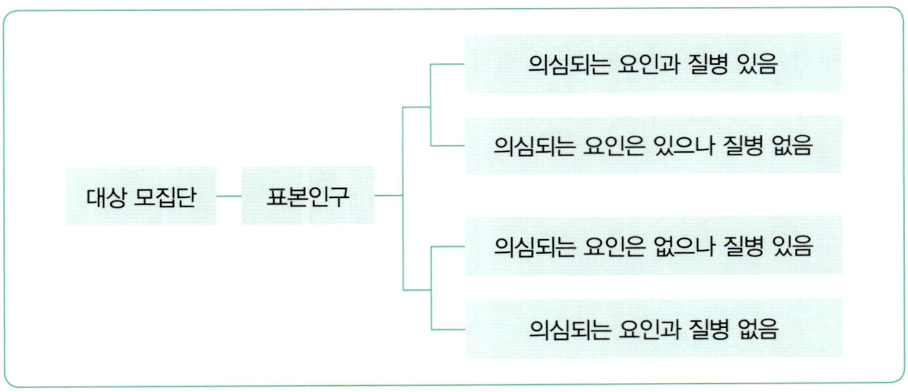

그림 6-5 단면조사연구

표 6-2 단면조사연구의 장 · 단점

<table>
<tr><td>장점</td><td>• 비교적 단시간 내에 결과를 얻을 수 있다.
• 한번에 대상 집단의 질병 양상과 규모, 즉 발생률, 유병률, 사망률을 구할 수 있다.
• 동시에 여러 종류의 질병과 발생 요인과의 연관성을 조사할 수 있다.
• 비교적 단시간에 자료를 수집할 수 있어 비용이 적게 든다.
• 일반화하기 쉽다.</td></tr>
<tr><td>단점</td><td>• 일정한 시점의 조사이므로 질병 발생과 질병의 원인으로 의심되는 요인이나 속성과의 시간적인 전후 관계를 규명하기 어렵다.
• 복합 요인 중에서 원인 요인만 찾아내기 어렵다.
• 대상 인구 집단이 커야 하며 빈도가 낮은 질병이나 발병 기간이 짧은 급성 감염병에 대해서는 일반적으로 시간적으로나 공간적으로 한 번의 관찰 또는 측정으로 연구가 진행되기 때문에 세심한 주의를 기울여야 한다.</td></tr>
</table>

(2) 환자-대조군연구(case-control study)

연구하고자 하는 질병에 이환된 집단을 환자군으로 먼저 선정하고 해당 질병이 없는 집단을 대조군으로 선정하여 가설에 따른 위험요인의 과거 노출 여부를 비교 검토하여 질병과의 인과관계를 교차비(odds ratio)로 제시하는 연구이다. 후향적 연구(retrospective study)라고도 하며, 과거의 기록이 있어야 연구가 가능하다. 대조군은 연구하는 질병이 없어야 하며, 질병의 원인일 것이라고 생각되는 요소 이외의 연령, 성별, 경제상태 등 다른 조건이 환자군과 같아야 하는데, 실제 연구에 있어서 대조군을 찾기는 쉽지 않다(그림 6-6, 표 6-3)

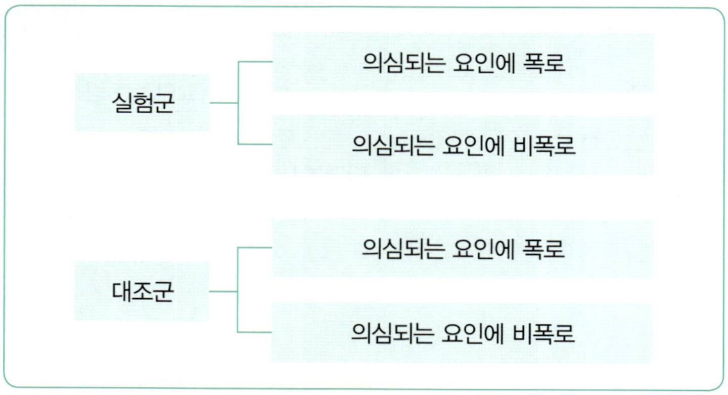

그림 6-6 환자-대조군연구

표 6-3 환자-대조군연구의 장 · 단점

장점	• 비교적 비용이 적게 든다. • 빠른 시일 내에 결론을 얻을 수 있다. • 희귀질환을 조사하는 데 적절하다.
단점	• 환자의 기억력이 정확하지 않으면 착오가 생길 수 있다. • 대조군을 선정하기 어렵다. • 상대적인 위험도밖에 얻을 수 없다.

(3) 코호트연구(cohort study)

코호트(cohort)란 로마시대의 군대단위를 칭하던 용어로, 어떤 공통된 특성이나 속성 혹은 경험을 가진 집단을 의미한다. 그 예로 같은 해에 태어난 집단을 출생코호트라고 한다.

코호트연구는 질병에 걸리지 않은 건강한 사람들을 대상으로 특정 질병 발생의 원인이 있는 코호트와 관련 요인이 없는 코호트 즉, 어떤 질병 요인에 폭로된 그룹과 폭로되지 않은 그룹을 장기간 관찰하여 질병발생률을 비교하는 연구방법이다. 코호트연구는 일정 기간 동안 추적조사를 하는데, 시간적인 개념이 포함되어 있어 전향적 코호트연구와 후향적 코호트연구로 구분한다(그림 6-7).

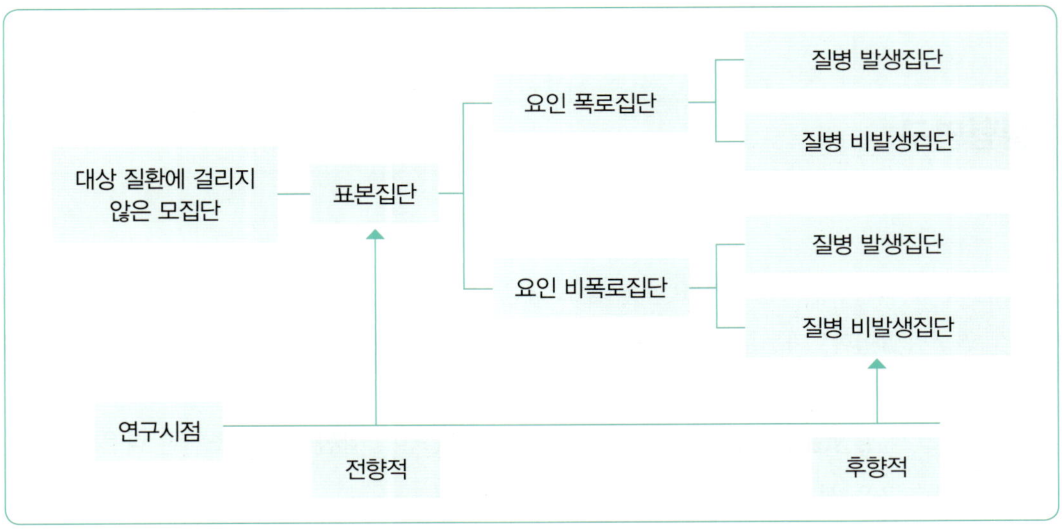

그림 6-7 코호트연구

① 전향적 코호트연구(prospective cohort study)

현재 시점을 기준으로 향후의 결과를 추적하는 것이 전향적 연구이다. 건강한 사람을 대상으로 위험인자 또는 생활습관에 대한 정보를 조사하는 방법으로, 폭로 · 비폭로 조사라고도 한다(표 6-4).

표 6-4 전향적 코호트연구의 장 · 단점

구분	내용
장점	• 속성 및 요인에 편견이 들어가는 일이 적어 객관성을 유지할 수 있다. • 상대 위험도와 귀속 위험도를 모두 구할 수 있다. • 추적 관찰하게 되므로 비교적 정확한 정보를 얻을 수 있고 연구결과의 일반화가 가능하다. • 다른 질병과 속성의 관계를 알 수 있다.
단점	• 많은 대상자가 필요하고 조사기간이 길어 오랜 기간 관찰하므로 많은 시간과 비용이 든다. • 질병 발생률이 낮은 희귀질환은 부적절하다. • 조사 대상자의 무관심이나 이주, 불이행, 사망 등으로 정확한 조사가 불가능하다. • 시간의 흐름에 따라 조사방법과 기준에 변동이 올 수 있다. • 관찰기간 중 대상자의 속성에 변화가 올 수 있다. • 연구 대상자가 도중 탈락하거나 자금부족, 기록보관의 어려움이 있다. • 연구 대상자가 사실을 알게 되면 조사에 영향을 줄 수 있다.

② 후향적 코호트연구(retrospective cohort study)

관찰방법은 코호트연구와 같으나 과거 기록에 근거를 두고 현재까지의 질병발생률을 비교 분석하는 연구이다. 관찰 시작과 폭로, 질병의 시간적 관계는 환자-대조군연구와 같이 후향적인 조사를 말한다. 즉, 자료 수집은 질병이 발생하기 전에 수집하지만, 관찰하고자 하는 질병은 연구하려는 시점에서 이미 발생한 경우에 사용된다. 발생률과 상대위험도의 지표 계산이 가능하다.

2. 실험연구

실험연구는 분석역학에서 나온 위험요인을 감소 혹은 소멸시키는 중재방법의 효과를 검증하는 데 이용하는 역학적 연구방법이다. 대부분 실험연구는 수행하는 데 윤리적인 문제가 있고 비용이 많이 들기 때문에 연구의 마지막 단계에 수행되는 경우가 많다.

실험연구에는 크게 임상실험연구와 지역사회실험연구가 있으며, 실험연구의 조건은 다음과 같다.

① 실험군과 대조군을 선정한다.

② 선정 시에는 모집단을 대표하는 대상군을 무작위로 각각 선정하여 선택적 편견을 없애야 한다.

③ 실험군의 독립변수 성질을 임의로 조작하여 대조군과의 차이를 검증하여야 한다.

1) 임상실험연구(clinical trial)

임상실험연구는 연구 대상을 실험군과 대조군으로 나눌 때 개개인을 확률적으로 할당(randomization)하는 방법으로, 주로 병원이나 임상실험 연구기관에서 이루어진다.

임상실험연구는 크게 건강 문제가 있는 환자들을 대상으로 새로운 치료제나 중재방법의 효과를 검증하는 치료 실험과 연구하려는 질병에 걸리지 않은 사람들을 대상으로 어떤 약품이나 행위가 예방 효과가 있는지를 측정하는 예방 실험으로 나뉜다. 예를 들어 심장로봇수술 연구가 있다면 중등도의 심장 질환 환자들을 두 집단으로 나누어 한 집단에는 심장로봇수술을 시행하고, 다른 집단에는 약물투여를 시행하여 4~5년간 추적 관찰한 뒤 두 집단 간의 유의한 사망률 차이점을 보는 것이다.

Comment

맹검법이란?

① 단순맹검법(single blind method) : 환자(피실험자) 혹은 의사(실험자)에게만 투약 내용을 알리지 않고 실험하는 경우를 말한다.

② 이중맹검법(double blind method) : 환자(피실험자)와 의사(실험자) 모두에게 치료용 약물과 속임약(placebo; 새로 개발된 약물을 시험하거나 환자에게 심리적 효과를 주기 위한 약물)의 구별을 알리지 않고 제3자인 판정자만 그 구별을 알고 있는 약효 검정법을 말한다.

2) 지역사회실험연구(community trial)

임상실험연구가 연구 대상으로서 개개인을 확률적으로 할당하는 방법인 반면, 지역사회실험연구는 집단을 단위로 할당하는 방법으로, 주로 지역사회에서 이루어진다. 예를 들어 불소의 충치예방 효과를 알아보기 위하여 몇 개의 수원지를 2개의 집단으로 확률적으로 할당한 후 이중 한쪽 집단의 수원지에만 불소를 투여함으로써 그 수원지의 물을 마시는 사람들이 자동적으로 실험군이 되게 하는 방법이 있다.

3. 작전역학

작전역학(operational epidemiology)은 옴란(Omran)이 개발한 것으로 지역사회에서 보건서비스의 운영에 관한 계통적 연구방법을 말하며, 보건사업을 개발하고 수행한 뒤 사업의 효과를 평가하는 데 많이 사용된다.

4. 이론역학

이론역학(theoretical epidemiology)은 3단계 역학으로 기술역학과 분석역학, 작전역학이 확정된 역학적 현상을 수리모형으로 나타내어 앞으로 전개될 상황을 예측할 수 있도록 개발한 연구방법을 말한다.

쉬어가기

주요 역학 연구가

1. 히포크라테스(Hippocrates) : 역학의 창시자, 장기설과 4체액설 주장
2. 존 스노(John Snow) : 콜레라 유행의 역학적 특성을 연구, 근대 역학의 시조
3. 조셉 골드버거(Joseph Goldberger) : 펠라그라(pellagra) 연구
4. 에드워드 제너(Edward Jenner) : 천연두 예방 성공, 예방접종의 단서 제공

section IV

건강문제의 측정

1. 비와 비율의 측정

1) 비(ratio)

비는 독립적이거나 서로 다른 속성을 지닌 두 항목 간의 대비를 말하며, 한 측정값을 다른 측정값으로 나눈 값으로 A:B 또는 A/B의 형태로 표현한다. 성비(sex ratio; 남아 출생수/여아 출생수)나 사산비(fetal ratio; 사산아수/출생아수)와 같이 두 항목이 상호 배타적일 때 사용한다.

예를 들어 어떤 특정 연도의 성비가 105라고 하면 여아 100명을 기준으로 남아 105명의 출생수를 의미한다. 남아와 여아 출생성비는 105:100 또는 여아를 1로 하였을 때 1.05로 표현 가능하다. 비에서는 분자가 분모에 포함되지 않으며 1 이상의 값을 지닐 수 있다.

2) 구성비(proportion)

구성비(백분율, %)는 분자가 분모에 포함되는 형태를 백분율로 나타낸 것으로, 앞에서 설명한 성비를 식으로 변형시키면 구성비가 된다.

$$\frac{\text{남아 출생 수}}{\text{남아} + \text{여아 출생 수}} = \frac{105}{105 + 100} = 51.2\%$$

51.2%는 전체 출생아 중에서 남아가 차지하는 구성비를 나타낸다. 이처럼 구성비는 A/(A+B)의 형태를 가지는데, 그 값은 0과 1 사이에 위치한다. 구성비의 예로 비례사망지수는 전체 사망자 중에서 50세 이후의 사망자가 차지하는 백분율이다.

3) 비율(rate)

비율은 구성비의 분모에 시간 개념이 포함된 형태로, 분자에 해당하는 인구는 분모에 반드시 포함되는 인구여야 하며, A/[(A+B)×시간]으로 나타낸다. 분자와 분모에 적용되는 기간은 동일한 기간이어야 한다. 예를 들어 특정한 기간 동안 10만 명의 학생 중에서 발생한 인플루엔자의 수 등이 비율의 예이다.

2. 유병률과 발생률의 측정

1) 유병률(prevalence rate)

유병률은 어느 시점(기간)에서 전체 인구집단 중 질병을 가진 환자가 얼마나 있는가를 단위 인구(10^x)당 나타낸 비율이다. 주어진 기간 동안 과거에 발병한 사람을 모두 포함하므로 과거의 발병률과 질병의 지속기간에 비례하게 된다. 유병률은 성별, 연령별, 기타 필요한 특성별로 산출된다.

$$\text{유병률} = \frac{\text{어느 시점(기간)에 이환된 환자 수}}{\text{주어진 기간 동안 인구수}} \times 1{,}000$$

2) 발생률(incidence rate)

발생률은 특정 기간 동안 일정한 인구집단에서 새롭게 질병이 발생하는 수를 단위 인구(10^x)당 나타낸 비율이다.

$$\text{발생률} = \frac{\text{해당 지역에서 새로 발생한 환자 수}}{\text{그 지역의 인구수}} \times 1{,}000$$

급성 감염병의 경우는 짧은 기간 동안 질병이 진행되기 때문에 유병률보다 발생률이 더 중요하다. 당뇨, 고혈압, 암과 같은 만성 질환의 경우 발생률뿐 아니라 유병률을 알아야 질병의 규모를 파악하고 관리대책을 세울 수 있다.

Comment

➜ 발생률과 유병률의 차이

발생률이 높은 질환이라 하더라도 치명률이 높아 곧 사망하거나 회복이 빠르면 유병률은 낮아진다. 또한 발생률이 낮아도 장기간 계속되는 만성 질환인 경우에는 유병률이 높게 나타나게 되는데, 즉 유병률이 발병률과 질병의 지속기간에 비례하게 된다.

$$\text{유병률} = \text{발병률} \times \text{지속기간}$$

3. 사망률과 치명률의 측정

1) 사망률(mortality rate)

사망률은 단위 인구당(인구 1,000명당) 일정 기간의 사망수를 인구 크기로 나눈 값으로, 일정 기간 내의 사망사건 발생건수를 의미한다.

$$질병\ 특수\ 사망률 = \frac{그해\ 특정\ 원인에\ 의한\ 총사망자\ 수}{특정\ 연도의\ 연앙인구} \times 1,000$$

2) 치명률(fatality rate)

치명률은 일정 기간 특정 질병에 이환된 사람 중에 그 질병에 의하여 사망한 사람이 얼마나 되는지를 백분율로 표시한 지표이다. 사망률과 치명률의 관계는 사망률 = 발생률 × 치명률로 나타낼 수 있는데, 특정 질병의 발생률과 치명률을 알면 그 질병의 사망률을 구할 수 있다.

$$치명률 = \frac{동일\ 기간\ 해당\ 질병에\ 의한\ 사망자\ 수}{일정\ 기간의\ 특정\ 질병이\ 발생한\ 환자\ 수} \times 100$$

4. 질병 발생의 위험도 측정

질병 발생의 원인이 되는 속성이나 요인에 노출됨으로써 질병에 이환될 위험도가 얼마나 되는지 요인과 질병과의 인과관계의 관련 정도를 나타내는 지표에는 비교(상대)위험도, 귀속(기여)위험도, 교차비가 있다.

1) 비교위험도(상대위험도, relative risk)

비교위험도는 코호트연구에서 질병 발생의 위험요인(risk factor)에 노출된 집단과 노출되지 않은 집단을 추적하여 발병 정도를 비교하는 것으로, 질병 발생의 위험요인에 노출된 집단의 질병 발생률을 비노출된 집단의 질병 발생률로 나눈 값이다(표 6-5). 비교위험도는 기준 노출상태보다 특정 노출상태에 있는 집단의 질병 발생위험이 몇 배가 더 높은가를 의미하며, 관련 정도의 강도를 나타낸다. 비교위험도가 1보다 크면 요인에 노출된 집단이 특정 질환에 걸릴 위험도가 크고, 1보다 작으면 그 위험도는 낮음을 의미한다.

$$\text{비교위험도} = \frac{\text{위험요인에 노출된 집단의 질병 발생률}}{\text{위험요인에 노출되지 않은 집단의 질병 발생률}}$$

2) 귀속위험도(기여위험도, attributable risk)

귀속위험도는 집단 간의 질병 발생률 차이를 산출하여 질병 발생에서 특정 위험요인의 노출이 기여하는 정도를 분석하는 것으로, 노출군의 발생률에서 비노출군의 발생률을 뺀 값이다(표 6-5). 위험요인으로 인한 질병 발생에 얼마나 기여했는지를 알 수 있기 때문에 이 요인이 제거되면 질병 발생이 얼마나 감소할 수 있는지, 즉 질병을 얼마나 예방할 수 있는지를 예측할 수 있다.

$$\text{귀속위험도} = \text{위험요인에 노출된 집단의 질병 발생률} - \text{비위험군의 질병 발생률}$$

표 6-5 코호트연구에서 비교위험도와 귀속위험도의 산출식

위험요인 \ 질병 유무	질병 (+)	질병 (−)	합계
노출	a	b	a + b
비노출	c	d	c + d
합계	a + c	b + d	a + b + c + d

$$\text{비교위험도} = \frac{a/(a+b)}{c/(c+d)} = \frac{a(c+d)}{c(a+b)}$$

$$\text{귀속위험도} = \frac{a}{a+b} - \frac{c}{c+d}$$

3) 교차비(odds ratio)

교차비(대응위험도, 오즈비)는 환자–대조군연구에서 위험요인과 질병과의 연관성을 보여주는 지표이다. 여기서 오즈(odds)란 특정 조건 하에서 발생할 확률과 발생하지 않을 확률의 비를 말한다. 교차비 산출식은 환자군과 대조군의 과거 위험요인에 노출된 정도를 비교하여 대조군 오즈 값에 대한 환자군 오즈 값의 비이며(표 6–6), 환자군이 의심되는 위험요인에 얼마나 더 많이 노출되었는지를 비교할 수 있다.

교차비가 1 이상이면 환자군이 대조군에 비해 위험요인에 더 많이 노출된 것이며, 위험요인에 대한 노출이 질병 발생의 원인일 가능성이 높음을 의미한다. 교차비가 1이면 환자군과 대조군의 위험요인에 대한 노출이 같음을 의미하며, 교차비가 1 이하이면 환자집단이 위험요인에 대한 노출이 낮음을 의미한다.

$$\text{교차비} = \frac{\text{환자군에서 위험요인에 (노출된 사람/노출되지 않은 사람)}}{\text{대조군에서 위험요인에 (노출된 사람/노출되지 않은 사람)}}$$

표 6–6 환자–대조군연구에서 교차비의 산출식

위험요인 \ 질병 유무	환자군	대조군	합계
노출	a	b	a + b
비노출	c	d	c + d
합계	a + c	b + d	a + b + c + d

$$\text{교차비} = \frac{a / c}{b / d} = \frac{a \times d}{b \times c}$$

5. 검사방법의 정확도 측정

역학에서 가장 많이 사용되는 측정방법을 판단하는 척도에는 정확도(타당도, validity)가 있다. 정확도는 측정방법이나 검사도구가 측정하고자 하는 것을 정확하게 판별해 내는 정도를 의미한다. 정확도가 높은 검사도구는 검사결과가 건강한 사람의 경우 음성으로, 환자의 경우 양성으로 나와야 한다. 측정의 정확도는 민감도, 특이도, 예측도의 세 가지 척도로 검증하며, 민감도, 특이도, 예측도가 높을수록 검사방법의 정확도가 높아진다(표 6–7).

표 6-7 정확도의 척도

구분		진단결과		합계
		질병 (유)	질병 (무)	
검사결과	양성	a (진양성)	b (가양성)	a + b (총검사 양성수)
	음성	c (가음성)	d (진음성)	c + d (총검사 음성수)
합계		a + c (총환자수)	b + d (총비환자수)	

1) 민감도(sensitivity)

민감도는 해당 질병이 있는 환자에 대해 검사방법이 양성으로 바르게 확인하는 능력을 말한다. 민감도가 낮은 검사는 해당 질환의 발견이 어려우므로 조기 진단의 기회를 놓치는 결과를 가져온다.

$$\text{민감도} = \frac{\text{검사 양성수(환자수)}}{\text{총환자수}} \times 100 = \frac{a}{a+c} \times 100(\%)$$

2) 특이도(specificity)

특이도는 검사 결과 질병이 없는 건강한 사람을 음성으로 바르게 판정하는 능력이다. 특이도가 낮은 검사는 수검자에게 불필요한 걱정을 끼치며 힘들고 돈이 많이 드는 다음 단계의 검사를 유도하게 된다. 따라서 특이도가 높다는 말은 질병이 없는 정상인을 검진결과 음성으로 바르게 찾아내는 능력이 높다는 것을 의미한다.

$$\text{특이도} = \frac{\text{검사 음성수(비환자수)}}{\text{총환자수}} \times 100 = \frac{d}{b+d} \times 100(\%)$$

3) 예측도(predictability)

예측도는 양성예측도와 음성예측도로 구분된다. 양성예측도(positive predictability)는 검사결과가 양성인 사람이 실제 질병이 있는 환자일 가능성을 정량화한 지표이다. 음성예측도(negative predictability)는 측정도구에 의해 음성으로 판정된 진단결과 실제 질병이 없는 건강한 사람의 수를 나타내는 검사법이다. 해당 질병의 유병률이 높은 집단에서는 양성예측도가 높아지고 음성예측도는 낮아진다. 예측도가 낮은 검사는 검사결과의 해석에 혼동을 가져온다.

- $\text{양성예측도} = \dfrac{\text{검사 양성수}}{\text{총검사양성수}} \times 100 = \dfrac{a}{a+b} \times 100(\%)$
- $\text{음성예측도} = \dfrac{\text{검사 음성수}}{\text{총검사음성수}} \times 100 = \dfrac{d}{c+d} \times 100(\%)$

4) 가양성(위양성, false positive)과 가음성(위음성, false negative)

검사의 정확도를 평가하기 위한 지표에는 가양성과 가음성이 있다. 가양성이란 실제 병이 없는데도 양성 판정을 받는 것을 의미하며, 가음성이란 실제 병이 있음에도 음성 판정을 받는 것을 말한다. 진양성과 진음성이 높을수록, 가양성과 가음성이 낮을수록 정확도가 높아진다(표 6-7).

- $\text{가양성} = \dfrac{b}{b+d} \times 100(\%)$
- $\text{가음성} = \dfrac{c}{a+c} \times 100(\%)$

CHAPTER

07

감염병 관리 및 기생충질환 관리

section I

감염병의 개념

1. 감염병의 정의

세균, 바이러스, 진균, 기생충과 같은 여러 병원체가 인체에 감염(infection)을 일으켜 질병이 발생한 경우 이것을 감염성 질환(infectious disease)이라고 하며, 이 감염성 질환이 전염성(communicability)을 가지고 새로운 숙주에게 전파되는 것을 감염병(communicable disease)이라고 한다. 즉, 감염병이란 각종 질병 중 특정 환자를 통하여 다른 여러 사람에게 전파되어 새로운 환자를 만드는 질병을 말하며, 이는 병원성 미생물의 독성 산물로 인하여 생긴다.

한편, 감염원으로 작용하지 않아 타인에게 전파되지 않는 질환을 비감염성 질환이라고 한다.

2. 감염병 발생설

1) 종교설 시대(religious era)

원시적인 관념에서 선신(善神)과 악신(惡神)이 있는 것으로 믿었던 이 시대에는 종족의 번영이나 성공과 같은 인간 생활에 좋은 일이나 영향을 끼쳤을 경우에는 선신의 덕이라고 생각하였고, 반대로 질병의 유행이나 폭풍우, 기아, 사망 등이 발생한 경우에는 악마나 귀신인 악신 때문이라고 믿었다. 이 당시 사람들은 이러한 이유 때문에 사람을 희생물로 제공하거나 재물을 바쳐 악을 진정시켰다. 또한 질병을 죄에 대한 벌로 해설하여 '신벌설(神罰說)'의 시대라고도 한다.

2) 점성설 시대(astrological era)

종교적인 신벌설만으로는 만족하지 못하고 자연에 대한 인식이 점차 높아짐에 따라 질병 발생이 환경의 어떤 물리적 상태와 관련이 있다고 믿었던 시대이다. 이 시기에는 하늘의 별자리 이동으로 전쟁 발생이나 감염병 유행, 사망을 점치는 점성술 등이 출현하였다.

3) 장기설 시대(miasma theory era)

감염병의 전파는 나쁜 공기나 공기 중의 유독물질 때문에 발생된다고 믿었던 시대로, 모기가 매개하는 말라리아(malaria)를 나쁜 공기[mal(나쁜) + aria(공기)]가 전파한다고 생각하였다. 그 당시에는 오염된 공기를 정화하기 위해 대포를 발사하거나 불을 지르기도 하고, 질병이 발생한 가옥에는 연기소독을 시행하였다. 장기설을 주장한 대표적인 학자는 히포크라테스이며, 장기설은 영국 의학자 존 스노가 콜레라 감염병을 입증하기 전까지 유럽의 의학을 지배하였다.

4) 접촉전염설 시대(contagious disease theory era)

15세기 말까지 종교설과 장기설이 공존하였으나 16세기 무렵부터 인간과 인간이 서로 접촉하기 때문에 질병이 전파된다고 믿기 시작하였다. 16세기 초 유럽 전역에 만연한 매독은 이 가설을 뒷받침하는 근거가 되었다.

5) 미생물 병인론 시대(bacteriological era)

1676년 네덜란드의 레벤후크(Antony van Leeuwenhoek)가 처음으로 세균(bacteria)을 발견함으로써 미생물이 질병 발생의 원인체라는 사실이 인정되었으며, 이로써 다른 모든 감염병 발생설은 종지부를 찍게 되었다. 파스퇴르(Louis Pasteur, 1822~1895)는 현미경 미생물에 관한 논문 발표와 함께 닭콜레라, 탄저병, 공수병 백신을 발견하였다. 코흐(Robert Koch, 1843~1910)의 탄저균(*Bacillus anthracis*), 결핵균(*Tubercle bacillus*), 콜레라균(*Vibrio cholera*) 등의 발견으로 미생물 병인론 시대가 열리게 되었다. 즉, 병원체의 발견으로 예방접종 백신이 계속 완성되면서 인공면역을 통하여 이루어질 수 있는 새로운 감염병 예방 시대가 도래하였다.

3. 감염병 유행의 3대 요인

감염병 유행의 3대 요인에는 감염원, 감염경로, 감수성 숙주가 있다. 그러므로 감염병이 대규모로 유행하려면 ①감염원으로서 질적, 양적으로 충분한 병원체를 포함하고 있어야 하고, ②감염경로로서 감염과 숙주를 연결시키는 전파체가 많이 존재해야 하며, ③감수성이 높은 숙주 집단이 많아야 한다.

1) 감염원(infection source)

감염원이란 감수성 숙주에게 병원체를 전파시킬 수 있는 근원이 되는 모든 것을 의미한다. 감염원에는 환자, 보균자, 토양, 물, 감염 동물, 오염 식품이나 오염 식기구 및 생활용구 등이 있다.

2) 감염경로(infection route)

감염경로란 감염원으로부터 감수성 숙주에게 병원체가 운반되는 과정을 말하며, 접촉전파, 공기전파(비말전파), 동물 매개 전파, 개달물전파 등이 있다.

3) 감수성 숙주(susceptible host)

감수성 숙주란 병원체에 대한 저항성이나 면역력이 부족하여 감염되기 쉬운 숙주를 의미한다. 감수성이 높은 인구집단에서는 감염병이 쉽게 확산되지만, 면역성이 높은 인구집단에서는 유행이 잘 발생하지 않는다.

4. 감염병의 발생과정

생물학적인 병원체가 인간에게 질병을 일으키는 데는 한 가지 요인만 관여하는 것이 아니라 다양한 요인이 관여한다(표 7-1). 일반적으로 감염병이 유행하려면 다음의 6가지 요인을 만족시켜야 하는데, ①병원체, ②병원소, ③병원소로부터 병원체의 탈출, ④전파, ⑤병원체의 새로운 숙주 내 침입, ⑥숙주의 감수성과 면역이 반드시 연쇄적 관계를 가지고 존재할 때 이루어지며, 이들 6가지 요인 중에서 하나라도 결여되거나 차단되면 감염병은 성립하지 않는다.

표 7-1 질병 발생 3대 요인과 감염병 발생과정 6가지 요인의 관계

질병 발생의 3대 요인	감염병 발생과정의 6가지 요인
병인	병원체 병원소
환경	병원소로부터 병원체의 탈출 전파
숙주	병원체의 새로운 숙주 내 침입 새로운 숙주의 감수성과 면역

Comment

➔ 감염병 발생과정

병원체 → 병원소 → 병원소로부터 병원체의 탈출 → 전파 → 새로운 숙주 내 침입 → 숙주 감수성

1) 병원체(causative agent)

병원체는 감염병 발생과정의 첫 번째 요인으로 인체에 침입하는 미생물이다. 감염병 발생의 직접적인 원인으로 작용하며, 원인균의 특징에 따라 분류한다. 병원체는 생물체 밖이나 자연상태에서는 오랫동안 생존하거나 번식할 수 없다. 병원체에는 세균, 바이러스, 리케차, 기생충, 진균(곰팡이) 등이 있다.

(1) 세균(bacteria)

병원성 세균(pathogenic bacterium)은 적절한 온도와 습도의 환경조건에서는 급속하게 증식하는 단세포의 작고(0.2~2.0㎛) 하등한 미생물이다. 일정량 이상의 균이 존재하여야 발병 가능하며, 항생제 등을 사용하면 치료가 가능하다. 또한, 이차감염을 일으키는 경우는 거의 없다. 광학현미경으로 볼 수 있는 세균은 형태에 따라 다음과 같이 구분된다.

① 막대균(*Bacillus*)

막대 형태의 세균으로, 장티푸스, 디프테리아, 결핵, 한센균, 대장균 등이 있다.

② 알균(*Coccus*)

둥근 형태의 세균으로, 폐렴균, 임균, 포도구균, 연쇄구균 등이 있다.

③ 나선균(*Spirillum*)

S자 형태의 나선 모양 균으로, 렙토스피라, 콜레라, 매독균 등이 있다.

Comment

➔ 산소성균, 무산소성균, 조건무산소성균이란?

산소성균은 산소를 필요로 하는 세균이고, 무산소성균은 산소 없이 생존하는 세균이며, 조건무산소성균은 산소가 있거나 없거나 증식이 가능한 세균을 말한다.

(2) 바이러스(virus)

바이러스는 병원체 중에 가장 작아(0.01~0.3㎛) 전자현미경으로만 볼 수 있고 세포 내에서 번식한다. 생존에 필요한 물질인 핵산과 단백질만 가지며, 자체 증식이 불가능하여 대부분은 숙주에 의존하여 기생한다. 또한 미량(10~100개)으로도 발병이 가능하다. 항생제에 감수성이 없어 항생제 치료가 의미 없으며, 이차감염을 일으킨다. 바이러스가 원인이 되어 발병하는 질환의 종류에는 홍역, 폴리오, 유행성 간염, 일본뇌염, 공수병(광견병), 유행이하샘염, 풍진, 수두, AIDS 등이 있다.

(3) 리케차(rickettsia)

리케차는 구조가 세균과 비슷하나 세균과 달리 살아있는 세포에서만 증식이 가능하다. 크기는 세균과 바이러스의 중간 크기로, 보통 절지동물과 공생하며 진드기, 이, 벼룩 등이 매개한다. 세균과 유사한 화학적 성분을 갖고 있어 화학요법제에 대해 감수성이 있다. 발진티푸스와 발진열, 쯔쯔가무시병, 록키산 홍반열, Q열, 참호열 등을 일으킨다.

(4) 기생충(parasite)

동물성 기생체로서 단세포(protozoa)와 다세포(metazoa)가 있다. 말라리아, 아메바이질, 회충증, 십이지장충증, 유구조충증, 무구조충증, 간흡충, 폐흡충 등을 일으킨다.

(5) 진균 또는 사상균(fungus)

무좀 및 칸디다증, 각종 피부 질환 등을 일으킨다.

Comment

병원체의 종류에 따른 부위별 질환

① 세균
- 호흡기 : 결핵, 디프테리아, 백일해, 성홍열, 한센병
- 소화기 : 콜레라, 장티푸스, 파라티푸스, 세균이질
- 피부 · 점막 : 매독, 임질, 파상풍, 한센병, 페스트, 쯔쯔가무시증, 재귀열

② 바이러스
- 호흡기 : 홍역, 유행이하샘염, 수두, 풍진, 두창
- 소화기 : 폴리오, 유행성 간염
- 피부 · 점막 : 공수병, 황열, B형 간염, AIDS, 일본뇌염

2) 병원소(reservoir)

병원소는 감염병 발생과정의 두 번째 요인으로 병원체가 생활하고 증식하며 다른 숙주에게 전파될 수 있는 상태로 저장되는 장소를 말한다. 종류에는 인간 병원소, 동물 병원소, 토양, 먼지 등이 있으며, 인간 병원소는 다시 건강 보균자, 회복기 보균자, 만성 보균자로 구분한다.

(1) 인간 병원소(human reservoir)

대부분의 감염병이 감염된 다른 사람으로부터 오는 것이기 때문에 병원소로서 아주 중요한 역할을 한다고 볼 수 있다. 인간 병원소에는 뚜렷한 임상증상을 나타내는 현성 감염자, 임상증상이 아주 미약하여 간과되기 쉬운 불현성 감염자, 보균자의 3가지가 있다.

① 현성 감염자

병원체에 감염되어 뚜렷한 임상증상을 나타내는 사람을 말하며, 자각적 · 타각적으로 임상증상을 나타내어 쉽게 인지할 수 있어 질병 관리가 수월하다.

② 불현성 감염자

불현성 감염(무증상감염, subclinical infection)이란 숙주 내에 병원체가 침입은 하였으나 임상적인 증상은 나타나지 않는 것으로, 면역학적 방법이나 미생물학적 방법에 의하여서만 검출이 가능한 상태를 말한다. 불현성 감염자라도 현성 감염자와 마찬가지로 균을 배출하여 전염시킬 수 있으므로 감염병 관리에 특별한 관심과 대책이 필요하다. 장티푸스, 세균성 이질, 콜레라, 성홍열 등이 불현성 감염을 일으킨다.

③ 보균자(carrier)

자각적 · 타각적으로 인지할 만한 임상증상은 없는데, 체내에 병원체를 보유하여 항상 또는 때때로 균을 배출하는 병원체 보유자를 말한다. 특히 감염병 관리상 환자보다도 보균자가 불현성 감염자와 더불어 병원소로서 중요한 위치를 차지한다. 이유는 보균자는 사회생활면에서 자유로이 활동하기 때문에 전염시킬 수 있는 영역이 넓고, 주위 사람들이 경계하지 않기 때문에 전파 기회가 많으며, 보균자수는 일반적으로 환자수보다 많기 때문에 중요한 관리 대상이 된다.

보균자의 종류는 표 7-2와 같다.

표 7-2 보균자의 종류

건강 보균자 (health carrier)	병원체가 숙주에 감염되어 알맞은 기관에 자리잡아 증식하고 있으나 임상증상이 나타나지 않고 병원균을 전파시키는 사람을 말하며, 불현성 감염 보균자라고도 한다. 건강 보균자는 역학적으로 가장 중요한데, 감염 증상이 없고 건강인과 다름없으나 병원체를 보유하고 있기 때문이다. 디프테리아, 폴리오, 일본뇌염이 발병할 수 있다.
회복기 보균자 (convalescent carrier)	병후보균자라고도 하며 질병에서 회복되고 있으나 계속해서 병원균을 배출하는 환자를 말한다. 이질과 장티푸스 등이 발병할 수 있다.
잠복기 보균자 (incubatory carrier)	병원체가 숙주에 침입하여 임상증상이 나타나기 이전인 잠복기 중에 균을 배출하는 사람을 말한다. 디프테리아, 홍역, 백일해, 유행성 이하선염, 수막구균성 수막염 등이 발병할 수 있다.
만성 보균자 (chronic carrier)	임상적으로는 건강하나 지속적 또는 간헐적으로 장기간에 걸쳐 균을 배출하는 사람을 말한다. 예를 들어 장티푸스에 감염된 사람은 담낭 내에 살모넬라균을 10년 이상 혹은 평생 보균하면서 간헐적으로 균을 배출한다.

(2) 동물 병원소(animal reservoir)

동물 병원소는 병원균의 서식지를 제공하는 쥐, 개, 양, 돼지 등의 동물과 병원균의 매개체 역할을 하는 모기, 이 및 진드기 등이 있다. 또한 토양에 서식하는 균으로는 탄저균, 레지오넬라, 파상풍균 등이 있고, 콜레라, 람블편모충, 주혈흡충 등은 물속에서 서식하며, 살모넬라, 리스테리아 등은 음식물에 서식한다.

동물 병원소의 종류와 발생 질환은 표 7-3과 같다.

표 7-3 동물 병원소의 종류와 발생 질환

동물 병원소	발생 질환
쥐	페스트, 살모넬라증, 발진열, 서교증, 쯔쯔가무시증, 렙토스피라증, 바일병
소	결핵, 탄저, 살모넬라증, 파상열
개	공수병, 톡소플라스마증
돼지	일본뇌염, 탄저, 살모넬라증, 렙토스피라증, 파상열, 선모충증, 유구조충증
고양이	살모넬라증, 톡소플라즈마증, 서교증
양	탄저, 파상열, Q열
말	탄저, 유행성 뇌염, 살모넬라증

Comment

인수공통감염병(zoonosis)

사람과 동물 사이에 서로 전파되는 병원체에 의한 전염성 질환으로, 병원체가 동물체 내에 있다가 인간 숙주에 옮겨와 질병을 전염시키는 전염원 역할을 한다.

- 세균 : 결핵, 탄저, 브루셀라증, 페스트, 야토병, 디프테리아
- 프리온 단백질 : 변종크로이펠츠-야콥병(vCJD)
- 바이러스 : 공수병, 뇌염, 조류독감, 두창
- 기생충 : 간흡충, 폐흡충
- 리케차 : Q열

(3) 토양(soil)

토양은 담자균, 자낭균, 조균 등의 진균류와 파상풍의 병원소 역할을 한다.

3) 병원소로부터 병원체의 탈출

감염병의 전파는 병원소로부터 병원체가 탈출함으로써 성립되는데, 이는 감염병 발생과정의 세 번째 요인이며 병원체의 탈출 경로는 숙주의 기생부위에 따라 다르다.

(1) 호흡계에서 탈출

가장 흔한 탈출 경로로 호흡기계 감염병이 주가 되며 병원체가 호흡기계를 통하여 재채기, 대화, 기침 등으로 탈출하여 공기를 통하여 멀리까지 전파된다. 폐결핵, 폐렴, 천연두, 백일해, 홍역, 수두 등이 발병할 수 있다.

(2) 소화기계에서 탈출

위나 장관을 통하여 구토물이나 분변으로 탈출되며 소화기계 감염병이 주가 된다. 장티푸스, 콜레라, 세균이질, 파라티푸스, 폴리오 등이 발병할 수 있다.

(3) 비뇨기계에서 탈출

소변이나 성기 분비물을 통하여 배출되는 것으로, 대변보다 병원체의 함유율이 적다. 일반적으로 매독, 임질 등 성병이 발병할 수 있다.

(4) 외피계(개방 병소)에서 탈출

생체 표면이나 농양, 피부병 등의 상처부위, 점막을 통하여 직접 병원체가 탈출하는 것을 말하며 한센병, 옴, 피부염 등이 발병할 수 있다.

(5) 기계적 탈출

모기, 이, 벼룩 등 곤충의 흡혈이나 주사기 등을 통하여 병원체가 탈출하는 것을 말하며, 혈액 속의 병원체가 몸 밖으로 나와 전파된다. 말라리아, 발진티푸스, B형 간염, 발진열, AIDS, C형 간염 등이 발병할 수 있다.

4) 전파(transmission)

감염병 발생과정의 네 번째 요인으로, 병원체의 전파 수단은 직접전파와 간접전파로 구분된다. 병원체는 병원소에서 탈출하여 새로운 숙주에 감염되어야 계속적으로 성장과 증식이 가능하다.

(1) 직접전파(direct transmission)

직접전파는 병원체가 다른 숙주로 직접적으로 전달되어 감염이 발생하는 것을 말하는데, 육체적 접촉, 재채기, 기침 등의 비말 등을 통하여 호흡기계로 전파되거나 피부접촉으로 전파된다. 특히 신체 일부가 직접 토양이나 퇴비에 접촉함으로써 파상풍, 탄저, 사상균증 및 구충증에 걸리는 경우가 있다.

임산부가 감염되어 태반을 통하여 태아에게 감염이 파급되는 경우를 태반감염(placental infection) 또는 수직감염(vertical infection)이라고 하며, 수직감염을 일으키는 질병에는 매독, B형 간염, AIDS, 풍진, 톡소포자충증 등이 있다.

(2) 간접전파(indirect transmission)

간접전파는 병원체가 손, 음식물, 곤충 등 어떤 매개체(vehicle)를 통하여 전파되어 전염이 성립되는 경우를 말한다. 간접전파가 이루어지려면 병원체를 옮기는 매개체가 있어야 하고, 병원체가 병원소 밖으로 탈출하여 일정 기간 동안 생존할 수 있는 능력이 있어야 한다. 간접전파는 활성매개체 전파, 비활성매개체 전파로 구분할 수 있으며 감염병 관리 시에 전파 경로를 확실히 파악하여 차단한다면 질병 발생을 감소시킬 수 있다.

① 활성매개체 전파(animate vehicle transmission)

절지동물, 패류, 담수어, 개구리, 뱀 등이 매개 역할을 하는 생물학적 전파를 말한다. 주로 파리, 모기, 벼룩 등 절지동물에 의한 매개로 전파되는 것이 대부분이다. 활성매개체에 의하여 전파되는 질병은 매개충의 활동범위가 한정되어 있고 매개충이 살기에 적당한 계절이나 기온이 있어 여기에 따라 그 범위가 지역적 · 계절적으로 한정되는 것이 특징이다.

절지동물에 의한 전파기전은 기계적 전파와 생물학적 전파로 나뉘는데, 기계적 전파는 매개 곤충이 단순히 기계적으로 병원체를 운반하는 것을 말한다. 즉, 매개 곤충의 체표면이나 체내에 병원체가 부착한 뒤 침입하여 병원체의 변화 없이 그대로 전파되는 것을 의미한다. 매개 곤충의 병원체가 들어있는 사람과 가축의 배설물, 혈액, 조직액 등을 몸이나 주둥이 및 다리 등에 묻힌 후에 음식물이나 식기를 오염시키는 경우와 오물을 섭취한 후에 다시 토해내거나 분변을 통하여 살아있는 병원체를 음식물에 오염시키는 경우이다. 장티푸스, 파라티푸스, 이질, 살모넬라증, 결핵, 페스트, 회충 및 편충과 같은 기생충 등 수많은 질병이 이러한 방법에 의하여 전파된다.

생물학적 전파는 매개 곤충 내에서 일정 기간 동안 발육 또는 증식 과정을 거쳐 전파되는 경우로, 매개 곤충의 체내에 들어간 병원체가 감염성을 갖기 위하여 일정 기간 발육 또는 증식한 후에 전파되는 경우이다(표 7-4).

표 7-4 생물학적 전파의 유형

증식형 전파 (propagative transmission)	증식형 전파란 병원체가 수직적으로 증식만 한 후 인체 내로 감염되는 상태로 페스트는 쥐벼룩의 위장 앞 부분에서, 뇌염과 황열은 바이러스가 모기 위세포에 들어가서 증식한 후에 전파된다. 그 밖에도 이가 전파하는 재귀열과 발진티푸스, 모기가 전파하는 뎅기열이 여기에 속한다.
발육형 전파 (cyclodevelopmental transmission)	곤충 체내에서 병원체가 수직 증식은 하지 않고 단지 발육만 하여 전파되는 경우로, 로아사상충과 사상충증이 속한다. 특히 사상충은 흡혈 시 모기의 위로 들어가 위벽을 뚫고 흉부 근육에 정착하여 일정기간 자란 뒤에 전파한다.
발육증식형 전파 (cyclopropagative transmission)	매개 곤충 내에서 생활환을 거치며 발육과 증식을 하는 것을 말하며, 말라리아와 수면병이 여기에 속한다.
배설형 전파 (fecal transmission)	병원체가 곤충 체내에서 증식한 후에 장관을 거쳐서 분변으로 배설되는 것을 말한다. 페스트, 발진열, 발진티푸스가 여기에 속한다.
경란형 전파 (transovarian transmission)	경란형 전파란 난자를 통하여 전파되는 형태이다. 병원체가 난소 내에서 증식 생존하며, 그 안에서 부화된 다음 세대가 자동적으로 감염되어 전파되는 경우로, 록키산홍반열, 재귀열, 쯔쯔가무시병 등이 여기에 속한다.

② 비활성매개체 전파(inanimate vehicle transmission)

비활성매개체 전파란 무생물인 우유, 물, 공기, 식품과 토양 등에 의하여 전파되는 것을 말한다. 또한 침구, 완구, 의복, 책, 손수건, 주사기 등 전파수단으로서만 역할을 하는 물체를 개달물(介達物, fomite)이라고 하며, 이와 같은 전파를 개달물감염(vehicle-borne infection)이라고 한다.

5) 병원체의 새로운 숙주 내 침입

감염병 발생과정의 다섯 번째 단계로 병원체가 숙주의 표면장벽을 뚫고 침입하였을 때를 감염이라고 한다. 또한 감염된 후 임상증상이 나타나기까지는 표적장기까지 이동하여 균체의 증식, 병리적 변화를 일으키는 데 시간이 필요하며 이 기간을 잠복기(incubation period)라고 한다.

침입경로는 호흡기계 감염병원 병원소로부터 배출되는 미세한 비말이나 비말핵(droplet nuclei)을 흡입함으로 호흡기계로 침입한다. 소화기계 감염병원은 경구로 침입하며, 그 밖에 비뇨생식기계, 점막, 피부 등을 통해 침입하기도 한다.

6) 숙주의 감수성과 면역

감염병 발생과정의 여섯 번째 단계로 병원체가 숙주 내로 침입하였다고 모두 질병이 발생하는 것은 아니며 숙주의 상태에 따라 발병에 크게 영향을 미친다. 즉, 숙주에 병원체에 대한 저항력(resistance)이 있다면 감염이 성립되거나 발생하지 않는다. 저항력은 다른 말로 면역이라고 하며 이와 반대되는 말이 감수성이다. 감수성이 있을 때 감염 또는 발병이 일어난다.

(1) 감수성(susceptibility)

숙주에 침입한 병원체에 대항하여 감염 또는 발병을 막을 수 있는 능력이 없는 상태를 '감수성이 있다'고 표현한다. 즉, 병원체 침입 시 병원체에 대항하여 발병을 막을 수 없는 상태를 말하는데, 고트슈타인(Gottstein)은 이를 '감수성 지수' 혹은 '접촉감염지수(contagious index)'라고 하였다. 또 루더(De Rudder)는 감수성 지수를 %로 나타내었는데, 홍역과 두창은 95%, 백일해는 60~80%, 성홍열은 40%, 디프테리아는 10%, 폴리오는 0.1% 이하로 나타났다.

(2) 면역(immunity)

면역이란 저항력이 충분하여 특정 감염균에 자기 몸을 방어하며 임상증상의 발현을 없애거나 증상 발현을 가볍게 하는 능력을 말한다. 즉, 면역세포반응으로 자기와 비자기를 식별한 뒤 비자기를 없애고 자기를 보호하는 방어기전이다. 면역은 선천면역과 후천면역으로 나눌 수 있다. 선천면역(innate immunity)이란 태어날 때부터 모체로부터 면역(저항력)을 이어받는 것을 말하며, 종족, 인종, 풍속, 개인특이성 및 저항력의 개인차에 따라 달라진다. 후천면역(acquired immunity)이란 질병에 이환되었거나 불현성 감염(inapparent infection)으로 지나는 경우 혹은 예방접종 등에 의하여 후천적으로 얻게 되는 면역을 말한다. 후천면역은 다시 능동면역과 수동면역으로 구분된다(그림 7-1).

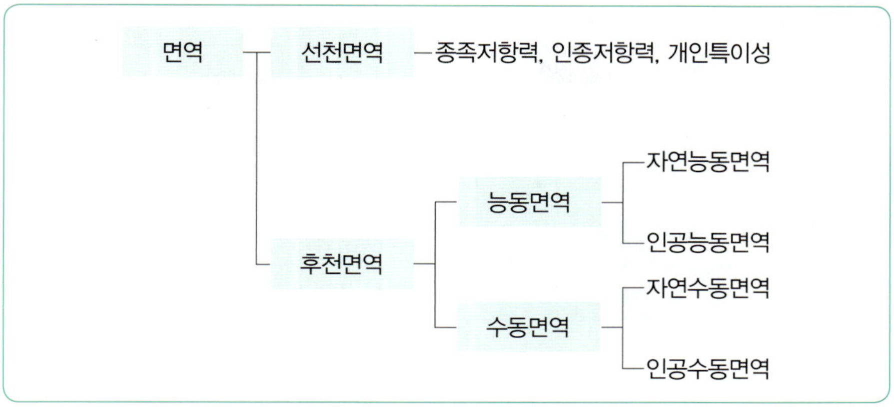

그림 7-1 면역의 종류

① **능동면역(active immunity)**

능동면역은 병원체 또는 독소에 의하여 생체의 세포가 스스로 활동하여 생기는 면역으로, 어떤 항원의 자극에 의하여 항체가 형성되는 상태를 말한다. 즉, 숙주 자체가 스스로 면역을 갖고 어떤 물질(항원, antigen)의 자극으로 생체 내 면역력(항체, antibody)을 갖게 하는 것을 말한다. 항원(면역원)이란 생체 내에서 항체를 생산하는 물질이라고 말할 수 있는데, 백신(vaccine)은 생균이나 사균 모두 균 자체가 항원으로 작용할 수 있다. 능동면역에는 자연능동면역과 인공능동면역 있다(표 7-5, 7-6).

표 7-5 능동면역의 종류

자연능동면역 (natural active immunity)	감염 후 자연적으로 획득되는 면역을 말한다.
인공능동면역 (artificial active immunity)	예방접종을 통하여 생균 백신과 사균 백신 및 변성독소(toxoid)를 사용해서 인위적으로 면역이 생기게 하는 것을 말하며, 인위적으로 항원을 체내에 투입하여 항체가 생성되도록 한다. • 생균 백신 : 병원 미생물의 독력을 약하게 만든 생균의 현탁액으로, 두창, 결핵, 폴리오, 홍역, 황열, 풍진, 인플루엔자, 공수병, 탄저, 일본뇌염, 유행성 이하선염 등이 있다. 면역 지속시간이 길고 효과가 우수하다. • 사균 백신 : 미생물을 물리적, 화학적 방법으로 사멸시켜 만든 백신으로 장티푸스, 파라티푸스, 콜레라, 백일해, 일본뇌염, 페스트, B형 간염 등이 있다. • 변성독소 : 변성독소는 생균 백신도 아니고 사균 백신도 아닌 것으로 세균의 외독소(exotoxin)를 변질시켜서 독성을 약하게 만든 것이다. 디프테리아, 파상풍 등이 있다.

표 7-6 자연능동적으로 면역이 형성되는 질병

구분	질병
현성 감염에 의하여 영구면역이 잘 되는 감염병 (한 번 걸리면 영구적으로 면역이 되는 것)	천연두, 홍역, 수두, 백일해, 성홍열
불현성 감염에 의하여 강한 면역이 형성되는 감염병 (영구면역이 잘 됨)	일본뇌염, 소아마비
이환되어도 약한 면역만 형성되는 감염병	디프테리아, 인플루엔자, 수막구균성 수막염, 세균성 이질, 폐렴
면역이 형성되지 않는 감염병	매독, 임질, 말라리아

② 수동면역(passive immunity)

수동면역이란 다른 숙주에 의하여 형성된 면역을 받아 획득하게 하는 면역을 말하며, 자연수동면역과 인공수동면역이 있다. 자연수동면역은 태아가 모체로부터 태반이나 모유수유를 통하여 얻는 면역을 말하고, 인공수동면역은 인공 제제를 인체 내에 투여하여 잠정적으로 질병을 방어할 수 있도록 하는 면역을 말한다. 예를 들어 회복기 혈청, 면역혈청, 감마글로불린, 항독소 등을 주사하여 항체를 주는 방법 등이 있다.

5. 감염병 유행양식

1) 생물학적 현상(biological factor)

질병과 연령 간에는 밀접한 관계가 있는데, 연령에 따라 감염병에 대한 저항력이 다르기 때문이다. 또한 병원체에 대해 성별의 차이도 존재하는데, 일반적으로 임산과 분만을 제외하면 사망률이 여자보다 남자가 더 높다는 점들이 그 예라고 볼 수 있다. 인종 간에도 이환률의 차이가 있는데, 흑인들에서는 고혈압성 심장질환 등이 높고 백인들에서는 동맥경화성 심장질환 등이 높게 나타난다.

2) 시간적 현상(time factor)

① **추세변화**(secular trend) : 수십 년에 걸쳐서 발생 및 유행하며, 장티푸스(30~40년) 등이 있다.

② **순환변화**(cyclic trend) : 단기간을 주기로 순환적으로 유행하며, 홍역(2~3년) 등이 있다.

③ **계절적 변화**(seasonal variation) : 1년을 주기로 반복하며, 여름철 발생하는 소화기질환 등이 있다.
④ **불규칙변화**(irregular variation) : 외래 감염병 침입 시 돌발적 유행하며, 콜레라 등이 있다.

3) 지리적 현상(geographical factor)

① **산발적**(sporadic) : 불규칙적으로 일부 한정된 지역에서 산발적으로 발생한다.
② **지방적**(endemic) : 일부 지역이나 지역사회에서 계속적으로 발생한다.
③ **유행적**(epidemic) : 일부 지역이나 지역사회 다수인에게 발생한다.
④ **범발적**(pandemic) : 넓은 지역이나 세계적으로 발생한다.

4) 사회적 현상(social factor)

거주, 인구이동, 직업 등이 감염병의 유행양식과 관계를 갖는 것을 사회적 현상이라 한다.

6. 감염병 예방관리방법

감염병 예방관리는 감염병 발생과정의 6가지 요인 중 어떤 요인에 대해 공격 조치를 하여 그 요인을 제거함으로써 그 전파의 연쇄작용이 이루어지지 않아 감염병이 발생하지 못하게 하는 것이 원칙이다. 감염병을 예방관리하는 방법에는 검역, 예방접종, 전파예방관리 등이 있다.

1) 검역(medical inspection)

검역이란 유행지에서 국내로 들어오는 사람들 가운데 잠복기 동안 그들이 유숙하는 곳을 신고하도록 하거나 일정한 장소에 머물게 하여 감염 여부를 확인할 때까지 감시하는 것을 말한다.

「검역법」은 우리나라로 들어오거나 외국으로 나가는 사람, 운송수단 및 화물을 검역하는 절차와 감염병을 예방하기 위한 조치에 관한 사항을 규정하여 국내외로 감염병이 번지는 것을 방지함으로써 국민의 건강을 유지 및 보호하는 것을 목적으로 한다. 또한 이 법은 검역감염병의 정의, 검역감염병 환자 등의 격리, 검역감염병 접촉자에 대한 감시 등에 관한 내용도 포함하고 있다.

(1) 검역감염병

「검역법」 제2조에 따르면 검역감염병에는 콜레라, 페스트, 황열, 중증 급성호흡기증후군(SARS), 동물인플루엔자 인체감염증, 신종인플루엔자, 중동호흡기증후군(MERS), 에볼라바이러스병, 그 밖에 감염병으로서 외국에서 발생하여 국내로 들어올 우려가 있거나 우리나라에서 발생하여 외국으로 번질 우려가 있어 질병관리청장이 긴급 검역조치가 필요하다고 인정하여 고시하는 감염병이 있다.

또한 「검역법」에는 검역감염병과 관련하여 다양한 용어의 정의가 규정되어 있다(표 7-7).

표 7-7 검역감염병 관련 용어의 정의

검역감염병 환자	검역감염병 병원체가 인체에 침입하여 증상을 나타내는 사람으로서 의사, 치과의사 또는 한의사의 진단 및 검사를 통하여 확인된 사람을 말한다.
검역감염병 의사환자	검역감염병 병원체가 인체에 침입한 것으로 의심되나 검역감염병 환자로 확인되기 전 단계에 있는 사람을 말한다.
검역감염병 접촉자	검역감염병 환자, 검역감염병 의사환자 및 병원체 보유자(이하 "검역감염병 환자등"이라 한다)와 접촉하거나 접촉이 의심되는 사람을 말한다.
감염병 매개체	공중보건에 위해한 감염성 병원체를 전파할 수 있는 설치류나 해충으로서 보건복지부령으로 정하는 것을 말한다.

(2) 검역감염병 환자 등의 격리

「검역법」 제16조에 따르면 질병관리청장은 검역감염병 환자 등을 표 7-8의 어느 하나에 해당하는 시설에 격리한다. 다만, 사람 간 전파 가능성이 낮은 경우 등 질병관리청장이 정하는 경우는 격리 대상에서 제외할 수 있다. 검역감염병 환자 등의 격리기간은 검역감염병 환자 등의 감염력이 없어질 때까지로 하고, 격리기간이 지나면 즉시 해제하여야 한다.

표 7-8 검역감염병 환자의 격리시설

- 검역소에서 관리하는 격리시설로서 질병관리청장이 지정한 시설
- 감염병관리기관, 격리소·요양소 또는 진료소
- 자가
- 감염병전문병원
- 국내에 거주지가 없는 경우 질병관리청장이 지정하는 시설 또는 장소
- 보건복지부령으로 정하는 바에 따른 임시 격리시설

(3) 검역감염병 접촉자에 대한 감시

「검역법」 제17조에 따르면 검역감염병 접촉자 또는 검역감염병 위험요인에 노출된 사람이 입국 후 거주하거나 체류하는 지역의 특별자치도지사 · 시장 · 군수 · 구청장에게 건강 상태를 감시하거나 격리시킬 것을 요청할 수 있다. 또한 감시 또는 격리기간은 보건복지부령으로 정하는 해당 검역감염병의 최대 잠복기간을 초과할 수 없다(표 7-9).

표 7-9 검역감염병의 최대 잠복기간

- 콜레라 : 5일
- 페스트 : 6일
- 황열 : 6일
- 중증 급성호흡기증후군(SARS) : 10일
- 동물인플루엔자 인체감염증 : 10일
- 중동호흡기증후군(MERS) : 14일
- 에볼라바이러스병 : 21일
- 신종인플루엔자 및 질병관리청장이 긴급 검역조치가 필요하다고 인정하여 고시하는 감염병 : 검역전문위원회에서 정하는 최대 잠복기간

2) 예방접종(면역의 증강)

예방접종을 하면 개인은 물론 자신이 속해 있는 지역사회의 집단면역수준을 향상시킴으로써 감염성 질환의 침입 자체를 방어하게 된다. 지역사회의 인구 중 면역을 획득한 비율이 어느 정도 되면 그 지역사회는 해당 질병에 면역된 것처럼 유행이 발생하지 않는 집단면역상태가 된다. 그러므로 백신을 접종하는 것은 개인의 감염 예방과 함께 공중보건 측면에서 중요하다.

(1) 필수예방접종

「감염병의 예방 및 관리에 관한 법률」 제24조에 따르면 특별자치시장 · 특별자치도지사 또는 시장 · 군수 · 구청장은 관할 보건소를 통하여 필수예방접종을 실시하여야 한다.

필수예방접종 대상 감염병에는 디프테리아, 폴리오, 백일해, 홍역, 파상풍, 결핵, B형 간염, 유행성 이하선염, 풍진, 수두, 일본뇌염, b형 헤모필루스인플루엔자, 폐렴구균, 인플루엔자, A형 간염, 사람유두종바이러스 감염증, 그룹 A형 로타바이러스 감염증, 그 밖에 질병관리청장이 감염병의 예방을 위하여 필요하다고 인정하여 지정하는 감염병이 있다.

필수예방접종의 접종 시기와 횟수는 표 7-10과 같다.

표 7-10 신생아 및 소아의 예방접종표

나이	예방접종 종류	참고사항
0~4주	결핵(BCG 피내용)	생후 4주 이내 접종
0~6개월	B형 간염	3회 접종(0, 1, 6개월)
2~15개월	뇌수막염(Hib)	3회 접종(2, 4, 6개월), 추가접종(12~15개월)
2개월~만 6세	소아마비(폴리오)	3회 접종(2, 4, 6개월), 추가접종(만 4~6세)
	디프테리아/파상풍/백일해+폴리오(콤보백신)	
2~59개월	폐렴구균(단백결합백신 10가, 13가)	3회 접종(2, 4, 6개월), 추가접종(12~15개월)
2개월~만 12세	디프테리아/파상풍/백일해(DPT)	3회 접종(2, 4, 6개월), 추가접종(15~18개월, 만 4~6세, 만 11~12세)
	일본뇌염(사백신)	3회 접종(12~36개월), 추가접종(만 6세, 12세)
12~15개월	수두	1회 접종(12~15개월), 추가접종(만 4~6세)
	홍역/유행성이하선염/풍진(MMR)	
12~35개월	일본뇌염(생백신)	1회 접종(12~24개월), 추가접종(12개월 후)
6개월~만 4세	인플루엔자	우선접종권장 대상자
24개월~만 12세	장티푸스	고위험군에 한하여 접종

(2) 초등학교 입학 시 예방접종 완료

우리나라는 현재 2012년 3월부터 취학을 앞둔 아동 보호자에게 자녀 예방접종 여부를 예방접종도우미사이트(http://nip.cdc.go.kr)에서 확인하여 빠트린 접종이 있을 경우 입학 전까지 접종을 완료하도록 하고 있다. 또한 입학 후 이 증명서를 제출하게 하여 완료되지 않았을 경우 입학 시 제한을 두고 있다.

3) 전파예방관리(환경관리)

① 이미 숙주 밖으로 나온 병원체는 사멸시켜야 한다.

② 환자와 보균자를 철저히 치료하여 더 이상 병원체를 배출하지 못하도록 한다.

③ 감수성이 있는 건강한 사람과 병원체를 배출하는 환자 및 보균자가 서로 접촉하지 못하도록 한다.

④ 오염된 환경을 소독하고 박멸하여야 한다.

7. 법정감염병의 종류와 신고

1) 법정감염병의 종류

1954년에 만들어진 감염병 분류체계는 46년간 큰 틀을 유지해오다 2000년에 이르러 신종 감염병의 출현과 감염병 발생양상의 변화에 대응하기 위하여 80종의 법정감염병을 위급성 정도나 의학적 체계에 따라 제1군~제5군 감염병과 지정 감염병으로 나누는 군별 분류체계로 정립하였다. 이후 위생수준 향상과 예방접종 등으로 수인성 식품매개질환이나 발진티푸스, 일본뇌염 등의 발생은 급격히 감소하였지만, 한편으로 해외여행 증가, 도시화 등으로 신종 감염병이나 해외 유입 감염병의 위험은 증가하였다.

이에 따라 2015년 메르스(MERS) 유행 이후 공중보건의 위기를 초래할 수 있는 감염병을 우선적으로 관리할 수 있도록 감염병 관리체계를 강화하기 위해 감염병 분류체계의 개편 작업을 추진하였고, 2020년 '감염병의 예방 및 관리에 관한 법률'을 개정하여 감염병을 심각도, 전파력, 격리수준, 신고시기 등을 중심으로 한 '급' 체계로 개편하였다(표 7-11).

표 7-11 법정감염병의 분류체계

분류	심각도 · 전파력	신고시기	격리수준
제1급	치명률이 높거나 집단발생 우려가 큼	즉시	음압격리와 같은 높은 수준의 격리
제2급	↑	24시간 이내	격리 필요
제3급	감염병 유행 여부 조사를 통한 관리 (표본감시)		격리 불필요
제4급		7일 이내	격리 불필요

(1) 제1급 감염병

생물테러 감염병 또는 치명률이 높거나 집단 발생의 우려가 커서 발생 또는 유행 즉시 신고하여야 하고, 음압격리와 같은 높은 수준의 격리가 필요한 감염병(17종)을 말한다. 다만, 갑작스러운 국내 유입 또는 유행이 예견되어 긴급한 예방 · 관리가 필요하여 질병관리청장이 보건복지부장관과 협의하여 지정하는 감염병을 포함한다.

① 에볼라바이러스병 ② 마버그열 ③ 라싸열
④ 크리미안콩고출혈열 ⑤ 남아메리카출혈열 ⑥ 리프트밸리열
⑦ 두창 ⑧ 페스트 ⑨ 탄저
⑩ 보툴리눔독소증 ⑪ 야토병 ⑫ 신종감염병증후군

⑬ 중증급성호흡기증후군(SARS) ⑭ 중동호흡기증후군(MERS) ⑮ 동물인플루엔자 인체감염증
⑯ 신종인플루엔자 ⑰ 디프테리아

(2) 제2급 감염병

전파 가능성을 고려하여 발생 또는 유행 시 24시간 이내에 신고하여야 하고, 격리가 필요한 감염병(21종)을 말한다. 다만, 갑작스러운 국내 유입 또는 유행이 예견되어 긴급한 예방 · 관리가 필요하여 질병관리청장이 보건복지부장관과 협의하여 지정하는 감염병을 포함한다.

① 결핵(結核) ② 수두(水痘) ③ 홍역(紅疫)
④ 콜레라 ⑤ 장티푸스 ⑥ 파라티푸스
⑦ 세균성 이질 ⑧ 장출혈성 대장균 감염증 ⑨ A형 간염
⑩ 백일해(百日咳) ⑪ 유행성 이하선염(流行性耳下腺炎) ⑫ 풍진(風疹)
⑬ 폴리오 ⑭ 수막구균 감염증 ⑮ b형 헤모필루스인플루엔자
⑯ 폐렴구균 감염증 ⑰ 한센병 ⑱ 성홍열
⑲ 반코마이신 내성 황색포도알균(VRSA) 감염증
⑳ 카바페넴 내성 장내균세균속균종(CRE) 감염증
㉑ E형 간염

(3) 제3급 감염병

그 발생을 계속 감시할 필요가 있어 발생 또는 유행 시 24시간 이내에 신고하여야 하는 감염병(27종)을 말한다. 다만, 갑작스러운 국내 유입 또는 유행이 예견되어 긴급한 예방 · 관리가 필요하여 질병관리청장이 보건복지부장관과 협의하여 지정하는 감염병을 포함한다.

① 파상풍(破傷風) ② B형 간염 ③ 일본뇌염
④ C형 간염 ⑤ 말라리아 ⑥ 레지오넬라증
⑦ 비브리오패혈증 ⑧ 발진티푸스 ⑨ 발진열(發疹熱)
⑩ 쯔쯔가무시증 ⑪ 렙토스피라증 ⑫ 브루셀라증
⑬ 공수병(恐水病) ⑭ 신증후군출혈열(腎症候群出血熱) ⑮ 후천성 면역결핍증(AIDS)
⑯ 크로이츠펠트-야콥병(CJD) 및 변종크로이츠펠트-야콥병(vCJD)
⑰ 황열 ⑱ 뎅기열 ⑲ 큐열(Q熱)
⑳ 웨스트나일열 ㉑ 라임병 ㉒ 진드기매개뇌염
㉓ 유비저(類鼻疽) ㉔ 치쿤구니야열 ㉕ 중증열성혈소판감소증후군(SFTS)
㉖ 지카바이러스 감염증 ㉗ 매독

※「질병관리청장이 지정하는 감염병의 종류」 고시의 개정(2024.1.1 시행)으로 엠폭스(MPOX)가 제3급 감염병으로 지정됨

(4) 제4급 감염병

제1급 감염병부터 제3급 감염병까지의 감염병 외에 유행 여부를 조사하기 위하여 표본감시 활동이 필요한 감염병(22종)을 말한다. 다만, 질병관리청장이 지정하는 감염병을 포함한다.

① 인플루엔자 ② 회충증 ③ 편충증
④ 요충증 ⑤ 간흡충증 ⑥ 폐흡충증
⑦ 장흡충증 ⑧ 수족구병 ⑨ 임질
⑩ 클라미디아 감염증 ⑪ 연성하감 ⑫ 성기단순포진
⑬ 첨규콘딜롬 ⑭ 반코마이신 내성 장알균(VRE) 감염증
⑮ 메티실린 내성 황색포도알균(MRSA) 감염증 ⑯ 다제내성 녹농균(MRPA) 감염증
⑰ 다제내성 아시네토박터바우마니균(MRAB) 감염증 ⑱ 장관감염증
⑲ 급성호흡기 감염증 ⑳ 해외유입 기생충 감염증
㉑ 엔테로바이러스 감염증 ㉒ 사람유두종바이러스 감염증

※「질병관리청장이 지정하는 감염병의 종류」 고시의 개정(2024.1.1 시행)으로 코로나바이러스감염증-19가 제4급 감염병으로 지정됨

(5) 기생충 감염병

기생충에 감염되어 발생하는 감염병 중 질병관리청장이 고시하는 감염병을 말한다.

① 회충증 ② 편충증 ③ 요충증
④ 간흡충증 ⑤ 폐흡충증 ⑥ 장흡충증
⑦ 해외유입 기생충 감염증

(6) 세계보건기구 감시대상 감염병

세계보건기구가 국제공중보건의 비상사태에 대비하기 위하여 감시대상으로 정한 질환으로서 질병관리청장이 고시하는 감염병을 말한다.

① 두창 ② 폴리오 ③ 신종인플루엔자

④ 중증급성호흡기증후군(SARS) ⑤ 콜레라 ⑥ 폐렴형 페스트
⑦ 황열 ⑧ 바이러스성 출혈열 ⑨ 웨스트나일열

(7) 생물테러 감염병

고의 또는 테러 등을 목적으로 이용된 병원체에 의하여 발생된 감염병 중 질병관리청장이 고시하는 감염병을 말한다.

① 탄저 ② 보툴리눔독소증 ③ 페스트
④ 마버그열 ⑤ 에볼라바이러스병 ⑥ 라싸열
⑦ 두창 ⑧ 야토병

(8) 성매개 감염병

성 접촉을 통하여 전파되는 감염병 중 질병관리청장이 고시하는 감염병을 말한다.

① 매독 ② 임질 ③ 클라미디아 감염증
④ 연성하감 ⑤ 성기단순포진 ⑥ 첨규콘딜롬
⑦ 사람유두종바이러스 감염증

(9) 인수공통 감염병

동물과 사람 간에 서로 전파되는 병원체에 의하여 발생되는 감염병 중 질병관리청장이 고시하는 감염병을 말한다.

① 장출혈성 대장균 감염증 ② 일본뇌염 ③ 브루셀라증
④ 탄저 ⑤ 공수병 ⑥ 동물인플루엔자 인체감염증
⑦ 중증급성호흡기증후군(SARS) ⑧ 변종크로이츠펠트-야콥병(vCJD) ⑨ 큐열(Q熱)
⑩ 결핵 ⑪ 중증열성혈소판감소증후군(SFTS)
⑫ 장관감염증(살모넬라균 감염증, 캄필로박터균 감염증)

(10) 의료관련 감염병

환자나 임산부 등이 의료행위를 적용받는 과정에서 발생한 감염병으로서 감시활동이 필요하여 질병관리청장이 고시하는 감염병을 말한다.

① 반코마이신 내성 황색포도알균(VRSA) 감염증 ② 반코마이신 내성 장알균(VRE) 감염증
③ 메티실린 내성 황색포도알균(MRSA) 감염증 ④ 다제내성 녹농균(MRPA) 감염증
⑤ 다제내성 아시네토박터바우마니균(MRAB) 감염증 ⑥ 카바페넴 내성 장내세균목(CRE) 감염증

(11) 감염병관리기관에서 입원치료를 받아야 하는 감염병

감염병 중 특히 전파 위험이 높은 감염병으로서 제1급 감염병 및 질병관리청장이 고시한 감염병에 걸린 감염병환자 등은 감염병관리기관, 중앙감염병전문병원, 권역별 감염병전문병원 및 감염병관리시설을 갖춘 의료기관(감염병관리기관 등)에서 입원치료를 받아야 한다.

① 결핵　② 홍역　③ 콜레라
④ 장티푸스　⑤ 파라티푸스　⑥ 세균이질
⑦ 장출혈성 대장균 감염증　⑧ A형 간염　⑨ 폴리오
⑩ 수막구균 감염증　⑪ 성홍열

2) 법정감염병의 신고

(1) 법정감염병 환자의 분류

① 감염병환자

감염병의 병원체가 인체에 침입하여 증상을 나타내는 사람으로서 「감염병의 예방 및 관리에 관한 법률」 제11조 제6항의 진단기준에 따른 의사, 치과의사 또는 한의사의 진단이나 제16조의2에 따른 감염병병원체 확인기관의 실험실 검사를 통하여 확인된 사람을 말한다.

② 감염병의사환자

감염병의 병원체가 인체에 침입한 것으로 의심이 되나 감염병환자로 확인되기 전 단계에 있는 사람을 말한다.

③ 병원체보유자

임상적인 증상은 없으나 감염병병원체를 보유하고 있는 사람을 말한다.

④ 감염병의심자

감염병환자, 감염병의사환자 및 병원체보유자와 접촉하거나 접촉이 의심되는 사람, 「검역법」에 따른 검역관리지역 또는 중점검역관리지역에 체류하거나 그 지역을 경유한 사람으로서 감염이 우려되는 사람, 감염병병원체 등 위험요인에 노출되어 감염이 우려되는 사람 중 어느 하나에 해당하는 사람을 말한다.

(2) 법정감염병 신고방법 및 절차

① 신고 목적

- 감염병의 발생과 분포를 신속하고 정확하게 파악

- 유행 발생의 조기발견 및 예측과 신속한 대처
- 감염병 관리를 위한 효율적인 자원배분

② 신고 대상

- 감염병환자 등을 진단하거나 그 사체를 검안(檢案)한 경우
- 예방접종 후 이상반응자를 진단하거나 그 사체를 검안한 경우
- 감염병환자 등이 제1급 감염병부터 제3급 감염병까지에 해당하는 감염병으로 사망한 경우
- 감염병환자로 의심되는 사람이 감염병병원체 검사를 거부하는 경우

③ 신고 의무자

- 의사, 치과의사, 한의사, 의료기관의 장
- 감염병병원체 확인기관의 장
- 부대장
- 감염병 표본감시기관
- 그 밖의 신고의무자 : 제1급 감염병부터 제3급 감염병까지에 해당하는 감염병 중 보건복지부령으로 정하는 감염병이 발생한 경우에는 세대주, 여러 사람이 모이는 장소로서 보건복지부령으로 정하는 장소의 관리인·경영자 또는 대표자, 약사·한약사 및 약국개설자

④ 신고시기

의사, 치과의사, 한의사, 감염병병원체 확인기관의 소속 직원에게 보고를 받은 의료기관의 장 및 감염병병원체 확인기관의 장은 사실을 인지한 시점으로부터 제1급 감염병의 경우에는 즉시, 제2급 감염병 및 제3급 감염병의 경우에는 24시간 이내에, 제4급 감염병의 경우에는 7일 이내에 질병관리청장 또는 관할 보건소장에게 신고하여야 한다.

section Ⅱ 감염병 관리

1. 급성 감염병의 관리

일반적으로 발병 후 수일~2주일 정도에 치유 또는 사망하는 감염병을 급성 감염병이라고 한다. 급성 감염병은 발생률이 높고 유병률이 낮은 역학적 특성을 가지며, 소화기계 감염병, 호흡기계 감염병, 피부 점막계 감염병으로 구분할 수 있다. 소화기계 감염병은 주로 환자나 보균자의 분뇨를 통해 병원체가 음식물이나 식수를 오염시켜 경구로 침입하여 감염을 일으키는 수인성 감염병이고, 호흡기계 감염병은 환자나 보균자의 재채기, 기침 등 주로 공기를 통해 기도로 침입하는 비말 감염병이다. 피부점막계 감염병은 매개 동물에 의해 주로 전파되는 양상을 보인다.

1) 소화기계 감염병

소화기계 감염병은 환자나 보균자의 분변으로 배출된 병원체가 음식이나 음수, 우유를 오염시킨 후 이를 경구로 섭취함으로써 인체에 침입하여 감염을 일으키는 질병을 말한다. 콜레라, 장티푸스, 파라티푸스, 세균이질, 장출혈성 대장균 감염증, 유행성 간염, 폴리오 등이 있다.

Comment

소화기계 감염병의 일반적인 예방대책

- 감염원인 환자나 보균자를 조기에 발견 · 격리 · 치료하며 주변의 소독을 철저히 하여야 한다.
- 보균자의 식품취급과 식품조리를 금하며 분뇨를 위생적으로 폐기한다.
- 상하수도를 위생적으로 관리한다.
- 위생해충을 구제한다.
- 식품위생을 강화하고, 특히 방충망이나 수세식 설비 등을 설치한다.
- 어패류와 식품의 처리 및 판매를 위생적으로 관리한다.
- 손을 깨끗이 씻는다.
- 환경위생감시를 강화하며 정기적인 예방접종을 시행한다.

Comment

수인성 감염병과 우유계(식품계) 감염병의 유행 특성

수인성 감염병	우유계(식품계) 감염병
• 환자 발생이 폭발적이어서 2~3일 내에 급증함 • 환자 발생은 급수구역 내로 한정되고, 급수시설에 오염원이 있음 • 연령, 성별, 직업, 빈부격차 등에 따른 이환율의 차이가 없음 • 잠복기가 길고 이환율과 치명률은 낮음 • 2차 감염이 낮음 • 계절과 관계없이 발생하고, 가족 집적성은 일반적으로 낮음	• 환자 발생이 우유 배달지역과 일치함 • 잠복기가 비교적 짧고, 발병률과 치명률이 높음 • 가족 집적성이 높고 폭발적으로 발생함

(1) 콜레라(cholera)

심한 위장장애와 전신증상을 호소하는 급성 감염병으로서 제2급 감염병으로 분류되어 있다. 발병이 매우 빠르며 구토, 설사, 탈수, 허탈 등을 일으키고 발병 수 시간 내에 사망하는 경우도 많다.

① **병원체** : 콜레라균(*Vibrio cholerae* O1.O139 혈청형)은 그람음성균으로 작고 운동성이 있고 콤마 모양을 하며 다른 세균이 자라지 못하는 알칼리성 환경에도 잘 자란다.

② **병원소 및 신고시기** : 병원소는 환자이며 환자 발생 시 24시간 이내에 신고한다.

③ **전파양식** : 물, 식품을 매개로 전파되거나 감염자의 구토물이나 대변과 직접 접촉하여(분변-구강 경로) 감염된다.

④ **잠복기** : 1~3일, 대개 2~3일(몇 시간부터 5일까지 가능)

⑤ **임상증상** : 쌀뜨물과 같은 심한 설사(심한 경우에는 체중 1kg당 250㎖ 이상)가 갑자기 나타나는 것이 특징이며 종종 구토를 동반한다. 불현성 감염이 더 많고 복통 및 발열은 거의 없으나 증상이 심한 경우에는 동반되기도 하며, 지역 내 주민의 사회경제 수준이 낮은 곳에서 집단발생한다.

⑥ **감수성 및 면역성** : 불현성 감염의 비율이 높고 유행이 지나가면 대부분 면역이 형성된다.

⑦ **예방관리** : 철저한 검역관리(국내 침입 시 신속한 보고 및 격리), 환경 소독, 환자 중심의 식기나 식품 및 분변 관리가 요구된다.

(2) 장티푸스(typhoid fever)

미국, 캐나다, 서유럽, 호주, 일본 등의 선진국을 제외한 전 세계 대부분의 국가에서 발생하며 특히 아시아, 아프리카, 라틴아메리카에서 호발하는 감염병이다. 국내에서는 제2급 감염병으로 지정되어 있으며 성별 및 연령별 발생 차이가 뚜렷하지 않고 전국적으로 연중 발생한다.

① **병원체** : 그람음성균인 장티푸스균(*Salmonella typhi*)

② **병원소 및 신고시기** : 병원소는 환자이며, 발생 또는 유행 시 24시간 이내에 신고한다.

③ **전파양식** : 환자나 보균자의 분뇨에 오염된 음식이나 물 혹은 환자가 직접 조리한 음식을 통하여 전파된다. 주로 담낭에서 90%의 균이 서식하고 그 밖에 장관의 림프조직이나 신장에서 서식한다.

④ **잠복기** : 일반적으로 1~3주이며, 균의 수에 따라 다르다.

⑤ **임상증상** : 환자의 75%에게서 발열이 있으며 두통, 복통, 설사, 권태감, 식욕부진, 상대적 서맥, 비장종대, 장미진 등이 나타난다.

⑥ **감수성 및 면역성** : 감수성은 전반적으로 높고, 감수성 여부는 비달테스트(widal test)로 판정하며, 완쾌 후에는 일반적으로 영구면역을 얻는다. 화학요법으로 치료된 사람은 영구면역을 얻기 힘들며, 인공능동면역으로 사균 백신이 이용된다.

⑦ **예방관리** : 환경위생의 관리, 환자 및 보균자의 철저한 관리, 보건교육 및 예방접종의 강화가 필요하다. 예방접종은 고위험군에게 시행한다. 무엇보다 개인위생 강화와 보균자 근절에 노력을 기울여야 한다.

Comment

고위험군이란?

장티푸스 보균자와 밀접하게 접촉하는 사람(가족 등), 장티푸스가 유행하는 지역으로 여행하는 사람이나 파병되는 군인, 장티푸스균을 취급하는 실험실 요원, 집단급식소, 식품위생 접객업소 종사자 등이다.

(3) 파라티푸스(paratyphoid fever)

보통 장티푸스에 비해 발생 수준이 낮아 매년 100명 미만의 환자가 보고되는 감염병이다. 때때로 장열(enteroidea)을 일으켜서 장티푸스와 비슷한 증상을 나타내지만, 기간이 짧고 증상이 미약하다. 때로는 위장염을 일으켜서 임상적으로 다른 식중독과 구별할 수 없는 증상을 나타낸다.

① **병원체** : 파라티푸스균(*Salmonella paratyphi* A, B, C)

② **병원소 및 신고시기** : 병원소는 환자이며, 발생 또는 유행 시 24시간 이내에 신고한다.

③ **전파양식** : 오염된 물과 식품(고기, 유제품, 조개류)을 매개로 전파되거나 환자 또는 보균자의 대변에 직접 접촉하여(분변-구강 경로) 감염되며, 전염균량은 장티푸스균보다도 많은 것으로 추정된다.

④ **잠복기** : 보통 1~2주일이나 섭취균량이 많으면 1~10일에도 발병된다.

⑤ **임상증상** : 지속적인 고열, 두통, 비장종대, 발진, 설사 등 장티푸스 증상과 비슷하나 다소 경미하다.

⑥ **감수성 및 면역성** : 감수성은 보편적이고, 한 번 앓고 나면 몇 년간은 재감염이 잘 일어나지 않으며 같은 균주에 대해서는 면역항체를 갖게 된다.

⑦ **예방관리** : 장티푸스와 같다.

(4) 세균이질(shigellosis, bacillary dysentery)

감염성 대장염의 일종으로 제2급 감염병으로 지정되어 있다. 원인균은 이질균은 물에서 2~6주, 과일이나 야채에서 10일, 버터나 우유에서 10~12일, 의복에서 1~3주, 습기가 있는 흙에서 수개월까지 생존 가능하며, 위액에서 2분, 60℃에서 10분, 5% 석탄산수에서 수분 동안 생존한다.

① **병원체** : *Shigella dysenteriae*(맹독), *Shigella flexneri*, *Shigella boydii*, *Shigella sonneri* 등

② **병원소 및 신고시기** : 병원소는 환자이며, 환자 발생 시 24시간 이내에 신고한다.

③ **전파양식** : 물과 식품을 매개로 전파되거나 감염자의 대변에 직접 접촉하여(분변-구강 경로) 감염된다.

④ **잠복기** : 1~3일, 12~96시간

⑤ **임상증상** : 고열, 구역질, 구토, 경련성 복통, 뒤무직(tenesmus)을 동반한 설사, 대장 점막에 궤양성 병변을 일으켜 혈변 등을 나타내나 증상이 경미한 경우나 불현성 감염도 많다. 합병증으로는 용혈요독증후군, 경련, 반응성 관절염, 폐렴, 수막염 등이 있다.

⑥ **감수성 및 면역성** : 소아가 성인에 비해 감수성이 높고, 발병 후의 면역은 불확실하다.

⑦ **예방관리** : 배설물의 위생적 관리가 필요하며 환자의 경우 항생제 치료 종료 48시간 후부터 24시간 간격으로 2회 대변배양검사에서 음성을 나타낼 때까지 격리한다. 또 환자와 보균자의 배설물에 오염된 물품은 소독(크레졸 3%)한다.

(5) 장출혈성 대장균(enterohemorrhagic *Escherichia coli*) 감염증

1982년에 발견된 후 북아메리카, 유럽, 일본에서 유행한 질병으로 출혈성 장염을 일으킨다. 우리나라는 아직 집단발생 사례는 없으나 산발적 발생 사례가 있고 점차 증가하는 추세에 있다. 제2급 감염병으로 지정되어 있다.

① **병원체** : 장출혈성 대장균(enterohemorrhagic *Escherichia coli*, O-157)

② **병원소 및 신고시기** : 소, 양, 염소, 돼지, 개, 닭 등 가금류의 대변에서 시가(shiga) 독소를 생성하는 대장균(*E. coli*)이 발견되며, 소가 가장 중요한 병원소이다. 환자 발생 또는 유행 시 24시간 이내에 신고한다.

③ **전파양식** : 물과 식품을 매개로 전파되거나 감염자의 대변에 직접 접촉하여(분변-구강 경로) 감염되며 대부분은 햄버거 등 쇠고기로 가공된 음식물에 의하여 발생된다(그림 7-2).

④ **잠복기** : 3~8일 혹은 2~10일

⑤ **임상증상** : 복통, 미열, 오심, 구토, 수양성 설사에서 혈성 설사로 이행하거나 비혈변성 설사, 출혈성 장염 등이 나타나며 합병증으로 용혈요독증후군, 응고성 혈소판감소성자반증, 사망에 이르기까지 매우 다양하다. 특히 용혈요독증후군 증상이 동반될 경우 헤마토크리트 수치 감소, 백혈구 증가, 혈소판 감소, 저나트륨혈증, 저혈당, 혈액요인질소와 크레아티닌이 상승된다.

⑥ **예방관리** : 육류 제품은 충분히 익혀서 섭취하고, 날것으로 섭취하는 야채류는 염소 처리한 청결한 물로 잘 씻어 섭취한다. 손 씻기 등의 개인위생을 철저히 한다.

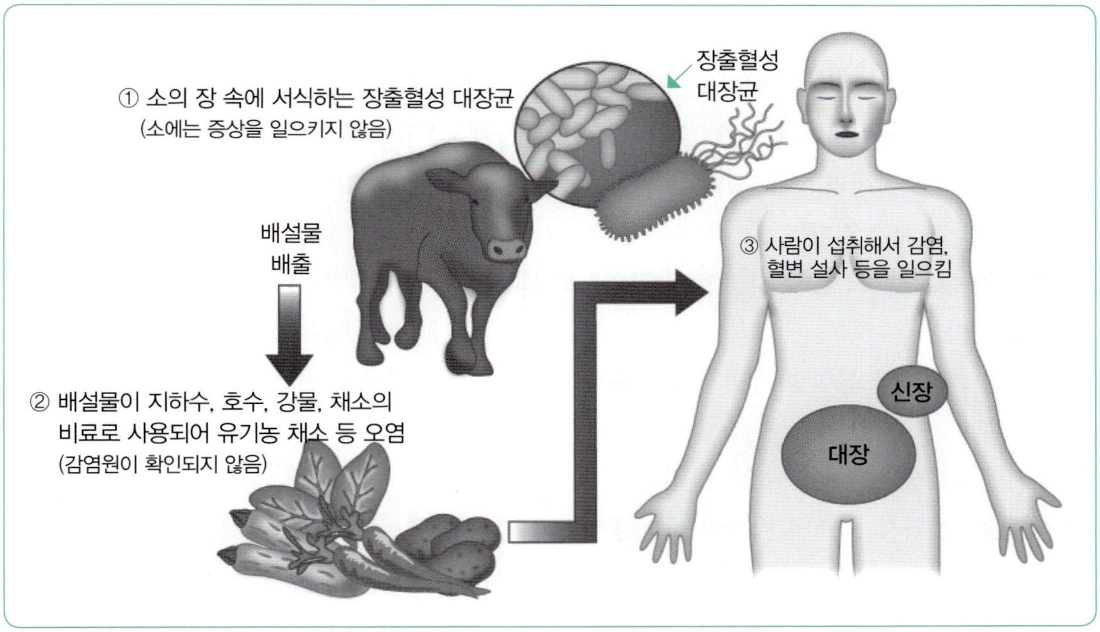

그림 7-2 장출혈성 대장균의 감염경로

(6) A형 간염(hepatitis A)

비위생적인 공중위생시설과 손 씻기와 같은 개인 위생습관의 결핍과 밀접하게 관련되며 전 세계적으로 주기적인 재발 경향을 보이고 있는 질환이다. 제2급 감염병으로 지정되어 있다.

① **병원체** : A형 간염바이러스(hepatitis A virus)

② **병원소 및 신고시기** : 병원소는 환자이며, 발생 또는 유행 시 24시간 이내에 신고한다.

③ **전파양식** : A형 간염바이러스에 오염된 음식물과 식품을 통하여 전파된다. 증상 발현 2주 전부터 황달 발생 후 2주까지가 바이러스 배출이 가장 왕성하다.

④ **잠복기** : 25~28일, 15~50일(평균 28~30일)

⑤ **임상증상** : 발열, 식욕감퇴, 구역, 구토, 쇠약감, 복통, 설사 등 다른 바이러스성 간염과 유사한 증상을 보인다. 소아는 불현성 감염이 대부분이며 연령이 높아질수록 황달이 나타나는 현성 감염이 높아진다.

⑥ **예방관리** : A형 간염바이러스에 대한 항체가 없는 경우에는 예방접종을 하며 환경위생 강화, 식품의 위생적인 취급이 필요하다. 또한 환자와 접촉자를 관리한다.

(7) 폴리오(소아마비, 회색질척수염, poliomyelitis)

주로 중추신경계 손상으로 나타나며 소아에게 주로 영구적인 마비를 일으키는 급성 감염성 질환이다. 감기증상을 나타내는 부전형, 마비형 폴리오 환자의 85% 정도를 차지하는 척수형, 마비형 폴리오 환자의 6~10%에서 나타나는 매우 위중한 연수형 등이 있다. 제2급 감염병으로 지정되어 있다.

① **병원체** : 폴리오바이러스(poliovirus)는 면역학적으로 I형, II형, III형의 3종류가 있고, I형이 마비형 소아마비와 관계가 깊다.

② **병원소 및 신고시기** : 환자 및 불현성 감염자로 특히 소아가 대부분이며, 환자 발생 시 24시간 이내에 신고한다.

③ **전파양식** : 환자와 불현성 감염자의 호흡기계 분비물과 배설물에 직접 접촉하거나 비말을 통하여 감염된다.

④ **잠복기** : 불현성 감염은 3~6일, 마비형 폴리오는 7~21일

⑤ **임상증상** : 감염자 중 90% 이상이 불현성 감염자이며, 발열, 권태감, 인후통, 근육통, 두통 등을 보이다가 경증으로 지나간다. 마비형 폴리오일 경우에는 발열, 인후통, 구역, 구토 등의 비특이적인 증상을 보이다가 수일간의 무증상기를 거친 후 비대칭성의 이완마비(flaccid paralysis)가 나타나거나 목과 등에 강직 등이 나타난다. 또한, 비마비형 폴리오일 경우에는 수막염 증상이 나타난다.

⑥ **감수성 및 면역성** : 면역항체가 없는 사람은 연령의 관계없이 감염(일반적으로 소아기에 면역 획득)

⑦ **예방관리** : 예방접종이 중심이다. 모든 영유아를 대상으로 경구용 생백신(sabin)이나 주사용 사백신(salk)을 생후 2, 4, 6개월에 기본접종을 실시하고 생후 18개월, 만 4~6세에 추가접종을 실시한다.

2) 호흡기계 감염병

환자나 보균자의 기침, 재채기 등을 통해 배출되는 병원체가 비말이나 먼지를 통해 비말감염이나 공기감염 등으로 전파되는 질병이다. 호흡기계 감염병에는 디프테리아, 백일해, 홍역, 풍진, 수두, 성홍열, 인플루엔자 등이 있으며, 이들 질병은 예방접종을 통해 관리할 수 있다.

Comment

호흡기계 감염병의 일반적인 특징

- 초기에 다량의 삼출성 분비물을 배출한다.
- 대부분 보균자에게서 감수성자에게 직접 전파된다.
- 연령, 성, 사회경제적 상태에 따라 그 발생에 많은 차이를 나타낸다.
- 계절적으로 많은 변화 양상을 나타낸다.
- 호흡기계 질환의 가장 이상적인 관리방법은 예방접종을 시행하는 것이다.

(1) 디프테리아(diphtheria)

DPT 백신 접종을 통하여 전 세계적인 대유행은 없으나 카리브해 연안이나 라틴아메리카, 아프리카 사하라지역 국가 등 DPT 백신 공급이 원활하지 않은 지역이나 접종률이 낮은 개발도상국에서는 풍토병으로 아직 남아 있다. 국내에서는 1950년대 말부터 백신 도입으로 발생률은 현저하게 감소하였고 1987년 이후 국내 발생보고 건수는 없다. 제1급 감염병으로 지정되어 있다.

① **병원체** : 그람양성균인 디프테리아균(*Corynebacterium diphtheriae*)

② **병원소 및 신고시기** : 병원소는 환자이며 발생 즉시 신고한다.

③ **전파양식** : 환자나 병원체 보유자와 직접 접촉으로 전파된다.

④ **잠복기** : 2~7일(평균 3~5일)

⑤ **임상증상** : 발열과 함께 코, 인두, 편도, 후두 등의 상기도 침범부위에 거짓막(pseudomembrane)을 형성하고, 드물게 피부, 결막 등을 침범하며 합병증으로 연구개 및 인두근의 양측성 마비, 심근염, 저혈압이나 심부전, 신증상(단백뇨 및 부종) 등이 나타난다.

⑥ **감수성 및 면역성** : 감수성 여부는 쉬크검사(Schick test)로 판정하며 모체로부터 받은 면역은 생후 몇 개월간 유효하며 완쾌 후에는 일반적으로 영구면역을 얻게 되나 재발하는 경우도 있다.

⑦ **예방관리** : 예방접종이 중심이다. 모든 영유아를 대상으로 DTaP 백신을 생후 2개월부터 2개월 간격으로 3회 기초접종하고, 생후 15~18개월, 만 4~6세에 추가접종한다. 또한 환자와의 격리 및 소독을 철저한다.

(2) 백일해(pertussis, whooping cough)

전 세계에서 발생하는 질환으로 예방접종률이 낮은 국가의 아동에게서 발생률이 높으며, 우리나라는 제2급 감염병으로 지정되어 있다. 주로 여름과 가을에 발생률이 증가하며, 가족 내에서 2차 발병률이 80%이다. 나이가 어릴수록 사망률이 높고, 특히 1세 미만의 사망률이 가장 높다. 현재는 예방접종을 통해 질병 발생이 현저하게 감소하였다.

① **병원체** : 운동성이 없는 그람음성의 백일해균(*Bordetella pertussis*)

② **병원소 및 신고시기** : 병원소는 환자이며, 발생 또는 유행 시 24시간 이내에 신고한다.

③ **전파양식** : 비말 등의 공기매개감염 또는 환자와 병원체 보유자의 호흡기 분비물과 직접 접촉하여 전파된다.

④ **잠복기** : 7~10일

⑤ **임상증상** : 콧물, 눈물, 경미한 기침 등의 상기도 감염 증상이 1~2주간 나타난다(전구기). 이후 2~4주간 발작적인 기침이 나타나고 기침 후에 구토를 보이며(경해기), 1~2주에 거쳐 회복기에 이르는데, 이때 상기도 감염에 이환되어 다시 발작성 기침이 재발하는 경우도 있다. 합병증으로 폐렴, 폐기종, 경해기의 심한 기침으로 인한 무호흡이나 청색증, 코출혈, 결막밑출혈, 하안검부종 등이 나타날 수 있고 생후 6개월 미만의 영아는 사망률과 이환율이 증가한다.

⑥ **감수성 및 면역성** : 모체에서 받는 수동면역은 없으며, 감수성 지수는 60~80%이다. 완쾌 후에는 영구면역을 얻게 된다.

⑦ **예방관리** : 백일해는 예방접종에 의한 관리가 가장 효과적이며 DPT로 기초접종 3회, 추가접종 3회를 받는다.

(3) 홍역(measles)

전염성이 강한 바이러스에 의하여 발생하는 급성 발열성 발진성 질환으로, 제2급 감염병으로 지정되어 있다. 백신의 도입으로 발생이 감소하였음에도 불구하고 3천만 명 이상의 소아가 감염되며 매년 745천 명이 사망하는 것으로 추정되고 있으며, 특히 사하라 이남 아프리카 지역에서 매년 50만 명이 홍역으로 사망하고 있다. 국내에서는 2006년 11월 국가홍역퇴치를 선언하였으나 재유행 가능성 때문에 해외유입 사례에 대한 지속적인 관리가 필요하다.

① **병원체** : 홍역바이러스(measles virus)

② **병원소 및 신고시기** : 병원소는 환자이며, 환자 발생 시 24시간 이내에 신고한다.

③ **전파양식** : 비말 등의 공기매개감염 또는 환자의 비 · 인두 분비물과 직접 접촉하여 전파된다.

④ **잠복기** : 10~12일

⑤ **임상증상** : 3~5일간 지속되는 시기는 전염력이 강하며, 발열, 기침, 콧물, 결막염, 특징적인 구강내 병변(코플릭반점, Koplik's spot) 등이 나타난다(전구기). 그 후 홍반성 구진성(비수포성) 발진이 목 뒤, 귀 아래에서 시작하여 몸통, 팔다리 순서로 퍼지고 손바닥과 발바닥에도 발생하며 발진은 3일 이상 지속되고 발진이 나타난 후 2~3일간 고열을 보인다(발진기). 발진이 사라지면서 색소 침착을 남긴다(회복기). 합병증으로 중이염, 기관지염, 모세기관지염, 기관지폐렴, 크루프 등의 호흡기 합병증, 설사(영아), 급성 뇌염, 아급성 경화성 전뇌염 등이 합병된다.

⑥ **감수성 및 면역성** : 모든 사람이 감수성이 있으며 한 번 걸리면 평생면역을 얻는다. 생후 6개월까지는 모체로부터 받은 항체로 방지된다.

⑦ **예방관리** : 예방접종이 가장 중요하다. 홍역 환자의 경우 전구증상이 나타난 후부터 발진 후 5일까지 격리하도록 하고, 홍역 환자와 접촉한 사람 중 감수성이 있는 사람에게는 감마글로불린을 투여하여 예방 또는 경증화시키는 것이 중요하다.

(4) 풍진(rubella, german measles)

급성 발열성 질환으로 전 세계에서 산발적으로 발생되고 있으며, 제2급 감염병으로 지정되어 있다. 이른 봄부터 6월까지 환자가 많이 발생하고 특히 임산부가 임신 초기에 이환되면 태아에게 기형을 유발시키므로 각별한 주의가 필요하다. 특히, 개발도상국에서는 해마다 10만 명 이상의 선천풍진증후군(congenital rubella syndrome)이 발생하고 있으며 국내에서는 2001년 MMR 일제 예방접종 후 급격히 감소하고 있는 추세이다.

① **병원체** : 풍진바이러스(rubella virus)

② **병원소 및 신고시기** : 병원소는 환자이며, 발생 또는 유행 시 24시간 이내에 신고한다.

③ **전파양식** : 비말감염 등의 공기매개감염, 환자의 비 · 인두 분비물과 직접 접촉 또는 수직감염으로 전파된다.

④ **잠복기** : 12~23일(평균 14일)

⑤ **임상증상** : 풍진은 홍역에 비해 증상은 가벼우나 대개는 열이 나며, 목이나 귀 뒤에 있는 림프절이 부어서 만지면 아프고 약 2~7일 동안 계속되며 발진이 생긴다. 발진은 한 번에 다 생기지 않고 첫날에는 얼굴과 목이 생기고 다음 날에는 희미해지면서 가슴, 등, 팔 등에 새로운 발진이 생기는데 가장 특이한 증상 중의 하나이다.

⑥ **감수성 및 면역성** : 누구에게나 감수성이 있으며 풍진은 한 번 걸리면 평생면역을 얻는다.

⑦ **예방관리** : 모든 소아를 대상으로 예방접종을 시행하며, 임산부에게는 예방접종을 금한다. 풍진 환자의 경우 발진 후 7일까지 격리하도록 한다. 임신 초기 여성 및 면역성이 없는 가임 여성은 환자와의 접촉을 절대적으로 피하도록 홍보하고 환자와 접촉한 임신 초기의 임산부에게는 감마글로불린을 주사하는 것이 좋다.

Comment

➔ 선천풍진증후군(congenital rubella syndrome)이란?

태아가 풍진에 감염되면 사망, 자궁 내 발육부전, 선천성 백내장 · 녹내장, 선천성 심장기형(동맥관개존증, 말초폐동맥협착 등), 선천성 청력소실, 풍진망막병증, 자반증, 비장비대, 황달, 소두증, 정신지체, 수막염, 뇌염 등을 일으키는 질환으로, 임신 초기에 임부가 풍진에 감염되었을 경우 태아 기형의 빈도가 높아진다. 재태기간 4주 이내에 감염이 되면 태아 기형의 위험이 85%로 높다. 합병증으로 관절염과 혈소판감소증이 있다.

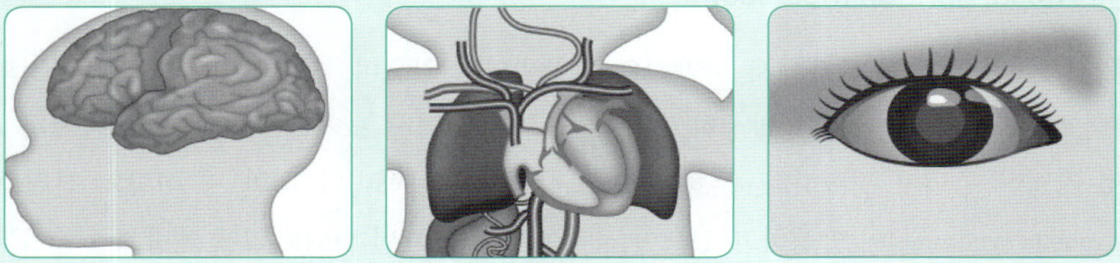

소두증 동맥관개존증 백내장

선천풍진증후군의 증상

(5) 수두(varicella)

매년 전 세계에서 약 6천만 명의 환자가 발생하며, 이중 90%는 소아에게서 발생하는 급성 발진성 질환이다. 제2급 감염병으로 지정되어 있다.

① **병원체** : 수두대상포진바이러스(varicella–zoster virus)

② **병원소 및 신고시기** : 병원소는 환자이며, 발생 또는 유행 시 24시간 이내에 신고한다.

③ **전파양식** : 환자 수포액에 직접 접촉하거나 공기를 통한 전파로 사람에게서 사람에게로 전파되며 발진 초기에는 발진의 괴사딱지(가피, eschar)에서 전염된다.

④ **잠복기** : 10~21일

⑤ **임상증상** : 발진이 발생하기 1~2일 전에 발병할 수 있으며 권태감과 미열이 나타난다(전구기). 발진은 주로 몸통, 두피, 얼굴에 발생하고 24시간 내에 반점, 구진, 수포, 농포, 괴사딱지의 순으로 빠르게 진행되며 동시에 여러 모양의 발진이 관찰된다. 수포는 심한 가려움증을 동반한다(발진기). 모든 병변에 괴사딱지가 형성되며 회복된다(회복기).

⑥ **감수성 및 면역성** : 감수성은 이환된 일이 없는 사람에게서 일반적으로 발생되고 이환되면 소아보다 성인이 중증이 되며, 한 번 걸리면 면역은 획득되나 대상포진은 발생할 수 있다. 수두에 걸린 적이 있는 사람의 경우 바이러스가 감각신경절에 잠복해 있다가 재활성화되면 대상포진으로 나타난다.

⑦ **예방관리** : 예방접종으로 대부분의 발병을 예방할 수 있으며, 발병 시 증상완화의 효과가 있다. 수두 환자는 모든 피부 병변에서 괴사딱지가 생길 때까지 전염력이 있으므로 학교, 유치원, 학원 등의 집단감염을 방지하기 위하여 등교중지를 권장한다. 또한 감수성이 높은 면역억제 환자나 임산부는 수두 환자와 접촉하지 않도록 주의하고 특히, 임신부가 수두에 감염되면 신생아에게서 선천수두증후군이 발생할 수 있으므로 각별히 주의해야 한다.

Comment

선천수두증후군(congenital varicella syndrome)이란?

임신 초기에 산모가 수두에 감염이 되면 태아는 선천수두증후군에 걸릴 수 있는데 증상으로는 피부에 반흔, 맥락망막염(chorioretinitis), 작은안구증, 시신경위축, 백내장, 실명, 정신지체 등이 나타나고 심하면 태아사망으로 이어진다.

(6) 성홍열(scarlet fever)

전 세계적으로 분포하며 특히 온대지방에는 보편적으로 발병하는 급성 감염병이다. 우리나라에서는 주로 늦봄에 발생하며, 제2급 감염병으로 지정되어 있다.

① **병원체** : 베타용혈연쇄구균(Group A β-hemolytic *Streptococcus*)

② **병원소** : 환자, 보균자

③ **전파양식** : 비말감염이나 환자와 보균자의 분비물과 직접 접촉으로 전파된다.

④ **잠복기** : 1~3일

⑤ **임상증상** : 인두통에 뒤따르는 갑작스러운 발열(39~40℃), 두통, 구토, 복통, 인두염 등을 보이면서 심한 인후충혈, 연구개 및 목젖의 출혈반, 딸기혀, 편도선이나 인두 후부에 점액 농성의 삼출액, 경부림프절의 종창 등이 나타난다. 발진은 발열, 인두통, 구토 등의 증상이 생긴 후 12~48시간에 발생하고 몸통 상부에서 시작하여 팔다리로 퍼져나간다. 발진 후에는 겨드랑이, 손끝, 엉덩이 등에서 피부가 벗겨지는 피부 박탈 증상이 일어난다. 합병증에는 중이염, 경부림프절염, 부비동염, 국소농양, 기관지폐렴, 수막염, 골수염, 패혈증성 관절염, 급성 사구체신염, 류마티스열 등이 있다.

⑥ **감수성 및 면역성** : 대부분 불현성 감염으로 면역항체는 발진 후 1주 이내에 형성되어 평생 지속된다.

⑦ **예방관리** : 환경위생과 개인위생을 잘 지키고 소아가 쓰는 물건을 소독한다.

Comment

딕검사(Dick test)란?

성홍열에 대한 감수성 유무를 조사하는 피내반응으로, 딕 부부(George F. and Gladys R.H. Dick)가 발견하였다. 성홍열 환자에게서 분리한 용혈연쇄구균을 배양한 후 이를 1,000배로 희석하여 0.1mL를 피검사자의 팔에 피하주사한다. 24시간 후에 1cm 이상 발적하면 양성이며 성홍열에 대한 감수성이 있음을 나타낸다. 또한,이때 성홍열 예방접종을 한다.

(7) 인플루엔자(influenza)

급성 호흡기 질환으로 주로 겨울철에 유행하며, 산발적인 소유행이 특징이나 1957년과 1958년에 세계적으로 유행하여 전 세계를 휩쓸었다.

① **병원체** : 인플루엔자바이러스(influenza virus A, B, C)

② **병원소** : 환자

③ **전파양식** : 비말감염으로 전파된다.

④ **잠복기** : 1~3일

⑤ **임상증상** : 38℃ 이상의 갑작스러운 발열, 두통, 근육통, 피로감 등의 전신 증상과 인후통, 기침, 객담 등의 호흡기 증상을 보인다.

⑥ **감수성 및 면역성** : 연령이 높은 층보다 유아나 학령기 소아가 높은 이환율을 나타내며 전염된 사람은 그 바이러스에 대해 면역은 없다.

⑦ **예방관리** : 인플루엔자의 백신이 유행 균주와 같은 균주를 사용하였을 때는 효력이 있으나 유행 시의 균주를 미리 알 수 없기에 동일한 백신을 준비하기가 어려우므로 대중이 많이 모이는 공공장소를 피하는 것이 감염 기회를 줄이는 데 효과적이다.

(8) 코로나바이러스감염증-19(corona virus disease 19, COVID-19)

2019년 12월 중국 우한에서 처음 발생한 이후 중국 전역과 전 세계로 확산된 급성 호흡기 감염병이다. 세계보건기구(WHO)에서는 최고 경고등급인 6단계인 팬더믹을 발령하였다가 3년 4개월 만인 2023년에 해제하였다. 제4급 감염병으로 지정되어 있다.

① **병원체** : SARS 코로나바이러스 2(SARS coronavirus 2)

② **병원소** : 유행 초기의 환자 대부분이 중국 우한의 수산물도매시장과 관련이 있는 것으로 보고되었기 때문에 시장에서 판매하는 동물이 병원소나 매개체로 의심된다.

③ **전파양식** : 호흡기나 눈, 코, 입의 점막을 통해 감염자의 비말이 침투될 때 감염된다. 오염된 표면을 만진 후 점막을 통한 감염도 가능하다.

④ **잠복기** : 약 2~14일(평균 5~7일)

⑤ **임상증상** : 발열(37.5℃) 및 기침이나 호흡곤란 등의 호흡기증상, 폐렴이 주증상으로 나타나지만 그 밖에 두통, 객혈과 오심, 설사 등도 나타날수 있다. 무증상감염 사례 빈도도 높게 나오고 있다. 고령자, 면역기능이 저하된 환자, 기저질환을 가진 환자가 주로 중증화되며 사망을 초래한다.

⑥ **예방관리** : 백신의 예방접종 및 개인위생 철저, 사람이 많은 곳은 피하고 물을 충분히 마시도록 한다.

(9) 엠폭스(mpox)

급성 발진성 감염병으로, 제3급 감염병으로 지정되어 있다. 1958년 실험실 사육 원숭이에서 처음 발견되었으며, 1970년 콩고민주공화국에서 인체감염 첫 사례가 보고되었다. 2022년 유행 전까지는 중앙아프리카 및 서부아프리카의 농촌 열대우림지역에서 주로 발생하는 풍토병이었다. 제3급 감염병으로 지정되어 있다.

① **병원체** : 원숭이두창바이러스(monkeypox virus)

② **병원소** : 감염된 야생동물(원숭이, 다람쥐, 감비아 자이언트 쥐 등)

③ **전파양식** : 감염 동물과의 밀접한 접촉이 필요하며 동물에 물린 상처를 통해 감염되는 경우가 많다.

④ **잠복기** : 7~21일

⑤ **임상증상** : 잠복기 후 발열, 두통, 발진, 근육통이 나타나며, 얼굴을 중심으로 발진이 시작되어 신체 다른 부위(특히 팔다리)로 확산된다. 구진성 발진은 수포, 농포, 가피 등으로 진행된다.

⑥ **예방관리** : 두창백신의 접종 및 유행지에서 반입된 바이러스가 세계 각지의 설치류에 정착하지 않도록 감시하는 공중위생 상의 대책이 가장 중요하다.

3) 동물 매개 감염병(인수공통감염병)

(1) 탄저(anthrax)

탄저균이 그 아포나 오염된 토양, 동물로부터 인체의 피부, 호흡기, 소화기를 통하여 침입해 급성 감염을 일으키며 감염 후 적절한 치료가 이루어지지 않으면 패혈증을 일으킨다. 제1급 감염병으로 지정되어 있다.

① **병원체** : 탄저균(*Bacillus anthracis*)

② **병원소** : 소, 말, 산양 등

③ **전파양식** : 오염된 양털이나 동물의 가죽, 털 등을 취급하는 중 상처 난 피부를 통하여 감염되거나 기도를 통하여 감염되거나 오염된 육류를 섭취함으로써 소화기를 통해 감염된다.

④ **임상증상** : 피부탄저는 벌레에 물린 것처럼 혹이 생기고 통증 없는 궤양이 생기며, 치료하지 않으면 패혈증과 뇌수막염이 합병될 수 있다. 폐탄저는 감기증상이 초기에 나타나면서 3~5일 이내에

호흡곤란과 쇼크증상이 나타난다. 장탄저는 오심, 구토, 발열, 복통, 혈변성 구토, 심한 설사가 나타나면서 패혈증에 빠진다.

⑤ **감수성 및 면역성** : 사람은 자연면역이 잘 안되지만 개, 고양이, 조류는 상당한 면역력이 있다.

⑥ **예방관리** : 이미 질병에 감염된 가축은 도살처분, 소각, 소독을 시행하고 그 외의 가축은 약독화 생균백신을 접종한다. 동물에 사용되는 백신을 사람에게 사용하여서는 안 된다. 또한 직업상 가축을 취급하는 사람은 탄저가 의심되는 경우 세균학적 진단을 시행한다.

(2) 공수병(광견병, rabies)

뇌염, 신경증상 등 중추신경계통 이상이 생기는 질환으로 일단 발병하면 대부분 사망한다. 남극대륙을 제외한 전 세계에서 발생하지만 대부분 아시아와 아프리카의 농촌지역에서 생기며 어린이 환자의 비중이 높다. 사람의 경우 공수병, 동물의 경우 광견병으로 지칭한다. 제3급 감염병으로 지정되어 있다.

① **병원체** : 공수병바이러스(rabies virus)

② **병원소** : 공수병에 걸린 개, 고양이, 너구리, 여우 등

③ **전파양식** : 공수병에 걸린 가축 혹은 야생동물이 물거나 할퀸 자리에 바이러스가 들어있는 타액이 묻게 되면서 전파된다(그림 7-3).

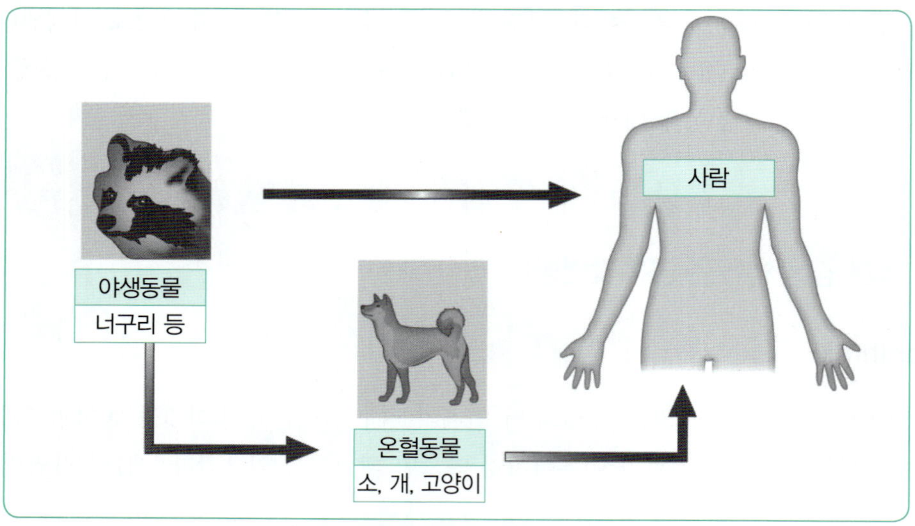

그림 7-3 공수병의 감염경로

④ **잠복기** : 보통 1~2개월 정도

⑤ **임상증상** : 초기에는 다른 질환과 구분이 잘 되지 않는 일반적 증상인 발열, 두통, 무기력, 식욕저하, 구역, 구토, 마른기침 등이 1~4일 동안 나타난다. 뇌염형의 경우에는 바이러스가 감염 동물의

뇌조직 내에서 증식한 것으로, 물을 무서워하는 증상과 안절부절못하는 증상이 나타난다. 마비형인 경우에는 상행성 진행성 마비를 보이면서 경련, 마비, 혼수상태에 이른다.

⑥ **예방관리** : 애완용 고양이와 개에 공수병 백신을 접종하고 동물에 물렸을 경우에는 즉시 비누를 이용하여 흐르는 물로 상처를 씻는다. 만약 동물이 공수병바이러스에 감염되었을 가능성이 있다면 공수병에 대한 면역글로불린과 예방백신을 접종한다.

(3) 렙토스피라증(leptospirosis)

급성 열성 질환으로, 제3급 감염병으로 지정되어 있다. 매년 세계적으로 수백만 명의 환자가 발생하는 가장 흔한 인수공통감염병이다. 집중호우나 홍수 이후 유행하는 경우가 많고, 렙토스피라증이 흔히 발생하는 지역에서는 연중 언제라도 야외활동 후 발생할 수 있다.

우리나라에서는 추수기에 집중호우나 홍수가 있을 때 농작물 피해방지나 재해복구 작업 등에 종사한 농부, 군인, 자원봉사자에게 대규모 유행이 발생한 적이 수차례 있다.

① **병원체** : 렙토스피라균(*Leptospira interrogans*)

② **병원소** : 쥐(들쥐)

③ **전파양식** : 대부분 감염된 동물의 소변에 오염된 물, 습한 토양, 식물 등에 상처가 생긴 피부나 점막 등이 접촉되어 감염된다.

④ **임상증상** : 초기에는 고열, 오한, 두통, 근육통, 결막부종, 오심, 구토증이 있으며 폐출혈, 뇌막염, 신부전 등으로 진행된다.

⑤ **예방관리** : 들쥐, 집쥐 등의 동물을 없애고 가능한 한 농경지의 고인 물에는 손발을 담그거나 닿지 않도록 주의한다. 또한 작업 시에는 손발 등에 상처가 있는지를 확인하고 반드시 장화나 장갑 등의 보호구를 착용한다.

(4) 브루셀라증(brucellosis)

감염 동물로부터 사람이 감염되어 발생하는 인수공통감염병으로, 동물을 다루는 특정 직업인에게 주로 발생하는 직업병의 일종이다. 간헐적으로 유행할 가능성이 있어 제3급 감염병으로 지정되어 있다.

① **병원체** : 브루셀라균(*B.abortus*, *B.melitensis*, *B.suis*, *B.canis*)

② **병원소** : 감염된 동물(주로 소)

③ **전파양식** : 감염된 동물로부터 배출된 브루셀라균이 피부 상처나 호흡기 흡입을 통해 사람에게 감염되거나 식품(유제품)을 통해 감염되기도 한다. 동물을 다루는 수의사, 목장 근로자, 도축장 근로자, 축산물 가공업자, 실험실 근무자 등은 감염 고위험군이다.

④ **잠복기** : 2~4주

⑤ **임상증상** : 위장관계, 간담도계, 골격계, 신경계, 순환기계, 호흡기계, 요로생식계, 피부 등 모든 장

기에 침범하여 화농성 병변 등의 감염 증상을 유발한다. 발열, 오한, 식욕부진, 두통, 그리고 근육통, 심한 피로감 등의 전신증상을 보이기도 한다. 대개 증상 발생 후 8주 이내에 호전되는데 일부에서는 1년 이상 만성 감염병의 경우 만성 피로나 우울증 등이 발생할 수 있다.

⑥ **예방관리** : 아직 예방백신이 개발되지 않은 상태이다. 감염된 동물의 혈액, 소변 등에 대한 접촉을 피하며, 고위험군의 직업에서는 작업 전 보호장비를 착용하도록 한다. 또한, 살균되지 않은 유제품을 섭취하지 않도록 한다.

(5) 동물인플루엔자 인체감염증(avian influenza human infection)

바이러스에 감염된 가금류를 통해 발생하는 급성 감염병으로, 제1급 감염병으로 지정되어 있다.

① **병원체** : 조류인플루엔자바이러스(avian influenza A virus)

② **병원소** : 감염 가금류(닭, 오리, 칠면조, 철새 등)

③ **전파양식** : 감염된 가금류와의 직접 접촉 또는 배설 · 분비물 등에 오염된 사물과의 접촉을 통해 감염된다.

④ **임상증상** : 발열, 기침, 근육통 등 전형적인 인플루엔자 감염 유사증상과 더불어 결막염, 폐렴, 급성 호흡기부전 등의 중증 호흡기질환이 발생할 수 있다.

⑤ **예방관리** : 인플루엔자 예방접종 및 개인위생 철저, 감염 동물과의 접촉 금지, 닭 · 오리 등 가금류를 이용한 음식은 충분히 익혀 섭취하도록 한다.

4) 절지동물 매개 감염병

절지동물 매개 감염병에는 페스트(벼룩), 일본뇌염(모기), 발진열(벼룩), 말라리아(모기), 발진티푸스(이), 쯔쯔가무시증(진드기), 유행성 출혈열(진드기), 지카바이러스 감염증(모기) 등이 있다.

(1) 페스트(흑사병, plague)

중세에 크게 유행하여 유럽 인구 3분의 1이라는 희생자를 낸 급성 열성 감염병이다. 현재는 주로 아시아, 아프리카, 아메리카 대륙에 부분적으로 발생하고 있으며 국내에서는 최근에 발병이 보고된 바가 없다. 지금까지 인류 역사를 바꾼 질병 중에 페스트만큼 무서운 파괴력을 보인 질병도 없다고 한다. 페스트는 죽은 시체에 생긴 검은 반점 때문에 흑사병(black death)이라고도 불린다. 제1급 감염병으로 지정되어 있다.

① **병원체** : 페스트균(*Yersinia pestis*)

② **병원소** : 야생 설치류, 집쥐

③ **전파양식** : 감염된 쥐벼룩에 물려 감염되며 폐페스트 환자가 배출하는 비말을 통하여 감염된다.

④ **잠복기** : 림프절페스트는 2~4일이고, 폐페스트는 2~6일이다.

⑤ **임상증상** : 폐페스트는 폐렴 증상과 오한을 동반한 발열, 두통, 객혈 등이 나타난다. 림프절페스트는 통증을 동반한 림프절종창이 물린 자리에 나타나면서 발열, 오한, 근육통, 두통, 빈맥, 저혈압 등이 동반된다. 패혈증페스트는 구역, 구토, 설사 등의 소화기 증상이 초기에 나타나며 계속 진행되는 경우 파종혈관내응고, 급성 호흡부전, 의식저하, 신부전, 쇼크증상이 나타난다.

⑥ **예방관리** : 페스트가 유행하는 곳에 여행하는 사람은 주의하고, 구서작업을 철저히 하는 것이 중요하다.

(2) 일본뇌염(Japanese encephalitis)

일본뇌염은 매년 3~5만 명의 감염자가 나타나며 이 중에서 30%가 사망하는 질환이다. 제3급 감염병으로 지정되어 있다.

① **병원체** : 플라비바이러스과(*Flaviviridae*) 플라비바이러스속(*Flavivirus*)에 속하는 바이러스

② **병원소** : 주로 돼지와 조류

③ **전파양식** : 작은 빨간집모기에 의하여 매개되며 이때 모기는 야생조류나 일부 포유류부터 감염된다. 돼지가 바이러스의 증폭숙주 역할을 한다. 벼농사지역이면서 매개 모기의 증폭숙주인 돼지를 사육하는 지역에서 높은 발생 밀도를 보인다.

④ **잠복기** : 5~14일

⑤ **임상증상** : 불현성 감염을 나타내며, 현성 감염인 경우 고열, 두통, 현기증, 구토, 복통, 지각이상을 나타낸다. 계속 진행될 경우 의식장애, 경련, 혼수에 이르게 되며 5~7% 정도의 높은 사망률을 보인다.

⑥ **예방관리** : 일본뇌염에 대한 면역은 생후 12개월 이후에 사라지게 되므로 생후 12개월 이후에 일본뇌염 예방접종을 한다. 백신에는 사백신과 생백신이 있다(표 7-12).

표 7-12 일본뇌염 백신의 종류와 예방접종 시기

	사백신	생백신
예방접종 시기	• 1차 기초접종 : 12~24개월 • 2차 기초접종 : 1차 접종 후 1~2주 후 • 3차 기초접종 : 2차 접종 후 12개월 후 • 4차 추가접종 : 만 6세 • 5차 추가접종 : 만 12세	• 1차 기초접종 : 12~24개월 • 2차 기초접종 : 1차 접종 후 12개월 후 • 3차 추가접종 : 유행 상황에서 1회 추가접종 가능

(3) 발진열(murine typhus)

급성 발열성 질환으로, 제3급 감염병으로 지정되어 있다. 전 세계적으로 발생하며 우리나라에서도 매년 환자가 발생하며 주로 가을에 많이 발생한다.

① **병원체** : 발진열리케차(*Rickettsia typhi*)

② **병원소** : 쥐가 병원소이며 쥐벼룩이 매개체이다.

③ **전파양식** : 쥐벼룩에 물리거나 감염된 쥐벼룩의 대변으로 병원균이 배설되어 가려움증으로 피부를 긁을 때 생기는 미세한 상처를 통하여 전파된다. 또한 대변이 건조되면서 병원균이 공기 중으로 떠돌다가 호흡기로 전파되기도 한다.

④ **잠복기** : 6~18일(평균 10일)

⑤ **임상증상** : 발열(38.5~40℃)이 나타나고 오한, 두통, 근육통이 갑자기 발생한다. 발병한 지 3~5일이 되면 환자의 60~80%에게서 반점상의 발진이 복부와 흉부에 나타나 팔로 퍼지고 시간이 흐르면 반구진발진(maculopapular rash)이 되어 4~8일이 지나면 없어진다. 치료하지 않으면 약 12일간 발열이 지속되다가 해열된다. 사망하는 경우는 거의 없으나 노인에게서는 더 중증으로 발병할 수 있다.

⑥ **예방관리** : 쥐와 벼룩을 감소시키기 위하여 식품 저장소, 곡물창고나 주거지에서 설치류를 덫이나 살서제를 사용한다.

(4) 말라리아(malaria)

말라리아는 그 역학적 유형에 따라 열대열말라리아, 삼일열말라리아, 사일열말라리아, 난형열말라리아의 4가지로 나눌 수 있는데 우리나라에서는 삼일열말라리아가 발생하고 있다. 제3급 감염병으로 지정되어 있다.

① **병원체** : 삼일열원충(*Plasmodium vivax*), 열대열원충(*Plasmodium falciparum*), 사일열원충(*Plasmodium malariae*), 난형열원충(*Plasmodium ovale*)

② **병원소** : 사람(환자 및 보균자)

③ **전파양식** : 얼룩날개모기에 속하는 암컷 모기의 흡혈에 의하여 전파된다(그림 7-4).

④ **잠복기** : 삼일열말라리아는 13~15일이다.

⑤ **임상증상** : 수분 내지 한두 시간 동안 오한, 두통, 구역 등이 나타난다(전율기). 그 후 3~6시간 동안 따뜻하고 건조한 피부, 빈맥, 빈호흡 등을 보이며(발열기) 지속적으로 땀을 흘린다(발한기). 발열 이외에도 빈혈, 두통, 비장비대, 혈소판 감소, 저혈압, 뇌성혼수, 간질폐렴, 심근부종 등을 일으킬 수 있으며, 사구체신염이나 신증후군, 급성 요세관괴사증, 흑수열 등 신장질환을 흔히 초래한다.

⑥ **예방관리** : 현재까지 말라리아에 대한 백신은 없기 때문에 가능한 한 모기에 물리지 않도록 하는 것이 가장 중요하다. 만약 동남아시아, 중동, 중부아프리카, 중남미 등 말라리아 위험 지역을 여행할 때에는 항말라리아제를 복용하는 것이 도움된다.

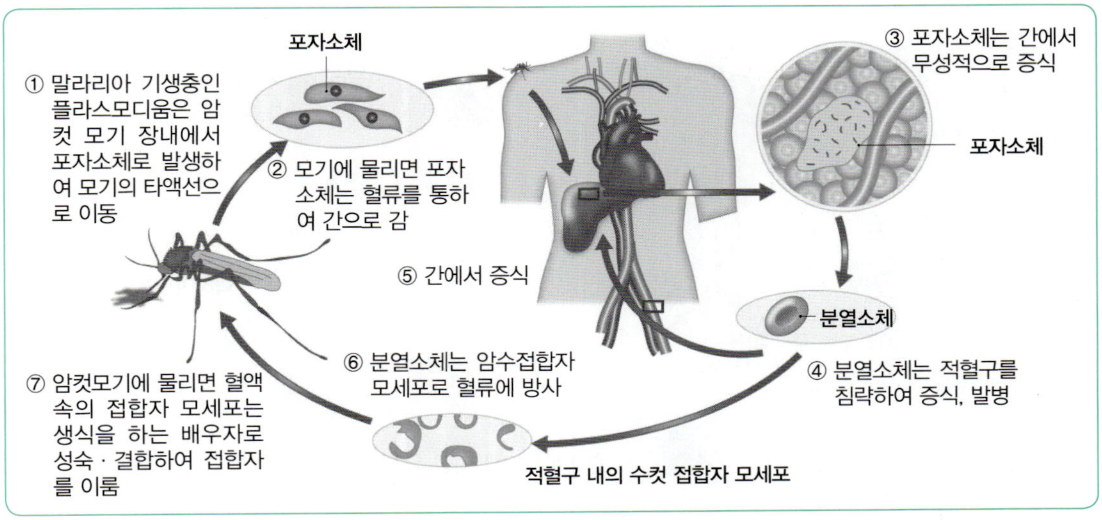

그림 7-4 말라리아원충의 전파양식

(5) 발진티푸스(typhus)

급성 발열성 질환으로, 제3급 감염병으로 지정되어 있다. 사람에게서 폭발적인 대유행을 일으킬 수 있고 사망률과 이환율이 매우 높다.

① **병원체** : 발진티푸스 리케차(*Rickettsia prowazeki*)

② **병원소** : 사람(환자 또는 보균자)

③ **전파양식** : 리케차균을 가진 환자의 피를 빨아 먹은 이(louse)는 흡혈 후 약 3～8일 후에 죽는다. 이의 배설물에 리케차균이 섞여 나오며, 사람은 이에 물려서 생긴 상처나 피부의 표재성 찰과상을 통하여 이의 배설물에 들어있던 리케차균이 몸 속으로 들어와서 감염된다(그림 7-5). 또한 균에 감염된 이의 배설물이 섞인 먼지를 흡입하여 감염되기도 한다. 사람에게서 사람으로 직접 감염되지는 않는 것이 특징이다.

④ **잠복기** : 1～2주

⑤ **임상증상** : 갑작스러운 두통, 오한, 발열, 허탈, 전신통증 등의 증상이 나타나며 5~6일째 발진이 몸통 상부에 나타나기 시작하여 전신으로 퍼져 나간다. 의식장애, 헛소리, 환각 등 중추신경에 관련된 이상증상이 나타날 수 있고, 발열기에는 맥박 증가, 혈압 저하 등의 순환기 장애가 나타난다. 대부분 중독증상이 뚜렷하게 나타나지만 2주 후에는 열이 내리고 상태가 빠르게 좋아진다.

⑥ **예방관리** : 이를 죽이는 잔류성 살충제를 옷에 뿌린다. 평소 목욕이나 세탁 등으로 청결한 환경을 유지하며 환자와 접촉한 가족의 옷이나 침대에 살충제를 뿌리고 세탁한다.

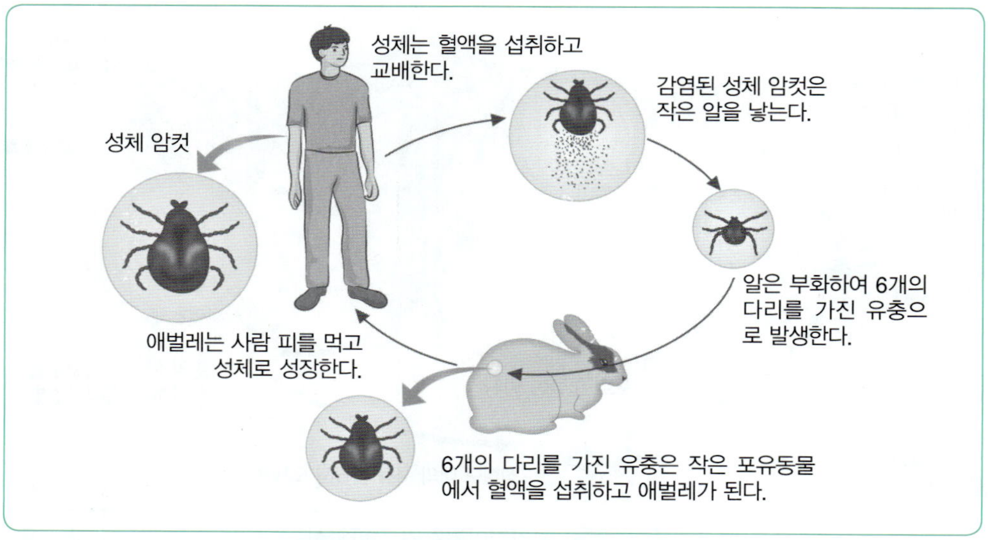

그림 7-5 발진티푸스 리케차의 전파양식

(6) 쯔쯔가무시증(scrub typhus)

급성 발열성 질환으로, 제3급 감염병으로 지정되어 있다. 주로 가을철 야외활동 시 진드기에 물려 감염되며, 털진드기 유충이 동물의 체액을 흡입하는 봄과 가을이 감염에 위험한 시기이다.

① **병원체** : 쯔쯔가무시균(Orientia tsutsugamushi)

② **병원소** : 좀진드기의 일종인 털진드기 유충

③ **전파양식** : 진드기 유충에 물려 쯔쯔가무시균에 감염되어 발병하는데, 농부와 같이 주로 야외에서 활동하는 사람에게서 발병하기 쉽고 국내에서는 성묘를 가는 추석을 전후하여 전국 각지에서 많이 발생한다.

④ **잠복기** : 10일 정도

⑤ **임상증상** : 고열, 오한, 심한 두통, 피부발진 및 림프절비대, 구토, 기침 등이 나타나며 진드기 유충에 물린 부위에 괴사딱지가 형성된다. 발진은 발병 5일 이후 몸에서 팔다리로 퍼진다. 그 밖에도 비장비대, 일시적인 뇌신경마비가 올 수 있으며 치료를 적절히 하지 않을 경우에는 심부전, 순환장애, 폐렴 등이 합병된다.

⑥ **예방관리** : 야외활동 시에 진드기에 물리지 않도록 풀숲에 앉는 것을 피하는 등 노출을 피하고 밭일, 벌초 등 야외활동으로 진드기에 물리거나 작업 후 발열 증상을 보이면 빠른 시간 내에 의료기관에서 진료를 받아야 한다. 또한 풀밭 위에 옷을 벗어 놓거나 눕지 말고 작업 중 풀숲에 앉아 용변을 보지 않는다. 그 밖에도 장화를 신고 야외에서 일한 뒤 샤워나 목욕을 하고 작업복을 세탁한다.

(7) 신증후군출혈열

유행성 출혈열, 한국형 출혈열이라는 이름으로 알려져 있으며, 국내에서는 주로 늦가을에 유행하는 발열성 풍토병이다. 제3급 감염병으로 지정되어 있다. 전 세계적으로 매년 약 150,000명이 발생할 정도로 공중보건학적으로 큰 문제가 되는 질환으로 사망률이 5~15%로 매우 높다.

① **병원체** : 버냐바이러스과(*Bunyaviridae*) 한타바이러스속(*Hantavirus*)에 속하는 한탄바이러스(Hantaan virus)

② **병원소** : 들쥐의 72~90%를 차지하는 등줄쥐

③ **전파양식** : 등줄쥐의 배설물이 건조되면서 호흡기를 통하여 전파되며 늦가을(10~11월)과 늦봄(5~6월) 건조기에 많이 발생한다. 또한 야외활동이 잦아 감염 기회가 많은 젊은 연령층 남자가 잘 감염되며(남성 대 여성 환자의 비율은 약 2 : 1) 최근에는 소아에게서도 환자가 발생하고 있다.

④ **잠복기** : 9~35일(평균 2~3주)

⑤ **임상증상** : 급성으로 발열, 출혈경향, 요통, 신부전이 나타나는 것이 특징이며, 임상 경과는 5기로 나눌 수 있다.

- **발열기(3~5일)** : 갑자기 시작하는 발열, 권태감, 식욕부진, 심한 두통 등이 나타나고 복통, 요통, 얼굴과 몸통의 발적, 결막충혈, 출혈반 등이 나타난다.
- **저혈압기(수시간~3일)** : 해열과 동시에 혈압이 떨어져 불안해 보이고, 심하면 섬망, 혼수 등 쇼크 증상이 발생하며, 심한 단백뇨, 빈뇨가 나타나고, 혈소판감소, 백혈구증가, 혈뇨, 토혈, 헤마토크리트치 상승 등의 출혈 경향이 나타난다.
- **핍뇨기(3~5일)** : 혈압이 떨어지며 오심, 구토, 핍뇨, 질소혈증, 전해질이상이 오고 때로는 뇌부종, 폐부종도 나타날 수 있으며, 반상출혈, 자반, 위장관출혈이 현저해지고 소변이 나오지 않게 된다.
- **이뇨기(7~14일)** : 신기능이 회복되는 시기로 다뇨(3~6L/일)가 동반되며 심한 탈수, 쇼크, 폐합병증으로 사망할 수 있다.
- **회복기(1~2개월)** : 가끔 다뇨가 지속되거나 야뇨, 빈혈 증상이 있다.

⑥ **예방관리** : 질병 다발지역에 접근하지 않는 것이 예방법이다. 또한 유행 지역의 산이나 풀밭에 가는 것을 피하고 특히 늦가을(10~11월)과 늦봄(5~6월) 건조기에는 절대 잔디 위에 눕거나 잠을 자지 않는다.

Comment

※ 우리나라에서 추수기에 흔히 발생하는 대표적 감염병에는 신증후군출혈열(유행성 출혈열)과 렙토스피라증, 쯔쯔가무시증이 있다.

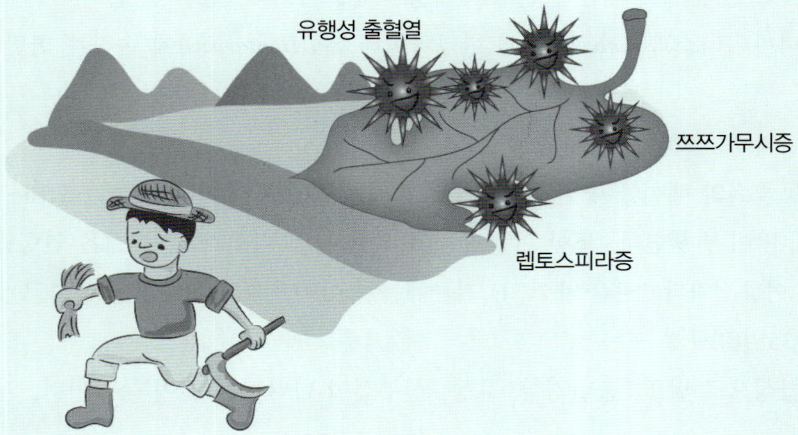

(8) 지카바이러스(Zika virus) 감염증

열대 바이러스의 한 종류인 지카바이러스에 감염되어 발생하는 급성 감염질환으로, 제3급 감염병으로 지정되어 있다. 일반적으로 아무런 증상이 없거나 단기간의 약한 증상을 보이는 열병을 일으키지만, 간혹 성인에게 길랑바레증후군을 일으키거나 임산부로부터 태아로 전달되는 수직감염이 일어날 경우 소두증을 포함한 선천적 결손증이 나타나기도 한다.

① **병원체** : 지카바이러스(Zika virus)

② **병원소** : 모기, 사람 및 영장류

③ **전파양식** : 감염된 모기(이집트숲모기, 흰줄숲모기)에 물려서 주로 전파된다. 감염자와의 일상적인 접촉으로는 감염되지 않으며, 수혈이나 성접촉에 의해서는 전파 가능성이 있다.

④ **잠복기** : 3~7일

⑤ **임상증상** : 발진으로 시작하여 결막염, 근육통 또는 관절통을 동반한 가벼운 발열이 나타난다. 뎅기열 및 치쿤구니야열과 증상이 비슷하지만, 덜 심각한 편이며 건강한 사람은 감염되더라도 특별한 문제없이 지나간다.

⑥ **예방관리** : 야외활동 시 모기기피제를 사용하거나 긴소매와 긴바지를 착용하는 등 모기 노출을 최소화하여 예방하도록 한다. 특히 임신부들은 각별한 주의가 필요하며 지카바이러스가 출현한 국가의 여행은 미루도록 한다.

2. 만성 감염병의 관리

병원성 미생물이 숙주에 감염된 후 잠복기가 길고 진행이 3개월 이상인 경우도 많으며 쉽게 치료되지 않는 특성이 있다. 또한 다른 질병에 비해 유병률과 사망률에 많은 영향을 미치기 때문에 각별한 관리가 필요하다. 만성 감염병에는 결핵, 후천면역결핍증후군, 한센병(나병), 바이러스성 간염 등이 있다.

1) 결핵(tuberculosis)

결핵은 세계보건기구(WHO)에 따르면 전 세계적으로 매년 1천만 명 이상의 환자가 발생하고 160만여 명이 사망하는 유병률과 사망률이 매우 높은 감염병이다. 우리나라 또한 과거에 비해 환자 발생률이 많이 감소하기는 했지만 2019년 한 해 동안 2만 3천명 이상의 신규 폐결핵 환자가 발생했고 약 1,500명이 결핵으로 사망했다. 우리나라의 결핵 유병률과 사망률은 OECD 회원국 중에서 가장 높은 수준을 보이고 있다. 제2급 감염병으로 지정되어 있다.

① **병원체** : 결핵균(*Mycobacterium tuberculosis*)

② **병원소** : 사람과 소

③ **전파양식** : 결핵균은 주로 사람에게서 사람으로 공기를 통하여 전파된다(그림 7-6). 전염성 결핵 환자가 대화, 기침 또는 재채기를 할 때 결핵균이 포함된 미세한 가래방울이 공기에 떠있게 되고 이때 주위 사람들이 숨을 들이쉴 때 그 공기와 함께 폐 속으로 들어가 감염된다. 결핵은 대부분 폐에서 발생하지만 신장, 신경, 뼈, 신체 대부분의 조직이나 장기에서 질병을 일으킬 수 있다. 결핵에 감염되면 90%는 잠복결핵(latent tuberculosis)이 되어 50%는 1~2년 안에 발생하고, 나머지 50%는 평생에 걸쳐 아무 때나 발병한다.

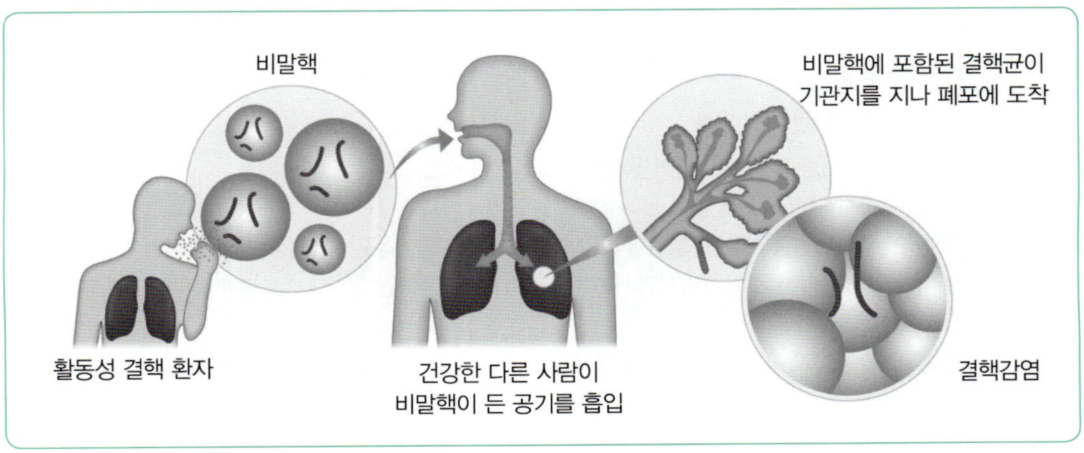

그림 7-6 비말핵을 통한 결핵의 전파

④ **잠복기** : 수개월~수년

⑤ **임상증상** : 처음 감염되는 결핵에서는 증상이 없거나 발열, 불쾌감 등의 가벼운 전신증상이 나타난다. 림프절이 커져 기관지를 압박하면서 발작 기침이나 쌕쌕거림(천명), 호흡곤란이 나타날 수 있고, 피부 병변이나 관절통이 발생할 수 있다. 재감염 폐결핵에서는 오랫동안 지속되는 기침, 체중감소, 식은땀, 발열, 전신무력감과 식욕부진 등이 나타난다. 결핵이 진행되어 폐가 파괴되거나 흉수가 차면 호흡곤란이 나타나고, 기관지결핵이나 공동이 형성되는 폐결핵에서는 객혈이 발생할 수 있다.

⑥ **예방관리** : 결핵관리에는 환자의 발견, 격리 및 치료, BCG 예방접종이 중요하다. 폐결핵 환자를 발견하기 위한 집단검진에서는 성인의 경우 흉부 간접촬영 ⇨ 직접촬영 ⇨ 객담검사(배양검사) 순서로 검사하고, 소아의 경우 투베르쿨린검사 ⇨ 흉부 직접촬영 ⇨ 객담검사 순서로 검사한다.
또한 HIV 감염자, 지난 2년간 결핵균에 감염된 사람, 6세 미만의 소아, 면역체계가 저하된 질환을 앓고 있는 사람, 당뇨병 환자, 흡연자, 면역억제제 치료자, 마약 등 불법약물 남용자 등은 고위험군이므로 각별히 관리하여야 한다.

Comment

BCG 예방접종이란?

1) BCG 백신의 특성

비병원성 BCG 균주를 인공감염시켜 결핵에 대한 면역을 형성하도록 하여 결핵 발병을 방지하는 결핵 예방백신이다.

2) BCG 예방접종의 효과

결핵균의 감염과 일차 병소의 형성을 막지 못하나 일차 병소에서 결핵 진행은 방지하며, 특히 소아의 속립결핵과 결핵성 뇌수막염 등 중증 결핵의 발병 예방에 효과적이다.

3) 접종 대상과 접종량

1세 이전은 0.05mL, 1세 이후는 0.1mL이다.

4) 접종 방법

피부의 가장 얕은 표층 내에 용액을 주입하는 피내주사법으로 접종한다.

5) BCG 접종 후 정상반응의 경과

- 접종 직후 : 접종 부위가 부풀어 올랐다가 30분 내 소실
- 접종 1~2주 : 아무 소견 없음
- 접종 2~4주 : 접종 부위에 붉은 점이 나타나고 몽우리가 생긴 후 점점 커져 단단한 결절(10mm)이 된다. 이후 결절이 부드러워지면서 고름주머니가 만들어진다(이때 겨드랑이나 목에 림프절이 망울로 만져질 수 있음).
- 접종 4~6주 : 고름이 고름주머니를 덮고 있는 피부를 뚫고 나오기도 하며 궤양을 형성한다.

Comment

BCG 예방접종이란? (계속)

- 접종 6~9주 : 궤양이 아물면서 딱지가 형성된다. 이때 딱지를 누르면 고름이 나오고 이후 점차 눌러도 고름이 나오지 않는 딱지가 형성된다.
- 접종 9~12주 : 딱지가 떨어지고 2~7mm의 반흔을 남기며 아문다.

6) BCG 접종 금지 대상자

- 선천면역결핍증후군, HIV 감염자, 백혈병, 림프종 및 저감마글로불린혈증 등 면역결핍상태에 있는 경우
- 스테로이드, 항암제 치료, 방사선 치료 등으로 면역억제상태에 있는 경우
- 미숙아, 심한 영양실조, 심한 전신피부병이 있거나 입원을 요할 정도의 심한 질환을 앓고 있는 경우

2) 성매개감염병(sexually transmitted infection)

도시인구가 증가하고 성도덕이 변화하면서 현대사회는 성병에 무방비 상태로 노출되어 있다. 성매개감염병에는 임질, 매독, 후천면역결핍증후군(AIDS), 비임균성 요도염, 연성하감 등이 있으며, 현재까지 밝혀진 것만도 20종에 이른다.

(1) 임질(gonorrhea)

세계적으로 가장 많이 발생하는 성매개감염병으로, 제4급 감염병으로 지정되어 있다. 세균은 여성의 자궁경부, 자궁, 자궁관이나 여성과 남성의 요도와 같은 따뜻하고 습기가 많은 비뇨생식기관에서 증식한다.

① **병원체** : 임균(*Neisseria gonorrhoeae*)

② **병원소** : 사람

③ **전파양식** : 거의 모든 경우 성관계를 통해 전파된다. 모체가 임질 환자일 때 출산 시 감염된 산도와의 접촉으로 임균성 신생아결막염이 일어날 수 있다.

④ **잠복기** : 2~7일

⑤ **임상증상** : 남성에게서는 배뇨곤란과 함께 요도에서 고름이 나오고 여성에게서는 요도염과 자궁경관염의 증상이 경미하게 나타난다. 그러나 감염이 진행되면 남성에게서는 부고환염, 직장항문염 등이 나타나고 여성에게서는 자궁내막염, 난관염 등이 나타날 수 있다. 사춘기 이전의 소녀들은 감수성이 높아서 감염성 있는 분비물과 성기접촉을 하면 임균성 외음질염이 일어날 수 있다. 증상이 없는 감염자들도 감염원이 될 수 있다. 반복감염이 되면 전반적으로 감수성이 생기지만 획득면역은 없다.

⑥ **예방관리** : 접촉을 금하거나 검사를 통하여 감염되지 않은 한 사람과만 성관계를 갖는 것이 중요하다. 아울러 콘돔의 지속적이고 정확한 사용은 감염 위험을 줄일 수 있다. 임질이 완전히 치료될 때까지 성생활을 금하고 성 상대자에게 알려 검사 후 필요하면 치료를 받아야 재감염을 예방할 수 있다.

(2) 매독(syphilis)

신체 전반에 걸쳐 감염 증상이 나타나는 염증성 질환으로, 제3급 감염병으로 지정되어 있다.

① **병원체** : 매독균(*Treponema pallidum*)

② **병원소** : 사람

③ **전파양식** : 성교나 키스를 통한 직접접촉, 태반을 통한 태아감염, 수혈 시 직접 혈액으로 들어가 감염을 일으키기도 한다.

④ **잠복기** : 10~90일(평균 21일)

⑤ **임상증상**

- **1기** : 경성하감(chancre)이 특징적인 병변으로, 균이 침입한 부위에 둥글고 작고 단단한 통증 없는 구진이나 궤양이 발생한다. 3~6주 정도 지속되며 치료하지 않아도 자연 치유되거나 2기로 진행된다.
- **2기** : 피부발진과 점막손상이 특징이다. 이 시기에는 전형적으로 하나 혹은 여러 곳에 피부발진이 진행되는데, 발진은 대부분 소양감을 동반하지 않는다. 발진과 함께 발열, 림프절비대, 인후통, 탈모, 두통, 체중감소, 근육통, 피로 등이 나타날 수 있다. 이들 증상은 자연치유되는 경우도 있으나 치료하지 않는 경우 잠복매독이나 말기로 진행된다.
- **말기 및 잠복매독** : 잠복매독은 1기와 2기 증상이 사라질 때 시작한다. 치료를 받지 않을 경우 감염된 사람은 증상이 없어도 여전히 몸 안에는 매독균을 가진 감염 상태가 지속된다. 치료받지 않은 매독 감염자의 15%가 말기 매독으로 진행될 수 있으며 처음 감염된 지 10~20년 후에 나타날 수도 있다. 말기 매독의 증상으로는 뇌, 신경, 눈, 심장, 혈관, 간, 뼈, 관절 등의 내부 장기에 손상을 일으키고 관절운동 조절장애, 마비, 무감각, 점진적인 실명, 치매 등이 나타날 수 있으며, 사망에 이를 수도 있다.

⑥ **예방관리** : 성활동을 하지 않거나 감염되지 않은 한 사람과만 성관계를 가지는 것이 중요하다. 아울러 콘돔의 정확하고 지속적인 사용은 매독의 감염을 감소시킬 수 있다. 또한, 환자 진단 및 관리, 윤락여성 관리, 보건교육 등이 중요하다.

Comment

➔ 선천매독(congenital syphilis)이란?

대개 임신 4개월 후에 임산부가 매독에 감염되면 태반을 통하여 태아에게도 감염되어 발생하는 질환으로, 조기 선천매독은 생후 7년 이내 발생하며 성인 2기의 매독과 비슷한 양상을 보인다. 후기 선천매독은 생후 2년 이후에 발병하며 허친슨(Hutchinson)치아, 간질성 결막염 등을 나타낸다. 매독균의 태아감염 시에는 임신 20주 전에 치료가 가능하므로 조기에 치료하여야 한다.

(3) 후천면역결핍증후군(AIDS)

HIV(사람면역결핍바이러스, human immunodeficiency virus)가 몸 속에 침입한 후 면역세포를 파괴시켜 면역기능이 저하되면 정상상태에서는 거의 발생하지 않는 각종 감염병이나 암 등이 생겨 사망하게 되는 질병이다. 제3급 감염병으로 지정되어 있다.

2019년 한 해 동안 전 세계적으로 170만 명의 신규 감염자가 발생했고 69만 명이 AIDS 관련 질환으로 사망했으며 3,800만 명의 감염자가 생존해 있는 것으로 추정된다. 우리나라의 경우도 2018년 생존하고 있는 HIV 감염자 수는 12,991명으로 집계되었지만, HIV 감염 후에도 상당 기간 무증상 잠복기를 거치므로 실제 HIV 감염자의 규모는 더 클 것으로 판단한다.

① **병원체** : HIV(사람면역결핍바이러스, human immunodeficiency virus)

② **병원소** : 사람

③ **전파양식** : 성접촉 시(항문성교 시 혈관들이 파열되면서 상처가 생기게 되고 이 상처를 통하여 상대방에게 바이러스가 들어가게 되므로 이성애자보다 남성 동성애자들에게서 감염률이 높음), 수혈 및 혈액제품 사용 시, 오염된 주사기 · 주사침 · 칫솔 · 면도칼 사용 시, 감염 모체에게서 태아로 수직감염 등으로 전파된다.

④ **잠복기** : 6개월~7년(평균 2년) 정도로 추정되는데 언제부터 감염이 가능한지는 아직 불확실

⑤ **임상증상** : 증상 단계는 급성 감염기(노출행위 후 1개월 내외 독감증상) → 무증상기[평균 10년 정도의 무증상(면역수치 감소)] → 발병 초기(지속적 설사, 체중급감, 발열 등) → 발병기(에이즈 증상)로 진행된다. HIV에 감염 된 후 1개월 내외에 일부 감염자(전체 감염자의 30~50% 정도)에게서 체중감소(평균 체중의 10%), 원인 모를 만성 설사, 발열, 지속적인 마른기침, 전신피로 등 다른 질병에서도 나타날 수 있는 비특이적 증상이 출현할 수 있다. HIV에 감염된 후 평균 10년 정도의 무증상기간을 거쳐 에이즈 증상이 나타난다. 특히 무증상기에는 특별한 증상이 없으며 본인이 검사를 받지 않는 한 자신도 감염 사실을 모른 채 다른 사람에게 성관계 등을 통하여 감염시킬 수 있으므로 주의하여야 한

다. 감염 사실을 모르고 치료를 받지 않은 채 시간이 경과하여 감염 말기가 되면 면역체계가 파괴되어 각종 세균, 바이러스, 기생충 등에 의한 기회감염(폐렴, 결핵, 구강칸디다증, 대상포진 등)과 악성종양이 발생한다. 우리나라에서 발견되는 가장 흔한 기회감염은 결핵과 폐렴이다. 사망원인은 폐포자충폐렴과 카포시육종이다.

⑥ 예방관리 : 수혈에 사용되는 혈액은 채취 전 철저하게 검사하고, AIDS 환자, 남성 동성연애자, 마약중독자와의 성접촉을 피하도록 하며, 콘돔은 올바르게 사용해야 한다(처음부터 사용하여야 하며 사정 시 사용하는 것은 금지). 또한 환자의 혈액, 분비물 등에 오염된 모든 것은 철저히 소독하고 병원에서 인체침습검사, 치료 등을 할 때는 엄격한 무균처치법을 시행한다. 감염자로 밝혀진 사람과의 성적 접촉자는 추적조사를 해야 하지만 인권 측면에서 강제성은 없다.

Comment

카포시육종(Kaposi sarcoma)이란?

헝가리 의사인 카포시에 의하여 처음으로 거론된 악성종양의 한 종류로, 피부에 붉거나 자주색을 띠는 반점 또는 결절이 나타나는 것을 말한다.

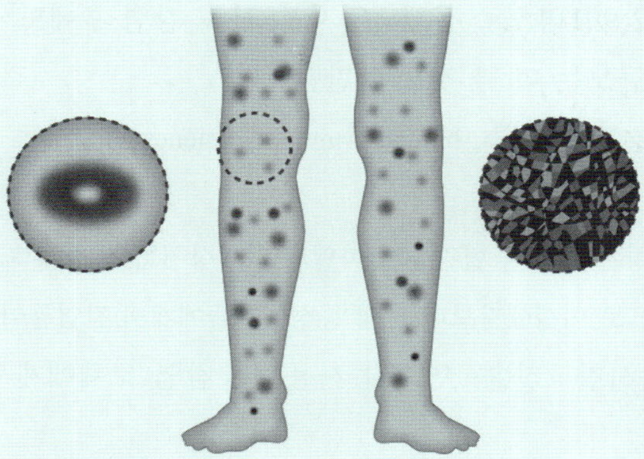

기회감염(opportunistic infection)이란?

건강한 사람에게는 감염병을 잘 일으키지 않으나 면역기능이 저하된 사람에게 심각한 감염병을 일으키는 것을 뜻한다. 즉 기회가 있을 때 감염이 된다는 뜻으로 이차감염과는 다르다.

에이즈(AIDS) 익명검사

- 목적 : 본인이 원하는 경우 익명검사가 가능하며, 검사번호 또는 가명을 사용하여 검사를 시행하고 이를 통하여 결과를 확인하기 위함이다. 또한, 감염에 취약한 사람들이 자발적으로 검사를 받음으로써 자신의 감염 사실을 모른 채 타인에게 전파시키는 것을 방지하도록 한다.
- 검사기관 : 전국의 보건소(실명 또는 익명으로 무료 에이즈 검사와 상담 가능), 병 · 의원(유료로 익명검사 가능), 에이즈 관련 민간단체(한국에이즈퇴치연맹, 대한에이즈예방협회 검진상담소; 간단한 무료 검사와 에이즈 관련 상담 가능)

3) 한센병(나병, Hansen's disease)

한센병은 인류 역사상 가장 오래된 질병으로 노르웨이의 한센(Hansen)에 의하여 발견된 질환으로, 나균이 피부, 상기도, 점막을 침범해 조직을 변형시키는 질환으로 나병이라고도 불린다. 제2급 감염병으로 지정되어 있다.

① **병원체** : 나병균(*Mycobacterium leprae*)

② **병원소** : 환자가 유일한 병원소

③ **전파양식** : 배설물이나 분비물에 의한 간접전파와 사람과 사람 사이의 피부접촉에 의한 직접전파가 있다.

④ **잠복기** : 2~10년(평균 5년)

⑤ **임상증상** : 증상은 다양하여 나종형(괴사성), 결핵유사형, 중간형 등으로 나뉘며 남자에게서 자주 발생한다. 피부병변으로는 소결절, 구진, 반점 등이 나타나고 무감각, 마비 등의 말초신경 증상이 보이며 비강 점막이 침범되면 코가 내려앉아 호흡이 막히거나 출혈이 일어날 수 있다. 다른 피부 질환과 구별되는 특징은 말초신경증상이다.

⑥ **예방관리** : 환자 발견 시 그 지역주민들을 대상으로 하는 예방요법은 필요하지 않다. 그러나 가족 구성원 중에 발병한 경우에는 가족 내 감염을 예방하기 위하여 리팜피신(rifampicin) 600mg 1회/월 복용과 DDS 100mg/일 복용을 6개월 동안 시행한다.

4) B형 간염(hepatitis B; 혈청성 간염)

B형 간염은 전 세계적으로 발생 빈도가 높을 뿐만 아니라 간경화증이나 간세포암과 같은 만성 간질환으로 진행될 가능성이 높기에 매우 중요한 보건문제가 되고 있다. 우리나라 간세포암의 80~90%는 B형 간염과 연관이 있으며 B형 간염으로 인한 간세포암 발생률이 세계 1위이다. 또한 2002년 7월부터 HBs 항원 양성인 산모에게서 태어난 신생아를 대상으로 B형 간염 주산기감염 예방사업을 시행하고 있다. 제3급 감염병으로 지정되어 있다.

① **병원체** : B형 간염바이러스(hepatitis B virus, HBV)

② **병원소** : 사람(감염자)

③ **전파양식** : 오염된 혈액, 혈장, 혈청을 주사하였을 때, 오염된 주사기나 기타 의료기구에 찔렸을 때, 모체에 의한 수직감염이 일어나거나 정액이나 체액을 통하여 감염된다(그림 7-7).

④ **잠복기** : 60~160일

⑤ **임상증상** : 감염력을 가지는 기간은 급성 증상을 보일 때뿐만 아니라 만성 간염 상태에서도 지속되고, 건강보균자도 감염력을 가진다. 식욕부진, 복부불편감, 오심과 구토, 심한 피로감 등의 비특이적 증상으로 시작되어 황달도 나타나게 되는데, 거의 증상이 없는 사람부터 치사율이 높은 감염성

간염 환자에 이르기까지 임상경과가 다양하다. 자연감염 후 B형 간염의 표면항체가 생기고 표면항원이 사라지면서 자연면역을 가지게 된다.

⑥ **예방관리** : 예방접종이 제일 중요하다. 또한, 수혈 받는 혈액의 채혈 시부터 철저한 방법으로 검사하고 관리하며 병원에서 침습적 시술을 시행할 경우에는 무균술을 엄격하게 적용한다. 간염 예방접종의 우선순위가 가장 높은 집단은 간염 항원을 가진 모체에서 출생한 신생아이다. 모체가 양성인 경우 영아가 출산 전후에 감염될 가능성은 80~90%에 이르므로, 가임 여성은 출산 전에 검사를 통하여 치료를 받아야 한다.

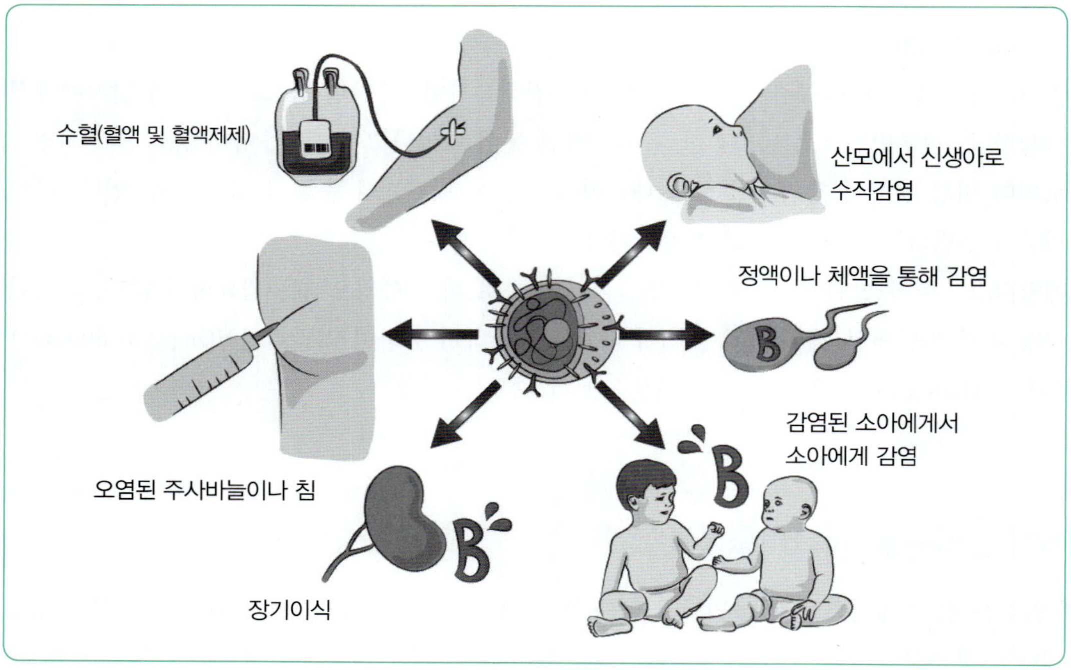

그림 7-7 B형 간염의 전파경로

5) C형 간염(hepatitis C)

제3급 감염병으로 지정되어 있다. 전 세계의 30%가 C형 간염 환자이고 연령대가 증가할수록 감염자가 증가하는 것이 특징이다. 급성 환자의 80~90%가 만성화된다.

① **병원체** : C형 간염바이러스(hepatitis C virus, HCV)

② **병원소** : 사람

③ **전파양식** : 수혈이 주요 감염원으로 비경구적 감염경로로 전파되며, 주사기 공동 사용과 수혈, 혈액투석, 성접촉, 모자 간 수직감염 등으로 전파된다.

④ **잠복기** : 2주~6개월(평균 6~10주)

⑤ **임상증상** : 감염 초기 80%에게서는 증상이 없으나 나머지에게서 열, 피로, 식욕저하, 메스꺼움, 구토, 복통, 진한 소변, 회백색 변, 관절통, 황달 등의 증상을 보이고, 통계학적으로 만성 간염의 60~70%는 만성 뇌병증으로 진행되며 5~20%는 간경화증으로 사망한다.

⑥ **예방관리** : C형 간염은 예방백신이 없기 때문에 감염 위험을 피하고 줄여 예방하는 데 중점을 두어야 한다. 따라서 C형 간염자는 헌혈이나 장기기증을 하면 안 된다. 또한, 주사기는 반드시 일회용을 사용하여야 하며, 성관계 시에는 콘돔을 사용하여야 한다. 침을 맞거나 문신과 피어싱(piercing)을 할 때도 반드시 소독된 도구를 사용하도록 하고, 그 밖에 면도기, 칫솔, 손톱깎이 등 혈액에 오염될 수 있는 모든 물건이 간염을 전파시킬 가능성이 있음을 알아야 한다.

section Ⅲ

기생충질환 관리

1. 기생충의 정의와 분류

1) 기생충의 정의

기생충학(parasitology)이란 기생충(parasite)과 숙주(host)의 관계를 연구하는 학문이다. 기생충은 다른 생물체에 의존해서만 생명을 유지할 수 있는데, parasite라는 단어는 그리스어인 *para*(곁)와 *site*(먹는 것)에서 유래한다.

기생충은 구강, 피부, 태반을 통하여 감염을 일으키며 그중 경구감염 기생충이 식품위생과 관계가 깊다. 감염경로는 기생충의 알이나 유충이 부착된 식품을 섭취하여 감염되는 경우와 기생충에 감염된 동물의 고기를 섭취하여 감염되는 경우가 있다.

기생충은 숙주에 대한 병원성에 따라 병원성 기생충과 비병원성 기생충으로 구별하기도 한다. 그중 병원성이 있는 내부 기생충은 생물형태와 전파양식에 따라 분류할 수 있다.

2) 기생충의 분류

(1) 생물형태에 따른 분류

① 원충류(protozoa)

- **근족충류** : 이질아메바, 대장아메바, 소형아메바 등
- **편모충류** : 질트리코모나스, 리슈마니아, 람블편모충, 메닐편모충 등
- **포자충류** : 말라리아 원충, 톡소플라즈마곤디 등
- **섬모충류** : 대장 발란타디윰, 주육포자충 등

② 연충류(helminths)

- **선충류** : 회충, 요충, 구충, 편충, 말레이사상충, 동양모양선충, 고래회충 등
- **조충류** : 유구조충, 무구조충, 왜소조충, 광절열두조충 등
- **흡충류** : 폐흡충, 간흡충, 요코가와흡충 등

(2) 전파양식에 따른 분류

- 토양 매개성 : 회충, 편충, 구충, 동양모양선충 등
- 물, 채소 매개성 : 회충, 편충, 십이지장충, 동양모양선충, 분선충, 이질아메바 등
- 어패류 매개성 : 간흡충, 폐흡충, 요코가와흡충 등
- 수육류 매개성 : 유구조충, 무구조충
- 모기 매개성 : 말라리아, 사상충 등
- 접촉 매개성 : 요충, 질트리코모나스 등

2. 기생충 감염의 예방 및 관리

기생충질환은 특정 집단의 환경조건이 지표이며, 그 분포 및 발생 정도는 특정 집단의 위생상태, 생활 습성, 개인과 집단행동의 특성 등을 있는 그대로 투영한다고 할 수 있다. 예방(prevention)은 질환의 전파 경로를 차단함으로써 그 집단 내의 개개인을 보호하는 수단이며, 관리(management)는 질병의 발생을 억제하거나 저지하여 한 집단 내의 감염률을 낮추는 수단이 된다. 그러므로 관리와 예방사업이 동시에 그리고 꾸준히 진행되어야 그 실효를 거둘 수 있다.

(1) 감염원 차단

기생충 감염의 원인을 제공하는 환자, 보유 숙주 등을 찾아내어 치료함으로써 이들이 배출하는 충란, 유충, 포낭 등을 없애거나 감소시켜야 한다.

(2) 전파요인의 차단

절지동물 특히 흡혈성 곤충인 매개체와 병원성 기생충 간의 생물학적 연결로 및 감염경로를 차단하는 수단을 활용하거나 식품, 급수 및 오물의 위생적인 관리, 화장실 및 분뇨 처리방법을 개선하고 각종 기생충란과 유충에 의한 토양의 오염방지, 살충제를 사용한 중간숙주나 매개체의 구제, 애완동물의 적절한 관리, 음식물의 위생적 관리와 냉동 및 가열처리 등의 위생적인 생활환경을 유지하는 등 전파요인을 최소화시켜야 한다.

(3) 개인의 건강관리

개인의 생활습성 특히 식습관의 개선, 환경개선, 영양섭취, 노출방지 등을 관리하여야 한다.

(4) 보건교육

기생충 감염은 특히 보건교육과 밀접한 관계에 있으며 기생충 감염의 예방 및 관리만큼 보건교육이 절실히 요구되는 경우도 드물다. 개인위생 및 집단위생의 준수, 집단관리에서의 순응도 등이 교육에 요구되기 때문에 병원체, 생활상, 이로 인한 질병과 피해, 예방과 관리에 대한 지식을 각급 학교 및 사회에서 교육하여야 한다(표 7-13).

표 7-13 보건교육의 내용

- 손을 깨끗이 씻는다. 용변 후 반드시 씻는다.
- 채소를 잘 씻어서 먹는다.
- 불결한 물을 사용하지 않는다.
- 담수어를 날로 먹지 않는다.
- 게, 가재를 날로 먹지 않고, 게장도 먹지 않는다.
- 쇠고기와 돼지고기의 생식을 금하고 잘 익혀 먹는다.
- 화장실을 개량하고 인분을 채소 재배에 사용하지 않는다.

3. 기생충질환

1) 원충류에 의한 질환

원충(protozoa)은 크기와 모양이 다양한 단세포 생물체 중에서 핵과 세포질이 구분되는 진핵생물로 운동성을 가지는 원생생물군을 말한다. 후생동물과 같이 운동성, 영양분의 섭취, 소화 등의 기능을 가진다.

(1) 아메바이질(amebic dysentery)

이질아메바는 원충류 중 근족충류에 속하며 전 세계적으로 분포하지만, 특히 열대와 아열대지역에 많이 분포한다. 온대지역이라 해도 환경위생이 불량한 곳에서는 열대지역과 유사한 분포를 나타낸다. 우리나라의 이질은 토착성으로 6월과 9월에 유행한다.

① **병원체** : 이질아메바(*Entamoeba histolytica*)

② **형태** : 영양형(trophozoite)의 모양은 구형으로 지름 16~60μm(평균 18~25μm)이며, 포낭형(cyst form)

의 모양은 둥근 구형이다.

③ **생활사** : 분변과 함께 배출된 포낭형은 식품, 물 등에 오염되어 경구를 통하여 침입하고 회장 하부에서 탈낭한 후 대장 점막에 침입하여 분열 · 증식한다. 인체 감염 후 잠복기는 1개월 정도이다.

④ **임상증상** : 대장 아메바의 특징적인 증상은 점혈변, 복통, 뒤무직(tenesmus; 대소변이 마려우면서도 잘 나오지 않고 뒤가 무지근한 증상)이다. 그중 가장 빈번히 침범되는 곳은 간이며, 이소적 기생의 경우 복막, 폐, 뇌, 피부 등에도 병변을 보일 수도 있다.

⑤ **예방관리** : 음료수는 반드시 끓여 먹고, 분변을 위생적으로 처리한다. 파리, 바퀴벌레, 쥐 등의 전파체를 구제한다. 음식물 취급자의 철저한 관리가 필요하다. 조리기구와 내의 등 전파 가능한 물건의 소독을 철저히 한다.

(2) 질편모충증(vaginal trichomoniasis)

질편모충은 원충류 중 편모충류에 속하며 세계적으로 분포되어 있고 성접촉으로 전파되는 특징을 지닌다.

① **병원체** : 질편모충(*Trichomonas vaginalis*)

② **형태** : 서양배 모양으로 앞쪽에 4개의 편모(세포 일부가 분화하여 긴 털처럼 된, 운동 및 영양 섭취 기관)를 가지고 있다.

③ **생활사** : 인체의 기생부위는 여성의 경우 질점막이고, 남성의 경우 전립선과 요도, 방광이다. 질, 요도 또는 전립선세포가 있을 때만 충체가 분열 · 증식하여 집락을 형성한다. 대체로 증상이 없는 남성이 성접촉으로 여성에게 전파한다. 질 조직 내에는 침입하지 못하며 비정상적인 질 분비물에 의해 발견된다.

④ **임상증상** : 대하증, 빈뇨, 악취, 소양감, 질 점막 발적 등의 증상을 보인다. 단독감염보다도 세균, 진균과 동시에 감염되는 일이 많다. 일반적으로 월경 후에 악화되는 경향이 있는데, 이는 질 내 정상 pH가 증가하여 원충의 생존에 조금 더 좋은 환경을 만들어 주기 때문이다.

⑤ **예방관리** : 배우자와 함께 치료하여야 한다. 변기의 위생적인 관리가 필요하다. 불결한 성행위 금지를 위한 보건교육이 필요하다.

2) 선충류에 의한 질환

선충(nematode)은 가늘고 긴 원통형으로 충체 양끝은 뾰족하며 자웅이 분리되어 있다. 색깔은 유백색 또는 담홍색이며, 성충의 크기는 길이가 2mm 정도에서 수십 cm에 달하는 것도 있다. 일반적으로 암컷이 수컷보다 크다.

(1) 회충증(ascariasis)

회충은 전 세계에 널리 분포하며, 특히 열대, 아열대, 온대 지역의 개발도상국에서 높은 감염률을 보인다. 우리나라에서도 과거 1971년에는 54.9%의 높은 감염률을 보였으나 2010년 이후 매년 연간 신고 건수가 10건 이하로 급격히 감소하였다.

① **병원체** : 회충(*Ascaris lumbricoides*)

② **형태** : 수컷 15~31cm×2~4mm, 암컷 20~35cm×3~6mm 크기로 인체 선충류 중 가장 크며, 연분홍색을 띠고 원주상이며 양끝이 뾰족한 형태적 특징을 가진다.

③ **생활사** : 회충의 기생부위는 소장, 특히 공장이다. 대변을 통하여 체외로 배출된 수정란은 적절한 온도 및 습도에서 약 2주면 감염형인 자충포장란(embryonated egg; 감염 가능한 기생충의 알)으로 발육되어 오염된 야채, 불결한 손, 파리 매개를 통한 음식물의 오염으로 경구를 통해 인체에 침입한다. 그 후 십이지장에서 유충이 된 후 소장벽을 뚫고 장간막림프관 또는 장간막세정맥으로 들어가 우심장에 이르고 폐동맥을 통하여 폐에 도달한다. 이후 다시 기관지, 기관, 후두개를 지나 식도와 위를 경유하여 소장에 도달한 후 성충(다 자라서 생식능력이 있는 상태)이 된다. 감염 후 성충이 되기까지 60~75일이 걸리며, 회충의 수명은 1년이고, 암컷 1마리는 하루에 10만 개에서 20만 개의 충란을 산란한다.

> 충란(암컷 20만 개/1일) ⇨ 감염 유충 ⇨ 경구감염 ⇨ 장 내부 유충 ⇨ 장벽천공 ⇨ 복강 ⇨ 간(제3기 유충) ⇨ 심장 ⇨ 폐 ⇨ 기관지 ⇨ 기관 ⇨ 인두 ⇨ 소장(4, 5기 유충) ⇨ 성충 ⇨ 충란 배설

④ **임상증상** : 권태감, 복통, 식욕감퇴, 오심, 구토, 발열 외에도 이식증, 장폐색, 폐렴, 경련, 담낭염 등이 있다. 그 밖에 장천공, 복막염, 폐기종, 맹장염 등이 생긴다.

⑤ **예방관리** : 채소류는 흐르는 물에 3회 이상 씻은 후 섭취하고, 정기적인 검사와 메벤다졸, 피란텔파모에이트 등의 구충제를 복용한다. 개인위생 향상을 위한 보건교육과 인분 비료의 사용금지 등의 환경개선을 한다.

(2) 편충증(trichuriasis)

편충은 대표적인 토양 매개성 기생충으로, 지역사회에 회충과 공존하는 경향이 있다. 우리나라에서는 과거 감염률이 65.4%로 기생충 중 가장 높았으나 현재는 현격히 감소하였다.

① **병원체** : 편충(*Trichuris trichiura*)

② **형태** : 수컷은 3~4cm, 암컷은 4~5cm의 길이로, 충체의 전방 3/5는 실같이 가늘고, 후방 2/5는 육질성으로 두터워 마치 작은 말채찍 같은 형태이다.

③ **생활사** : 성충의 기생부위는 대장 상부, 즉 맹장의 충수이지만 감염체 수가 많으면 직장까지 퍼질 수 있다. 인체 감염은 충란을 섭취했을 때 이루어지며, 소장에서 부화하여 하행한 후 맹장 부위에

정착하여 성충이 된다. 인체에 침입하여 성충이 되기까지는 1~3개월이 소요되며 수명은 보통 4~6년이다.

④ **임상증상** : 소수 기생 시에는 신경질, 불면증, 두드러기 등을 수반한 호산구증가증(eosinophilia; 호산구는 과립구의 일종으로 조직에 침투하여 주로 기생충 감염과 알레르기 질환 등에 대한 면역에 주로 관여)을 보이며, 복통, 변비, 복부팽만감, 요통 등 비교적 경한 증상을 나타낸다. 중증 감염 시에는 만성설사 및 점혈변, 빈혈 및 체중감소, 탈항(내치핵) 등의 증상이 나타날 수 있다.

⑤ **예방관리** : 회충증의 예방과 같다.

(3) 구충증(십이지장충증, ancylostomiasis)

구충은 입 부위에 치아와 같은 흡착기를 갖고 있어 숙주의 장점막에 붙어 흡혈하는 특징이 있다. 구충에는 두비니구충(*Ancylostoma duodenale*)과 아메리카구충(*American hookworm*)의 2종류가 있다. 두비니구충은 이탈리아의 기생충학자 두비니(Dubini)가 한 농부의 십이지장(duodenum)에서 이 구충을 발견하여 명명하였으며, 우리나라에서는 처음에 십이지장충이라고 불렀다.

① **병원체** : 두비니구충(*Ancylostoma duodenale*)

② **형태** : 수컷은 8~10×0.4~0.5mm, 암컷 10~13cm×0.6mm 크기로, 구강에는 2쌍의 구상치아(hook-like tooth)가 있다. 날카로운 이나 둥근 빨판이 있어 피부를 뚫고 들어가기도 한다.

③ **생활사** : 감염형인 제3기 유충이 되어 수 주일 동안 토양이나 풀 또는 야채류에서 자유생활을 하다가 인체에 경피와 경구로 침입한다. 피부를 통하여 침입한 유충은 진피의 심층 또는 피하조직에서 표재성 세정맥 내 또는 림프관으로 유입한 후 심장, 폐, 기관, 후두를 거쳐 다시 소화기 내로 들어와 소장에 정착하게 된다. 한편, 입으로 들어온 유충은 위 또는 소장 상부에서 탈피하여 소장에서 성충으로 발육하게 된다.

④ **임상증상** : 경피감염 유충으로 인한 염증, 습진이 생기고 발적, 구진, 화농, 가려움증 등의 피부병변으로 불편감을 느낀다. 경구감염 유충으로 인한 채독증(채소를 날것으로 먹는 데서 오는 각종 병증, 십이지장충증), 목이 가렵고, 유충의 폐 이행으로 인한 기침, 가래 등의 호흡기 증상, 구토, 구역질, 장내 기생 성충으로 인한 빈혈, 소화장애[구토, 다식증, 이식증(별난 음식을 좋아하는 이상증상)] 등이 나타난다. 소아가 심하게 걸리면 신체와 지능발육이 저하되고 저항력이 떨어져서 질병에 걸리기 쉽다.

⑤ **예방관리** : 회충증과 같으며 피부로 침입하므로 인분을 사용한 밭에서 작업하지 말고 일할 때는 피부를 보호한다. 알은 회충알보다 약하여 저온에서도 죽으며 6일간 방치하여 두면 발육하지 않는다. 직사광선이나 소독제에도 약하다. 알은 분변 속에서 겨울에는 13~14일 동안 산다. 다른 계절에는 75일 정도 살고, 긴 것은 130일 정도 산다.

(4) 요충증(enterobiasis)

인간에게 가장 흔한 접촉감염성 기생충으로 온대, 한대 지방에서 더 흔하다. 건조한 실내에서도 장기간 생존하는 요충은 감염력이 높아서 함께 사는 사람들이 집단감염이 되는 경우도 있고, 성인보다는 소아에게서 많이 유행된다.

① **병원체** : 요충(*Enterobius vermicularis*)

② **형태** : 수컷은 2~5×0.1~0.2mm, 암컷 8~13×0.3~0.5mm의 크기로, 수컷의 꼬리는 배쪽으로 말려 있고, 암컷의 꼬리는 침처럼 뾰족한 것이 특징이다.

③ **생활사** : 감염형 자충포장란의 형태로 경구감염되면 십이지장에서 부화되어 유충은 소장을 거쳐 맹장 점막에서 성충까지 발육하며, 직장 내에서 기생하다가 45일 전후면 항문 주위로 기어 나와 항문 주위의 피부에 산란하고 다시 직장으로 돌아간다. 충란은 34~35℃의 온도에서 6시간 내에 유충기에 이르고 감염 후 성충이 될 때까지 약 37일에서 50일 정도 걸린다. 또한, 건조한 곳에서 장기간 생존이 가능하여 가족에게 집단 전파를 시킬 수 있다.

④ **임상증상** : 알을 낳기 위하여 항문으로 나오기 때문에 항문 주위나 회음부가 가렵다. 손으로 긁어서 묻은 알이 입으로 들어가고 심하게 긁으면 상처나 습진이 생기며 불면증, 야뇨증, 오심, 구토, 설사, 신경쇠약, 신경증, 외음부의 충혈과 염증, 여자는 질염이나 백대하증 등이 생긴다. 수가 많으면 충수염을 일으킨다.

⑤ **예방관리** : 감염자의 전 가족 또는 단체생활인 경우 전 구성원이 동시에 구충을 시행하는 것이 중요하다. 손톱 깎기, 손 씻기, 목욕 등 몸의 청결을 유지하고, 내의, 침구 등을 자주 세탁, 소독한다. 요충란은 건조에 강해 실내 먼지 속에서 상당 기간 생존하므로 집안 환경의 청결을 유지한다. 치료는 플루벤다졸(flubendazole)로 구충한다. 소아의 경우 꼭 끼는 팬티를 입도록 한다.

(5) 말레이사상충증(Malayan filariasis)

사상충과는 인체의 조직이나 체강에 기생하는 선충으로, 성충이 실 모양으로 가늘고 길어 실타래 같이 엉켜서 기생하는 종류이다. 코끼리피부병(상피병, elephantiasis)이라고도 하는 사상충증은 세계적으로 열대 및 아열대에 널리 분포하는 중요한 열대성 풍토병이다. 인체와 관련이 깊은 사상충류에는 반크로프트사상충, 말레이사상충, 회선사상충, 로아사상충 등이 있으며, 그중 우리나라에 분포하는 것은 말레이사상충뿐이지만 지금은 거의 찾아보기 힘들다.

① **병원체** : 말레이사상충(*Brugia malayi*)

② **형태** : 암컷은 43.5~55.0mm×130~170μm, 수컷은 13.5~23.3mm×70~80μm 크기로 백색의 가늘고 긴 모양을 하고 있다. 머리에는 작은 유두(papilla)가 있고, 암컷 꼬리는 둔하며 수컷 꼬리 끝에는 2개의 교미침이 있다.

③ **생활사** : 세계적으로 열대 및 아열대에 널리 분포하는 열대성 풍토병의 병원체이다. 모기에 감염된

유충이 인체로 들어오면 림프관을 통하여 림프절로 이동하여 1년 정도 발육해서 성충이 되고 성충은 미세사상충(microfilaria)을 배출한다. 이 미세사상충은 림프관벽을 뚫고 주위 혈관으로 이동하여 혈류로 나타나는데, 낮에는 주로 내장 등에 머무르고 밤에는 말초혈액에 나타나는 야간 정기 출현성을 갖는다.

④ **임상증상** : 잠복기에는 증상이 전혀 없는 것이 특징이고, 급성기에는 고열, 전신근육통, 림프관염 등의 증상이 나타나며, 만성적으로 이러한 과정이 진행되면 다리의 피부가 두꺼워지는 코끼리피부병이 발병한다.

⑤ **예방관리** : 환경위생의 강화로 중간숙주인 모기류를 구제한다. 모기장, 방충망 등을 사용하여 모기에 물리지 않도록 한다.

(6) 고래회충증(anisakiasis)

고래, 돌고래, 물개, 바다표범 등 해산 포유류의 위에 기생하는 회충류가 사람에게 인수공통감염병을 일으킬 때 이를 고래회충증이라고 한다.

① **병원체** : 고래회충(*Anisakis simplex*)의 유충(type I), 향유고래회충(*Anisakis physeteris*, type II), 물개회충(*Pseudoterranova decipiens*, type III)

② **형태** : 성충은 식육의 색깔을 띠고 있으며 수컷 5~13cm, 암컷 8~20cm이고, 인체에서 발견되는 유충은 실처럼 가늘고 앞쪽 끝에 전단치아(boring tooth)라고 하는 돌기가 있다. 이들 유충은 해산 어류 또는 낙지 등 내장벽에 주로 붙어 있으며 단단한 껍질에 싸여 있는 경우가 많다.

③ **생활사** : 해산 포유류의 분변으로 나온 충란은 제1중간숙주인 해산 새우류, 제2중간숙주인 해산 어류나 두족류(오징어 등)를 거쳐 다시 종말숙주인 해산 포유류에 섭취된다. 인체 감염은 주로 해산 어류를 생식할 때 이루어진다.

④ **임상증상** : 생선회를 먹은 후 수 시간에 상복부의 경련성 통증, 오심, 구토 등 식중독과 같은 증상이 나타나며 위염으로 발전할 수 있다.

⑤ **예방관리** : 어류나 두족류의 생식을 피한다. 특히 내장을 날로 먹는 일은 삼가야 한다. 해산 어류를 20일 이상 냉장고에 보관하면 이 기생충은 완전히 사멸한다고 한다. 고래고기, 참조기, 명태, 붕장어, 방어 등의 어류를 날로 먹지 않고 충분히 익혀 먹도록 한다.

(7) 모양선충증(trichostrongyliasis)

분변에 섞여 나온 충란이 땅 위에서 부화하고 그 유충에 오염된 야채나 손을 통하여 주로 경구감염되며 경피감염은 잘 일어나지 않는다. 감염성 유충은 온도나 화학약품에 비교적 저항력이 강하며 때로는 김치를 통하여 감염되는 경우도 있다.

① **병원체** : 모양선충(*Trichostrongylus orientalis*)

② **형태** : 수컷 3.8~4.8×0.07~0.08mm, 암컷 4.9~6.7×0.075~0.087mm로 반투명한 회백색이며, 아주 가늘고 긴 털처럼 생겼고 머리부위에 구강낭은 없으며 3개의 유두(papilla)가 있다.

③ **생활사** : 충란은 적당한 온도와 습도에서 부화한 다음 3~4일 이내에 2회 탈피하여 감염형인 제3기 사상유충(filariform larva)이 된다. 이 사상유충은 주로 경구감염되며, 피부를 뚫는 힘이 미약하여 경피감염은 잘되지 않는다. 경구로 침입되면 위장을 지난 다음 소장에서 기생한다. 감염 후 25일 정도면 성충으로 성숙하며 폐로 이행되는 일은 없다.

④ **임상증상** : 소장 점막에 부착하여 독소를 분비하며 흡혈도 하기 때문에 구충과 유사한 소화장애 또는 빈혈을 일으킨다.

⑤ **예방관리** : 구충증의 예방관리에 준하며 구충제로 메벤다졸(mebendazole), 파모산피란텔(pyrantel pamoate) 등이 이용된다.

(8) 선모충증(trichinosis)

감염률은 낮으나 세계적으로 분포한다. 사람은 주로 오염된 돼지고기를 섭취하여 감염되며, 한 숙주에서 성충과 유충을 발견할 수 있는 것이 특징이다. 우리나라는 지난 1997년 오소리 섭취 후 집단발병한 것이 첫 사례로 현재까지 단 3번의 감염사례만 보고되었을 정도로 발생이 드문 기생충 감염이며, 최근 유럽에서 멧돼지 육회를 먹은 뒤 집단발병한 사례가 급증하고 있다.

① **병원체** : 선모충(*Trichinella spiralis*)

② **형태** : 성충은 회백색으로 수컷이 1.5mm, 암컷이 3~4mm 정도 크기이다.

③ **생활사** : 피포유충(encysted larva)이 감염된 돼지고기를 통하여 인체에 경구적으로 침입하면 위에서 탈피한 다음 소장으로 내려와 장점막에 깊이 들어가서 성숙하게 된다. 수컷과 암컷이 서로 교접하면 수컷은 곧 죽어버리고 암컷은 1,300~1,500마리의 유충이 태생으로 산출되는데 암컷의 수명은 약 6주 정도이다. 유충은 장점막의 혈관을 통하여 심장, 폐를 거쳐서 전신의 근육조직에 침입하며 주머니 상태로 머물게 된다. 숙주가 될 수 있는 동물로는 돼지, 쥐, 고양이, 여우 등이 있으며, 돼지는 주로 쥐를 통하여 감염된다.

④ **임상증상** : 유충이 체내조직으로 퍼지게 되면 안검부종, 고열, 근육통, 호산구증가, 호흡장애 등이 생기고 성충이 소장에서 자극을 주게 되면 설사, 구토, 오심 등이 일어난다.

⑤ **예방관리** : 돼지고기 등을 통하여 감염되므로 완전히 익혀서 섭취하도록 하며 저온보관 시에는 −15℃에서 20일 이상 보관하면 피포유충이 사멸된다. 구충제로는 디아벤다졸(thiabendazole)이 이용된다.

3) 조충류에 의한 질환

조충류(tapeworm)는 조충강(*Cestoda*)에 속하는 편형동물을 일컬으며 내부기생성을 띤다(그림 7-8).

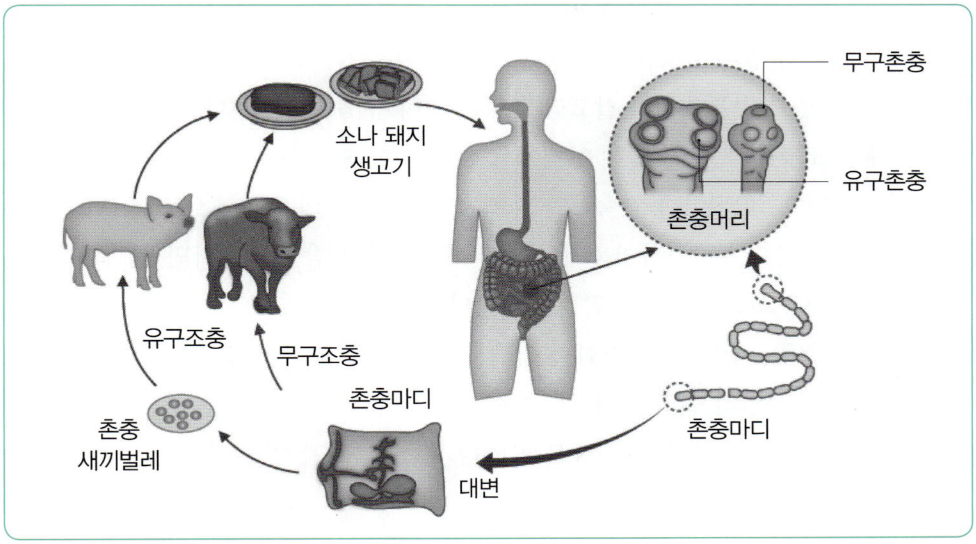

그림 7-8 조충의 전파양식

(1) 유구조충증(intestinal taeniasis)

세계적으로 분포하며 특히 돼지고기를 생식하는 곳에서 많이 나타난다. 사람이 유일한 숙주이며 우리나라의 경우 성충에 의한 감염사례보다 충란 섭취로 인한 낭충증 감염이 많다.

① **병원체** : 유구조충(갈고리촌충, *Taenia solium*)

② **형태** : 성충의 경우 편절은 1,000개 내외이며 충체 길이는 2~3m로, 머리에는 4개의 반원형 흡반을 가진다.

③ **생활사** : 성충은 인체의 소장에서 기생하며 수태편절이 떨어지면서 자궁이 찢어져 산란한다. 이 수태편절은 약 10,000여 개의 충란을 포함하며, 이 충란이 외부로 나가 중간숙주인 돼지에 섭취된다. 돼지의 근육에서 약 60일이 경과하면 감염력이 있는 낭미충이 된다. 이를 사람이 생식하면 인체의 소장에서 8~10주 후에 성충으로 성숙되어 편절을 만든다.

④ **임상증상** : 성충 감염에서는 장점막에 대한 자극증상과 대사산물의 흡수로 인한 증상이 나타난다. 유충 감염에서는 유구낭미충증이 나타나며 대부분 피하조직, 눈, 뇌의 순서로 발견된다.

⑤ **예방관리** : 개인위생을 철저히 지키고, 주위환경을 개선한다. 돼지고기를 생식하지 말고 충분히 익혀 먹으며, 감염이 확인되면 즉시 치료한다. 돼지 축사를 청결히 하고, 돼지 사료에 분변이 오염되지 않도록 한다.

(2) 무구조충증(민촌충증, taenia saginata taeniasis)

무구조충은 세계적으로 분포하는데, 특히 쇠고기를 생식하는 지역에서 더 높게 분포하며, 유구조충보다 감염률이 높다.

① **병원체** : 무구조충(민촌충, *Taenia saginata*)

② **형태** : 성충의 경우 편절은 2,000개 내외로, 충체 길이는 10~12m에 이르며 머리에는 4개의 반원형 흡반을 가지고 있으나 돌출부와 갈고리가 없는 것이 유구조충과는 다른 형태적 특성이다.

③ **생활사** : 인체의 소장에서 기생한다. 인체에서 분변과 함께 배출된 편절에서 충란이 유리되고, 충란이 풀이나 사료에 오염되어 중간숙주인 소에 섭취된다. 소의 근육에서 60~75일 정도 경과하면 감염력이 있는 낭미충이 된다. 낭미충에 감염된 쇠고기를 사람이 생식하면 인체의 소장 내 점막에서 약 12주 후에 성충으로 성숙되어 편절을 만든다.

④ **임상증상** : 설사, 복통, 구토 등의 소화기 장애를 일으키며, 충체가 길고 크기 때문에 때로는 장폐색을 일으켜 급성 충수염의 원인이 되기도 한다.

⑤ **예방관리** : 쇠고기를 날로 먹지 않고 충분히 익혀 먹는다. 소가 먹는 풀, 사료 등에 분변이 오염되지 않도록 한다. 감염되면 즉시 치료한다.

(3) 광절열두조충증(긴촌충증, bothriocephaliasis)

광절열두조충은 인체에 감염되는 의엽조충 중 가장 흔한 종류이다. 분포는 세계적이지만 주로 북반구에서 나타나는 편이며, 호수에서 나는 담수어를 식용하는 지방에서 많이 발생한다. 우리나라에서는 드물게 발견된다.

① **병원체** : 광절열두조충(*Diphyllobothrium latum*)

② **형태** : 성충은 유백색으로 길이는 3~10m에 이르며 약 3,000개의 체절로 구성되어 있다. 머리는 곤봉 또는 숟가락 모양이고 흡반은 따로 없으며, 등쪽과 배쪽에 2개의 흡구(sucking groove)가 있어 위흡반(pseudosucker) 역할을 한다.

③ **생활사** : 인체의 기생부위는 소장이며, 분변과 함께 체외로 배출된 충란은 수중에서 성숙하여 육구유충(oncosphere)으로 발육한다. 그 후 제1중간숙주인 물벼룩 등 수서 갑각류에 섭취된다. 감염된 물벼룩을 제2중간숙주인 담수어 또는 반담수어인 연어, 송어, 농어 등이 섭취하면 피하조직이나 근육에서 발육한다. 이 감염된 어류를 사람이 생식하면 감염된다.

④ **임상증상** : 소화불량, 복통, 설사, 구토, 오심 등이 나타나며, 장폐색이 유발되기도 한다. 때로는 심한 빈혈증상이 나타나기도 하는데 이를 열두조충성 빈혈이라고 한다.

⑤ **예방관리** : 송어, 연어, 농어 등의 생식을 금한다. 인분과 동물의 분변을 위생적으로 관리 및 처리함으로써 담수의 오염을 막는다. 생선을 손질하는 데 사용된 조리도구를 깨끗이 소독한다.

4) 흡충류에 의한 질환

흡층류(trematoda)는 조충류와 비교해 체절이 없고 불완전한 소화관이 있으며 흡착기관이 매우 발달되어 있는 것이 특징이다.

(1) 간흡충증(clonorchiasis)

간흡충은 간디스토마라고도 하며, 우리나라와 일본을 포함한 극동지역과 동남아에서 많이 분포한다. 우리나라의 경우 민물고기 생식이 쉬운 5대강(한강, 낙동강, 금강, 영산강, 섬진강) 유역에서 넓은 유행지를 형성한다.

① **병원체** : 간흡충(*Clonorchis sinensis*)

② **형태** : 성충은 10~25×3~5mm 크기의 버들잎 모양으로 편평하고 투명하며 앞쪽이 약간 뾰족하다.

③ **생활사** : 인체의 기생부위는 간의 담관이다. 충체에서 산란된 충란은 분변으로 배출된 뒤 수중으로 흘러 들어가 제1중간숙주인 쇠우렁(또는 왜우렁)에 섭취되어 유미유충(cercaria)이 된다. 유미유충은 물속으로 나와 제2중간숙주인 잉어과 담수어(참붕어, 붕어, 잉어 등)의 비늘에 부착한 다음 꼬리는 떨어지고 몸통만 근육 내로 침입하여 피낭유충(metacercaria)이 된다. 이 피낭유충이 있는 담수어를 생식하면 인체 내에서 피낭유충이 분리된 후 십이지장에서 소화액의 작용으로 탈낭하게 되며, 인체의 총담관을 거쳐 담도 말단부로 이행하여 기생한다.

④ **임상증상** : 감염 충체수, 감염기간, 숙주의 저항력에 따라 차이가 있으나 소화기장애, 간비대, 황달 등의 증상이 나타나고 심해지면 간경화와 원발성 간암의 원인이 될 수 있다.

⑤ **예방관리** : 민물고기의 생식을 금하고, 민물고기 조리 후에는 조리기구를 철저히 소독한다. 인분처리를 철저히 한다. 유행지역에서는 생수 음용을 금지하고 분변 관리를 철저히 한다. 환자의 경우 감염 진단 시 즉시 치료하여 충란 배설을 경감시킨다. 개, 고양이, 쥐 등도 숙주이므로 애완동물이 감염되지 않도록 관리를 철저히 한다.

(2) 폐흡충증(paragonimiasis)

폐흡충은 우리나라와 일본을 비롯하여 인도, 필리핀, 중국 등 극동지역에 분포하며, 우리나라의 경우 전남 및 경남 해안지역, 제주지역 등에 널리 분포한다. 과거 소아의 홍역 등 열병이나 설사병에 대한 민간요법으로 가재즙이나 게즙을 먹이는 풍습이 있어 소아 폐흡충증이 유행하였다.

① **병원체** : 폐흡충(*Paragonimus westermani*)

② **형태** : 성충은 7.5~12×4~6×3.5~5mm의 크기로 납작한 땅콩 모양이다.

③ **생활사** : 폐흡충의 숙주에는 사람 이외에 호랑이, 여우, 늑대, 개, 쥐 등이 있다. 이들의 대변이나 객담에서 충란이 나와 제1중간숙주인 다슬기에 들어가면 이 다슬기를 민물에 사는 제2중간숙주인 게나 가재가 먹게 된다. 마지막으로 사람이 섭취하게 될 때 사람의 몸체로 들어가게 된다.

④ **임상증상** : 감염경로와 기생부위에 따라 증상이 다르나 심한 기침, 알레르기반응, 피 섞인 쇠녹물색 가래, 피로 등이 일반적 증상이다. 합병증으로 기관지염, 기흉, 기관지확장증 등이 올 수 있다. 특히 뇌부위에 기생하면 간질, 반신불수, 실어증, 신경증상 등이 나타나기도 한다.

⑤ **예방관리** : 가재나 게의 생식을 금하고, 게장의 경우 7일 후에 먹을 것을 권장한다. 유행지역에서는 생수 ~~음용~~을 금지하며 항상 물을 끓여 마신다. 조리기구의 소독을 철저히 한다. 환자의 감염 진단 시 즉시 치료하며, 객담을 위생적으로 처리한다. 숙주 동물의 관리를 철저히 한다.

CHAPTER

08

보건교육 및 학교보건

section I

보건교육

1. 보건교육의 개념

1) 보건교육의 정의

보건교육(health education)이란 인간이 건강을 유지 및 증진하고 질병을 예방함으로써 적정기능과 수준의 건강을 항상 유지하는 데 필요한 지식, 태도, 습성 등을 바람직한 방향으로 변화시켜 놓는 것이다.

보건교육에 관해 여러 학자와 기관에서 다양하게 정의하고 있다.

(1) 미국 학교보건교육 용어제정위원회의 정의

보건교육은 개인이나 집단의 건강과 관련된 지식, 태도, 행동에 영향을 미칠 목적으로 학습 경험을 주는 과정이다.

(2) 미네소타 대학의 루스(Ruth) 교수의 정의

보건교육이란 알고 있는 건강에 관한 지식을 교육이라는 수단을 통하여 개인 또는 지역사회의 바람직한 행동으로 바꾸어 놓은 것이다.

(3) 우드(Wood)의 정의

보건교육은 개인, 집단, 인종의 건강에 바람직한 영향을 줄 수 있는 습성, 태도, 지식의 통합된 경험을 하게 하는 것을 말한다.

2) 보건교육의 목적

보건교육은 단순히 지식을 전달하고 지식을 보유하는 데만 그치는 것이 아니라 개인과 집단이 건강행동을 변화시킬 수 있도록 계획적인 학습경험을 제공해야 한다. 이를 위해 개인이나 집단에서 자신의 보건과 관련된 지식, 태도 등에 영향을 주어 최적의 건강상태를 유지하고 증진하도록 촉진하는 것이 중요하다.

WHO의 공중보건교육전문위원회에서는 보건교육의 목적을 다음과 같이 들었다.

- 지역사회 구성원의 건강은 지역사회 발전에 중요한 재산임을 인식시킨다.
- 자신들이 속한 지역사회의 건강문제를 스스로 인식하고 자신들이 해결할 수 있는 문제는 스스로 해결하려는 노력을 통하여 지역사회의 건강을 자율적으로 유지 및 증진하도록 하는 힘을 갖게 하는 데 보건교육의 최종 목적을 둔다.
- 개인 혹은 집단의 구성원으로서 자기 스스로 해야 할 일을 수행할 수 있는 능력을 갖도록 돕는다.

3) 보건교육의 중요성

- 올바른 교육을 통하여 얻어진 결과는 지식이나 명령으로 얻어진 결과에 비해 영구적인 특성을 지닌다.
- 질병 예방 사업의 가장 으뜸이 되는 수단으로 보건교육이 강조된다.
- 보건교육을 통하여 주민들은 자신들이 알고 있는 건강지식들과 이 지식들의 실천에 따른 차이를 없애거나 감소시키는 데 크게 도움이 되어야 한다.
- 개인생활에서의 건강유지와 증진에 가장 중요하고 효과적인 접근방법이다.
- 보건교육은 여타 보건사업의 기초가 된다.

4) 보건교육의 내용

우리나라는 국민건강증진 및 의료비 절감을 가져올 수 있는 1차 예방사업으로, 1960년대 이후부터 보건교육 활동에 큰 관심을 기울여 왔다. 질병 구조가 만성 질환으로 변화함에 따라 의료비 증가, 건강에 대한 바른 지식의 보급 필요성 증가, 건강생활을 실천할 수 있는 여건 조성 등의 사회적 배경으로 1995년에는 「국민건강증진법」이 제정 및 공포되었다. 이 법률의 취지는 궁극적으로 책임 있는 건강관리와 건강생활 실천을 격려하는 사회적 분위기가 국민의료비 절감과 국민의 건강증진을 향상시킬 수 있다는 데 근거한다. 이 법에서는 국민건강증진사업을 보건교육, 질병 예방, 영양 개선 및 건강생활의 실천 등을 통해 국민의 건강을 증진시키는 사업으로 정의하였다(표 8–1).

최근에는 보건교육이 중앙정부와 지방정부뿐만 아니라 학교, 보건소, 사업장 외에 비영리 민간단체나 기관에서도 확산되고 있다.

표 8-1 국민건강증진법에서 규정하는 보건교육의 내용

- 금연, 절주 등 건강생활의 실천에 관한 사항
- 만성 퇴행성 질환 등 질병 예방에 관한 사항
- 영양 및 식생활에 관한 사항
- 구강건강증진에 관한 사항
- 공중위생에 관한 사항
- 건강증진을 위한 체육활동에 관한 사항
- 기타 건강증진사업에 관한 사항

2. 보건교육의 과정

보건교육은 일차보건의료서비스 가운데 가장 핵심으로, 단순한 보건지식의 전달이 아니라 건강과 관련된 의식과 행태를 바람직하게 변화시키는 행위이다. 따라서 계획, 실행, 평가의 단계로 나누어 특정 목표와 대상에 맞게 체계적으로 설계되며, 교육이론과 실제 교육프로그램 개발에 활용된다.

1) 보건교육의 계획

특정 대상군이 건강에 관한 지식, 태도, 행동을 개선할 수 있도록 체계적인 보건교육의 계획을 수립해야 하며, 이때 다음과 같은 순서로 진행해야 한다.

(1) 대상자 선정과 특성 파악

보건교육에 참여할 대상자를 선정하고 거주지, 연령, 사회경제적 상태, 교육수준 등을 고려하여 대상자의 특성을 파악한다.

(2) 대상자의 요구도 파악

보건교육의 내용을 결정하기 위하여 필수적으로 수행해야 하는 활동으로, 요구도 분석을 통해 보건 관련 문제를 파악할 수 있다. 보건교육의 요구도를 파악한 후 우선순위를 두어 계획에 반영하여야 한다(표 8-2).

표 8-2 보건교육의 우선순위 선정조건

- 건강상 심각한 보건문제를 우선적으로 한다.
- 많은 사람에게 영향을 주는 문제를 고려한다.
- 효과적인 교육방법이 실현 가능한가를 고려한다.
- 경제적 측면과 인력에 대한 효율성을 고려해야 한다.

(3) 보건교육의 목적과 목표 설정

보건교육의 목적은 의도하고 달성하고자 하는 거시적이고 포괄적인 장기 방향을 표현해야 한다. 목적은 목표의 상위 개념이며, 명확한 목적을 설정함으로써 보건교육에 대한 실행계획의 수립을 가능하게 한다.

보건교육의 목표는 보건교육의 목적을 달성하기 위하여 필요한 변화를 구체적인 설명으로 표현한다. 목표는 목적의 하위 개념이며, 교육이라는 경험을 통하여 바람직하게 변화해야 할 대상자의 지식, 태도, 행위를 구체적으로 기술하여야 한다.

(4) 보건교육의 세부목표 설정

한정된 시간 내에 성공적인 보건교육을 실행할 수 있도록 현실적이고 구체적인 세부목표를 설정해야 한다.

(5) 이용 가능한 자원 파악

보건교육에 이용할 수 있는 인적자원과 시설, 장비, 재정, 각종 제도 등을 파악한다.

(6) 교육 내용과 방법의 기술

교육자(누가), 목적(무엇을 위해), 대상자(누구에게), 내용(무엇을), 방법(어떻게), 교육 환경(어디에서) 등을 고려하여 교육방법을 구체적으로 기술할 필요가 있다.

(7) 평가계획

계획된 보건교육을 실행한 후에는 평가기준에 따라 얼마나 효과적으로 진행되었는지, 교육 목표를 얼마나 달성했는지 등을 평가계획에 포함해야 한다. 평가계획은 보건교육 실행 시 발생하는 문제점을 개선할 수 있도록 보건교육 실행 전에 수립해야 한다.

2) 보건교육의 실행

(1) 도입단계

중심적인 내용의 교육을 이어가는 전개단계로 들어가기 전에 준비하는 단계이다. 교수자와 학습자 간에 공통된 기반을 형성하여 교육의 목표를 전달하고 확인한다.

이 단계는 주의집중, 동기부여, 학습 개요 등의 내용으로 구성된다. 주의집중은 주제에 맞는 예화, 일화, 시사, 통계 등을 활용하여 흥미와 관심을 유발하도록 한다. 동기부여는 교육에 왜 열심히 임해야 하는지에 대해 부정적 또는 긍정적 내용을 통해 동기를 부여하는 것이다. 학습 개요를 알려주어 내용에 관심을 유도한다.

이 단계에서는 학습 동기를 유발하여 전개단계로 원활히 이어질 수 있도록 한다. 도입단계의 시간 배정은 전체 교육시간의 약 5~10% 정도로 한다.

(2) 전개단계

교육의 중심이 되는 단계로, 학습 목표 제시, 학습 목표에 맞는 교육방법, 학습자의 참여 유도, 교수매체 등을 활용하여 학습 목표를 성취할 수 있도록 체계적인 교수–학습 활동을 전개해야 한다.

전개하는 내용은 주제 연결에서 매끄럽게 쉬운 내용에서 어려운 내용으로, 과거 시간에서 현재 시간으로, 간단한 기능에서 복잡한 기능 등으로 논리적이고 체계적으로 진행해야 한다. 전개단계의 시간 배정은 전체 교육시간의 약 70~80% 정도로 한다.

(3) 종결단계

전개단계에서 교육한 내용을 요약하고 그에 대한 이해와 습득 정도를 확인한다. 전개단계에서 교육한 내용 중에서 중요한 내용만 요약하여 강조한다. 그 다음 재차 동기부여를 한다. 학습자가 학습한 내용이 중요하고 필요한 것임을 자각하고 기억할 수 있도록 도와준다. 종결단계의 시간 배정은 전체 교육시간의 약 5~10% 정도로 한다.

3) 보건교육의 평가

(1) 보건교육의 평가목적

계획된 보건교육을 실행한 후에는 반드시 평가과정이 필요하다. 평가를 통해 보건교육의 목표 달성 정도 확인, 교육 효과 측정, 계획된 교육활동의 진행 정도, 대상자의 학습과 성장에 대한 영향 요인 분석, 교육 방법에 대한 적합성, 교육 내용의 타당도, 교육효과 증진 요인(촉진요인, 방해요인) 등을 평가하여 차후 실시할 교육계획에 반영하는 데 있다.

(2) 보건교육의 평가대상

일반적으로 교육 대상자인 학습자, 교육을 실행하는 교육자, 계획된 교육과정, 교육자와 학습자의 학습환경 등이다.

(3) 보건교육의 평가방법

① 계획평가

보건교육 내용 설정의 적합성, 보건교육 대상 설정의 적절성, 참여하는 인력이나 활용되는 도구의 질 및 예산의 설정 등이 적정한지 보건교육계획 자체에 대한 사전평가를 한다.

② 진행평가

보건교육활동이 계획대로 진행되고 있는지, 새로운 문제점은 없는지를 파악하기 위해 중간평가를 시행한다. 또한 보건교육의 활동범위, 보건교육의 시기, 방법의 적정성 및 참여 대상자의 협조상태와 교육 자재나 교육매체의 효율성 등을 평가한다.

③ 결과평가

보건교육이 의도하였던 건강생활에 관한 지식, 태도, 습관 등의 개선이나 변화 및 보건수준 향상 상태 등의 질적 변화를 평가하여야 한다. 또한 보건교육 참여자수 등의 양적 결과도 평가한다.

3. 보건교육의 방법

1) 보건교육방법의 선정에 영향을 미치는 요소

- 대상자가 달성하여야 할 보건교육 목표의 난이도
- 대상자의 교육 정도
- 대상 집단의 크기
- 교육이 이루어질 학습 환경
- 교육자의 능력

2) 보건교육방법의 유형

(1) 개별교육

개인적 접촉을 통하여 보건교육을 하는 것을 말하는데, 대표적인 것이 면담이다. 면담은 저소득층이나 노인층에게 적합하며, 의사가 환자나 가족을 진찰 시, 위생감독관이 업주에게 지도 시, 보건요원이 가정방문 시나 건강상담 시 개인적 지도를 할 수 있다.

이 방법은 제시된 목표와 자료로 자율학습을 시행하는 동안 문제해결능력을 향상시킬 수 있어 가장 효과적이고 필요한 것이지만, 많은 인원과 시간이 소모되는 단점이 있다. 주의할 점은 상대방이 신뢰를 갖도록 하고, 말을 혼자 독점하지 않도록 하여 주제의 핵심을 벗어나면 안 되며, 친근함을 보여야 한다.

(2) 집단교육

동시에 2명 이상 일정한 수의 집단을 대상으로 교육하는 방법으로 경제적이기는 하나 개별교육만큼의 효과는 없다. 집단교육에는 강연회, 강습회와 같이 일방적인 의사전달에 중점을 두는 방식과 좌담회, 심포지엄, 패널토의, 버즈세션(buzz session) 등의 집단토의방식이 있다.

① 강의(lecture)

언어를 통한 전통적인 교육방법으로, 짧은 시간 내에 많은 양의 지식이나 정보를 다수에게 전달할 수 있어 경제적이다. 하지만 일방적인 지식전달이므로 학습자가 수동적인 상태에 있게 되고 학습자의 학습진행 정도를 교육자가 인지하기 어렵다.

② 집단토론(group discussion)

10~20명으로 구성되고 각자 의견을 말할 수 있으며 사회자는 전체의 의견을 종합할 수 있어서 효과적인 방법이다. 대상자들이 능동적인 참여를 통하여 상호 협동적, 민주적 회의능력을 기를 수 있으나 지배적인 참여자와 소극적인 참여자가 있을 수 있다.

③ 심포지엄(symposium)

동일한 주제에 대해 전문적인 지식을 가진 연사 2~5명을 초청하여 각자 10~15분 정도씩 의견을 발표하도록 한 후 발표 내용을 중심으로 사회자가 공개토론 형식으로 청중을 교육시키는 방법이다. 장점으로는 특별한 주제에 대한 밀도 있는 접근이 가능하고, 청중이 알고자 하는 문제를 파악할 수 있으나 연사의 발표 내용에 중복이 있을 수 있고 청중이 주제에 대한 정확한 윤곽을 형성하지 못하였을 때는 비효과적이다.

④ **패널토의(배심토의, panel discussion)**

단상토의라고도 하며, 어떤 주제에 대해 대립되거나 다양한 견해를 가진 전문가 4~7명이 사회자의 진행에 따라 토의를 진행하는 방법이다. 전문가는 정해진 시간 안에 발표를 한 후 청중과의 질의, 응답을 통하여 청중의 참여를 촉진시킨다. 장점으로는 제한된 시간 내에 특정 주제에 대해 많은 전문가로부터 다각도의 의견을 들을 수 있지만, 전문가 선정이 용이하지 않고 청중에게 배경 지식이 없을 경우에는 토론 내용을 이해하기 힘들다.

⑤ **버즈세션(buzz session), 분단토의**

와글와글학습법이라고도 하며 집회의 참가자가 많은 경우에 전체를 몇 개의 분단으로 나누어 토의시키고 다시 전체 회의에서 종합하는 방법이다. 대체적으로 이와 같은 뜻인 6-6방법은 제한된 연사 6명이 제한된 시간 6분에 발표를 하게 한다는 의미로, 짧은 시간과 적은 인원으로 진행한다. 참석인원이 많아도 진행이 가능하며 전체가 의견을 대신할 수 있지만, 소수의 의견이 그룹 전체의 의견이 될 수 있고 소심한 성격의 사람에게는 부담스러울 수 있다.

⑥ **역할극(role play)**

교육자들이 직접 실제 상황을 극중의 한 인물로 등장하여 연극을 하면서 건강문제나 어떤 상황을 분석하고 해결방안을 모색하면서 이를 통하여 학습목표에 흥미있게 도달할 수 있도록 하는 방법이다.

⑦ **브레인스토밍(brainstorming)**

갑자기 떠오르는 생각을 종이에 기록하거나 말로 표현해 본 후 글로 기록하거나 기록된 문장을 정리정돈하면서 생각을 논리화하는 방법으로, 팝콘회의 또는 묘안착상법이라고 한다. 어떤 문제든지 토론의 주제로 삼을 수 있으나 고도의 기술이 필요하고 토론이 제대로 유도되지 않으면 시간 낭비로 끝날 수 있다.

(3) 대중교육

특정 집단이 아닌 불특정 다수를 대상으로 하는 교육방법이다. 대중교육에서는 많은 사람에게 정보를 전달하기 위해 대중매체를 이용하며, 이를 통해 필요한 내용을 신속하고 저렴하게 전달할 수 있다. 대중교육에는 건강캠페인, 포스터, 인터넷, 신문, 방송(TV, 라디오), 전람과 전시, 전단 등이 있다.

section II

학교보건

1. 학교보건의 개념

1) 학교보건의 정의

학교보건(school health)이란 학교가 주체가 되어 학생과 교직원과 그 가족, 더 나아가 지역사회를 대상으로 학생, 가족, 교직원 및 보건의료 전문가가 참여하여 보건서비스와 환경관리 및 보건교육을 제공함으로써 스스로 자신의 건강문제를 해결할 수 있는 신체적, 정신적, 사회적 기능 수준을 향상시켜 안녕상태에 이르도록 하는 포괄적인 건강사업이다.

여기서 학교란 초등학교, 중학교, 고등학교, 대학교, 전문대학과 특수학교, 유치원 및 유아원을 포함한 모든 교육기관을 의미한다.

2) 학교보건의 목적과 중요성

「학교보건법」에는 학교보건의 목적으로 '보건관리에 필요한 사항을 규정하여 학생과 교직원의 건강을 보호 및 증진한다'고 명시되어 있다. 이 목적을 달성하기 위해서는 학교, 가정, 지역사회의 관련 보건단체와 유기적인 협력체계로 접근할 필요가 있다.

학교보건이 공중보건학적인 관점에서 중요하게 평가되는 이유는 다음과 같다.

- 학교는 지역사회의 중심이며 학생을 통해 지역사회에 대한 간접적인 보건교육이 가능하다.
- 학생 인구는 전체 인구의 약 1/4이 되는 큰 집단이며 학령기를 거쳐 사춘기를 겪기 때문에 적절한 건강관리가 필요하다.
- 성인기의 건강을 위하여 중요하다.
- 집단생활을 하기 때문에 감염병이 발생하기 쉽다.

3) 학교보건의 범위

(1) 학교보건서비스

- 건강평가 및 관리
- 건강상담
- 전염병 관리/예방접종
- 구강보건
- 응급환자관리

(2) 학교보건교육

- 개인, 가족 및 지역사회보건
- 환경과 건강
- 정서 및 정신보건
- 상해예방 및 안전관리
- 영양관리
- 신체활동
- 질병의 예방과 관리
- 흡연 및 약물 오남용

(3) 학교급식

- 급식 위생 및 안전관리
- 영양관리
- 교육프로그램과의 연계
- 빈곤가정 학생의 중식지원

(4) 학교환경위생관리

- 물리적, 문화적, 사회심리적 환경관리

2. 학교보건의 법적 근거

학교보건과 관련하여 「학교보건법」, 「감염병의 예방 및 관리에 관한 법률」, 「학교급식법」, 「교육기본법」 등의 법률에 필요 사항을 규정하여 다양한 정책을 시행하고 있다.

1) 학교보건법

(1) 학교보건법의 목적

학교의 보건관리와 환경위생 정화에 필요한 사항을 규정하여 학생과 교직원의 건강을 보호 및 증진함을 목적으로 한다.

(2) 학교보건과 관련된 용어 정의

① 학교인구

학교인구는 학생과 교직원으로 구분된다.

② 학교보건의 대상

학교인구를 포함한 학부모, 가족 외에 그 학교가 속해 있는 지역사회 주민을 포함한다.

③ 학교보건 전문인력

학교에 상근하는 인적자원으로, 가장 중요한 보건교사와 학교장이 위촉하는 인력인 학교의사와 학교약사이다.

(3) 주요 내용

국가와 지방자치단체의 의무, 시설 구비, 환경위생 및 식품위생, 정화구역 설정과 금지행위, 건강검사, 등교중지, 보건교육, 학생 안전관리, 교직원 보건관리, 학교에 배치하는 보건인력(의사, 약사, 보건교사), 학교보건위원회 설치 등에 관한 내용이 규정되어 있다.

2) 감염병의 예방 및 관리에 관한 법률

국민의 건강에 위해가 되는 감염병의 발생과 유행을 방지하고, 그 예방과 관리를 위하여 필요한 사항을 규정하여 국민 건강의 증진 및 유지에 이바지함을 목적으로 한다(제1조).

동법에 근거하여 감염병 발생 시 신고 및 보고, 감염병의 감시 및 역학조사, 예방접종, 감염 전파의 차단 조치 등에 대한 학교와 보건 관련 기관의 공공행정 사항이 규정되어 있다.

3) 학교급식법

학교급식 등에 관한 사항을 규정함으로써 학교급식의 질을 향상시키고 학생의 건전한 심신 발달과 국민의 식생활 개선에 기여하는 것을 목적으로 한다.

학교급식은 학생의 발육과 건강에 필요한 영양을 충족하고 올바른 식생활습관 형성에 도움을 줄 수 있도록 다양한 식품으로 구성하도록 한다. 아울러 급식의 모든 과정에서 위해한 물질이 식품에 혼입되거나 식품이 오염되지 않도록 위생과 안전관리에 철저를 기하도록 한다.

4) 교육기본법

국가와 지방자치단체는 학생과 교직원의 건강과 복지를 증진하기 위하여 필요한 시책을 수립 · 실시하도록 규정하고 있다(제27조). 보호자는 자녀 또는 아동이 바른 인성을 가지고 건강하게 성장하도록 교육할 권리와 책임을 가지는 것으로 명시되어 있다(제13조). 아울러 보호자는 자녀 또는 아동의 교육에 관하여 학교에 의견을 제시할 수 있으며, 학교는 그 의견을 존중해야 한다고 정하고 있다.

3. 학교보건 관련 정책

1) 학교보건인력

「학교보건법 시행령」 제23조에 따르면 학교에 두는 학교의사(치과의사 및 한의사 포함), 학교약사와 보건교사를 말한다. 학교에 두는 의료인 · 약사는 학교장이 위촉하거나 채용한다.

(1) 교장의 직무

학교보건의 총책임은 당연히 교장에게 있으며, 매년 학생과 교직원에 대해 신체검사를 시행하도록 하고 신체검사의 결과 감염병에 걸렸거나 그 우려가 있는 학생 및 교직원에 대해 등교중지를 시킬 수 있다.

(2) 학교의사의 직무

학교의사는 학교보건계획의 수립에 관한 자문, 학교 환경위생의 유지 · 관리 및 개선에 관한 자문, 학생과 교직원의 건강진단과 건강평가, 각종 질병의 예방처치 및 보건지도, 학생과 교직원의 건강상담, 그 밖에 학교보건관리에 관한 지도 등의 직무를 수행한다.

(3) 학교약사의 직무

학교약사는 학교보건계획의 수립에 관한 자문, 학교환경위생의 유지관리 및 개선에 관한 자문, 학교에서 사용하는 의약품과 독극물의 관리에 관한 자문, 학교에서 사용하는 의약품 및 독극물의 실험 · 검사, 그 밖에 학교보건관리에 관한 지도 등의 직무를 수행한다.

(4) 보건교사의 직무

보건교사는 직접 아동을 양호함에 있어 학교보건에 종사하는 유일한 전임교사이므로 전문적인 입장에서 학교보건을 추진하는 데 핵심이 되어 움직이는 것이 매우 중요하다.

보건교사는 학교보건계획의 수립, 학교 환경위생의 유지 · 관리 및 개선에 관한 사항, 학생과 교직원에 대한 건강진단의 준비와 실시에 관한 협조, 각종 질병의 예방처치 및 보건지도, 학생과 교직원의 건강관찰과 학교의사의 건강상담, 건강평가 등의 실시에 관한 협조, 신체가 허약한 학생에 대한 보건지도, 보건지도를 위한 학생가정 방문, 교사의 보건교육 협조와 필요시의 보건교육, 보건실의 시설 · 설비 및 약품 등의 관리, 보건교육자료의 수집 · 관리, 학생건강기록부의 관리, 간호사 면허를 가진 사람의 경우 의료행위(외상 등 흔히 볼 수 있는 환자의 치료, 응급을 요하는 자에 대한 응급처치, 부상과 질병의 악화를 방지하기 위한 처치, 건강진단결과 발견된 질병자의 요양지도 및 관리, 의료행위에 따르는 의약품 투여 등), 그 밖에 학교의 보건관리 등의 직무를 수행한다.

(5) 담임교사의 직무

학교 담임교사는 학교의 보건관리와 보건지도의 가장 중요한 담당자이므로 반 학생들의 건강증진, 사고방지에 책임이 있으며 이상을 관찰하였을 경우 발견 즉시 학교의 보건교사와 협조하여 학생의 보건관리를 하여야 한다.

학교보건법 제7조(건강검사 등)

① 학교의 장은 학생과 교직원에 대하여 건강검사를 하여야 한다. 다만, 교직원에 대한 건강검사는 「국민건강보험법」 제52조에 따른 건강검진으로 갈음할 수 있다.

② 학교의 장은 제1항에 따라 건강검사를 할 때에 질병의 유무 등을 조사하거나 검사하기 위하여 다음 각 호의 어느 하나에 해당하는 학생에 대하여는 「국민건강보험법」 제52조에 따른 건강검진 시행 기관에 의뢰하여 교육부령으로 정하는 사항에 대한 건강검사를 한다.

- 「초 · 중등교육법」 제2조 제1호의 학교와 이에 준하는 특수학교, 각종학교의 1학년 및 4학년 학생. 다만, 구강검진은 전 학년에 대하여 시행하되, 그 방법과 비용 등에 관한 사항은 지역실정에 따라 교육감이 정한다.
- 「초 · 중등교육법」 제2조 제2호 · 제3호의 학교와 이에 준하는 특수학교, 각종학교의 1학년 학생
- 그 밖에 건강을 보호 · 증진하기 위하여 교육부령으로 정하는 학생

③ 학교의 장은 제2항에 따른 건강검사 외에 학생의 건강을 보호 · 증진하기 위하여 필요하다고 인정하면 교육부령으로 정하는 바에 따라 그 학생을 별도로 검사할 수 있다.

④ 학교의 장은 제1항과 제2항에도 불구하고 천재지변 등 부득이한 사유로 관할 교육감 또는 교육장의 승인을 받은 경우에는 교육부령으로 정하는 바에 따라 건강검사를 연기하거나 건강검사의 전부 또는 일부를 생략할 수 있다.

⑤ 제2항에 따라 건강검사를 한 검진기관은 교육부령으로 정하는 바에 따라 그 검사결과를 해당 학생 또는 학부모와 해당 학교의 장에게 알려야 한다.

⑥ 학교의 장은 제2조 제1호의 정신건강 상태 검사를 실시함에 있어 필요한 경우에는 학부모의 동의 없이 실시할 수 있다. 이 경우 학교의 장은 지체 없이 해당 학부모에게 검사 사실을 통보하여야 한다.

⑦ 제1항과 제2항에 따른 건강검사의 시기, 방법, 검사항목 및 절차 등에 관하여 필요한 사항은 교육부령으로 정한다.

2) 학교보건교육

학교보건교육은 학생들이 가지고 있는 잘못된 지식, 태도, 행동 등을 교육이라는 방법을 통하여 바람직하고 올바른 양상으로 이끌어가는 교육활동으로, 학교보건사업 중에서 가장 중요한 부분이다. 보건교육은 건강생활에 필요한 습관을 양성하고 지식을 습득시켜서 개인은 물론 가정, 사회 등에서 모든 것의 기초가 되는 건강을 확보시키는 데 그 목표가 있다.

학생들의 건강생활을 지도해 나가기 위한 접근방법으로 다음과 같은 점에 중점을 둔다.

- 건강생활에 필요한 식사, 수면, 운동, 의복 등에 관한 습관과 태도의 육성
- 교통사고, 화재, 운동장애 등에 관한 안전생활의 실천
- 감염병의 예방생활을 실천할 수 있는 습관과 태도의 육성
- 가족의 건강에 관한 이해와 지식
- 가정과 사회의 건강상태 개선에 협력하는 태도의 육성

4. 학교급식

1) 학교급식의 중요성

- 성장기 학생들의 바람직한 식습관을 확립한다.
- 학생들의 영양상태 개선, 체위 향상, 건강증진을 도모한다.
- 국민식생활 수준 향상에 기여하고자 하는 집단 급식이다.
- 건전한 식생활에 대한 교육과 실습이 연계될 수 있다.
- 미래의 학부모가 될 학생들의 건전한 식습관 형성에 도움을 준다.
- 향후 자녀들의 건강 및 영양수준을 결정하는 데에도 중요한 요소가 된다.

2) 학교급식의 목적

학교급식이란 각 학교의 학생들에게 영양급식을 시행하여 심신의 건전한 발달을 도모하고 건강한 세대를 이룩할 수 있도록 하며, 국민의 식생활을 개선하기 위하여 시행되는 것으로서 교육적 목적과 보건적 목적으로 나눌 수 있다.

- 일상생활에 있는 식사에 대해 올바른 식생활 습관과 식생활의 예절교육
- 학교생활을 원만히 하고 사회성 양성
- 질서의식과 협동정신 함양
- 성장기 어린이의 발육과 심신의 발달 및 건강증진
- 편식 교정 및 결핍증 예방
- 식량의 생산, 분배, 소비에 대한 올바른 이해 도모

5. 학교환경위생과 교육환경보호구역

1) 학교환경위생

학교환경위생에 관해 우리나라의 「학교보건법」 제4조에는 '학교의 장은 교육부령으로 정하는 바에 따

라 학교시설(교사대지 · 체육장, 교사 · 체육관 · 기숙사 및 급식시설, 교사대지 또는 체육장 안에 설치되는 강당 등)에서의 환기 · 채광 · 조명 · 온도 · 습도의 조절과 유해중금속 등 유해물질의 예방 및 관리, 상하수도 · 화장실의 설치 및 관리, 오염공기 · 석면 · 폐기물 · 소음 · 휘발성 유기화합물 · 세균 · 먼지 등의 예방 및 처리 등 환경위생과 식기 · 식품 · 먹는 물의 관리 등 식품위생을 적절히 유지 · 관리하여야 한다'고 규정되어 있다.

(1) 환기

환기의 조절기준은 환기용 창 등을 수시로 개방하거나 기계식 환기설비를 수시로 가동하여 1인당 환기량이 21.6m^3/hr 이상이 되도록 해야 한다.

(2) 채광(자연조명)

직사광선을 포함하지 않는 천공광에 의한 옥외 수평조도와 실내조도와의 비가 평균 5% 이상으로 하되 최소 2% 미만이 되지 않도록 하고, 최대조도와 최소조도의 비율이 10대 1을 넘지 않도록 하며, 교실 바깥의 반사물로부터 눈부심이 발생되지 않아야 한다.

(3) 조도(인공조명)

교실의 조명도는 책상면을 기준으로 300Lux 이상이 되도록 하고, 최대조도와 최소조도의 비율이 3대 1을 넘지 않도록 하며, 인공조명에 의한 눈부심이 발생되지 않아야 한다.

(4) 실내온도 및 습도

실내온도는 18~28℃ 이하로 하되, 난방온도는 18~20℃ 이하, 냉방온도는 26~28℃ 이하로 해야 한다. 비교습도는 30~80% 이하로 해야 한다.

(5) 유해중금속 등 유해물질

체육장 등의 학교시설에 설치하는 인조잔디 및 탄성포장재는 「산업표준화법」 제15조 제1항에 따른 인증을 받은 제품을 사용해야 한다. 설치한 인조잔디 및 탄성포장재의 파손 여부, 유해중금속 등 유해물질의 발생 여부를 주기적으로 점검하고, 필요한 조치를 하며, 환경안전관리기준에 적합하게 유지 · 관리되고 있는지 확인해야 한다.

(6) 상하수도

「수도법」 및 「하수도법」의 관련 규정에 의하여 설치 · 관리해야 한다.

(7) 화장실

화장실은 남자용과 여자용으로 구분하여 설치하되, 학생 및 교직원이 쉽고 편리하게 이용할 수 있도록 필요한 면적과 변기수를 확보하고, 대변기 및 소변기는 수세식으로 하며(상 · 하수도시설의 미비 또는 수질오염 등의 이유로 인하여 수세식화장실을 설치하기 어려운 경우에는 제외), 출입구는 남자용과 여자용이 구분되도록 따로 설치해야 한다. 대변기의 칸막이 안에는 소지품을 두거나 옷을 걸 수 있는 설비를 하고, 화장실 안에는 손씻는 시설과 소독시설 등을 갖추어야 한다.

화장실의 유지 · 관리기준은 항상 청결이 유지되도록 청소하고 위생적으로 관리하며, 악취의 발산과 쥐 및 파리 · 모기 등 해로운 벌레의 발생 · 번식을 방지하도록 화장실의 내부 및 외부를 4월부터 9월까지는 주 3회 이상, 10월부터 다음해 3월까지는 주1회 이상 소독을 실시해야 한다.

(8) 폐기물 및 소음

폐기물의 예방 및 처리기준으로 교지 및 교사는 청결히 유지하여 하며, 폐기물의 재활용 조치 등 폐기물의 발생을 예방하거나 감량화에 노력해야 한다. 학교 내에는 「폐기물관리법 시행규칙」 제20조의2의 규정에 의한 폐기물소각시설을 설치 · 운영하지 않아야 하며, 폐기물을 배출할 때에는 그 종류 및 성상에 따라 분리하여 배출해야 한다.

또한 교사 내의 소음은 55dB(A) 이하로 관리해야 한다.

2) 교육환경보호구역

교육환경이란 학생의 보건 · 위생, 안전, 학습 등에 영향을 미칠 수 있는 학교 및 학교 주변의 모든 요소를 말한다. 교육환경보호구역은 이러한 교육환경과 학생의 보건 · 위생, 안전 보호를 위해 일정한 행위나 시설 설치를 금지하기 위하여 「교육환경 보호에 관한 법률」에 따라 교육감이 설정 및 고시하는 구역이다.

기존에는 「학교보건법」에 따라 학교환경위생 정화구역으로 관리하였지만, 2017년 「교육환경 보호에 관한 법률」을 제정하여 교육환경보호구역으로 변경하였다. 교육환경보호구역은 크게 절대보호구역과 상대보호구역으로 나뉘는데, 절대보호구역은 학교 출입문으로부터 직선거리로 50m까지인 지역(학교설립 예정지의 경우 학교 경계로부터 직선거리 50m까지인 지역)이고, 상대보호구역은 학교 경계 등으로부터 직선거리로 200m까지인 지역 중 절대보호구역 제외한 지역이다.

교육환경보호구역 내에서는 동법 제9조(교육환경보호구역에서의 금지행위)에 따라 대기오염물질을 배출하는 시설, 체육시설 중 무도학원 및 무도장, 노래연습장업, 단란주점영업 및 유흥주점영업, 사행행위영업 등 일련의 행위 및 시설이 금지된다. 다만, 상대보호구역에서는 규정된 시설 중 교육감이 지역위원회의 심의를 거쳐 학습과 교육환경에 나쁜 영향을 주지 않는다고 인정하는 시설은 제외한다.

CHAPTER

09

사회보장 및 의료보장

section I

사회보장

1. 사회보장의 개념

1) 사회보장의 정의

사회보장(social security)은 그 어원이 *se*(= without, 해방) + *cura*(= care, 근심, 염려)에서 유래된 용어로 '불안을 없게 한다'라는 뜻을 가지며, 단어 그대로 풀이하면 사회적 불안을 제거한다는 의미이다.

미국의 루스벨트(Franklin Roosevelt) 대통령이 1934년 6월 8일 의회에서 뉴딜(New Deal) 정책을 설명하면서 처음 이 용어를 사용하였고, 1935년 미국의 사회보장법(social security act)에 처음 법률용어로서 등장한 이후 보편적으로 사용되고 있다.

사회보장은 인간이 살아가면서 겪게 되는 질병, 노령, 실업, 퇴직, 산업재해 등 각종 사회적인 사고와 위험에 대처하여 모든 국민들에게 최저생활을 보장해주는 국가적 또는 사회적인 보호조치라 할 수 있다.

2) 사회보장의 개념적 구분

(1) 베버리지(Beveridge)

'사회보장의 아버지'라고 불리는 베버리지의 1942년 영국 정부에 제출한 보고서『사회보험과 관련 서비스(social insurance and allied service)』에 따르면 사회보장은 실업, 질병 또는 부상 요인으로 인하여 수입이 중단된 경우에 대처하기 위해, 또 노령에 의한 퇴직이나 부양 책임자의 사망으로 인한 부양 상실에 대비하고 나아가서는 출생, 사망 및 결혼 등에 관련된 특별한 지출을 감당하기 위한 소득보장을 의미한다. 그는 사회보장을 빈곤과 결부시켜 '궁핍의 퇴치'라고 말하며 이는 국민소득의 재분배로 실현할 수 있고 이를 통한 일정 소득의 보장은 결국 국민 생활의 최저보장을 의미하는 것이라고 하였다.

(2) 세계노동기구(International Labour Organization, ILO)

1942년 ILO가 발표한『사회보장의 접근』이라는 보고서에 따르면 '사회보장은 사회 구성원이 부딪히는 일정한 위험에 대해 사회가 적절한 조직을 통해 부여하는 보장'이라고 정의하였으며, 이는 사회보장제도가 국민생활상에 닥치는 불의의 위험이나 소득의 중단이 온다 하더라도 정상적인 생활을 유지할 수 있도록 그 생활을 보장하는 수단을 국가가 책임을 지고자 하는 제도라고 하였다. 즉, 사회보장은 사회적 불안을 제거한다는 의미와 평온한 삶을 사회가 보장한다는 의미로 이해되며, 질병이나 분만, 실업, 장애, 직업상의 상해, 노령 및 사망으로 인한 소득의 상실이나 감소 등으로 인한 경제적 곤궁에서 유래하는 근심과 불안을 제거함으로써 사회 평화를 도모하는 것이다.

(3) 라로끄(Laroque)

근로자 대중에 대한 생활수단의 지속적인 보장이며 적어도 모든 경우에 있어 적당한 최저생활의 보장이다. 나아가서는 국민적인 연대 책임하에 전체 사회에 의한 모든 구성원에 대한 보장이다.

(4) 국제사회보장

자기의 과실에 의하지 않는 사회적 사고 피해자와 자기 과실에 의하나 사회적으로 현저히 불이익의 입장에 서 있는 사람들에 대해 사회 정의에 입각하여 일정한 생활수준을 보장해 주는 국가의 시책이다.

(5) 국제사회복지협의회

개인이 그 자신의 능력이나 예견만으로는 그 자신이나 그의 가족을 보호할 수 없는 현대사회의 모든 우발적 사고에 대처하기 위해 사회에 의해 마련된 모든 보호조치이다.

(6) 우리나라 「사회보장기본법」 제3조 제1호

'사회보장'은 질병, 장애, 노령, 실업, 사망 등의 사회적 위험으로부터 모든 국민을 보호하고 빈곤을 해소하여 국민생활의 질을 향상시키기 위해 제공되는 사회보험, 공공부조, 사회복지서비스 및 관련 복지제도를 말한다.

① 사회보험

국민에게 발생하는 사회적 위험을 보험방식으로 대처함으로써 국민건강과 소득을 보장하는 제도를 말한다.

② 공공부조

국가 및 지방자치단체의 책임하에 생활 유지 능력이 없거나 생활이 어려운 국민의 최저생활을 보장하고 자립을 지원하는 제도를 말한다.

③ 사회복지서비스

국가, 지방자치단체 및 민간부문의 도움을 필요로 하는 모든 국민에게 상담, 재활, 직업소개 및 지도, 사회복지시설이용 등을 제공하여 정상적인 사회생활이 가능하도록 지원하는 제도를 말한다.

2. 사회보장의 목적과 기능

1) 사회보장의 목적

(1) 생활의 보장과 생활의 안정

2차 세계대전 전후의 사회보장은 개인의 최저생활을 보장하는 것이었기 때문에 그 목적도 빈곤으로부터의 구제나 빈곤 예방에 초점을 두었으나, 경제수준의 향상으로 단순한 최저생활 보장에서 더 나아가 건강하고 안심되는 생활의 안정을 보장하며 생활의 안정이 깨어지는 것을 방지하는 데 그 목적이 있다.

(2) 개인의 자립지원

질병이나 사고로 인해 신체적인 장애가 발생하거나 기업의 도산 혹은 노령기에 자력으로 생존하기 어려운 경우 인간의 존엄을 지키면서 자립적인 생활을 해나갈 수 있도록 지원한다. 기초생활 대상자나 장애자들의 능력을 이끌어내어 사회에 적응할 수 있도록 하며 교육이나 직업훈련 등을 통한 자립지원은 사회보장의 중요한 목적이다.

(3) 가정 기능 지원

사회보장은 가족제도나 가족 기능의 변화에 대응하는 것도 하나의 목적이 된다. 핵가족제도, 건강수명 증가로 인한 빠른 고령화, 맞벌이 부부 증가, 부모봉양 문제, 육아문제 등 가정 역할의 기반이 취약해지고 있어 사회보장 등 사회적 지원의 필요성이 커지고 있다.

2) 사회보장의 기능 (표 9-1)

(1) 최저생활 보장기능

사회보장제도는 개인의 의료와 소득에 대한 최저수준을 보장함으로써 인간의 존엄성을 유지할 수 있는 기본조건을 마련해주는 기능을 하고 있다. 사회보장에서 생활수준은 최저생활이라는 생리적 한계에 있어서의 생활뿐만 아니라 사회적 한계에 있어서의 최저생활을 의미한다. 빈곤이 개인의 무지나 나태 때문만이 아니라 저임금, 실업 등 사회적인 요인에 의한 것이라는 빈곤의 사회적 책임을 인정하면서부터 최저생활을 국가적 차원에서 보장하고 최저생활은 국민의 권리로서 정착되었다.

(2) 소득 재분배기능

소득 재분배란 한 개인 또는 한 집단으로부터 다른 개인이나 집단으로 이전되는 소득 또는 소득으로 간주되는 급여를 말하며 이 형태는 학자에 따라 매우 다양하게 분류된다. 일반적으로 3가지 형태가 있는데 수직적 재분배(vertical redistribution), 수평적 재분배(horizontal redistribution), 세대간 재분배(intergeneration redistribution)로 구분된다.

건강보험의 경우에도 갹출은 소득에 비례하면서 급부는 소득과 직접 관계가 없기 때문에 소득 재분배 효과가 나타난다. 공적인 소득이전방법으로는 사회보험, 조세 등이 있다.

(3) 사회적 연대기능

사회보장제도는 위험분산을 통한 사회적 연대기능을 가지며, 사회적 연대란 개인 간에 상호 존재하는 의존성의 관계로 나타나는 것이다.

사회보장제도를 통하여 지역사회 모든 사람들이 비슷한 생활수준을 누림으로써 지역사회의 소속감이나 하나됨을 느낄 수 있다. 만일 빈부의 격차가 심할 경우에는 불평등이 형성되어 공동체적 연대의식을 갖기 어렵다.

(4) 국민경제의 안정기능

소득보장이 강한 사회보험의 경우 재원의 갹출과 보험급여 사이에 시간적인 차이가 있기 때문에 사회보험에서 조성된 기금이 국가 산업발전을 위한 자금으로 이용될 수 있다. 한편, 급여를 통하여 구매력을 유지시킴으로써 경제안정에 기여할 수 있다.

표 9-1 사회보장의 순기능과 역기능

순기능	역기능
• 생존권 보장 • 최저생활 보장 • 최저임금(소득) 보장 • 완전고용 보장 • 소득 재분배기능 • 국민통합(연대기능) • 정치, 사회 안정화기능	• 사회보장비용 증가, 세금 증가 • 근로의욕 감소 • 사회보장프로그램의 확대로 개인저축 감소 • 낮은 생산성, 경제의 안정적인 성장 저해 • 빈곤 함정 • 도덕적 해이

3. 사회보장제도의 역사

1) 독일

사회보장제도의 창시자는 독일의 비스마르크(Bismarck)로, 그는 노동자를 위한 「질병보호법」(1883), 「산업재해보상법」(1884) 및 「폐질 및 노령보험법」(1889)을 제정 및 공포하여 시행하였다.

2) 미국

사회보장에 관한 단독법은 1935년 미국에서 최초로 제정하였으며 사회보장 용어를 최초로 사용한 나라로 소득보장의 일부 개념이다.

3) 영국

(1) 구빈법(poor law, 1601)

영국의 사회보장은 엘리자베스의 구민법이 시초이며, 빈곤층에 대한 지원 및 관리 방식을 규제하고 조절할 목적으로 시행되었다. 교구 내의 자선에 의한 구빈에는 한계가 있다고 판단하고 빈민구제의 책임을 교회가 아닌 지방정부로 이양(국가사업으로 간주)했다는 점이 엘리자베스 구민법의 가장 큰 의의이다.

빈민을 노동 능력자, 노동 무능력자, 빈곤아동으로 구분하여 서로 다르게 처우하였다. 노동 능력자는 작업장으로 보내 일을 시키고, 노동 무능력자는 구빈원으로 보내 최저한의 구제를 하였으며, 빈곤아동에게는 24세가 될 때까지 장인에게 봉사를 하게 하는 도제제도를 실시하였다. 모든 교구에 구빈감독관을 임명하고, 구빈업무와 목적세의 성격을 갖는 별도의 구빈세 징수업무를 관장하게 했다.

이 법은 억압을 통한 구제(구빈이 아닌 빈민법)이고 오히려 노역에 시달리게 했다(빈민 간의 결혼 억제)는 평가가 있다.

(2) 정주법(the settlement act, 1662)

빈민구제의 혜택을 쉽게 받을 수 있는 지역으로 옮겨 다니며 사회불안을 조성하는 것을 저지할 목적으로 세워졌다. 그 결과로 북부지방의 산업발전 저지와 요구 노동자가 증산되었다.

(3) 신구빈법(new poor law, 1834)

자유방임주의 전통에 따라 제정되었으며 구제받는 사람의 상황이 최하계층의 노동자 상황과 실제적으로나 외견상으로나 같아질 수 없는 조건으로 구제하여야 한다는 원칙인 열등처우의 원칙을 적용하였으며, 작업장 검사를 통해 노동 가능한 빈민은 구제를 받을 수 없다는 조건을 내세워 수치심을 증대시키는 결과를 낳았다.

1922년 신구빈법은 공식적으로 폐지되고 오늘날에도 공공부조의 주요 원리로 유지하게 되었다.

(4) 베버리지 보고서(1942)

'요람에서 무덤까지'라는 슬로건으로 사회보장제도의 계기가 되었으며, 이로써 영국은 사회보장 선진국으로서의 첫발을 딛게 되었다.

① 베버리지 보고서의 5대 사회악

- 빈곤, 질병, 무지, 불결, 태만

② 베버리지의 사회보장 6원칙

- 균일한 생계급여 원칙(정액급여)
- 균일각출 원칙(정액기여)
- 행정책임 통합 원칙(사회보장성 신설, 각 지방마다 행정국 설치)
- 급여 충분성 원칙(급여수준과 급여지급기간의 충분성)
- 포괄성 원칙(전 국민 대상, 모든 사회적 위험 포괄)
- 대상 계층화 원칙(피보험자 구분의 원칙)

4) 우리나라

우리나라 사회보장제도 발달사를 정리하면 표 9-2와 같다.

표 9-2 우리나라의 사회보장제도 발달사

입법연도	시행일	법률명	구분	주요 내용
1960.01.01.	1960.02.06.	공무원연금법	사회보험	
1961.12.30.	1962.01.01.	생활보호법	공공부조	
1963.	1977.	의료보험법	사회보험	1989년 전국민 확대시행
1963.01.28.	1963.02.06.	군인연금법	사회보험	

표 9-2 우리나라의 사회보장제도 발달사 (계속)

입법연도	시행일	법률명	구분	주요 내용
1963.11.05.	1963.12.16.	사회보장에 관한 법률	사회보장	
1963.11.05.	1964.06.09.	산업재해보상보험법	사회보험	
1973.02.08.		모자보건법	사회보험	
1973.12.20.	1974.01.01.	사립학교교원연금법	사회보험	
1973.12.24.	1988.	국민연금법	사회보험	
1977.12.31.		의료보호법	공공부조	
1981.06.05.		노인복지법	서비스	
1989.		모자복지법	서비스	
1989.		장애인복지법	서비스	심신장애지복지법을 대폭 개정하고 명칭 개정
1991.		영유아복지법	서비스	
1995.07.01.		사회보장기본법		
1995.12.30.		정신보건법	서비스	1997, 2000년 개정
1997.03.07.	1997.07.01.	청소년보호법	서비스	
1997.04.10.	1998.04.10.	장애인 · 노인 · 임산부 등의 편의증진에 관한 법률	서비스	1997, 1999년 개정
1997.12.31.		가정폭력방지 및 피해자 보호 등에 관한 법률	서비스	
1999.02.08.	2000.07.	국민건강보험법	사회보험	
1999.09.17.	2000.10.01.	국민기초생활보장법	공공부조	
2000.02.03.	2000.07.01.	청소년성보호에 관한 법률	서비스	
2001.05.24.	2001.10.01.	의료급여법	공공부조	
2005.05.18.		저출산고령사회기본법	서비스	
2007.04.27.	2008.07.01.	노인장기요양보험법	사회보험	
2007.07.27.	2008.01.01.	기초노령연금법	공공부조	
2008.07.		노인장기요양보험제도	사회보험	

4. 우리나라의 사회보장체계

사회보장제도의 기본적 사항을 규정한 사회보장기본법(1995.12.30, 법률 제5134호)에 따르면 우리나라의 사회보장제도는 사회보험, 공공부조, 사회복지서비스로 구분할 수 있다(그림 9-1). 사회보험은 보험방식에 의하여 이루어지며, 공공부조는 조세를 중심으로 한 일반재정 수입에 의존한다. 한편, 사회서비스는 특정한 범주에 있는 자들이 자립하여 능력을 발휘할 수 있도록 필요한 생활지도, 원호, 육성을 행하는 것을 말한다.

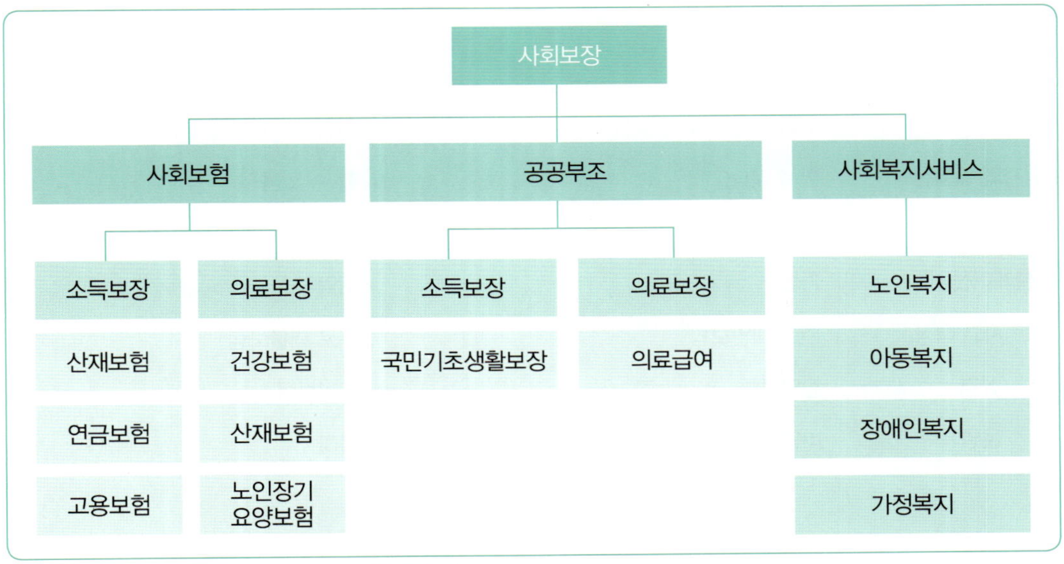

그림 9-1 우리나라의 사회보장체계

1) 사회보험(social insurance)

(1) 개념

사회보험은 보험의 기전을 이용하여 주민들을 질병, 상해, 폐질(장애), 실업, 분만 등으로 인한 생활의 위협으로부터 보호하기 위해 국가가 법에 의해 보험가입을 의무화하여 기여금을 부과하거나 보험료를 납부하고 급여내용을 규정하여 시행하는 제도를 의미한다.

우리나라 사회보장기본법에서는 사회보험이란 국민에게 발생하는 사회적 위협을 보험방식에 의해 대처함으로써 국민건강과 소득을 보장하는 제도라고 정의하고 있다. 사회보험은 사회보장의 한 영역으로서 특징을 가지고 있다(표 9-3).

사회보험과 사보험의 비교

구분	사회보험	민간보험(사보험)
제도의 목적	최저생계보장 또는 기본적 의료보장	개인적 필요에 따른 보장
보험가입	강제가입	임의가입
부양성	국가 또는 사회부양설	없음
보험보호 대상	질병, 분만, 산재, 노령, 실업, 폐질에 국한	발생위험률을 알 수 있는 모든 위험
수급권	법적 수급권	계약적 수급권
독점/경쟁	정부 및 공공기관 독점	자유경쟁
공동부담 여부	공동부담의 원칙	본인부담 위주
재원부담	능력비례 부담	능력무관
보험료 부담방식	주로 정률제	주로 정액제
보험료 수준	위험률 상당 이하 요율	위험률 비례요율(경험률)
보험자의 위험선택	할 수 없음	할 수 있음
급여수준	균등급여	차등급여(기여비례 보상)
인플레이션 대책	가능	취약
보험사고 대상	주로 대인보험	주로 대물보험
성격	집단보험	개별보험
운영	비영리	영리

(2) 우리나라의 5대 사회보험제도

① **산업재해보상보험(1964)** : 산업재해보상보험법(1963)
② **국민건강보험(1977)** : 국민건강보험법(1999)
③ **국민연금보험(1988)** : 국민연금법(1986)
④ **고용보험(1995)** : 고용보험법(1993)
⑤ **노인장기요양보험(2008)** : 노인장기요양보험법(2007)

2) 공공부조(public assistance)

(1) 개념

사회보장의 또 다른 접근법 중 하나로 공공부조가 있다. 우리나라 사회보장법에서는 '공공부조라 함은 국가 및 지방자치단체의 책임 하에 생활유지능력이 없거나 생활이 어려운 국민의 최저생활을 보장하고 자립을 지원하는 제도를 말한다'라고 정의하고 있다. 종래에는 '공적부조'라는 용어를 사용하였으나 1995년 12월 30일 제정된 「사회보장기본법」에서 '공공부조'라는 용어로 변경하였다.

이 제도는 극빈자, 불구자, 실업자 또는 저소득계층과 같이 자력으로 생계를 영위할 수 없는 사람들의 생활을 그들이 자력으로 생활할 수 있을 때까지 국가가 재정자금으로 보호해 주는 일종의 구빈제도이다.

공공부조와 관련해서는 의료급여법과 국민기초생활보장법이 적용되고 있다.

(2) 특징

민간에서 행해지는 사적인 부조와 수행 주체가 다른 공적인 프로그램이다. 모든 국민을 대상으로 차별 없이 제공되는 보편적인 프로그램이 아니라 엄격한 자산조사와 상황조사를 거쳐 선별하는 선별적 프로그램이다.

사회보험이 제1차적인 사회 안전망의 역할을 하는 데 반해 공공부조는 이차적 사회 안전망의 역할을 수행한다(표 9-4).

- 최저생활을 유지할 수 있도록 보호해주는 제도이다.
- 수혜자들은 자신이 별도로 경제적인 기여를 하지 않고 필요한 조세는 일반 조세수입으로 충당하여 결과적으로 재분배의 기능을 한다.
- 근로능력이 있는 자와 없는 자를 구분해서 다른 혜택을 제공하는 구분 처우를 한다.
- 사회적 불안기에는 수혜 대상자를 증가시키고 급여수준을 상향시켜서 불만계층의 욕구를 해소시켜 사회적 불안을 통제하는 사회통제의 특징이 있다.
- 대상자에서 제외되어 수입이 증가되지 않는 현상인 빈곤의 함정이 있다.

표 9-4 공공부조와 사회보험과의 차이점

구분	공공부조	사회보험
기원	빈민법	공제조합에 기원
목적	빈곤의 완화	빈곤을 예방하고 모든 계층의 경제적 비보장을 경감
재정 예측성	곤란	용이
자산조사	반드시 필요	불필요

표 9-4 공공부조와 사회보험과의 차이점 (계속)

구분	공공부조	사회보험
지불능력	보험료 지불능력 없는 계층	보험료 지불능력 있는 국민 대상
개별성	의료, 질병, 실업, 노동재해, 폐질(장애) 등을 종합하여 하나의 제도로 행함	의료, 질병, 실업, 노동재해, 폐질(장애) 등을 개별적으로 제도화
재원	조세로 재정확보	가입자의 보험료
대상	일정기준 해당자(적음)	모든 참여자(많음)
급여수준	필요한 사람에게 지급하되 필요범위 한정	자격 갖춘 사람에게 급여 지급
사회보장에서의 위치	사회보장의 보완장치	사회보장의 핵심

3) 사회복지서비스

(1) 개념

우리나라의 사회보장법에는 '사회복지서비스는 국가, 지방자치단체 및 민간부문의 도움을 필요로 하는 모든 국민에게 상담, 재활, 직업소개 및 지도, 사회복지시설이용 등을 제공하여 정상적인 사회생활이 가능하도록 지원하는 제도를 말한다'라고 정의되어 있다.

사회복지서비스의 개념은 매우 다양하여 여러 가지 의미로 사용되고 있으며 넓은 의미로 표현한다면 모든 국민이 더 나은 생활을 할 수 있도록 제공하는 것으로 이해할 수 있다(표 9-5). 신체장애자, 아동, 노인 등 공공부조의 적용을 받는 사람이 자립하여 그 능력을 발휘할 수 있도록 필요한 생활지도, 원호, 육성을 행하는 것을 말하며, 즉 특정한 범주에 있는 사람들이 자립하여 생활할 수 있도록 필요한 지도 및 서비스를 제공하는 것이다. 아동복지서비스, 노인복지서비스, 장애자복지서비스, 부녀자복지서비스 등으로 구분할 수 있다.

(2) 특징

① 특정 지역의 모든 사람을 대상으로 소득에 관계없이 지원하며 국가나 지방자치단체에서 직접 서비스를 제공하는 제도로 주로 비물질적 보장을 내용으로 이루어지는 개별 차원의 사회적 서비스를 말한다.

② 사회보험이나 공공부조가 현금급여나 현물급여인 데 반하여 사회복지서비스는 상담, 재활, 지도 등과 같은 비물질적, 사회심리적, 정신적 서비스의 급여를 제공한다.

③ 사회보험이나 공공부조가 가입기간, 소득, 재산 등과 같은 기준에 따라 획일적으로 규율하고 수급권자를 처우하는 데 반해서 사회복지서비스는 대상자에 따라 그 정도에 차이가 있다.

④ 사회심리적 치료나 재활상담 등과 같은 서비스를 개인적으로 또는 집단적으로 제공하는 것이기 때문에 전달자의 전문적인 지식과 실천기술 그리고 윤리가 중요한 역할을 한다.

표 9-5 사회보험, 공공부조, 사회복지서비스의 비교

구분	사회보험	공공부조	사회복지서비스
기원	산업재해보상보험법(1963)	생활보호법(1961)	• 사회복지사업법(1970) • 아동복리법(1961)
목적	• 건강보장 • 소득보장	• 최저생활보장 • 자립지원	정상적인 사회생활지원
특징	• 사회성 • 보험성 • 강제성 • 부양성	• 국가나 지방자치단체 운영 • 자산조사 전제 • 재원은 국가조세로 충당 • 요보호자(빈곤자)가 대상 • 법적 요구 조건 충족되면 신청자의 권리를 보장 • 물질적 급여 제공 외에 전문 사회사업서비스 제공	• 국가나 지방자치단체 이외 민간기관 참여 • 개인의 요구에 초점 • 기초생활보장 수급자와 저소득층을 중심으로 서비스 제공 • 물질적 급여 제공 이외에 전문사회사업서비스 제공
기본 원칙	• 보편성의 원칙 • 형평성의 원칙 • 통일성의 원칙 • 민주성의 원칙 • 전문성의 원칙 • 연대성의 원칙	• 생존권 보장의 원리 • 국가책임의 원리 • 최저생활 보장의 원리 • 무차별 평등의 원리 • 자립조장의 원리 • 보충성의 원리	• 통합성의 원칙 • 제도성의 원칙 • 전문성의 원칙 • 선택성의 원칙
주체	정부(보험자)	정부(중앙정부, 지방자치단체)	• 정부(중앙정부지방자치단체) • 사회복지법인
재원	기여금/부담금	조세	재정보조금, 현금, 공동모금
대상	• 사회보험제도에 가입한자 • 기여금 납부자 • 각출, 무자산조사 제1차적 보편주의 국민	• 저소득층 중 지정된 자(빈곤층) • 무각출, 자산조사 제2차적 선별주의 빈민	• 요보호 대상자 • 무각출, 자산조사 보조적 선별주의 요보호자
적용 법률	• 국민건강보험법 • 산업재해보상보험법 • 고용보험법 • 국민연금법 • 공무원연금법 • 노인장기요양보험법 • 사립학교교직원연금법	• 국민기초생활보장법 • 의료급여법 • 기초노령연금법 • 국가유공자 등 예우 및 지원에 관한 법률 • 의사상자 등 예우 및 지원에 관한 법률 • 재해구호법	• 영유아보육법 • 아동복지법 • 청소년보호법 • 노인복지법 • 장애인복지법 • 한부모가족지원법 등

section II

의료보장

1. 의료보장의 개념

의료보장은 사회보장의 주요 내용 중 하나이다. 사회보장은 사회구성원들에게 생활의 위험이 발생하였을 때 사회적으로 보호하는 대응체계이며, 질병도 생활의 위험이 되기 때문에 의료보장을 사회보장의 한 부류로 취급한다. 질병으로 인한 수입의 중단이나 질병치료를 위한 의료비 지출은 생활의 위협이 될 뿐만 아니라 질병으로 인하여 건강을 잃게 되면 일상적인 경제생활이 어려워진다.

의료보장은 크게 두 가지의 보장으로 구분할 수 있다. ①질병으로 인하여 수입이 중단되었을 경우에 경제적 보장으로서 소득을 보장하는 것이며, ②질병으로 인하여 의료비 지출에 대한 의료비 보장이다. 따라서 의료보장은 의료비 보장뿐만 아니라 경제보장으로서 소득보장을 포괄하여야 할 것이다.

최근에는 의료보장이 질병치료에서 한 단계 더 나아가 질병을 예방하고 건강을 증진시키는 것까지 포함해야 한다는 의미에서 건강보장이라는 용어를 쓰고 있다.

2. 의료보장의 유형

1) 국민보건서비스방식(National Health Service, NHS) (표 9-6)

국민보건서비스방식은 '국민의 의료문제는 국가가 모두 책임져야 한다'는 관점에서 정부가 일반 조세로 재원을 마련하여 모든 국민에게 무상으로 의료를 제공하는 국가의 직접적인 의료 관장 방식으로 사회화 내지 국유화되어 있으며, 영국, 스웨덴, 이탈리아, 뉴질랜드 등이 대표적인 채택 국가이다.

이 방식을 채택하고 있는 나라에서는 소득수준에 관계없이 모든 국민에게 포괄적이고 균등한 의료를 보장하며 정부가 관리주체로서 의료공급이 공공화되어 의료비 증가에 대한 통제가 강하다. 그렇지만 조세제도를 통한 재원조달은 비교적 소득재분배 효과가 강하다는 장점이 있으나 의료의 사회화가 상대적으로 의료의 질을 저하시킬 소지가 다분하고 조세에 의한 의료비 재원조달에 많은 어려움이 있어 정부의 과다한 복지비용 부담이 문제가 되고 있다.

대표적인 채택 국가 중 영국은 1948년 베버리지 보고서에 의해 제정된 국민보건서비스법을 통해 대부분의 병원을 국유화하였고 이로써 의료의 사회화를 이룩하였다. 또한 스웨덴은 2차 세계대전 후 의료공영제를 시행하여 공공비용을 중심으로 한 재원을 마련하여 이를 통해 전 국민에게 일률적으로 적용시키는 국민보건서비스제도를 창설하였다.

표 9-6 국가보건서비스방식과 국민건강보험방식의 비교

구분	국가보건서비스방식	국민건강보험방식
기본 이념	• 국민의료비에 대한 국가책임 견지 (국민의 정부의존 심화)	• 의료비에 대한 국민의 1차적 자기 책임의식 견지 (국민의 정부의존 최소화)
적용 대상	• 전국민을 일괄 적용	• 국민을 임금소득자, 공무원, 자영업자 등으로 구분관리(극빈자는 별도 구분함)
재원조달	• 정부 일반조세	• 보험료와 일부 국고지원
보수신청방법	• 병원급은 의사 봉급제 • 일반 개원의는 인두제	• 행위별 수가제 또는 총액 계약제
관리기구	• 정부기관(사회보장청)	• 보험자(조합 또는 금고)
채택국가	• 영국, 스웨덴, 이탈리아, 캐나다, 뉴질랜드	• 독일, 프랑스, 네덜란드, 일본, 한국 등
국민의료비	• 의료비 통제 효과가 강함	• 의료비 억제기능 취약
보험료	• 조세에 의한 재원조달	• 보험자 내 보험료 부과의 구체적 형평성 확보 가능
형평성	• 소득재분배 효과가 강하지만 조세체계가 선진화되어 있지 않을 경우 소득의 역진 초래	• 보험자가 다수일 경우 보험자 간 재정불균형 발생 우려
의료서비스	• 의료의 질 저하 초래 • 입원대기환자 급증, 대기기간 장기화, 개원의의 입원의뢰 남발 • 사보험 가입경향 증가로 국민의 이중부담초래	• 첨단의료기술 발전에 긍정적 영향
연대의식 관리운영	• 가입자 간 연대의식 희박 • 정부기관 직접관리 • 직접관리운영비 부분적 축소 (보험료 징수비용이 조세관리 비용으로 전가)	• 가입자 간 연대의식 강함 • 보험자 중심 자율운영 • 직접 관리운영비 소요(보험료 징수 등)

[출처 : 건강보험심사평가원]

2) 국민건강보험방식(National Health Insurance, NHI) (표 9-6)

국민건강보험방식이란 의료비에 대한 국민의 자기 책임의식을 견지하되 이를 사회화하여 정부기관이 아닌 보험자가 보험료로 재원을 마련하여 의료를 보장하는 방식으로 비스마르크 방식이라고 하는데, 이 경우 정부는 대부분 후견적 지원과 감독을 행하게 되며 독일, 프랑스, 일본, 우리나라 등이 대표적인 채택 국가이다.

이 방식은 각 보험집단별로 보험료를 각출하여 재원을 마련하고 이에 따라 피보험자에게 직접 또는 계약을 체결하는 의료기관을 통해 보험급여를 시행하고 있다. 국가는 보험제도의 틀을 결정하지만 실제 운영에 직접 관여하기보다는 각 보험집단에 위임하고 있으며 약간의 국고보조를 제공한다.

이 방식을 적용하고 있는 나라에서는 조합원이 대표 의결기구를 통해 건강보험운영에 관한 의사결정에 참여함으로써 제도 운영의 민주성을 기할 수 있고, 사회적 동질성을 가진 국민이 보험집단을 형성한다. 또한 국민의 비용의식이 강하게 작용하며, 상대적으로 양질의 의료를 제공할 수 있다는 장점이 있는 반면에 소득 유형이 서로 다른 구성원에 대한 단일보험료 부과기준이 어렵고, 의료비 증가에 대한 억제 기능이 취약한 구조에 있다. 이러한 의료비의 증가로 환자 부담의 증가가 따를 수 밖에 없으므로 보험재정의 안정을 위한 노력이 필요하다.

3) 민간보험방식(Consumer Sovereignity Model, CSM)

민간의료보험은 보험회사 등 사적기관(보험회사, 공제조합 등)에서 의료비 비용을 보장하는 보험으로, 넓은 의미에서 의료비 보장과 장기간병보험과 소득보상보험을 광범위하게 포함하여 민영건강보험이라는 용어로 주로 사용되고 있다. 이 방식의 커다란 단점은 이윤을 공제한 고부담-저급여로 보장수준이 낮고 보험상품에 따라 차등화된 의료보장으로 보건의료서비스 이용에 대한 국민의 차별화를 가져올 수 있으며, 질병에 이환되더라도 아무런 혜택을 받지 못하는 무보험자가 발생하게 된다는 점이다.

미국의 경우 공적의료보장의 대상이 노령자, 장애인, 저소득자 등의 특정 집단에게만 한정되어 있어 대부분의 의료보장은 민간의료보험에 의존하고 있다. 미국의 민간의료보험은 생명보험회사나 손해보험회사 등 영리보험회사와 지역주민의 의료보장을 목적으로 하는 Blue Cross, Blue Shield 등의 비영리단체, 그리고 HMO(Health Maintenance Organization), PPO(Preferred Provider Organization) 등이 있다. 공적의료보험제도가 발달되어 있는 유럽에서도 부유한 계층을 대상으로 한 민간의료보험이 운영되고 있다.

3. 국민건강보험제도

1) 의의

국민건강보험제도는 생활상의 질병, 부상에 대한 예방, 진단, 치료, 재활과 출생, 사망 및 건강증진에 대해 보험급여를 시행함으로써 국민보건을 향상시키고 사회보장을 증진함으로써 보험의 원리를 이용하여 의료비의 지출부담을 국민건강보험 가입자에게 모두 분산시켜 국민생활의 안정을 도모하기 위한 사회보험으로서 민간보험과는 많은 차이점을 가진다.

즉, 질병, 부상, 분만, 사망 등에 대하여 보험방식을 이용하여 가입자들이 미리 보험료를 내어 기금화하였다가 보험사고 시 보험급여를 해주는 제도이다. 진정한 의미의 건강보험은 상병치료를 위한 의료서비스인 의료비 보장뿐만 아니라 소득 상실에 대한 상병수당금(소득보장)까지 지원해 주어야 한다.

2) 국민건강보험의 특성

(1) 법률에 의한 강제적 성격

일정한 법적 요건이 충족되면 본인의 의사에 관계없이 강제 적용된다. 보험 가입을 회피할 경우 국민 상호간 위험부담을 통해 의료비 지출을 공동으로 해결하고자 하는 건강보험제도의 목적 실현이 어려워진다.

(2) 단기보험적 성격

1년 단위의 회계연도를 기준으로 수입과 지출을 예상하여 보험료를 계산하며, 지급조건과 지급액도 보험료 납입기간과는 상관이 없고 지급기간도 단기이다.

(3) 보험료의 차등 부과

사회적 연대를 기반으로 하기 때문에 소득수준 등 개인의 보험료 부담능력에 따라 차등적으로 부과된다.

(4) 보험급여의 균등한 수혜

보험료 부과수준과는 무관하게 관계 법령에 근거하여 균등하게 보험급여가 이루어진다.

(5) 소득재분배 기능

각 개인의 경제적 능력에 따라 보험료를 부과하여 재원을 조성하고 개별 부담과 관계없이 균등한 급여를 받음으로써 질병 발생으로 인한 가계의 경제적 부담을 감소시켜주는 소득재분배 기능을 한다.

3) 국민건강보험의 내용

(1) 국민건강보험 적용 대상

의료급여 또는 의료보호 대상자를 제외한 모든 국민은 건강보험의 적용을 받으며, 건강보험 적용 대상자는 직장가입자와 지역가입자로 구분한다.

① 직장가입자

모든 사업장의 근로자 및 사용자와 공무원 및 교직원, 그 피부양자는 직장가입자가 된다.

② 지역가입자

가입자 중 직장가입자와 그 피부양자를 제외한 가입자를 말하며, 일반적으로 자영업자를 의미한다.

> **Comment**
>
> **➔ 피부양자**
>
> 직장가입자에게 주로 생계를 의존하는 사람으로서 소득 및 재산이 보건복지부령으로 정하는 기준 이하에 해당하는 사람을 말하며, 직장가입자의 배우자, 직장가입자의 직계존속(배우자의 직계존속 포함), 직장가입자의 직계비속(배우자의 직계비속 포함)과 그 배우자, 직장가입자의 형제 · 자매를 일부 포함한다.

(2) 국민건강보험 산정방법(2024년도 기준)

보수월액보험료는 직장가입자의 보수월액에 보험료율을 곱하여 산정한 금액에 경감 등을 적용하여 부과한다.

건강보험료 = 보수월액 × 건강보험료율(7.09%)

(※보수월액은 동일 사업장에서 해당연도에 지급받은 보수총액을 근무월수로 나눈 금액을 의미)

① 건강보험료 경감

- 국외근무자 경감 : 가입자 보험료의 50%(국내에 피부양자가 있는 경우)
- 섬 · 벽지 경감 : 가입자 보험료액의 50%
- 군인 경감 : 가입자 보험료액의 20%
- 휴직자 경감 : 가입자 보험료액의 50%(육아휴직자는 보수월액보험료의 하한까지 경감)
- 임의계속가입자 경감 : 가입자 보험료액의 50%
- 경감 종류가 중복될 경우 : 최대 경감률 50%(육아휴직자는 예외)

② 건강보험료 면제 사유

- 3개월 이상 국외체류자로서 국내에 피부양자가 없는 경우 보험료 면제(다만, 국외업무종사로 국외 체류 시 해당 사실을 공단에 증빙한 경우 1개월 이상임)
  ※ 국외업무종사 1개월 이상 체류에 대한 면제는 2021.10.14.입국부터 적용
- 현역병 등으로 군 복무, 교도소 기타 이에 준하는 시설에 수용

(3) 국민건강보험의 재원

사회보험방식에 의하여 운영되고 있는 우리나라의 국민건강보험은 가입자 및 사용자로부터 징수한 보험료와 국고 및 건강증진기금 등 정부지원금을 그 재원으로 한다(표 9-7).

표 9-7 국민건강보험의 재원

구분		법적 근거
보험료		국민건강보험법 제69조 등
정부지원금	국고지원금(14%)	국민건강보험법 제108조의2
	건강증진기금(6%)	국민건강증진법 부칙 제6619호 ②항
기타 수입(연체금, 부당이득금, 기타징수금 등)		

(4) 보험급여의 형태

가입자 및 피부양자의 질병과 부상에 대한 예방, 진단, 치료, 재활, 출산, 사망 및 건강증진에 대하여 법령이 정하는 바에 따라 현물 또는 현금의 형태로 보험급여를 지급한다(표 9-8).

① 현물급여

요양기관(병 · 의원 등)으로부터 본인이 직접 제공받는 의료서비스 일체를 말하는 것으로, 요양급여와 건강검진 등이 여기에 해당한다.

② 현금급여

가입자 및 피부양자의 신청에 의해 국민건강보험공단으로부터 현금으로 지급받는 것을 말하며, 요양비, 장애인 보조기기, 본인부담액상한제, 임신 · 출산 진료비 등이 여기에 해당한다. 임신 · 출산 진료비의 경우 이용 가능한 서비스의 금액이나 수량이 기재된 바우처 형태로 제공받는다.

표 9-8 보험급여의 형태

구분		수급권자
현물급여	요양급여	가입자 및 피부양자
	건강검진	가입자 및 피부양자
현금급여	요양비	가입자 및 피부양자
	장애인 보조기기	가입자 및 피부양자 중 장애인복지법에 의해 등록한 장애인
	본인부담액상한제	가입자 및 피부양자
	임신 · 출산 진료비	임신 · 출산 진료비 수급권자 • 임신 · 출산(유산 · 사산 포함)이 확인된 건강보험 가입자 또는 피부양자 • 2세 미만인 가입자 또는 피부양자의 법정대리인(출산한 가입자 또는 피부양자가 사망한 경우에 한정)

Comment

본인부담액상한제

과도한 의료비로 인한 가계 부담을 덜어주기 위하여 환자가 부담한 연간(1.1~12.31) 건강보험 본인일부부담금 총액이 개인별 상한액을 초과하는 경우 그 초과금액을 건강보험공단에서 부담하는 제도이다. 다만 비급여, 선별급여, 전액본인부담, 임플란트, 상급병실(2~3인실) 입원료, 추나요법, 상급종합병원 경증질환 외래 초 · 재진 본인부담금 등은 제외한다.

본인부담상한액 기준은 다음과 같다.

(단위 : 만 원)

연도	요양병원 입원일수	연평균 보험료 분위(저소득→고소득)						
		1분위	2~3분위	4~5분위	6~7분위	8분위	9분위	10분위
2024	요양병원 120일 초과 입원	138	174	235	388	557	669	1,050
	그 밖의 경우	87	108	167	313	428	514	808

Comment

본인부담액상한제 (계속)

1) 사전급여

동일 요양기관에서 진료를 받고 발생한 당해 연도 본인일부부담금 총액이 2024년 기준 808만 원을 넘는 경우 환자는 808만 원까지만 부담하고, 그 넘는 금액은 병·의원에서 공단으로 청구한다.
※ 2020년 1월 1일부터 요양병원 사전급여 적용 제외

2) 사후급여

당해 연도에 환자가 여러 병·의원(약국 포함)에서 진료를 받고 부담한 연간 본인일부부담금을 다음해 8월 말경에 최종 합산하여 보험료 수준에 따른 본인부담상한액을 넘는 경우에는 그 넘는 금액을 공단이 환자에게 돌려준다.

3) 환수대상

상한기준 금액 변동(건강보험료 재정산), 진료를 받은 사람의 고의 또는 중대한 과실로 인한 사고로 진료를 받은 경우 제3자의 행위로 인한 진료, 병원의 착오 청구 등이 확인될 경우 이미 지급한 상한액 금액의 전부 또는 일부를 환수 고지할 수 있다.

4. 산업재해보상보험제도

1) 의의

산업재해보상보험(산재보험)은 사업장에 고용되어 근무하던 근로자가 업무상 산업재해로 부상 및 질병, 신체장애나 사망 시 재해근로자와 그 가족의 생활을 보장하기 위하여 국가가 책임을 지는 의무보험으로, 사업주로부터 소정의 보험료를 징수하여 그 기금(재원)으로 사업주를 대신하여 산재근로자에게 보상해주는 제도이다.

산재보험은 근로자의 업무상 재해를 신속하고 공정하게 보상하며, 재해근로자의 재활 및 사회복귀를 촉진하기 위하여 이에 필요한 보험시설을 설치·운영하고, 재해 예방과 그 밖에 근로자의 복지 증진을 위한 사업을 시행하여 근로자 보호에 이바지하는 것을 목적으로 한다.

2) 산업재해보상보험의 특성

(1) 무과실 책임주의

근로자의 업무상 재해에 대하여 사용자에게는 고의나 과실 유무를 불문하는 무과실 책임주의이다.

(2) 강제보험 및 사업주의 보험료 부담

산재보험은 재해근로자나 그 유족에 대한 사용자의 보상 또는 배상책임을 국가가 보험방식을 통해 대신 보상하는 제도이기 때문에 다른 사회보험과는 달리 사업주가 보험료 전액을 부담하는 것을 원칙으로 한다(다만, 특수형태 근로종사자는 사업주와 근로자가 보험료의 1/2를 각각 부담).

(3) 정률보상방식

산재보험의 급여는 재해 발생에 따른 손해 전체를 보상하는 것이 아니라 평균임금을 기초로 하는 정률보상식으로 지급된다.

(4) 산재보상의 실현 용이

산재로 요양 중에 퇴직하거나 사업장이 부도 및 폐업하여 없어진 경우에도 재요양, 휴업급여, 장해급여 지급에는 지장을 받지 않는다. 또한 업무상 재해를 당한 근로자가 조기에 직업복귀나 사회복귀를 위하여 전국 10개 지역에 직영 병원을 운영함으로써 산재 상병에 특화된 진료와 재활 전문 의료서비스를 제공한다.

(5) 국가가 보험을 운영

국가가 산재보험을 관리하고 감독함으로써 불의의 재해로 사업주가 과중한 경제적 부담을 지게 될 위험을 분산 및 감소시켜 안정된 기업활동을 할 수 있도록 한다.

3) 산업재해보상보험의 내용

(1) 산재보험 적용 대상

「산업재해보상보험법」 제6조에 따르면 가입 대상은 근로자를 사용하는 모든 사업이며, 가입단위는 사업 또는 사업장으로 한다. 가입자의 종류는 당연가입사업자, 임의가입사업자 등으로 구분한다.

① **당연가입사업자**

사업이 개시되어 가입요건을 충족하게 되었을 때 자동적으로 보험관계가 성립하는 사업을 말하며, 적용 제외 사업을 제외한 근로자를 1인 이상 사용하는 모든 사업 또는 사업장을 말한다.

② **임의가입사업자**

「산업재해보상보험법」 및 「고용보험법」의 당연가입 대상 사업이 아닌 사업으로서 보험 가입 여부가 사업주의 자유의사에 일임되어 있는 사업을 말한다. 적용 제외 사업의 사업주는 근로복지공단의 승인을 얻어 산재보험에 가입할 수 있다.

(2) 산재보험 산정방법

산재보험료율은 보험가입자의 보험료 부담과 직결되는 것으로, 보험료 부담의 공평성 확보를 위하여 매년 6월 30일 현재 과거 3년간의 임금총액에 대한 보험급여총액의 비율을 기초로 재해발생의 위험성에 따라 업종별로 보험료율을 적용한다.

(3) 산재보험의 수행체계 (그림 9-2)

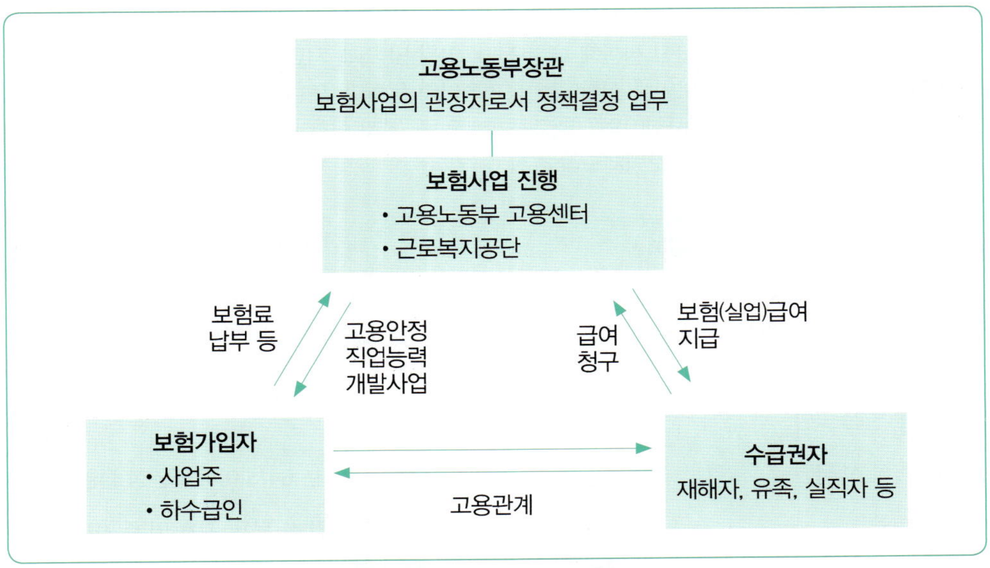

그림 9-2 산재보험의 수행체계

(4) 산재보험의 급여 종류

「산업재해보상보험법」 제36조에서 규정하는 보험급여의 종류는 요양급여, 휴업급여, 장해급여, 간병급여, 유족급여, 상병보상연금, 장의비 및 직업재활급여 등 8가지이다.

5. 노인장기요양보험제도

1) 의의

노인장기요양보험제도는 고령이나 노인성 질환 등의 사유로 일상생활을 혼자서 수행하기 어려운 노인 등에게 신체활동 또는 가사활동 지원 등의 장기요양급여를 제공함으로써 노후의 건강증진 및 생활안정을 도모하고 그 가족의 부담을 덜어주어 삶의 질을 향상하는 것을 목적으로 하는 제도이다.

노인장기요양보험제도는 국민건강보험제도와는 별개의 제도로 도입 및 운영되는 한편, 제도 운영의 효율성을 도모하기 위하여 보험자 및 관리운영기관을 국민건강보험공단으로 일원화하고 있다. 또한 국고지원이 가미된 사회보험방식을 채택하고 있으며, 수급 대상자에는 65세 미만의 장애인이 제외되어 노인을 중심으로 운영된다.

Comment

➔ 국민건강보험제도와 노인장기요양보험제도의 비교

현행의 국민건강보험제도는 급성 질환에 대한 진단, 입원 및 외래 치료, 재활 등이 위주여서 만성 퇴행성 질환의 간호가 주를 이루는 노인성 질환에는 효과적이지 못하다. 또한 이용자가 선택할 수 없는 획일적인 서비스이므로 급격한 고령사회에의 대응과 보험, 의료, 복지 상호 간의 연계가 부족하다. 이러한 한계를 보완하는 것이 노인장기요양보험제도라고 할 수 있다.

구분	국민건강보험	노인장기요양보험
목적	질병, 부상에 따른 예방, 진단, 치료, 재활 및 출산, 사망 및 건강증진서비스 제공	고령이나 노인성 질병으로 인해 일상생활을 혼자서 수행하기 어려운 노인에게 신체활동 또는 가사지원 등의 요양서비스 제공
보험료 납부	전 국민	전 국민
수급자	전 국민	65세 이상 노인 또는 64세 이하 노인성 질환자
급여	진찰, 처치 및 치료 등의 의료서비스	• 재가급여 : 가정(간병), 목욕, 간호 및 주, 야간, 단기보호 • 시설급여 : 시설입소(요양시설, 전문요양시설 등) • 특별현금급여 : 가족요양비, 특례요양비, 요양병원간병비
이용시설	병의원 및 약국	재가 및 요양시설, 주간, 단기보호시설
이용절차	없음	건강보험공단에 요양인정 신청서 제출한 뒤 요양등급판정을 받아야 함
이용자 부담	급여비용의 20% 수준	요양등급별 월 한도액 범위에서 본인부담 20%
관리운영자	국민건강보험공단	국민건강보험공단

2) 노인장기요양보험의 특징

(1) 국민건강보험제도와 별도 운영

노인장기요양보험제도와 국민건강보험제도의 분리 운영은 노인에게 요양에 대한 요구가 생기거나 제도의 개선이 필요한 경우 합리적이고 빠른 대처가 가능하다. 또한 건강보험 재정에 구속되지 않기 때문에 제도를 운영함에 있어 그 특성과 독립성을 살릴 수 있도록 「국민건강보험법」과는 별도로 「노인장기요양보험법」을 제정하였다.

(2) 사회보험방식을 기본으로 한 국고 지원의 부가방식

사회보험을 근간으로 일부는 공적부조방식을 결합한 형태로 설계 및 운영되고 있다.

(3) 보험자 및 관리운영기관의 일원화

노인장기요양보험제도는 관리 및 운영하는 기관을 별도로 설치하지 않고 「국민건강보험법」에 의하여 설립된 기존의 국민건강보험공단을 관리운영기관으로 하고 있다. 기본적으로는 건강보험과 독립적인 형태로 설계하되 새로운 제도의 원활한 도입과 정착 및 효율성 향상을 위하여 별도로 관리운영기관을 설치하지 않고 국민건강보험공단이 이를 함께 수행하도록 한 것이다.

(4) 노인 중심의 급여

65세 이상의 노인 또는 65세 미만인 사람으로서 치매, 뇌혈관성 질환 등 노인성 질환을 가진 사람 중 6개월 이상 동안 혼자서 일상생활을 수행하기 어렵다고 인정되는 사람을 그 수급 대상자로 하며, 여기에는 65세 미만자의 노인성 질환이 없는 일반적인 장애인은 제외한다.

3) 노인장기요양보험의 내용

(1) 노인장기요양보험 적용 대상

건강보험 가입자는 장기요양보험 가입자가 된다(「노인장기요양보험법」 제7조 제3항). 이는 건강보험 적용에서와 같이 법률상 가입이 강제되며, 공공부조영역에 속하는 의료급여 수급권자의 경우 건강보험과 장기요양보험 가입자에서는 제외되지만 국가 및 지방자치단체의 부담으로 장기요양보험의 적용 대상이 된다(제12조).

(2) 노인장기요양보험 산정방법

국민건강보험법의 적용을 받는 건강보험 가입자의 장기요양보험료는 다음과 같다.

$$건강보험료액 \times \frac{장기요양보험료율(0.9082\%)}{건강보험료율(7.09\%)}$$ (2023년도 보험료 기준)

(3) 노인장기요양보험의 재원

노인장기요양보험료와 국가 및 지방자치단체 부담 그리고 장기요양급여 이용자가 부담하는 본인 일부부담금으로 구성되어 운영된다(표 9-9).

표 9-9 노인장기요양보험의 재원

노인장기요양보험료(50%)	국가부담(30%)	본인 일부부담(20%)
• 건강보험료와 통합징수, 독립회계로 관리 • 노인요양보험료율은 보건복지부장관 소속 노인요양위원회의 심의를 거쳐 대통령령으로 정함	• 국가는 대통령령이 정하는 바에 따라 예산의 범위 안에서 노인요양사업비용의 일부를 부담 • 국가와 지방자치단체는 의료수급권자의 요양급여비용 중 공단이 부담해야 할 비용과 관리운영비의 전액을 대통령령이 정하는 바에 따라 각각 분담	• 요양비용의 20%는 이용자 부담 • 국민기초생활보장법에 의한 수급자는 면제 • 의료급여수급자 및 소득인정액이 보건복지부장관이 고시하는 금액 이하인 요양보험가입자 및 피부양자는 본인일부부담금이 경감

(4) 노인장기요양급여의 형태

① 재가급여

가정에서 생활하며 장기요양기관이 운영하는 방문요양, 방문목욕, 방문간호, 주·야간보호, 단기보호, 기타 재가급여(복지용구) 등 신체활동 및 심신기능의 유지·향상을 위한 서비스를 제공받는다. 재가급여서비스 중 방문간호는 「의료법 시행규칙」 제24조에 따라 간호, 진료의 보조, 요양에 관한 상담 또는 구강위생 등을 의사의 처방(방문간호지시서)에 의하여 제공한다.

- **방문요양** : 장기요양요원이 수급자 가정 등을 방문하여 신체활동 및 가사활동 등을 지원하는 장기요양급여
- **방문목욕** : 장기요양요원이 목욕설비를 갖춘 차량을 이용하여 수급자 가정을 방문하여 목욕을 제공하는 급여
- **방문간호** : 의사, 한의사 또는 치과의사의 지시에 따라 간호사, 간호조무사 또는 치위생사가 수급자 가정 등을 방문하여 간호, 진료 보조, 요양에 관한 상담 또는 구강위생 등을 제공하는 급여

- **주 · 야간보호** : 수급자를 하루 중 일정한 시간 동안 장기요양기관에 보호하여 목욕, 식사, 기본간호, 치매관리, 응급서비스 등 심신기능의 유지 · 향상 위한 교육, 훈련 등을 제공하는 급여
- **단기보호** : 수급자를 월 15일 이내 기간 동안 장기요양기관에 보호하여 신체활동 지원 및 심신기능의 유지 · 향상을 위한 교육 · 훈련 등을 제공하는 장기요양급여
- **기타 재가급여** : 수급자의 일상생활 또는 신체활동 지원에 필요한 용구로서 보건복지부장관이 정하여 고시하는 것을 제공하거나 대여하여 노인장기요양보험 대상자의 편의를 도모하고자 지원하는 장기요양급여, 휠체어, 전동 · 수동침대, 욕창방지매트리스 · 방석, 욕조용 리프트, 이동욕조, 보행기 등의 용구가 포함된다.

② 시설급여

가정에서 생활하지 않고 노인요양시설, 노인요양공동생활가정 등에 입소하여 신체활동 지원 및 심신기능의 유지 및 향상을 위한 교육이나 훈련 등의 서비스를 제공받는다.

- **노인요양시설** : 치매 · 중풍 등 노인성 질환 등으로 심신에 상당한 장애가 발생하여 도움을 필요로 하는 사람을 입소시켜 급식 · 요양과 그 밖에 일상생활에 필요한 편의를 제공하는 시설
- **노인요양공동생활가정** : 치매 · 중풍 등 노인성 질환 등으로 심신에 상당한 장애가 발생하여 도움을 필요로 하는 사람에게 가정과 같은 주거 여건과 급식 · 요양 및 그 밖에 일상생활에 필요한 편의를 제공하는 시설

③ 특별현금급여(가족요양비)

수급자가 섬 · 벽지에 거주하거나 천재지변, 신체 · 정신 또는 성격 등의 사유로 장기요양급여를 지정된 시설에서 받지 못하고 그 가족 등으로부터 방문요양에 상당하는 장기요양급여를 받을 때 지급하는 현금급여를 말한다.

(5) 장기요양 인정 신청 및 등급판정

신청 대상은 소득수준과 상관없이 장기요양보험 가입자(국민건강보험 가입자와 동일) 또는 그 피부양자, 의료급여수급권자로서 65세 이상 노인과 65세 미만 노인성 질환이 있는 자이다.

장기요양급여 대상자가 장기요양 인정을 받기 위해서는 국민건강보험공단에 신청하고 장기요양인정 절차에 의해 등급판정을 받아야 장기요양급여를 받을 수 있다(그림 9-3). 장기요양등급을 신청한 후에는 간호사나 사회복지사, 물리치료사와 같은 전문가들이 집으로 직접 방문하여, 신체기능, 인지기능, 행동변화, 간호처치, 재활영역에 대해 신청인의 상태를 조사하고 장기요양인증점수를 산정하게 된다. 등급판정 결과는 심신의 기능 상태와 장기요양인정 점수에 따라 1~5등급, 인지지원등급으로 구분된다(표 9-10).

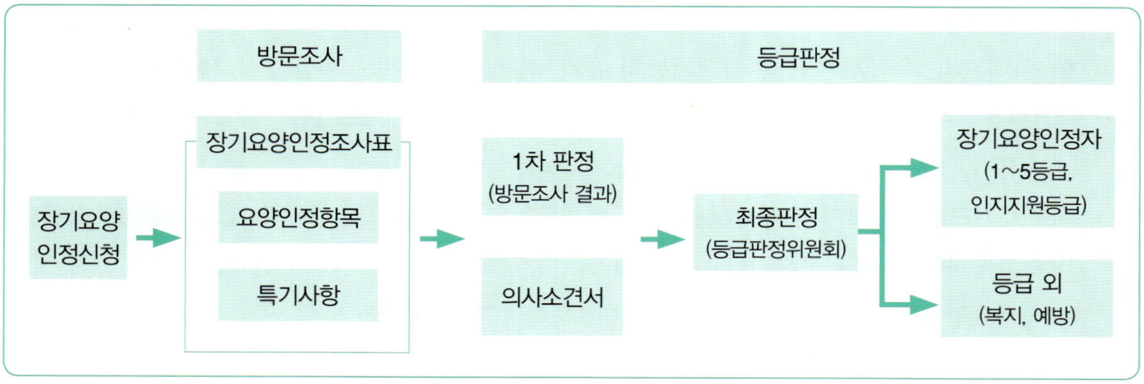

그림 9-3 장기요양인정 신청 및 판정절차

표 9-10 장기요양등급과 판정기준

장기요양등급	판정기준	장기요양인정 점수
1등급	심신의 기능상태 장애로 일상생활에서 전적으로 다른 사람의 도움이 필요한 상태	95점 이상
2등급	심신의 기능상태 장애로 일상생활에서 상당 부분 다른 사람의 도움이 필요한 상태	75점 이상 95점 미만
3등급	심신의 기능상태 장애로 일상생활에서 부분적으로 다른 사람의 도움이 필요한 상태	60점 이상 75점 미만
4등급	심신의 기능상태 장애로 일상생활에서 일정부분 다른 사람의 도움이 필요한 상태	51점 이상 60점 미만
5등급	치매(「노인장기요양보험법 시행령」 제2조에 따른 노인성 질환에 해당하는 치매로 한정) 환자	45점 이상 51점 미만
인지지원등급	치매(노인성 질환에 해당하는 치매로 한정) 환자	45점 미만

6. 의료급여제도

1) 의의

의료급여제도는 생활유지능력이 없거나 생활이 어려운 국민들의 의료문제를 지원하고 질병으로 인한 빈곤을 방지하기 위해 국가가 보장하는 공공부조로, 건강보험과 함께 국민의 의료보장을 담당하는 중요한 사회보장제도이다.

1977년부터 의료보호라는 이름으로 시작된 의료급여제도는 어려운 국가재정에도 불구하고 대상자 및 급여범위를 지속적으로 확대하는 등 저소득층을 위한 의료보장제도로서 많은 발전을 거듭해 왔다. 또한 국민기초생활보장제도의 도입에 앞서 2001년 5월에 의료보호법을 의료급여법으로 전면 개편하고 의료급여를 생계, 주거, 교육급여와 더불어 국민의 권리로서 보장하였다.

2) 의료급여제도의 역사

- 1977.12.31. : 의료보호법 제정
- 1986.01.01. : 의료부조제도 시행
- 2000.04.08. : 의료보호법 개정 법률안 입법예고(2000.10.1. 시행)
- 2001.05. : 의료급여법으로 명칭 변경(근거법인 국민기초생활보장법의 '의료보호'가 '의료급여'로 바뀜에 따라 예방 재활이 추가, 급여기간도 연중 상시로 바뀜)

3) 의료급여의 내용

(1) 의료급여 대상자

- 국민기초생활보장법에 의한 수급자
- 재해구호법에 의한 이재민
- 의상자 등 예우 및 지원에 관한 법률에 의한 의상자 및 의사자 위촉
- 국가 유공자 등 예우 및 지원에 관한 법률의 적용을 받고 있는 자와 그 가족으로서 국가 보훈처장이 의료급여가 필요하다고 요청한 자 중 보건복지부 장관이 인정한 자
- 문화재보호법에 의해 지정된 중요무형문화재의 보유자 및 그 가족으로서 문화재청장이 의료급여가 필요하다고 요청한 자 중 보건복지부 장관이 인정한 자
- 북한이탈주민의 보호 및 정착지원에 관한 법률의 적용을 받고 있는 자와 그 가족으로서 보건복지부 장관이 의료보호가 필요하다고 인정한 자
- 5.18 민주화운동 관련자 보상 등에 관한 법률 제8조의 규정에 의해 보상금을 받은 자와 그 가족으로서 보건복지부 장관이 의료급여가 필요하다고 인정하는 자
- 희귀난치성 질환 또는 중증 질환을 가진 자
- 노숙인 등으로서 보건복지부장관이 의료급여가 필요하다고 인정한 자
- 「난민법」에 따른 난민인정자로서 수급권자의 범위에 해당하는 자
- 국내에 입양된 18세 미만의 아동
- 기타 생활유지의 능력이 없거나 생활이 어려운 자로서 대통령령이 정하는 자

(2) 수급권자의 유형

의료급여는 「국민기초생활보장법」에 의한 수급권자와 이재민, 사상자, 국가유공자 및 중요 무형문화재 보유자 등 타법에 의한 대상자 및 법령상 일정한 조건을 갖춘 행려환자를 의료급여 수급권자로 선정한다.

의료급여 수급권자는 근로능력의 유무에 따라 1종 수급권자와 2종 수급권자로 구분하여 의료급여의 내용 및 기준을 달리할 수 있다(표 9-11).

표 9-11 의료급여의 종별 대상자 및 선정기준

구분	수급권자	선정기준
		소득인정액
1종	• 국민기초생활보장법에 의한 수급자 중 근로능력이 없는 자 • 국가유공자, 인간문화재, 이재민 • 의상자 및 의사자 유족 • 북한이탈주민 • 18세 미만 국내입양아동	• 최저 생계비 이하 • 부양의무자 기준 충족
2종	• 국민기초생활보장법에 의한 수급자 중 근로능력이 있는 자 • 차상위계층 만성 질환자 • 차상위계층 12세 미만 아동	• 최저 생계비 이하 • 부양의무자 기준 충족

(3) 의료급여의 내용과 본인부담금

의료급여로서 진찰과 검사, 약제 · 치료 재료의 지급, 처치 · 수술과 그 밖의 치료, 예방 · 재활, 입원, 간호, 이송과 그 밖의 의료 목적 달성을 위한 조치 등이 제공된다.

수급권자의 법정 본인부담금을 제외한 전액을 국가가 지원하고, 법정 본인부담금은 수급권자의 종별 구분에 따라 달리 적용된다.

(4) 의료급여기관

- 의료법에 의해 개설된 의료기관
- 지역보건법에 따라 설치된 보건소, 보건의료원, 보건지소
- 농어촌 등 보건의료를 위한 특별조치법에 따라 설치된 보건진료소
- 약사법에 따라 등록된 약국
- 한국희귀의약품센터

Comment

국민건강보험제도와 의료급여제도의 비교

구분	국민건강보험	의료급여
적용 대상	96%	4%
자격증명	건강보험증	의료급여증
재원조달	보험료(일부 국고)	조세(국고 + 지방비)
급여 산정	계약제	건강보험 준용
급여 비용 청구, 심사, 지급	요양기관 → 심사평가원 → 공단	요양기관 → 심사평가원 → 시, 군, 구
입원 시 본인부담	입원(20%)	입원(1종 무료, 2종 10%)
급여수준	진찰, 검사, 약제, 치료, 입원 등	급식비, 영안실 안치료 추가
급여절차	2단계(의원, 병원 → 대학병원 등)	3단계(의원 → 병원 → 대학병원)
수가기준	행위별 수가	방문당 정액제
의료기관 종별가산율	의료기관 종별 15~30% 가산율	건강보험 수가의 3/4 수준

CHAPTER

10

인구 및 모자보건

section

I 인구보건

1. 인구론

1) 인구론의 정의

인구론(population theory)이란 인구학 및 인구분석학적인 연구를 의미한다. 여기서 인구학(demography)은 지역사회 인구의 정태적 특성이나 동태적 특성을 연구하는 학문이고, 인구분석학(demographic analysis)은 인구의 구성이나 크기 변화를 통계적으로 분석하고 평가하는 학문이다. 인구(population)란 민중이라는 뜻의 라틴어 'populatio'에서 유래하며, 일정한 기간에 일정한 지역 내에 생존하는 인간의 집단을 말한다. 인구는 출생, 사망, 이동에 따라서 변동하는 성질이 있다.

2) 인구론의 발전과정

(1) 존 그랜트(John Grant)

1662년 그랜트는 처음으로 출생과 사망에 대한 수량적 분석으로 인구변화에 관련된 사망력, 출산력, 혼인력 및 인구이동에 대한 제한된 인구이론을 제시하여 인구학의 시조가 되었다. 그랜트의 「Made upon the Bills of Mortality」이라는 논문에서는 런던 시의 출생과 사망에 대하여 인구통계학적 분석을 실시하였는데, 이를 위해 런던시의 교회 세례기록과 사망표를 참고하였으며, 최종적으로 이를 이용해 인구성장 및 인구변화와 관련된 인구현상을 실증적 자료로 이용하여 분석하였다.

(2) 말더스주의(Malthusism)

18세기 말 말더스(T. Robert Malthus, 1766~1834)는 그의 저서인 『인구원리론(The Principle of Population)』을 통해 인간의 생식력과 토지의 생산력을 비교할 때 인구는 기하급수적으로 증가하고 식량은 산술급수적으로 증가한다고 주장하며 인구의 증가를 식량과 연관하여 인구론을 제시하였다. 그의 이론을 살펴보면 인구는 반드시 생존자료인 식량에 의해 규제되는 규제의 원리와 인구는 증식과 규제의 상호작용에 의해 균형에서 불균형으로, 불균형에서 균형으로 부단한 파동을 주기적으로 되풀이하게 되는 증식의 원리를 주장하였다. 그는 인구를 생존 자료와 동일한 수준으로 유지하기 위해서는 도덕적 억제, 즉 자녀를 부양할 능력이 생길 때까지 결혼을 연장하고 성적으로 순결을 지켜야 한다고 주장하였으며, 그렇지 않으면 사회적 빈곤과 사회악을 제거할 수 없다고 하였다. 이를 말더스주의라고 한다.

(3) 신말더스주의(Neo-Malthusism)

플레이스(Francis Place, 1771~1854)는 피임에 의한 산아 조절을 주장하면서 만약 인구 규제 수단으로 만혼주의를 택한다면 오히려 매춘, 성범죄 등의 여러 가지 사회악을 유발시킬 수 있다고 하는 신말더스주의를 제시하였다. 근대 문명국가의 출산율 감소는 이러한 신말더스주의에 의한 영향이라 할 수 있다.

(4) 적정인구론(Optimum population theory)

캐넌(E. Cannan, 1861~1935)은 신말더스주의를 더욱 발전시켜 적정인구론을 제시하였다. 이는 인구 과잉을 식량에만 국한할 것이 아니라 생활 수준에 기준을 둔 이론으로, 주어진 여건 속에서 최고의 생활 수준을 유지할 때 실질소득을 최대로 할 수 있다고 보았다.

(5) 안정인구론

로트카(Alfred J. Lotka, 1925)는 인구 이동이 없는 폐쇄 인구에서 어느 지역의 성별, 연령별 사망률과 가임여성의 연령별 출생률은 변하지 않고 장시간 지속되면 인구규모는 변하지만 인구구조는 변하지 않고 일정한 인구를 유지하여 안정인구가 된다는 안정인구론을 제시하였다.

3) 인구변천이론

(1) 노테스타인(Notestein)과 톰슨(Thompson)의 인구성장

인구의 성장단계를 공업화의 정도에 따라 다음 3단계로 분류하였다.

① **제1 단계(고잠재적 성장단계)**

수만 년간 세계인구가 겪어온 다산다사형이다. 아직도 공업화되지 못한, 앞으로 인구증가가 예견되는 나라로 고잠재적 성장단계라 할 수 있다.

② **제2단계(과도기적 성장단계)**

높은 자연증가율을 보이는 다산소사형이다. 공업화에 도달한 국가에서 관찰되며 과도기적 성장단계로 앞으로 안정이 예견되는 나라이다.

③ 제3단계(인구감소단계)

소산소사형이다. 인구의 급속한 증가과정을 거친 이후 감소 경향에 있는 나라로 인구 현상유지 또는 감소 경향을 보인다.

(2) 블랙커(C. P. Blacker)의 인구변천 5단계론

인구의 성장단계를 농경기시대에서부터 기계문명이 고도로 발달한 현대사회로 변천하는 과정에 따라 5단계로 분류하였다.

① 제1단계(고위정지기)

고출생률과 고사망률의 인구정지형이다. 중부 아프리카 지역의 나라들과 앞으로 인구증가 잠재력을 가진 후진국형 인구형태이다.

② 제2단계(초기확장기)

저사망률에 고출생률의 인구증가형이다. 당분간 인구증가가 계속되는 일본, 한국을 제외한 아시아 국가로서 경제개발 초기단계 국가의 인구형태이다.

③ 제3단계(후기확장기)

저사망률에 저출생률의 경향을 나타내는 인구성장둔화형이다. 중앙아메리카, 남아메리카 등의 인구형태이다.

④ 제4단계(저위정지기)

사망률과 출생률이 최저에 달하는 인구증가정지형이다. 한국, 이탈리아, 중동 등의 인구형태이다.

⑤ 제5단계(감퇴기)

출생률이 사망률보다 낮아진 인구감소형이다. 북유럽, 북아메리카, 일본, 뉴질랜드 등의 인구형태이다.

2. 인구문제

인구의 폭발로 야기될 수 있는 문제로 인류의 생존에 위협이 되는 요소에는 3P[인구(population), 빈곤(poverty), 환경오염(pollution)]와 식량에 중점을 둔 3M[영양실조(malnutrition), 질병(morbidity), 죽음(mortality)]이 있다.

이 중 인구문제가 가장 근원적인 문제로 지구촌을 황폐화하는 근본적인 원인이 되고 있다. 인구가 과대하면 환경위생 악화, 열악 유전인자 및 역도태 현상이 출현하며, 과소하면 노동력 부족 및 부담능력이 저하되어 보건학상 여러 시책을 완전하게 수행하기가 어려워지고 인구자질에 악영향을 가져오게 된다(표 10-1).

표 10-1 인구 증감에 따른 다양한 문제

- 경제발전의 둔화, 빈곤 및 식량 부족과 부양비 증가 문제
- 정치적 · 사회적 불안 및 갈등 문제
- 환경 악화와 자연 파괴 등 생활환경의 악화 문제
- 열악한 소질자의 증가와 질적 역도태 문제
- 연령 계층 간의 불균형에서 오는 산업장의 인력 문제
- 인구의 도시화와 농촌의 노동력 부족 문제
- 고령화에 따른 노인인구 증가 문제

1) 인구의 증가

인구의 크기는 출생과 사망의 차이에 의한 자연증가와, 유입과 유출의 차이에 의한 사회증가로 결정되는데, 한 국가나 지역사회의 인구증감은 자연증가와 사회증가의 합을 의미하지만, 세계의 인구 증감은 출생과 사망에 의해 결정된다.

(1) 자연증가(natural increase)

자연증가는 출생수가 사망수보다 큰 경우이며, 출생수보다 사망수가 클 때는 자연감소라고 한다.

① **자연증가** = 출생인구 − 사망인구

② **조자연증가율**(crude natural increase rate) = 조출생률 − 조사망률 또는
(연간출생 − 연간사망) ÷ 인구 × 1,000

③ **인구증가지수**(인구동태지수, vital index) : 출생수 ÷ 사망수 × 100 또는 조출생률과 조사망률의 비

④ **재생산율**(reproduction rate) : 여자가 일생 동안 낳은 여자아이의 평균수이며, 어머니의 사망률을 무시하는 재생산율을 총재생산율이라고 하고, 사망을 고려하는 경우에는 순재생산율이라고 한다.

- 총재생산율 = $\sum_{x=0}^{\infty} fx$(fx : x세 여자의 연령별 여아 출생률)
- 순재생산율 = $\sum_{x=0}^{\infty} fx \cdot Lx$($Lx$: 여자가 x세까지 생존할 수 있는 확률)

순재생산률이 1.0이라면 인구의 증감이 없고, 1.0 이하이면 인구의 감소를, 1.0 이상이면 인구의 증가를 뜻한다.

(2) 사회증가(social increase)

일정 지역에서 인구의 유입과 유출의 차이를 사회증가 또는 사회감소라고 한다.

① 사회증가 = 전입인구 – 전출인구

(3) 인구증가율

인구증가율은 자연증가와 사회증가 인구의 합에 대한 연앙인구 1,000명당의 비율로, 연간인구증가율은 연말인구와 연초인구와의 차를 연초인구 100명당 비율로 계산한다.

① 인구증가 = 자연증가 + 사회증가

② $\text{인구증가율} = \dfrac{\text{자연증가} + \text{사회증가}}{\text{인구}} \times 1,000$

③ $\text{연간인구증가율} = \dfrac{\text{연말인구} + \text{연초인구}}{\text{연초인구}} \times 100$

2) 세계인구의 증가

세계인구는 1750년에 8억 명에서 150년 후인 1900년에는 16억 5천만 명으로 무려 2배가 증가하였다. 1950년에는 25억 명, 2000년에는 60억 명이었으나 인구보건복지협회가 발간한 '유엔인구기금 2014 세계인구현황' 보고서에 따르면 세계 총인구는 72억 4천 4백만 명으로 집계되었으며, 2050년에는 92억 명으로 크게 증가할 것으로 보고 있다. 따라서 이대로 인구증가가 지속된다면 인구대책이 없는 한 식량 부족, 자원 고갈, 환경 악화가 발생할 것이다.

3) 부양능력과 인구의 노령화

출생률이 높은 인구구조나 인구의 노령화 구조에서는 생산층 인구(15~64세)와 비생산층 인구(15세 미만과 65세 이상)의 불균형으로 부양비가 증가하는 문제가 발생한다(표 10-2~10-4).

부양비(dependency ratio)란 인구 연령구조와 경제적인 영향을 평가하기 위한 지수이다. 일반적으로 선진국은 개발도상국에 비해 부양비가 낮지만, 노년부양비는 높다. 우리나라는 도시에 생산연령 인구가 많아 도시가 농촌보다 부양비가 낮다.

- 부양비(율) $= \dfrac{\text{비생산층인구(15세 미만 인구 + 65세 이상 인구)}}{\text{생산층인구(15\sim64세 인구)}} \times 100$
- 유년부양비 $= \dfrac{\text{유년인구(1\sim14세 인구)}}{\text{생산층인구(15\sim64세 인구)}} \times 100$
- 노년부양비 $= \dfrac{\text{노년인구(65세 이상 인구)}}{\text{생산층인구(15\sim64세 인구)}} \times 100$
- 노령화지수 $= \dfrac{\text{노년인구(65세 이상 인구)}}{\text{유년인구(1\sim14세 인구)}} \times 100$

표 10-2 우리나라의 인구지표

구분	1980	1985	1990	2000	2010	2020	2050
총인구(천 명)	38,124	40,806	42,869	47,008	49,554	51,836	47,359
인구성장률(%)	1.56	0.98	0.99	0.84	0.50	0.14	−0.80
인구성비(%)							
0~14세	34.0	30.2	25.6	21.1	16.1	12.2	8.8
15~64세	62.2	65.6	69.3	71.7	73.1	72.1	51.1
65세 이상	3.8	4.3	5.1	7.2	10.8	15.7	40.1
부양률(%)	60.7	52.5	44.3	39.5	36.9	38.7	95.8

[자료 : 통계청, 지표누리]

표 10-3 한국의 인구구조 및 부양률 추이

연도	인구구성비(%)			부양률(%)	노령화지수(%)
	유년인구 0~14세 ①	경제활동인구 15~64세 ②	노년인구 65세 이상 ③	$\frac{①+③}{②} \times 100$	$\frac{③}{①} \times 100$
1990	25.6	69.3	5.1	44.3	20.0
1992	24.7	70.0	5.4	42.9	21.7
1994	23.9	70.4	5.7	42.0	23.9
1996	22.9	71.0	6.1	40.8	26.9
1998	21.8	71.6	6.6	39.7	30.4
2000	21.1	71.7	7.2	39.5	34.3
2010	16.1	73.1	10.8	36.9	67.2
2020	12.2	72.1	15.7	38.7	129.3

[자료 : 통계청, 지표누리]

표 10-4 세계의 인구구조 및 부양률

국가명	연도	인구구성비(%)			부양률(%)	노령화지수(%)
		유년인구 0~14세 ①	경제활동인구 15~64세 ②	노년인구 65세 이상 ③	$\frac{①+③}{②}\times 100$	$\frac{③}{①}\times 100$
한국	2022	11.5	71.0	17.5	40.8	152.1
호주	2022	18.2	64.9	16.9	54.0	92.9
일본	2022	11.6	58.5	29.9	70.9	257.8
덴마크	2022	16.1	63.5	20.5	57.6	127.3
캐나다	2022	15.6	65.4	19.0	52.9	121.8
미국	2022	18.0	64.9	17.1	54.1	95.0
프랑스	2022	17.2	61.1	21.7	63.7	126.2
독일	2022	14.0	63.6	22.4	57.2	160.0
영국	2022	17.5	63.4	19.2	57.9	109.7

[자료 : 통계청, 세계와 한국의 인구현황 및 전망]

3) 우리나라의 출산율과 그 영향

출산 가능한 여성의 연령(15~49세)에서 한 여성이 출산하는 평균자녀수를 합계출산율이라고 하는데, 출산력 수준을 비교하기 위해 대표적으로 활용되는 자료이다. 연령별 출산율은 출산력 수준을 파악하는 가장 대표적인 지표로서 인구추계 작업에 이용된다.

2022년도 우리나라의 합계출산율은 0.78명으로, OECD 회원국 중 가장 낮은 것으로 나타났다. 특히 2015년 이후 급격히 저하하고 있다(그림 10-1). 현재의 출산 수준이 계속 유지될 경우 총인구는 2017년에 4,925만 명으로 절정을 이룬 후 지속적으로 감소하여 2100년에는 1,621만 명으로 축소되고, 생산 가능 인구도 2010년대를 정점으로 지속적으로 감소하여 사회 전체적인 조기 조로현상의 발생이 우려되고 있다(표 10-5).

저출산의 원인은 가치관 변화에 따른 결혼 기피, 여성의 교육수준 향상과 사회진출의 확대, 결혼연령 및 초산연령의 지연, 이혼증가에 따른 가족 해체, 보육시설의 부족, 양육비 및 교육비 부담증가로 볼 수 있다. 저출산이 지속되면 경제활동인구가 감소하게 되므로 이에 따른 노동생산성 저하, 노인의료비 증가, 공적부담 증가, 노인부양 부담 증가 등 정치, 경제, 사회, 문화 전반에 걸쳐 심각한 문제를 야기한다.

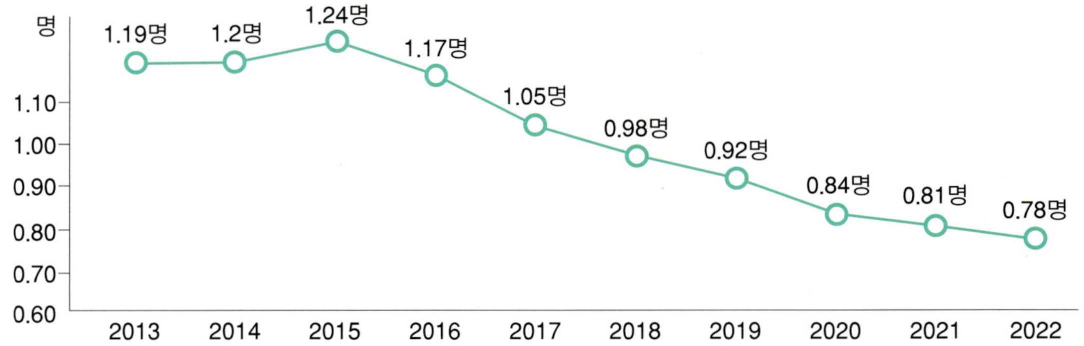

[자료 : 통계청, 인구동향조사(2022)]

그림 10-1 우리나라 합계출산율

표 10-5 현 출산수준 유지 시의 인구변동 추이

(단위 : 만 명)

구분	1970	1980	1992	2002	2017	2030	2050	2100
총인구	3,224	3,812	4,375	4,764	4,925	4,882	4,046	1,621
0~4세 (비율)	1,371 (42.5)	1,295 (34.0)	1.079 (25.6)	979 (20.6)	625 (12.7)	516 (10.7)	324 (8.0)	120 (7.4)
15~64세 (비율)	1,754 (54.4)	2,372 (62.2)	2,970 (69.3)	3,407 (71.5)	3.630 (73.7)	3,154 (65.4)	2,201 (54.4)	772 (47.6)
65세 이상 (비율)	99 (3.1)	146 (3.8)	220 (5.1)	377 (7.9)	670 (13.6)	1,152 (23.9)	1,521 (37.6)	729 (45.0)

[자료 : 통계청, 장래인구추계 및 보건사회연구원, 인구추계]

3. 인구구조 지표와 인구 현황

1) 인구구조 지표

(1) 성별 구성

성비(sex rateio)는 남녀별 구성비를 표시하는 방법으로, 여자 100명에 대한 남자의 비율을 말한다. 일반적으로 출생 시의 성비는 여자 100에 대해 남자 105 전후이지만 영아사망률이 여자보다 남아가 높아서 노령인구는 여자가 많아진다. 성비는 1차, 2차, 3차로 나뉘는데, 태아의 성비를 제1차 성비라고 하고, 출생 시의 성비를 2차 성비, 현재의 성비를 3차 성비라고 한다.

$$\text{성비} = \frac{\text{남자수}}{\text{여자수}} \times 100$$

(2) 연령별 구성

연령별 구성(age composition)은 산업과 문화 특성, 인구이동, 전쟁, 감염병 등에 영향을 받으며, 국가 정책을 책정하는 데 기초가 된다.

① 영아인구(1세 미만) : 초생아, 신생아, 영아로 구분한다.
② 유년(소년)인구(1~14세) : 유아인구, 학령전기인구, 학령기인구로 구분한다.
③ 생산연령인구(15~64세) : 청년인구, 중년인구, 장년인구로 구분한다.
④ 노년인구(65세 이상)

(3) 인구구조형

인구구성을 성별과 연령별로 결합하여 나타낸 일반적 기본형은 다음과 같다(그림 10-2).

① 피라미드형(인구증가형)

출생률과 사망률이 높은 형으로, 14세 이하 인구가 65세 이상 인구의 2배 이상이다.

② 종형(인구정지형)

출생률과 사망률이 모두 낮은 정지형의 인구형이다. 14세 인구가 65세 이상 인구의 2배 정도이다.

③ 항아리형(방추형, 인구감소형)

출생률이 사망률보다 낮으며 평균 수명이 높은 선진국형이다. 14세 이하 인구가 65세 이상 인구의 2배 이하이다.

④ 별형(성형, 도시형, 인구유입형)

생산인구(14~64세)가 많이 유입되는 도시형으로, 생산층 인구가 전체 인구의 50% 이상이다.

⑤ 기타형

표주박형, 농촌형, 인구유출형. 별형과는 반대로 인구가 다수 유출되는 농촌형으로, 생산인구가 전체인구의 50% 미만이다.

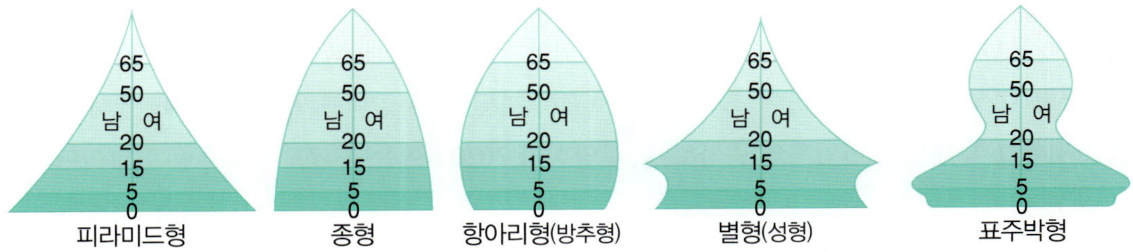

그림 10-2 인구 구성의 일반적 기본형

2) 인구 현황

(1) 인구조사

인구정태(state of population)란 인구조사를 어느 일정한 시점을 정하여 하는 것으로, 그 조사 시점에 있는 인구의 상태를 말하며, 인구의 크기와 자연적 · 사회적 · 경제적 구조에 관한 통계로서 국세조사는 일종의 정태통계에 속한다. 인구동태(movement of population)는 어느 일정한 기간에 있어서 인구의 변동사항을 말하는 것으로 출생, 사망, 전입 및 전출 등이 있다. 즉, 인구정태 통계는 어떤 시점에서의 인구 통계치를 가리키는 데 비해 인구동태 통계는 어떤 기간에 대해 인구 변동을 관찰한 것이다.

일반적으로 인구정태는 주로 경제학 영역에서 논의되고, 인구동태는 보건학에서 많이 다뤄진다. 인구동태의 2대 요인은 출생과 사망이라고 할 수 있다. 또한 인구동태에 관한 각종 비율은 Chapter 12 보건통계를 참조하기 바란다.

Comment

➔ 생명표

인구집단에서 출생과 사망에 의한 생명현상을 나타내는 방법으로, 현재의 사망수준이 지속된다는 가정 하에 어떠한 출생 집단이 생존할 수 있는 수명이 어떻게 되는가를 시간적 순서에 따라 관찰하는 것이다. 생존수, 사망수, 생존율, 사망률, 사력(死力), 기대여명 등으로 표현할 수 있다.

(2) 우리나라의 인구 현황 및 전망

우리나라의 자연인구증가율은 1970년 2.32%, 1980년 1.54%, 1990년 0.96%로 감소하였으며, 2000년에는 0.91%까지 저하되어 총인구가 47,275명이었다. 인구구조의 변화를 살펴보면, 0~14세의 인구는 낮은 출산율의 지속으로 계속 감소될 전망이고, 15~64세 인구는 95년도 70.7%에서 점차 증가하여 2000년도에 71.2%까지 증가한 후 그 수준을 유지할 것이다. 전체 인구 중 65세 이상 인구가 차지하는 비율이

7% 이상이면 고령화사회(aging society), 14% 이상이면 고령사회(aged society), 20% 이상이면 초고령사회(super aged society)로 분류되는데, 2000년 고령화사회에 진입한 이래 고령사회를 거쳐 2024년에는 10명 중 2명은 65세 이상 노인이 차지하여 초고령사회로 진입하였다. 부양비는 95년도 41.4%에서 2000년도까지는 감소되나 그 후에는 노년인구의 증가로 총 부양비가 2020년에는 43.7%로 상승할 전망이다( ).

우리나라의 주요 인구지표

구분 연도	1970	1980	1990	1995	2000	2021
총인구(천명)	32,421	38,124	42,869	45,093	47,275	52,358
인구밀도(명/km^2)	328	385	432	454	476	510
조출생률(천 명당)	31.2	22.7	15.3	16.1	14.8	10.9
조사망률(천 명당)	8.0	7.3	5.7	5.4	5.7	8.5
자연인구증가율(백 명당)	2.32	1.54	0.96	1.07	0.91	0.24
인구성장률(%)	2.21	1.57	0.99	–	0.79	0.21
평균수명	63.2	65.8	71.6	73.5	74.9	78.1
남자(세)	59.8	62.7	67.7	69.6	71.0	74.5
여자(세)	66.7	69.1	75.7	77.4	78.6	81.7
인구성비(%)	100.0	100.0	100.0	100.0	100.0	100.0
0~14세(A)	42.5	34.0	25.6	23.4	21.7	17.2
15~64세(B)	54.4	62.2	69.3	170.7	71.2	69.6
65세 이상(C)	3.1	3.8	5.1	5.9	7.1	13.2
성비[1)]	120.4	101.8	101.3	101.4	101.7	101.6
총부양비(%)[2)]	83.9	60.7	44.3	41.4	40.4	43.7
노년부양비(%)[3)]	5.7	6.1	7.4	8.3	10.0	18.9
노령화지수(%)[4)]	7.2	11.2	20.0	25.2	32.9	76.5
가임여성비(%)[5)]	46.7	52.7	56.9	–	57.7	46.8
도시화율(%)	41.1	57.3	74.4	78.5	80.6	–

※ 주 : 1) 여자 100에 대한 남자 수, 2) (A + C)/B, 3) C/B, 4) C/A, 5) 여자인구수 대 15~49세 여자 인구비

[자료 : 통계청, 장래인구추계]

4. 가족계획

1) 가족계획의 개념

가족계획(family planning)이라는 용어는 여러 의미로 사용되는데 WHO에서는 '근본적으로 산아제한(birth control)을 뜻하는 것으로, 출산의 시기 및 간격을 조절하여 출생 자녀수도 제한하고 불임증 환자의 진단 및 치료를 하는 것이다'라고 정의하고 있다.

가족계획은 계획적인 가족을 형성하는 것으로 알맞은 수의 자녀를 알맞은 터울로 낳아서 잘 양육하여 가족의 삶의 질을 높일 수 있도록 하는 목적과 결과를 의미한다. 수태조절과 산아제한은 자녀수 조절 또는 제한만을 의미하는 좁은 의미이며, 가족계획을 달성하기 위한 하나의 방법이자 수단일 뿐이다. 이러한 가족계획은 부모의 건강, 가정의 경제능력, 자녀양육의 능력 등을 고려하여 계획출산을 함으로써 건강한 자녀의 양육과 명랑하고 행복한 가정을 이루고자 하는 것이다.

2) 가족계획의 필요성

빈번한 임신과 난산은 임신중독증, 출혈, 감염 등 모성사망의 3대 원인을 증가시키므로 가족계획을 통해 모자보건의 수준을 향상시키고 여성인권의 신장 및 여성의 경제활동을 가능하게 할 수 있다. 또한 자녀의 양육능력을 조절하여 교육비의 부담을 조절할 수 있으며, 인구조절, 생활양식개선 및 도덕윤리정립에 영향을 준다.

3) 가족계획의 내용

(1) 결혼

남녀 간의 결혼연령 차이가 크지 않아야 하며, 불건전한 결혼이나 지나친 만혼은 피하며 우생학적으로 건강한 결혼을 하도록 한다.

(2) 가족계획의 대상

협의의 대상은 20~44세의 가임 연령이며, 광의의 대상은 15~49세 가임 연령을 말한다.

(3) 초산과 단산

모성의 건강을 고려할 때 초산연령은 20~30세가 이상적이며, 늦어도 35세까지는 출산을 끝내는 것이 바람직하다. 35세 이후 출산은 임신중독증, 유산 및 미숙아 분만이 20대의 약 2배 이상이 된다. 결혼 2년까지 아이를 갖고자 하는데도 갖지 못한다면 불임증으로 보고 의학적 진단을 받아야 한다.

① 초산이 빠를수록 좋은 이유

불임증의 조기발견 및 조기치료, 초산이 빠를수록 난산을 예방, 자녀수와 터울 조절 및 노후의 자녀 양육을 고려할 수 있다.

② 단산이 빠를수록 좋은 이유

자궁암, 자궁근종에 의한 불임증 방지, 모성의 건강 유지, 모성사망의 위험성 감소 및 자녀의 양육을 생산연령에 맞출 수 있다.

(4) 출산간격과 횟수

출산간격은 약 3년(2~5년)이 이상적이며, 짧은 임신간격 및 출산간격일수록 모성과 영유아 사망률이 현저히 높다. 출산횟수는 부모의 건강, 경제적 능력, 양육능력, 가정환경 등을 고려하여야 하며, 다산은 산과적 질환 및 부인과적 합병증(자궁파열, 산후 출혈 등)의 발생률을 증가시킨다.

(5) 건강한 출산

건강한 출산을 위하여 임신 중 주의해야 할 사항으로는 성병 감염 예방, 임신 초기에 풍진 예방, 약물 남용이나 마약 및 향정신성약물 중독 예방, 빈혈과 영양부족 예방, 방사선 과량조사 예방, 정신적 안정 등이 있다.

(6) 육아

적절한 영양관리, 이유관리, 질병감염 방지, 성격지도, 정서적 발달지도, 정기적 예방접종, 각종 사고 예방 등으로 출산된 아이가 건강하게 성장할 수 있도록 한다.

4) 피임법

가족계획이란 피임이나 불임법을 통하여 수태를 방지함으로써 출산횟수, 간격, 시기 및 단산 등을 조절하는 데 그 의미가 있다. '피임'이란 약품, 기구 등의 인위적인 방법과 수유, 성교 중단 및 생리적 현상을 이용하여 인구 및 가족수의 증가를 제한하는 방법이다. 피임방법은 크게 일시적 피임방법과 영구적 피임방법으로 나눌 수 있다. 일시적 피임이란 자녀를 갖기 원하는 부부가 수태 시기 조절, 즉 터울을 조절하기 위해 행하는 것을 말하며, 영구적 피임은 더 이상 자녀를 갖지 않으려는 부부를 대상으로 수술의 방법을 통해 영구히 임신할 수 없게 만드는 것을 말한다.

(1) 피임의 이상적 요건

- 피임 효과가 확실하고 원할 때는 언제든지 임신이 가능해야 한다.
- 사용이 간편해야 하고 성생활에 지장이 없어야 한다.
- 피임에 따른 비용이 경제적이고 구입이 용이해야 한다.
- 건강에 무해하고 피임 실패 시 태아에게도 무해해야 한다.

(2) 피임방법

원하지 않는 임신을 피하고자 하는 것이 피임이며, 피임의 원리는 배란 억제, 수정 방지, 자궁착상 억제, 정자의 질내 침입 방지 등이다. 착상 후 중단은 인공임신중절이므로 피임법이 아니다(표 10-7).

표 10-7 피임방법의 종류

일시적 피임법	콘돔법	콘돔의 원래 사용 목적은 성병 예방이었으나 1900년 이후부터 피임법으로서 사용되기 시작했으며, 남자에게 사용하는 고무제품의 콘돔은 성감에 별 지장이 없고 피임 효과도 크다. 이 콘돔 사용법은 정자의 질 내 침입방지와 성병 예방에 주로 사용된다.
	성교중절법	질외사정법이라고도 하며, 성행위를 하되 사정을 질외에서 함으로써 정액이 질 내에 들어가지 않도록 하여 임신이 성립되지 않게 하는 방법인데, 이 방법은 남자의 의지가 굳어야 하고 잘못하면 신경증상이나 불감증이 생기기 쉽다.
	질내 살정제 피임법	정제나 젤리형 살정제를 이용하여 질 내에서 정자를 사멸시키는 방법을 말한다.
	경관캡피임법	자궁경관을 덮어서 정자의 진입을 막는 방법으로, 여러 가지 고무 및 금속 제품이 있다.
	월경주기법	월경주기 중 수태 가능한 기간을 피함으로써 임신을 예방하는 방법으로, 피임법 또는 오기노법이라고도 한다.
	자궁내장치법	핀, 링, 루프 등을 자궁 내에 삽입하여 피임하는 방법으로, 효율성이 높고 간편하며 경제적인 장점이 있다.
	경구피임제	호르몬제를 투여하여 인공적으로 배란을 억제하는 방법으로 저렴하다는 장점이 있다.
영구적 피임법	정관결찰법	정관을 절제 또는 묶는 방법인데, 성감과 체능에는 지장이 없는 방법이다.
	난관결찰법	여자의 난관을 잘라 묶는 방법인데, 다산한 중년 부인들에게 많이 사용되는 방법이다.

section Ⅱ

모자보건

1. 모자보건의 개념

1) 모자보건의 정의와 목적

세계보건기구(WHO) 모자보건전문위원회에서는 '모성보건이란 모성의 건강유지와 육아에 대한 기술을 터득하여 정상분만과 정상적 자녀를 갖도록 하여 예측 가능한 사고나 질환, 기형을 예방하는 사업이다'라고 정의하고 있다.

또한 우리나라 「모자보건법」 제1조에서는 모자보건의 목적을 '모성 및 영유아의 생명과 건강을 보호하고 건전한 자녀의 출산과 양육을 도모함으로써 국민보건 향상에 이바지함을 목적으로 한다'고 규정하고 있다.

모자보건(maternal and child health)은 크게 모성보건과 영유아보건으로 나뉜다. 즉, 모자보건은 임신, 분만, 수유를 하는 여성의 보건관리이고, 영유아보건은 학령기 전인 6세까지의 영유아의 보건관리이다. 모자보건사업은 모체와 영유아의 사망률을 저하시키고 신체적, 정신적, 정서적 발달을 유지시키며, 나아가 대상자의 건강증진은 물론 유전적 잠재력을 최대한 발휘할 수 있도록 하여 국민보건의 발전에 기여한다.

2) 모자보건의 중요성

모자보건은 한 국가나 지역사회의 보건 수준을 제시하는 지표로 사용되고 있다. 모자보건이 중요한 이유는 다음과 같다.

- 모자보건사업의 대상은 전체 인구의 60~70%이다.
- 아동은 국가와 사회에서 고귀한 인적자원이다.
- 다른 연령층에 비해 쉽게 질병에 이환되며 아동의 경우 영구적 장애를 가져올 수도 있다.
- 모자보건사업 대상자 관리는 예방사업을 통해 효과를 극대화할 수 있다.
- 모성과 아동의 건강은 차세대의 인구자질에 영향을 준다.
- 영유아기에 대부분의 지능발달이 이루어진다.

Comment

모자보건법 제2조에 따른 관련 정의

- 임산부 : 임신 중이거나 분만 후 6개월 미만인 여성을 말한다.
- 모성 : 임산부와 가임기 여성을 말한다.
- 영유아 : 출생 후 6세 미만인 사람을 말한다.
- 신생아 : 출생 후 28일 이내의 영유아를 말한다.
- 미숙아 : 신체의 발육이 미숙한 채로 출생한 영유아로서 대통령령으로 정하는 기준에 해당하는 영유아를 말한다.
- 선천성 이상아 : 선천성 기형 또는 변형이 있거나 염색체에 이상이 있는 영유아로서 대통령령으로 정하는 기준에 해당하는 영유아를 말한다.
- 인공임신중절수술 : 태아가 모체 밖에서는 생명을 유지할 수 없는 시기에 태아와 그 부속물을 인공적으로 모체 밖으로 배출시키는 수술을 말한다.
- 모자보건사업 : 모성과 영유아에게 전문적인 보건의료서비스 및 그와 관련된 정보를 제공하고, 모성의 생식건강 관리와 임신, 출산, 양육 지원을 통하여 이들이 신체적, 정신적, 사회적으로 건강을 유지하게 하는 사업을 말한다.
- 산후조리업 : 산후조리 및 요양 등에 필요한 인력과 시설을 갖춘 곳에서 분만 직후의 임산부나 출생 직후의 영유아에게 급식, 요양과 그 밖에 일상생활에 필요한 편의를 제공하는 업을 말한다.
- 난임 : 부부가 피임하지 않는 상태에서 부부간 정상적인 성생활을 하고 있음에도 불구하고 1년이 지나도 임신이 되지 않는 상태를 말한다.
- 보조생식술 : 임신을 목적으로 자연적인 생식과정에 인위적으로 개입하는 의료행위로서 인간의 정자와 난자의 채취 등 보건복지부령으로 정하는 시술을 말한다.

2. 모성보건

1) 모성보건의 내용

모성보건은 좁은 의미에서 사춘기에서 갱년기에 걸친 여성을 대상으로 하며, 모성보건의 시행에 관해 보건복지부는 미혼기, 결혼 전후, 임신기, 분만기, 산욕기, 수유기 이후로 구분하고 각각의 건강진단과 보건지도 요령을 정함과 동시에 임신중독증에 대한 각종 사회보장 대책을 마련하고 있다.

(1) 산전관리

임신의 시작과 함께 초기, 중기, 말기로 진행되는 동안 산모의 진찰과 진단을 통한 이상임신 및 임신합병증의 조기진단, 임신 시 영양관리를 포함한다. 1969년 세계보건기구에서는 산전관리 횟수를 임신 초기에서 7개월까지는 월 1회, 임신 8개월에서 9개월까지는 월 2회, 분만 시까지는 월 4회를 받아야 한다고 규정하였다.

(2) 분만관리

분만(parturition)이란 자궁 내에 있던 태아와 그 부속물이 모체 밖으로 배출되는 현상을 말하며, 산모와 태아의 안전분만 및 산모의 건강을 위해 관리가 필요하다. 특히 초산부, 30세 이상 고령 임산부, 4회 이상 분만의 경산부, 내과적 합병증이 병발한 임산부, 산과적 합병증이 병발한 임산부, 사산 및 신생아 사망 경험 임산부, 현 임신 중 병행되는 기타 임신합병증이나 임신후유증 발병이 가능한 임산부는 의료기관에서 분만해야 한다.

(3) 산후관리(산욕기관리)

임신 및 분만에 의한 모체의 해부학적 · 기능적 변화가 임신 이전의 상태로 회복될 때까지의 기간을 산욕기라고 하며, 일반적으로 분만 후 6주 사이의 기간이다. 산후관리는 모체 밖으로 배출되는 신생아와 산모의 건강을 위해 수유, 섭생 등의 건강관리를 추구한다. 특히, 산후 발열은 대부분 감염에 의한 것으로, 38℃ 이상 열이 나면 원인을 찾아 치료를 해야 한다.

(4) 수유관리

분만 2~3일부터 모유가 분비되기 시작한다. 이때 처음 분비되는 모유를 초유라고 하며, 초유는 영양가가 높고 면역항체가 있으므로 신생아에게 반드시 먹이도록 한다. 모유는 항상 신선하고 무균상태이며, 소화가 잘되고 먹기에도 적당한 온도이다. 모유 수유는 모체의 자궁수축 및 배란을 억제하기 때문에 임신 예방의 효과가 있다.

2) 모성의 중요 질병과 이상

(1) 임신중독증(gestosis)

세계적으로 모성사망 3대 원인 중 하나이며, 유산, 조산, 사산 및 주산기 사망의 주요 원인이다. 임신중독증의 3대 증상은 부종, 단백뇨, 고혈압이며 특히, 임신 8개월 이후에 많이 발생한다. 부종, 혈압 상승, 단백뇨, 두통 및 구토의 증상을 보이므로 단백질 및 비타민을 충분히 섭취하고 적은 양의 염분을 섭취하는 식습관을 가져야 한다. 임신중독증의 원인은 불분명하나 대개는 예방할 수 있으며, 발병하여도 조기에 치료하면 최소한의 장애로 멈출 수 있으므로 정기적인 검진이 중요하다.

(2) 산욕열(puerperal fever)

분만 직후에 세균이 침입하여 발생하며, 산후 6~8주 사이에 38℃ 이상의 고열이 2회 이상 발생했을 때 산욕열로 간주한다. 산욕열의 주원인은 대개 생식기관의 감염에 의한 것으로, 특히 분만 도중의 질 및 자궁 감염, 양막파수의 장시간 경과 등에 의한다. 증상으로는 오한, 고열, 두통을 동반한다. 예방을 위해서는 산모의 청결 및 소독 관념이 철저해야 한다. 최근에는 항생제의 사용, 위생적 분만 등으로 산욕열은 상당히 감소되었다.

(3) 출혈(hemorrhage)

출혈은 50% 정도가 원인불명이며, 임신전반기 출혈, 임신후반기 출혈, 산욕기 출혈 등이 있다. 임신전반기(임신 5개월 전) 출혈은 유산, 자궁외임신, 포상기태 등이 원인이며, 임신후반기(임신 6개월 후) 출혈은 전치태반, 태반조기박리(유산), 자궁파열 등의 원인이다.

(4) 자궁외임신(exfetation)

수정란이 정상 자궁내막 이외의 장소에 착상된 임신을 자궁외임신이라 한다. 대부분이 난관임신이며, 난소 및 복강임신도 있다. 임균성 및 결핵성 난관염, 인공유산 후의 염증이 원인이 되는 경우가 많으며, 과거 골반염을 앓은 경우, 자궁 내 장치(IUD)를 삽입한 경우, 자궁 내 유착증이 심한 경우, 개인의 위생 상태에 따라서 발생빈도가 높아진다. 출혈과 극심한 하복통이 특징이다.

3) 모성건강관리

(1) 신체검진 및 상담

병력을 비롯하여 임신부의 관찰, 진찰 및 상담을 시행하는 건강관리가 요구되며, 정기적 검진은 임신 28주까지는 매월 1회, 36주까지는 2주 1회, 37주 이후는 매주 1회 시행할 필요가 있다.

임신 중 검사에는 요단백 및 당검사, 매독혈청검사, 혈색소정량검사, 혈압측정, 체중 및 신장 측정, 골반계측, 흉부 X선 검사 등이 있고, 태아의 기형이 의심될 때는 양수검사를 시행한다.

(2) 영양(식사) 지도

태아와 임신부에게 필요한 각종 영양소를 충분하게 공급한다(표 10-8). 모체의 영양결핍은 태아의 영양결핍을 초래하며, 영양부족일 경우 유산, 사산, 신생아 사망과 태아기능부전증의 비율이 높아진다.

표 10-8 영양 소요량 비교

영양소(단위)	비임신 여성	임신 여성		
		임신 전반기	임신 후반기	수유기
열량(cal)	2,100	2,400	2,700	3,000
단백질(g)	60	75	85	90
지방(g)	30	35~40	40~45	45
당질(g)	400	450	500	550
칼슘(g)	0.6	0.7	1.4	1.7
비타민 A(IU)	2,000	2,500	2,500	3,500
비타민 B_1(mg)	0.9	1.5	1.8	2.0
비타민 B_2(mg)	0.9	1.5	1.8	2.0
비타민 C(mg)	60	80	100	150

(3) 일상생활 개선

고위험 임신요인(술, 담배, 약)이 사전에 제거될 수 있도록 지도하고, 적당한 휴식과 수면을 취하여 정서적 안전을 기하도록 한다.

4) 모자보건의 주요 용어

(1) 모성사망(maternal death)

모성사망이란 임신 중 혹은 분만 후 42일 이내의 임부 혹은 산모의 사망을 말한다. 임신, 출산 또는 산욕증의 합병증으로 야기되는 사망에 국한하며, 임신 중에 발생하는 각종 감염병, 만성 질병 및 사고 등에 의한 사망은 포함하지 않는다. 모성사망의 주요 원인은 임신중독증, 출혈, 감염과 그 밖에 자궁외임신 등이 있다.

모자보건 수준을 나타내는 대표적인 지표로 모성사망률이 있으며, 모성사망 측정을 위해 개발된 지표 중 가장 많이 사용되는 모성사망비가 있다(자세한 내용은 Chapter 12 보건통계를 참조).

3. 영유아보건

영유아보건관리의 목적은 영유아의 신체적 발육 및 정서적인 성장발달이 이루어지도록 노력하고, 조산아, 불구아, 심신장애자 등을 조기에 발견하여 치료 및 교정하여 건강한 성인이 되도록 하는 데 있다.

영유아의 성장발육은 출생 후 가장 급격하게 신체적, 정신적, 정서적으로 이루어진다. 영유아기는 질병에 대한 저항력이 매우 약한데, 성인의 경우 선천 및 후천적으로 얻은 면역이 함께 작용하지만, 영아의 경우는 선천적인 면역만이 작용하기 때문이다. 영유아기는 사고사가 가장 많은 시기이므로 보건학적으로 많은 관심과 보살핌이 있어야 하는 시기이다. 일반적으로 출생 후 1주까지의 아기를 초생아, 4주(1달) 이내는 신생아, 1년까지를 영아, 학교에 입학하기 전 만 4세 이하의 어린이를 유아라고 한다.

1) 영유아의 보건관리

(1) 조산아 관리

WHO에 의하면 조산아란 임신기간 28~37주 사이에 태어난 아기로, 출생 시 체중이 2.5kg 이하의 저체중아를 말한다. 이에 반해 정상아의 체중은 3.2~3.6kg이며, 신장은 출생 시 50cm 정도이다. 조산아의 원인은 불명한 경우가 많으나, 주로 임신중독, 다태임신, 선천성 기형, 성병, 모체의 만성 감염, 산전 출혈, 양막조기파열 등이 있다. 조산아는 반드시 입원시켜 보호해야 하고, 조산아의 4대 관리원칙으로는 체온보호, 호흡관리, 영양보급, 감염병 감염 방지가 중요하다.

(2) 과숙아 관리

임신기간 43주 이후 출생아와 태아 체중 4.5 이상인 아기로, 모체에서 태아의 기간(재태기간)이 길어서 저산소증이나 난산을 초래할 수 있으며 중추신경장애가 올 수 있다.

(3) 신생아 관리

모체 밖 생활에 적응할 수 있도록 체온을 유지시켜 주어야 하며, 영아사망의 대부분이 신생아에게서 발생한다는 점에 주목해야 한다. 또한 영양관리가 중요하며, 선천성 대사이상 유무확인검사, 질병 감염 방지를 위한 위생관리 및 예방접종 실시, 조산아 및 기형아 등의 조기발견과 조기치료가 필요하다.

(4) 영유아 관리

생리적으로 외부환경에 적응하는 능력이 부족하므로 성장발육의 계속적인 관찰, 영양공급, 예방접종 및 사고예방, 정서지도 등의 관심이 필요하다. 특히 영아기에는 예방접종(표 7–10 참조)과 감염병 예방이 중요하며, 유아기는 지능 및 감각기관이 급속히 발달하는 시기이므로 정신적 건강관리가 필요하다.

이에 보건복지부는 영유아 무료건강검진 사업을 시행하고 있다(표 10–9).

표 10–9 영유아 건강검진의 시기와 항목

검진시기			항목
4개월	건강검진	생후 4~6개월	문진 및 진찰, 신체계측, 건강교육
9개월	건강검진	생후 9~12개월	문진 및 진찰, 신체계측, 발달선별검사 및 상담, 건강교육
18개월	건강검진	생후18~24개월	문진 및 진찰, 신체계측, 발달선별검사 및 상담, 건강교육
	구강검진	생후 18~29개월	구강문진 및 진찰, 구강보건교육
30개월	건강검진	생후 30~36개월	문진및 진찰, 신체계측, 발달선별검사 및 건강교육
42개월	건강검진	생후 42~48개월	문진 및 진찰, 신체계측, 발달선별검사 및 상담, 건강교육
	구강검진	생후 42~53개월	구강문진 및 진찰, 구강보건교육
54개월	건강검진	생후 54~60개월	문진 및 진찰, 신체계측, 발달선별검사 및 상담, 건강교육
	구강검진	생후 54~65개월	구강문진 및 진찰, 구강보건교육
66개월	건강검진	생후 66~71개월	문진 및 진찰, 신체계측, 발달선별검사 및 상담, 건강교육

2) 영유아의 주요 질병

신생아의 주요 사망원인은 미숙아, 호흡장애, 출생 시 손상 및 선천성 기형 등 그 발생 원인을 규명하지 못해 치료에 어려움을 겪는 것들이다. 그러나 영아기에는 호흡기나 소화기계의 감염 및 사고가 대부분을 차지하며, 선천성 기형이 일부 요인으로 작용한다.

3) 영유아보건의 주요 용어

(1) 주산기사망(perinatal death)

임신 28주부터 생후 1주까지의 기간을 주산기라고 하며, 이 시기의 사망을 말한다. 주산기사망의 원인으로는 임신중독, 출생 시 손상, 난산, 조산, 저산소증 등이 있다. 출생 1,000명당 임신 만 28주 이후의 사산비와 조기(생후 1주 미만) 신생아사망률의 합으로 나타낸다(자세한 내용은 Chapter 12 보건통계를 참조).

(2) 영유아기사망

① 신생아사망(neonatal mortality)

생후 4주 미만의 사망을 말하며, 생후 1주 미만의 조기신생아사망은 선천적 요인에 의한 사망이 많고 사망률이 높다.

② 영아사망(infant mortality)

영아는 1년 미만의 아이로 영아사망률은 그 나라의 대표적인 보건지표이다. 영아사망률은 환경위생 불량, 질병 관리 및 모자보건 수준과 밀접한 관계를 가지므로 영아는 환경 악화와 비위생적인 생활환경에 민감하게 영향을 받기 때문이다. 개발도상국이나 후진국에서 영아사망률이 높다.

③ 유아사망(child mortality)

유아(1~6세)의 사망은 과거에는 소화기 및 호흡기 질환이 많았으나 최근에는 불의의 사고에 의한 사망수가 증가하고 있다.

④ 영아사망률과 신생아사망률의 비교

영아사망률과 신생아사망률의 비교가 보건수준의 지표로 활용되는데, 이를 α-index라고 한다. 이 수치가 1.0에 가까울수록 신생아기 이후의 사망의 없었다는 뜻으로 보건수준이 높다고 평가할 수 있다.

CHAPTER

11

노인·성인·정신보건

section I

노인보건

1. 노인보건의 개념

1) 노인의 정의

노인이란 일반적으로 일정 연령 이상(만 65세 이상)의 사람을 의미하며, 생리적 · 신체적 노화에 따라 심리적 기능이나 사회적 역할이 변화하는 연령층을 말한다.

2) 노인성 질환의 특성

- 한 가지만 발병하기보다는 동시에 2가지 이상의 질병이 발병한다.
- 질병의 증상과 징후의 발현이 비정형적이다.
- 의학적 단독 접근으로 치료가 안 되며 포괄적인 접근에 의하여 치료가 가능하다.
- 비가역적인 만성 퇴행성 질환의 비율이 높다.

3) 고령화사회, 고령사회, 초고령사회의 구분

국제연합(United Nations, UN)이 규정하는 고령화사회(aging society)는 65세 이상 인구가 전체 인구의 7% 이상일 때를 말하며, 고령사회(aged society)는 65세 이상 인구가 14% 이상일 때, 초고령사회(super aged society)는 65세 이상 인구가 20% 이상일 때를 말한다.

국내 노인인구의 증가 추세는 그림 11-1과 같다.

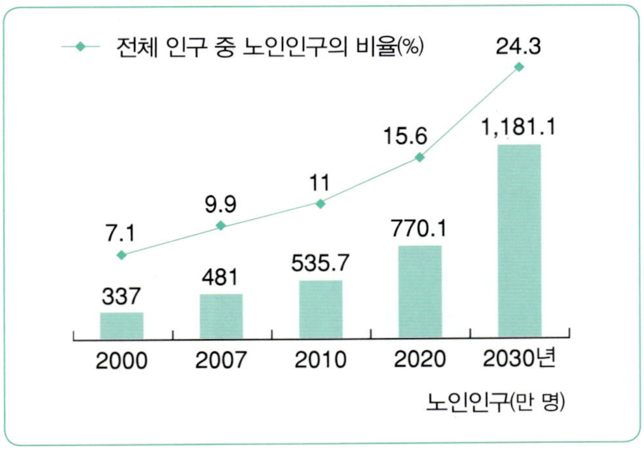

그림 11-1 우리나라의 노인인구 증가추세

4) 노인보건의 중요성

통계청의 보고에 따르면 우리나라는 2000년에 총인구 중 노인인구가 차지하는 구성비가 7%인 고령화 사회가 되었으며, 2017년에는 14%인 고령사회로 진입하였다. 더욱이 2024년 12월에는 20%인 초고령사회로 진입하였다.

우리 사회는 전 세계적으로 유래가 없는 빠른 속도의 고령화로 인해 문화, 경제, 사회의 급격하고 복합적인 변화를 겪고 있다. 노인인구의 급증은 각종 성인병 및 만성 퇴행성 질환의 발생률 및 유병률을 상승시킬 뿐만 아니라 부양비의 상승을 일으킨다. 이로 인해 1인당 국민 의료비 지출이 증가하고, 결국 국민 총의료비의 증가로 이어져 세대 간의 갈등을 부추길 우려가 있다. 결과적으로 고령사회에 대비할 시간이 부족했던 우리나라의 많은 노인들은 경제활동 중단 이후의 노후대비 부족으로 인해 OECD 국가 중 노인 빈곤율이 가장 높은 나라가 되었다.

5) 노인보건의 궁극적인 목적

- 노인성 질환의 조기발견 및 치료
- 노인들의 독립적인 일상생활 유지
- 의료기관의 조기입원 및 노인시설 조기입소 지양

2. 노화현상과 질환

1) 노화에 따른 신체적 변화

노화(aging)란 사람이 태어나서 일정 기간 성장한 후 나이가 들면서 점차 심신의 기능 저하가 일어나 죽음에 이르는 과정을 말하며, 해를 거듭함에 따라 발생하는 모든 변화를 포함하기 때문에 정상적으로 일어나는 생리적 노화와 질환 등의 영향으로 일어나는 병적 노화를 모두 내포하는 개념이다. 나이가 들면서 자연스럽게 진행되는 생리적 노화는 비가역적이어서 피할 수 없지만, 질환 등의 영향으로 기능 저하가 현저하게 가속화되는 병적 노화는 치료를 통해 어느 정도 회복을 기대할 수 있다.

노화과정은 매우 복잡하여 명확하게 밝혀져 있지 않았지만, 공통적으로 신체 구조와 기능에는 다음과 같은 변화들이 일어난다.

(1) 근육과 뼈대의 변화

노화에 따른 근육의 크기와 수는 감소되고, 뼈의 밀도와 강도는 낮아져 골다공증이 발생한다. 또한 관절의 변화로 인대와 힘줄 및 관절연골의 섬유화가 나타난다.

(2) 신경과 감각의 변화

나이가 들면 대뇌의 위축과 혈류의 감소가 일어나며, 신경전달물질의 효과가 감소한다. 감각기관은 그 기능의 퇴화로 인해 노안과 백내장, 노인성 난청이 발생하고 미각과 후각의 능력이 감소한다.

(3) 소화기와 호흡기의 변화

노화에 따른 소화기의 변화로는 구강건조증, 삼킴장애, 소화능력의 저하와 노인성 변비 등이 나타난다. 호흡기의 변화로는 가로막, 호흡보조근육 등의 약화로 인하여 호흡능력이 떨어지고 폐활량이 감소하게 된다.

(4) 피부의 변화

노인의 피부는 수분 감소로 건조해지고 탄력성이 저하된다. 또한 얼룩반점 등의 변화가 관찰된다.

(5) 순환기의 변화

순환기능 관련 증상으로서 가슴통증과 흉부불쾌감이 나타난다. 노화로 인한 심장근육세포의 탈락으로 생리적 범주에서 심장이 위축되고, 혈액을 심장으로 보내는 관상동맥의 경화성 병변이 발생하기도 한다.

(6) 비뇨생식기와 내분비계의 변화

노화에 따른 남성호르몬의 변화는 전립선비대를 유발하고, 여성의 경우 골반저근육의 약화로 요실금이 유발한다. 신장의 기능 저하가 나타난다.

2) 주요 노인성 질환

노인성 질환은 대부분 만성 퇴행성 질환으로 만성 염증이나 궤양, 암 발생률이 높으며, 노인성 치매 등도 지속적으로 증가하는 추세이다(표 11-1).

표 11-1 노인성 질환의 특성

- 한 가지 질환만 발병하기보다 동시에 두 가지 이상의 질병이 발생한다.
- 질병의 증상과 징후의 발현이 정형적이지 않으므로 진단에 어려움이 있다.
- 비가역적인 만성 퇴행성 질환의 비율이 높다.

(1) 골다공증(osteoporosis)

골밀도가 감소하고 뼈의 미세구조가 열화함으로써 뼈가 물러져 골절되기 쉬운 상태를 말한다. 젊은 성인의 골밀도 평균치를 100%라고 했을 때 70% 미만을 골다공증으로 진단한다. 진행하면 허리와 등부위 통증을 자각하게 되고, 타각적으로는 척추변형이나 만곡이 발생한다.

노인의 골다공증 치료는 상당히 어렵기 때문에 발병을 예방하고 골절 등으로 거동 못하는 상황을 만들지 않는 것이 중요하다.

(2) 류마티스관절염(rheumatoid arthritis)

노화로 인한 관절연골의 변성이나 관절 주위 조직 및 연골의 증식변화로 인해 관절에 변형이 생긴다. 여성에게 많이 발생하며, 보행이 어려워지기 때문에 간병이 필요해지는 운동기능저하증후군의 주요한 원인 중 하나이다.

초기에는 무릎관절의 뻣뻣함이나 앉은 자세를 유지하다가 일어날 때의 통증, 걷기 시작할 때의 통증을 호소하는 경우가 많다. 진행되면 보행 시나 계단을 오르내릴 때도 지속적인 통증이 생긴다. 관절주머니에 종종 관절액이 고이기도 한다.

(3) 노안(presbyopia)

남녀차나 개인차는 적고 40대부터 50대에 걸쳐 나타난다. 주요 원인은 수정체 내의 단백질 성분에 변성이 일어나 수정체의 탄력성이 저하하기 때문이다. 따라서 수정체의 곡률을 높여서 가까운 대상물에 초점을 맞추기 어려워진다. 돋보기로 어느 정도의 교정은 가능하다.

(4) 노년백내장(senile cataract)

백내장이란 수정체가 혼탁해짐으로써 시야가 흐려져 시력 저하를 일으키는 질환이다. 수정체의 혼탁은 노화에 의한 변화로서 나타나며, 60세에 약 60%, 70세에 약 70%로 연령이 증가함에 따라 발생빈도가 높아진다. 원인은 밝혀지지 않았다.

초기에는 눈부심을 호소하는 경우가 많다. 또한 노년백내장이 있는 모든 노인이 일상생활에 불편을 느낄 정도로 시력이 저하하는 것은 아니다. 시야는 수정체가 노랗게 변함에 따라 전체적으로 노랗게 보이게 된다. 일반적으로 수정체의 단파장역 농도가 증가하기 때문에 따뜻한 색 계열의 색상은 구별할 수 있지만, 청자색 등의 차가운 색 계열이 잘 보이지 않아 구별이 힘들다.

(5) 노년난청(senile deafness)

내이 및 청(각)신경의 노화로 일어나는 감음난청이다. 경도 난청인 경우에는 일상생활을 보내는 데 지장이 적어서 주위 사람들뿐만 아니라 노인 자신도 모르는 경우가 있다.

청력을 음역별로 조사하면 노화와 함께 전영역의 감도가 서서히 저하한다. 노년난청은 고주파음(고음역)의 청력수준 저하가 중심이며, 노인과 의사소통할 때는 보통의 대화가 어려워지는 등 중정도 이상의 난청은 75세 이상의 노인에게 종종 관찰된다.

(6) 구강건조증(xerostomia)

65세 이상의 20%에게서 침 분비량이 감소되어 발생한다. 세정 기능이 있는 침은 구강 내 조직을 부드럽고 촉촉하게 만들고 뜨거운 것으로부터 보호하며, 구강 내 세균번식을 조절하는 단백질을 제공함으로써 구강에서 발생하는 전신질환을 예방하는 역할을 한다.

(7) 노인성 치매(senile dementia)

치매란 일단 정상적으로 발달한 지능이 일상생활이나 사회생활을 영위하지 못할 정도까지 지속적이고 병적으로 쇠퇴한 상태를 말한다. 중앙치매센터에서 발간한 통계에 따르면 치매 환자 수는 2020년 시점에 약 91만 명으로 추산되는데, 2020년 65세 이상 노인인구 수가 약 813만 명임을 감안하면 노인 9명 중 1명이 치매 환자로 분류된다.

치매는 연령에 관계없이 발병하는 질환지만, 고령이 될수록 발병률이 높아져 80세 이상이 되면 약 20%에서 발병한다. 치매 환자 가운데 가정에서 지내는 사람이 약 60%를 차지하는데, 대응하는 복지서비스는 충분하지 않는데다가 가정 내에서 간병하기 힘든 질환임을 고려하면 시설에서의 간호 수요는 한층 높아지고 있다.

section Ⅱ

성인보건

1. 생활습관병(성인병)

1) 생활습관병의 정의

주로 성인과 노인 등 중년 이후에 발생하는 질환을 말하며, 대부분 나쁜 생활습관으로 인해 발생한다. 고혈압, 동맥경화증, 당뇨병, 고지혈증 등 비감염성의 만성 퇴행성 질환이 많고, 이 중에서도 특히 사망률이 높은 암, 심장질환, 뇌혈관질환을 3대 생활습관병(성인병)이라고 한다.

2) 만성 질환의 개념

(1) 만성 질환의 정의

질병 발생과정에서 시간경과의 특성에 따라 구분된 용어로 급성 질환과 상반된 개념이다. 어원상으로는 이환기간이 긴 질환을 말하는데, 보통 6개월 혹은 1년 이상 장기간 지속되며 비감염성 질환인 심혈관질환, 암, 만성 호흡기질환 등이 포함된다.

(2) 만성 질환의 역학적 특성

- 증상이 호전되고 악화되는 과정을 반복하면서 결과적으로 나쁜 방향으로 진행된다.
- 발생원인이 다요인인 질병이다.
- 연령이 증가하면 유병률도 진행된다.
- 결핵이나 백혈병 등 병원체가 직접 원인인 질병을 제외하고는 대부분 원인이 명확히 밝혀지지 않았다.
- 질병 발생 시점을 정확하게 알기 어렵고 위험요인 노출시점으로부터 발병까지의 기간이 길다.
- 발병 이후 완치되기 어려운 상태를 유지하며 진행결과가 오래 걸리면서 단계적으로 기능 저하나 장애가 심화되는 경우가 많다.

(3) 생활습관병 등과 같은 만성 질환의 증가 원인

① 생활양식의 변화

식습관의 변화, 운동량의 변화, 흡연 및 음주 등과 같은 복합적인 원인이 성인병 발생에 영향을 준다.

② 평균수명의 증가

성인병의 발생 위험은 연령이 증가함에 따라 크게 증가하기 때문에 인구가 고령화된 국가일수록 만성 질환자도 많다.

③ 공업화와 산업화의 영향으로 건강에 해를 미치는 영향이 증가

오염물질의 증가, 대기오염의 증가, 유해화학물질의 증가, 교통사고의 증가 등 건강에 큰 영향을 미치는 환경적 요소에 영향을 받는다.

④ 의학기술의 발달

예전에는 정확히 진단하기 어려웠던 많은 질병들의 원인이 밝혀지고 있어 만성 질환의 종류도 증가하고 있다.

2. 주요 생활습관병(성인병)

1) 암(cancer)

(1) 역학

통계청 통계자료(2022)에 따르면 우리나라에서 제일 많이 발생하는 암은 폐암이고, 그 다음으로 간암, 대장암, 췌장암, 위암, 담낭 및 담도암, 유방암, 전립샘암, 호지킨림프종, 백혈병 순으로 조사되었다(그림 11-2).

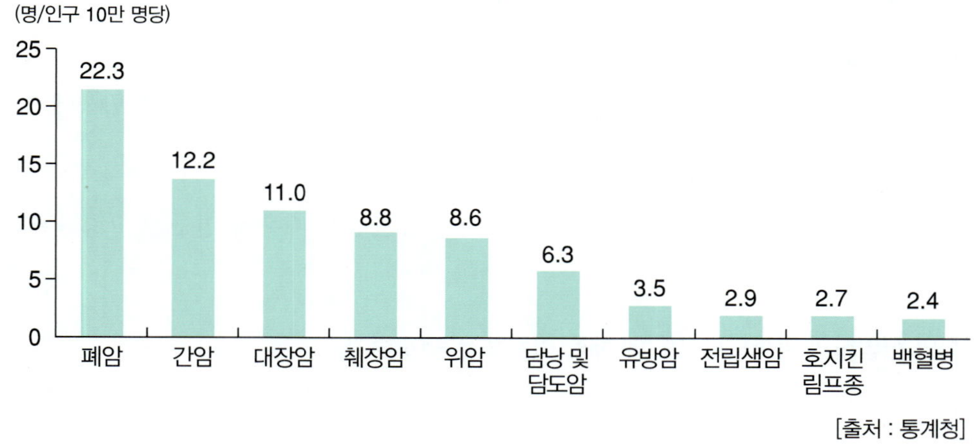

그림 11-2 암 종류별 사망률(2022년)

(2) 암의 발생과 특징

① 암의 정의

생물학적으로 인체 내의 정상세포가 어떤 원인에 의하여 비정상적으로 세포분열을 일으켜 불규칙적인 형태로 빠르게 성장하여 다른 정상 부위로 확산, 전이함으로써 정상적인 조직을 파괴하거나 기능장애를 일으키는 것을 말한다. 신생물(neoplasm), 종양(tumor) 등으로도 불리며, 일반적으로 악성종양(malignant tumor)을 암이라고 한다.

② 특징

- 증식에 있어 통제되지 않고 이상증식을 계속하여 규칙적인 조직 구조대로 배열되지 않고 불규칙한 덩어리를 만들거나 표면으로 튀어나오기도 한다.
- 일반 종양은 피막을 형성하여 주위 조직으로 침입이 이루어지지 않는데, 암은 피막이 형성되지 않아 주변 조직으로 침입되고, 혈관도 파괴되어 출혈이 일어나 이차감염의 원인이 되기도 한다.
- 암세포는 전이가 잘 되어 다른 조직에 침범하여 다른 장기조직의 파괴를 가져오기도 한다.

③ 암의 전이형태

- **침윤성 전이** : 주위 조직을 밀고 정상조직을 뚫고 나가서 인접해 있는 다른 장기로 파고 든다.
- **림프성 전이** : 림프관을 통하여 전파된다.
- **혈행성 전이** : 혈관을 통하여 전파된다.
- **파종성 전이** : 종양세포들이 복강이나 흉막강 내의 장막 표면 여러 부위에 씨앗을 뿌리듯이 전이된다.

- 이식성 전이 : 가장 드문 경우로서 의료기구나 고무장갑을 낀 손에 의하여 종양세포들이 기계적으로 전이된다.

(3) 암의 발생원인

① 생물학적 요인

생물학적으로 암의 발생과 가장 밀접한 관련이 있는 것은 숙주의 유전적인 요인이다.

② 외부요인

- 물리적 요인 : 피부암을 유발하는 자외선, 폐암을 유발하는 방사선
- 화학적 요인 : 간암을 일으키는 염화비닐(vinyl chloride), 방광암을 일으키는 나프틸아민(naphthylamine)
- 생물학적 요인 : 간암을 일으키는 B형 간염바이러스, 자궁경부암을 일으키는 유두종바이러스(papilloma virus)

③ 식이요인

식이는 암 발생에 영향을 미치는 중요한 요소로 짠 음식, 단 음식, 탄 음식, 뜨거운 음식 등이 주요 요인이다.

④ 생활습관 및 기타 요인

쌀을 주식으로 하는 민족에게는 위암과 원발성 간암의 발생이 높고 뜨거운 음식을 잘 먹는 식습관이 있는 종족이나 사람들에게는 식도암, 후두암 및 위암의 발생이 높다. 또한 선진국 여성에게는 유방암이 많고, 후진국 여성에게는 자궁암이 많이 발병한다.

⑤ 흡연

우리나라 사람의 경우 남자는 흡연자가 비흡연자에 비해 폐암으로 인한 사망위험은 4.6배, 후두암은 6.5배, 식도암은 3.6배, 위암은 1.6배, 간암은 1.2배, 담도암은 1.5배, 췌장암은 1.4배, 방광암은 1.9배, 백혈병은 1.3배이며, 여자는 폐암으로 인한 사망위험이 2.5배 더 높은 것으로 보고되고 있다. 흡연은 폐암, 후두암, 구강암, 인후암, 식도암, 췌장암, 방광암, 신장암, 자궁경부암, 자궁내막암, 위암 등을 일으키는 원인이 되며 심혈관질환이나 호흡기질환의 발생률을 높인다. 또한 생식기능에 영향을 주어 수태 능력을 감소시키고 태아의 성장지연을 일으킨다.

(4) 암의 예방

암은 치료보다 예방이 중요하며, 35세에서 50세 이전에 주기적으로 조기진단을 시행하는 것이 바람직하다.

Comment

암 예방지침

1. 편식하지 않고 영양분을 골고루 균형있게 섭취한다.
2. 우유와 된장을 자주 섭취한다.
3. 녹황색 채소를 비롯하여 과일 및 곡류 등 섬유질을 많이 섭취한다.
4. 비타민 A, C, E를 적당량 섭취한다.
5. 적정 체중을 유지하기 위하여 과식을 피하고 지방분을 적게 섭취한다.
6. 너무 짜고 매운 음식과 너무 뜨거운 음식은 피한다.
7. 불에 직접 태우거나 훈제한 생선이나 고기는 피한다.
8. 곰팡이가 생기거나 부패한 음식은 피한다.
9. 술은 과음하거나 자주 마시지 않는다.
10. 담배는 금한다.
11. 태양광선, 특히 자외선에 과다 노출되지 않는다.
12. 땀이 날 정도의 적당한 운동을 하되 과로는 피한다.
13. 스트레스를 피하고 기쁜 마음으로 생활한다.

[출처 : 대한암협회]

2) 고혈압(hypertension)

(1) 고혈압의 정의

혈압(blood pressure)이란 혈관 속을 순환하는 혈액이 혈관벽에 미치는 압력을 말하며, 혈관에 따라 동맥혈압, 정맥혈압, 모세혈관압 등으로 구별한다. 일반적으로 혈압이라고 하면 동맥혈압을 말하며, 심실이 수축할 때의 혈압을 수축기혈압, 심실이 이완할 때의 혈압을 확장기혈압(이완기혈압)이라고 한다. 수축기혈압과 확장기혈압의 차이를 맥압(pulse pressure)이라고 한다.

정상적인 수축기혈압은 120mmHg, 확장기혈압은 80mmHg가 기준이며, 수축기혈압이 140mmHg 이상이거나 확장기혈압이 90mmHg 이상으로 상승되었을 때 고혈압이라고 진단한다(표 11-2).

고혈압은 원인이 명확하지 않은 일차 고혈압(본태성 고혈압)과 신장질환, 내분비질환, 신경계 질환 등 특정 질환이 원인이 되어 발생하는 이차 고혈압으로 나뉘는데 연령이 증가할수록, 남자에서 여자보다 유병률이 높다. 특히 일차 고혈압은 모든 고혈압의 90% 이상을 차지하며 유전적 원인뿐만 아니라 환경적 요인의 영향을 받기 때문에 관리가 중요하다.

고혈압은 발생하여도 일상생활에서 증상이 거의 없어 조기진단이 어렵고 만성으로 진행되는 경우가 대부분이어서 관상동맥질환, 뇌혈관질환, 신장질환 등 다양한 합병증의 원인이 된다.

표 11-2 성인의 혈압분류(mmHg)

혈압분류		수축기혈압		확장기혈압
정상혈압*		<120	그리고	<80
주의혈압		120~129	그리고	<80
고혈압전단계		130~139	또는	80~89
고혈압	1기	140~159	또는	90~99
	2기	≧160	또는	≧100
수축기단독고혈압		≧140	그리고	<90

* 심뇌혈관질환의 발병 위험이 가장 낮은 최적혈압

[2022년 고혈압 진료지침]

(2) 고혈압의 위험요인

고혈압의 위험요인은 비만, 당뇨, 흡연, 운동부족, 호르몬변화 등의 조절 가능한 인자와 가족력, 나이, 성별 등 조절 불가능한 인자에 영향을 받고 있으며, 조절 가능한 위험인자를 관리하는 것이 중요하다.

① 선척적 요인(조절 불가능한 위험인자)

가족력, 나이(55세 이상), 성별, 인종 등

② 후천적 요인(조절 가능한 위험인자)

비만, 당뇨, 지속적인 음주, 운동부족, 짠 음식 섭취(염분섭취 과다), 과도한 스트레스, 일정 약물의 남용, 흡연, 호르몬 변화, 의존적인 생활습관 등

(3) 고혈압의 증상

대부분의 경우 심각한 고혈압에도 뚜렷한 증상이 없어 '침묵의 살인자'라고 불리기도 한다. 조절되지 않은 고혈압 상태가 장기간 지속될 경우 두통, 이명, 현기증, 불면증, 피로감, 신경질적인 증상, 심계항진, 흉통, 호흡곤란 등을 호소하며 좌심실비대 증상이 나타난다.

(4) 고혈압의 합병증

지속적인 고혈압은 혈액순환량을 감소시켜 점진적으로 합병증을 일으킨다. 심부전, 심근경색, 협심증, 부정맥, 신부전, 고혈압성 망막증, 요독증, 뇌졸중(뇌경색, 뇌출혈), 동맥경화, 말초혈관질환 등의 합병증이 발생한다.

3) 심장질환(heart disease)

심장질환은 심장 혹은 심장의 동맥에 발생하는 질환으로 허혈성 심장질환, 협심증, 심근경색, 부정맥 등이 있다. 심장질환이 있는 경우 주로 발생하는 6대 주증상으로 호흡곤란, 심계항진, 흉통, 피로감, 부종, 실신이 있고, 기타 증상으로 청색증, 경정맥팽대, 두통, 심잡음, 발한 등이 있다.

(1) 협심증(angina)

주로 심장근육에 산소공급이 불충분할 때 발생한다. 가슴부근에서 긴장, 압박감, 가슴조임 증상을 느낀다. 통증은 목, 턱, 치아, 왼쪽 등부위, 오른쪽 팔에 나타나며 숨이 막히거나 소화불량처럼 느껴지기도 한다. 협심증은 안정협심증, 불안정협심증, 이형협심증으로 분류한다.

(2) 류마티스심장병

어린 시절 상기도 염증이 원인이 되어 발생하는 심장판막질환을 말하며 승모판협착증과 대동맥판폐쇄부전증 등이 발생한다.

(3) 심근병증

심장근육이 병들어서 수축과 이완의 역할을 제대로 못하는 질환이다.

(4) 고혈압성 심장질환

중년 이후의 성인병으로 일상생활의 위험요인 때문에 발생하는 심장병이다.

(5) 허혈성 심장질환

심근 자체에 혈액과 산소를 공급하는 관상동맥에 동맥경화가 일어나 동맥 내경이 좁아진 결과, 심근이 필요로 하는 만큼의 혈액을 공급하지 못하기 때문에 생기는 질환이다. 허혈성 심장질환의 대표적인 증상은 협심증이며 힘든 일을 할 때, 흥분하였을 때, 관상동맥에 경화증이 있는 사람은 가슴 한복판에 심한 통증을 느끼게 된다.

4) 당뇨병(diabetes mellitus)

(1) 당뇨병의 정의

인체에 섭취된 음식물은 대부분 흡수되어 포도당의 형태로 혈중으로 운반되어 세포로 들어가 에너지동력원으로 사용되는데, 포도당이 세포로 이동하기 위하여 인슐린(insulin)을 필요로 한다. 인슐린은 췌장의 랑게르한스섬 베타세포에서 분비되는 호르몬으로, 세포와 결합하여 포도당이 세포로 이동하여 에너지원으로 쓰이게 도와주는 역할을 한다. 이러한 인슐린 분비에 장애가 온 것을 당뇨병이라고 한다.

(2) 당뇨병의 종류

① 원발성 당뇨병

- **제1형(인슐린 의존형) 당뇨병** : 췌장에서 인슐린을 만들지 못하기 때문에 발생하며 증상이 급격하게 발전하며 심하게 나타난다. 대개 유아기나 청소년기에 발생하며 반드시 인슐린으로 치료하여야 한다.
- **제2형(인슐린 비의존형) 당뇨병** : 주로 40대 이후에 발병하며, 당뇨병 환자의 80% 이상을 차지하고 있다. 췌장의 인슐린 분비능력은 정상인 수준이나 비만 등의 이유로 체내에서 필요로 하는 인슐린의 양을 충분히 충족시키지 못하여 발생된 것으로 식이요법, 운동요법 등으로 관리할 수 있다.

② 이차성 당뇨병

만성 췌장염, 내분비질환(쿠싱증후군, 말단비대증), 유전적 증후군 등에 의하여 이차적으로 당뇨병이 유발되는 경우이다.

③ 임신성 당뇨병

임신 중 처음 발견되었거나 임신의 시작과 동시에 생긴 당뇨병을 말한다. 임산부의 2~3%에게서 발병하며, 임신 중 혈당조절이 안 될 경우 태아에게 영향을 줄 수 있다.

(3) 당뇨병의 3대 증상

- 다갈(다음)
- 다뇨
- 다식

(4) 당뇨병의 진단

당뇨병은 혈중 포도당(glucose) 농도를 측정하여 진단하며, 8시간 이상 금식한 상태에서 측정한 공복혈당이 126mg/dL 이상인 경우나 75g 경구 포도당 부하검사 2시간 후 혈당이 200mg/dL 이상인 경우나 당화혈색소 검사 결과가 6.5% 이상인 경우에 당뇨병으로 진단한다(표 11-3).

표 11-3 당뇨병 진단기준(혈당수치)

	정상	당뇨 전단계	당뇨 관리 필요
공복(mg/dL)	100 미만	100~125	126 이상
식후 2시간(mg/dL)	140 미만	140~199	200 이상
당화혈색소(%)	5.7 미만	5.8~6.4	6.5 이상

(5) 당뇨병 합병증

급성은 당뇨병성 케톤산증, 고삼투압성 비케톤성 혼수, 저혈당성 혼수 등이 있고, 만성에서는 심혈관계 질환(고혈압, 동맥경화증), 당뇨병성 신경병증, 신증, 망막증, 족부(발)질환 등이다.

(6) 당뇨병의 예방관리

평소 본인의 혈당을 주기적으로 검사하여 조기발견에 힘쓰고, 올바른 식이요법과 약물요법 및 운동요법 등으로 발생을 예방하거나 악화를 방지하는 것이 중요하다.

5) 뇌졸중(cerebral stroke)

(1) 뇌졸중의 정의

뇌혈관장애로 인한 질환 및 사고의 총칭으로, 일반적으로 뇌혈관에 순환장애가 일어나 갑자기 의식장애와 함께 손상 반대측에 마비를 일으키는 급성 뇌혈관질환이다. 손상된 뇌혈관의 부위, 크기, 침범된 구조, 응급관리 등에 따라 증상이 달라지며, 특히 손상부위에 따라 정신장애, 지각장애, 인지장애, 언어장애, 감각장애, 운동장애, 감정장애 등 다양한 증상을 일으키거나 사망에 이르게 한다.

WHO는 뇌졸중을 '급속히 발생한 국소적 또는 전반적 뇌 기능장애가 24시간 이상 지속하거나 사망을 초래하는 것으로 뇌혈관의 질병 외에는 다른 원인을 찾을 수 없을 때'로 정의하고 있다. 뇌졸중은 뇌혈관의 폐색으로 인한 뇌경색과 뇌혈관의 파열로 인한 뇌출혈로 나눌 수 있다.

(2) 뇌졸중의 분류

① 뇌출혈(hemorrhage)

뇌혈관에 발생한 출혈에 의해 뇌신경조직의 손상과 함께 혈종을 형성하여 뇌공간을 점유함으로써 주위의 뇌조직을 압박하여 손상을 일으키는 상태를 말한다. 뇌출혈이 발생하면 혈류의 공급 장애와 혈종에 의한 압박으로 세포허혈을 발생시키는데, 주로 고혈압성 뇌출혈과 동맥류 파열로 발생하고 뇌동정맥에 기형이 있는 경우 발병확률이 높다. 고혈압이나 뇌동맥류는 뇌의 심부 혈관에서 갑작스러운 혈압 상승이 발생하는 경우 혈관이 적응하지 못하고 파열됨으로써 뇌출혈을 일으킨다. 뇌졸중의 20% 정도에서 발생하며, 사망률은 높지만 발병률은 감소하는 추세이다. 고혈압성 뇌출혈은 뇌내출혈을 일으키며 약 40% 정도에서 사망하고, 뇌동맥류에 의한 출혈은 90% 정도가 지주막하출혈로 발생한다.

- **뇌실질내출혈** : 출혈에 의해 발생된 혈전이 직접 뇌실질은 파괴하고, 뇌부종이나 순환장애에 의해 2차적인 뇌손상이 나타난다.
- **지주막하출혈** : 뇌두개골 아래의 지주막 하부에서 발생한 출혈로, 뇌와 두개골 사이의 공간으로 흘러들어가 뇌척수액과 혼합되고 뇌압을 상승시킨다.

② 뇌경색(infarction)

혈전이나 색전 등으로 뇌혈관이 폐색된 상태로, 해당 혈관이 분지하는 부위의 뇌조직이 괴사한다. 뇌졸중의 80% 이상에서 발생하며, 사망률은 낮지만 발병률은 증가하는 추세이다.

- **뇌혈전(thrombosis)** : 혈전은 혈관 속이나 심장 속에서 혈액 성분이 국소적으로 응고해 생기는 덩어리로, 혈관 내피의 손상이나 염증, 동맥경화, 혈액의 정체, 혈액성분의 이상 등에 의해 발생한다. 혈전이 발생되면 그 부분의 혈관을 좁히거나 막아 혈류를 방해하거나 가로막아 조직을 손상시킨다. 혈전은 주로 심장의 관상동맥이나 뇌혈관에서 발생하는데 뇌혈관에서 발생한 혈전을 뇌혈전이라고 한다. 뇌혈전으로 인해 뇌경색이 발생하면 해당 부위는 허혈을 일으키고 뇌조직의 손상을 받아 신경학적 결손과 신체기능의 장애가 발생한다. 뇌혈관의 중대뇌동맥의 가지에서 호발한다.
- **뇌색전(embolism)** : 색전이란 혈관의 일부 또는 전부를 폐색시킨 원인물질로, 대부분 혈전이 떨어져 나와 발생한다. 혈전 외에도 세균, 기생충, 세포, 공기방울, 지방 등이 색전을 일으킨다. 뇌색전은 뇌혈관에 발생한 색전증을 말하며, 뇌혈전으로 인해 뇌경색이 발생하면 해당 부위는 허혈을 일으키고 뇌조직이 손상을 받아 신경학적 결손과 신체기능의 장애가 발생한다. 뇌혈관의 중대뇌동맥에서 호발하며, 심장질환을 가진 환자들의 경우 합병증으로 발생하는 경우가 많다.
- **일과성 허혈발작(transient ischemic attacks)** : 일시적인 뇌혈류 부족으로 허혈성 뇌졸중 증상이 발생한 후 완전경색에 이르기 전에 뇌혈류가 회복되어 증상이 없어지는 경우를 말한다. 대개 24시간 내 완전히 회복된다. 뇌경색의 경고 또는 전조증상일 수 있으므로 주의를 필요로 한다.

(3) 뇌졸중의 위험인자

뇌졸중의 발생을 증가시키는 위험인자에는 나이, 성별, 가족력과 같은 조절 불가능한 인자와 고혈압, 당뇨, 심장병, 흡연, 고지혈증, 나쁜 생활습관(운동부족, 음주, 비만, 식이습관 등)과 같은 조절 가능한 위험인자가 있다.

3. 생활습관병의 예방대책

대부분 흡연, 과식, 과음, 운동부족 등의 잘못된 생활습관에 의해 발생하기 때문에 평소 생활을 어떻게 하느냐에 따라 질병에 걸릴 수도, 건강할 수도 있다. 따라서 식생활 개선과 개인의 건강관리, 규칙적이고 알맞은 운동, 충분한 수면과 휴식, 금연, 절주, 위생관리 철저 등 기존의 생활습관을 바꿈으로써 실제로 60% 이상은 질병의 예방과 치료가 가능하다고 보고되었다.

① 1차 예방

건강증진, 환경위생, 보건교육

② 2차 예방

집단건강검진(조기발견, 조기치료 ⇨ 가장 능률적인 방법)

③ 3차 예방

후유증 경감, 사회복귀, 재활

section Ⅲ

정신보건

1. 정신보건의 개념

1) 정신건강의 정의

정신질환이란 신체적 · 심리적 · 유전적 · 환경적 요인에 의해 발생하는 질병으로, 현대사회는 정신적 위기라고 할 만큼 자아상실의 위기, 기계문명과 생명의 충돌, 사회 병리와 정신보건이 심각한 상태에 놓여 있다.

정신보건학에서 말하는 정신건강은 다음과 같다[글로버(Glover) 박사].

- 정신질환이 없을 것
- 자기 자신의 행동에 있어서 정신적 갈등의 지배를 받지 않을 것
- 자기 자신의 일에 만족할 만한 근로 능력이 있을 것
- 사랑할 수 있는 능력이 있을 것

2) 정신보건의 목적

정신보건의 목적은 지역사회 주민의 정신건강 유지, 증진, 회복, 예방에 필요한 지식과 기술을 연구하고 건강한 사회를 이룩하는 데 있다. 즉, 정신보건은 ①정신장애를 예방하고, ②건전한 정신기능을 유지 및 증진시키며, ③정신질환의 조기발견과 ④정신장애 치료 후 정상적인 사회복귀와 참여를 실현하는 데에 그 목적이 있다.

3) 정신보건의 목표

복잡하고 경쟁이 치열한 현대사회 속에서 정신건강을 유지하기 위하여 정신보건에 대한 지식을 갖고 건강한 사회를 이루기 위해 다음과 같이 2가지 구체적인 목표를 가진다.

(1) 적극적 목표

매일의 생활에서 정상적으로 찾을 수 있는 압력과 긴장을 정상적인 기능으로 극복할 수 있도록 도와주는 것이 적극적인 목표이다. 즉, 예방이란 심한 비적응 상태를 초래할 만한 여러 가지 요인을 개인의 생활에서 격리하는 것이다.

(2) 소극적 목표

정신보건의 구체적인 목적은 장애요인을 치료적인 방법으로 제거하는 데 있으며 이것을 치료적 목표라고 한다.

4) 정신장애의 심리적 요인

인간의 욕구는 반드시 실현된다고 할 수는 없으며 많은 장벽에 부딪히게 된다. 이러한 장벽을 극복하면 긴장이 해소되고 쾌감과 심리적인 안정감을 가질 수 있지만, 극복하지 못하면 욕구 그 자체가 억압될 수 있다. 또한 욕구를 충족시키기 위한 노력을 시도하다가 좌절하게 되면 욕구불만이 해소되지 않은 채 심리적인 불안이 남게 된다(그림 11-3).

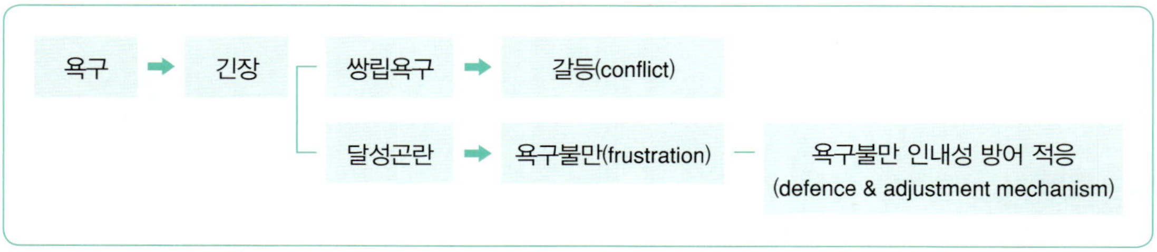

그림 11-3 욕구와 불만

(1) 몽상

인간이 가지는 야망 중에서 가상적이며 현실적이지 못한 허망한 것이 몽상이며, 이는 달성될 수 없고 또 과도한 몽상의 결과는 정신장애를 가져올 수 있다.

(2) 부모와의 갈등

부모의 엄한 권한은 자녀를 갈등 상태로 만들 수 있다.

(3) 열등감과 우월감

지나친 열등감은 개인주의로 바뀌어 폭력으로 해결하려 들고, 지나친 우월감은 신망을 잃게 되어 단체활동에서 도외시된다.

(4) 번민

이미 잘못 저지른 과오나 어떤 곤란한 문제의 해결이 어려워져서 지나친 번민 속에 빠지는 경우 끝내 해결하지 못하면 정신장애의 요인이 된다.

5) 정서의 성질과 기능 및 조정

(1) 정서의 의미

정서의 3요소로 본질, 발달, 제어가 있는데, 정서는 생리적인 변화를 수반하며 우리 마음대로 할 수 없다. 정서적인 표현은 우리의 몸 전체에 널리 퍼져 있으며, 인간 전체에 영향을 끼치고 있는 내분비와 밀접하게 작용한다.

(2) 정서의 종류

① 공포

위험한 사태가 생길 때 일어나는 것으로, 대상으로부터 도피 혹은 회피하는 반응이 일어나고 주관적으로는 불쾌하다.

② 근심 및 걱정

본질적으로 미래에 일어날지도 모르는 사건에 대한 공포반응으로, 실제적인 원인보다는 상상적인 원인 때문에 생긴다고 보고 있으며 누구나 쉽게 느끼고 자주 일어난다.

③ 분노

행동에 장애를 받았을 때 그 장애물을 타파하려는 적극적인 공격의 반응을 일으키는 것을 말한다. 대상이 뚜렷하며 불쾌감을 준다.

④ 애정(사랑)

무조건적인 사랑은 어머니가 주는 즐거운 만족이며 이것이 조건자극인 다른 사람이나 물건들에 대한 사랑으로 발달된다.

⑤ 혐오

사랑과 반대되는 것으로서 욕구충족을 방해하는 대상을 향해 일어난다.

⑥ 질투

질투는 노여움에서 발달된 것으로 자기가 애정을 느끼는 상대방이 포함된 사회관계가 이러한 정서를 느끼게 한다.

⑦ 슬픔

부모와 가족과의 이별, 친구 간의 이별 등 질적인 손상에서 일어난다.

2. 정신보건문제

인간은 누구나 그 자신의 정신건강 유지와 증진을 위하여 노력하여야 하고 또 사회로부터 보장받아야 한다. 정신장애로서 질병 상태에 놓였다면 더욱 적극적으로 치료에 참여하여야 하며 건강을 회복하는 방법을 모색하여야 한다. 이런 정신건강적 보장을 오래도록 유지하기 위하여 개인이 갖는 가족과 사회와의 관계를 통하여 여러 병리적 요소를 제거하는 데 관심을 기울여야 한다. 정신보건에서 취급되어야 할 문제는 정신건강에서 벗어난 병리적 현상의 회복, 정신건강의 증진과 예방에 있다.

1) 사춘기 정신보건문제

사춘기는 신체적으로나 정신적으로 가장 강력한 위기의 시기이다. 지금까지의 가치 기준이 변하기도 하고 자신의 태도, 생활태도가 변한다. 사춘기와 청년기는 정신적으로 갈등이 심한 격동기라고 할 수 있으며 이성관, 인생관 등 생활환경에서 사상이나 이념 등에 많은 변화가 있는 인생의 전환기라고 할 수 있다. 따라서 억압보다는 이해를 시키고 논리적인 것과 사실에 입각하여 정확한 비판과 판단을 할 수 있도록 지도하고 협력하여야 한다.

또한 이 시기의 독특한 자아로 인한 가치관의 붕괴와 새로운 가치윤리관에 도전함으로 인해 탈선하기 쉬우므로 가출, 비행, 약물 남용, 문란한 성문제 등에 대해 더욱 깊은 배려가 필요하다.

2) 노인 정신보건문제

노년기의 뇌위축은 어느 정도 기질적 변화를 바탕으로 하고 있으며, 성인병의 만성화에서 오는 정신적 변화도 심각하다. 갑작스러운 정년을 맞으면서 소외와 외로움, 죽음, 이별에 대한 민감성 때문에 정신장애를 많이 일으킨다. 특히 노인인구의 급격한 증가로 여러 가지 사회적 문제와 정신적 문제가 결합된 형태로 나타나고 있다. 노후대책의 미비로 인한 노인빈곤은 불안한 일상을 보내는 원인이 되며, 의료비의 증가로 인해 더욱 심화되고 있다.

한국은 현재 노인인구가 20%를 넘는 초고령사회로 진입하였다. 이에 따라 노인의 정신보건문제가 증가하고 있으며, 치매노인의 급격한 증가로 인해 가정과 사회에 새로운 문제가 제기되고 있다.

3) 약물중독문제

약물은 마약을 비롯해 진통제, 환각제, 항불안제, 수면제, 각성제 등의 탐닉으로 생기는 중독현상과, 본인이 탐닉하는 상태가 아니더라도 작업장의 조건에 따라 중독되는 중금속이나 농약 등의 오염현상 때문에 생기는 정신장애현상은 사회적인 문제로서 다루어져야 한다. 특히 최근 급증하고 있는 신종 마약류가 새로운 사회문제로 대두되고 있다.

4) 성문제

성은 청소년에서부터 노년층에 이르기까지 전 생애주기에 걸쳐 다양한 문제를 일으키고 있다. 특히 인터넷과 사회관계망 서비스의 발달은 성에 대한 비정상적인 정보를 급격하게 증가시켰고, 청소년의 정상적인 성교육 시기보다 빠르고 신속하게 퍼져나가고 있다. 성을 인식하는 시기부터 성년의 성적 윤리관을 갖추게 될 때까지 올바른 성적 목표를 잃지 않도록 건강한 성문화와 성인식에 대한 교육이 필요하다. 추구되어야 하는 자기실현문제가 종합적으로 다루어져야 한다.

5) 자살문제

자살 빈도로 보면 여자가 많고, 성공률은 남자가 높다. 자살을 기도하는 사람의 1/6은 대체로 성공하는데 전체 자살자의 1/3은 심각한 정신장애에 이환되어 있음이 밝혀졌다. 자살은 공격적 충동성이 잠재하고 있으며, 순간적인 충동성 때문에 자신을 파괴하는 경우는 예측하기 어렵다.

자살 충동은 좌절, 삶의 보람 상실, 이별 등의 원인 혹은 신체적 장기 질환을 앓았을 때 생길 수 있는데 죽음의 공포와 질병의 고통으로부터 벗어나기 위하여 자살한다. 주위의 모든 사람들은 자살기도로부터 환자를 보호하기 위하여 각별한 배려가 필요하다.

Comment

발달단계별 정신건강관리

영 · 유아기	모친의 영향을 받아 장래의 인격형성을 좌우하는 기초가 성립되는 시기 ▶ 정신건강관리상 중요한 시기
학령기	학교생활을 통해 장래의 인격형성에 큰 영향을 받는 시기 ▶ 담임교사의 역할이 중요
사춘기와 청년기	정신적 격동기로 인생관, 이성관, 사회관, 사상이나 이념 등에 격동이 있는 시기 ▶ 인생의 전환기
갱년기와 노년기	육체적으로 퇴행성 변화가 있고, 정신적으로 변혁이 일어나기 쉬운 시기 ▶ 삶에 대한 불만, 우울증, 신경증이 생길 수 있는 시기

3. 정신질환의 분류와 특징 (그림 11-4)

1) 정신질환의 분류

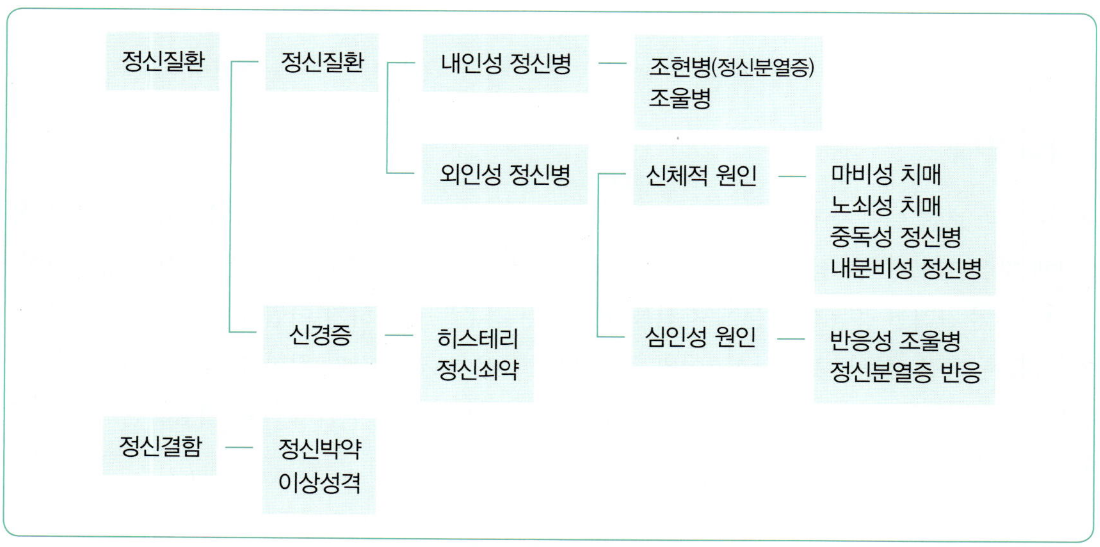

그림 11-4 정신질환의 분류

2) 주요 정신질환의 특징

(1) 조현병(정신분열증, schizophrenia)

감정, 사고, 행동 등에 장애가 있는 정신질환으로 청년기에 발병하여 만성적으로 진행한다(20~40대에 호발). 주요 증상으로 사실이 아닌 것을 믿는 망상, 외부자극 없이 소리를 듣거나 이미지를 보게 되는 환각, 횡설수설하는 말, 기괴한 자세를 취한 채 고정되어 있는 모습, 다른 사람의 지시나 요청에 무반응, 감정표현의 결여 등이 나타난다.

(2) 조울증(양극성 기분장애, bipolar disorder)

우울증과 조증이 번갈아가면서 나타나는 장애로, 극심하게 침울하거나 슬픈 기분에서부터 지나치게 기분이 고양되거나 쾌활한 양상까지 극단적인 기분의 변화가 일어난다.

(3) 불안장애(anxiety disorder)

가장 흔한 정신장애로, 과도한 공포나 불안을 느끼며 그로 인하여 행동에 부정적 영향을 받는 장애이다. 공포 및 불안의 대상이나 증상에 따라 공황장애, 사회적 불안장애, 범불안장애, 특정 공포장애 등 여러 종류로 나뉜다.

(4) 우울장애(major depressive disorder)

불안장애 다음으로 가장 흔한 정신장애로, 주요 증상으로 일상생활이 우울하고 의욕이 없으며, 감정적 장애, 피곤, 집중도 저하, 식욕저하, 체중감소, 두통, 불면증 등이 나타난다. 심해지면 자살충동을 느끼고 이행에 이를 수 있다.

(5) 강박장애(obsessive compulsive disorder)

강박관념과 강박행동으로 인해 일상생활에 지장이 발생하는 장애이다. 강박관념이란 원하지 않는 생각이나 이미지가 반복해서 떠올라서 불안과 고통을 느끼는 것을 말하고, 강박행동은 강박관념을 해소하기 위하여 반복적으로 계속하는 행동을 말한다.

(6) 인격장애(personality disorder)

사회적 기대에 어긋난 비정상적 사고나 행동이 지속적이고 전반적인 형태로 나타나서 성격으로 굳어진 듯한 경우를 일컫는 장애로, 주요 인격장애에는 편집성 인격장애, 반사회적 인격장애(사이코패스), 경계성 인격장애, 자기애 인격장애, 회피성 인격장애, 의존성 인격장애가 있다.

(7) 외상후스트레스장애(post-traumatic stress disorder, PTSD)

생명을 위협할 정도의 극심한 스트레스(정신적 외상)를 경험한 후 발생하는 심리적 반응으로, '정신적 외상'이란 충격적이거나 두려운 사건을 당하거나 목격하는 것을 말한다. 이러한 외상은 대부분 갑작스럽게 일어나며 경험하는 사람에게 심한 고통을 주고 일반적인 스트레스 대응능력을 압도한다.

(8) 신경발달장애(neurodevelopmental disorder)

18세 이전, 대부분 유아기나 아동기 때 나타나는 정신장애로, 환경적 요인보다는 신경학적 요인으로 발생하는데, 조기에 발견하여 적절하게 치료하면 효과가 크다. 신경발달장애에는 지능장애, 의사소통장애, 자폐성 장애, 주의력결핍 · 과잉행동장애(ADHD), 특정 학습장애 등이 있다.

(9) 신체성 증상장애(somatic symptom disorder)

신체적 증상과 관련하여 심리적 고통을 겪는 장애로, 두통, 복통, 피로, 어지럼증 등 신체적 고통을 호소하면서 이에 대해 과도하게 집착하고 걱정하며, 증상에 대해 많은 시간과 노력을 사용하게 된다.

(10) 해리장애(dissociative disorder)

의식이나 기억, 자기 정체감, 감정, 지각 등에 있어 평소의 경험에서 벗어나 매우 다른 양상을 보이는 장애이다. 해리장애에는 해리정체장애, 해리성 기억손상 등이 있다.

(11) 물질사용장애(substance use disorder)

알코올, 대마초, 코카인, 아편 등 물질에 대해 흔히 말하는 '중독'이 된 상태이다. 그 물질들에 대한 강한 욕구로 인하여 반복적으로 사용하며, 그것 때문에 일상생활, 대인관계, 직장 및 학교생활에 지장을 받으면서도 사용을 줄이지 못하는 장애이다.

(12) 섭식장애(eating disorder)

음식섭취에 관련해 이상을 보이는 장애로, 신경성 식욕부진증, 신경성 폭식증 등이 있다.

4. 정신보건의 예방대책

정신보건에서 질병 예방을 위한 대책은 개인적, 사회적, 국가적 차원에서 다양한 조치를 포함한 전체적인 접근이 필요하다. 정신건강 교육 및 인식 확대, 스트레스 관리 및 적응능력 강화, 사회적 지지체계 강화, 정신건강의 조기발견과 조기치료, 장애 방지 및 장애인 보호, 노동환경 개선, 사회 복귀사업 등의 정책 시행이 중요하다.

① 1차 예방

정신질환의 원인이 되는 요인의 제거 및 질병발생의 예방, 상담 프로그램, 지역사회 주민에 대한 정신보건 교육, 지역사회인의 계몽

② 2차 예방

조기진단과 치료를 통하여 생산성의 제한 방지, 위기극복, 응급처치, 질병의 치료

③ 3차 예방

남아 있는 기능의 유지 및 최대화를 통한 후유증 감소 및 재활

CHAPTER

12

보건통계

section I 통계

1. 통계의 개념

통계학(statistics)이란 관측자료(data)의 수집, 정리, 요약, 제시 및 분석하는 방법과 이론을 다루며 자료를 분석하고 그 결론을 토대로 판단의 근거자료를 제공하는 과학적인 학문으로, 크게 기술통계학(descriptive statistics)과 추론통계학(inferential statistics)으로 분류된다. 대다수의 사람은 통계를 불확실한 사실에 대해 결정을 내리는 데 도움을 주는 도구로 생각한다.

보건통계학은 건강과 질병 및 공중보건학에서 나타나는 현상들의 일반성이나 규칙성 등을 파악하고 현황을 기술하거나 제시함으로써 건강과 관련된 현상의 변동을 확률론적으로 추론하는 학문이라 볼 수 있다.

2. 통계자료의 수집

1) 모집단과 표본

대다수의 현황을 정확하게 파악하고자 할 때는 항상 모집단 전체를 조사하여야 하나 모집단 전체를 조사하려면 시간과 비용면에서 쉽지 않으며, 또한 대부분의 경우 모집단 전체를 조사하는 것이 오히려 바람직하지 않을 수도 있다. 그래서 조사 시 모집단의 일부라고 할 수 있는 표본을 추출하여 그 표본으로부터 통계자료를 수집하고 그 표본의 특성값(표본통계량)들을 산출해 낸다. 결국 통계량으로부터 모집단의 특성값(모수)을 추정하여 그로부터 모집단의 특성을 해석한다.

모집단 전체를 대상으로 통계자료를 수집하는 조사를 전수조사(complete survey)라고 하고, 표본을 이용하여 조사하는 것을 표본조사(sample survey)라고 한다.

모집단을 조사하는 대신 표본조사를 하는 이유는 다음과 같다.

- 전수조사가 현실적으로 어렵거나 불가능한 경우
- 무한모집단인 경우(작물의 매년 수확량 및 내원 환자의 추정 등)

- 시급한 조치가 요구되는 경우(질병의 집단유행 시, 시장점유율의 신속한 판단이 요구될 시)
- 대상이 파괴되어야만 측정이 가능한 경우(시약검사, 볼펜품질 등)
- 전수조사 시 오히려 비표본 추출 오차가 커져 정확성이 감소될 우려가 있는 경우
- 표본조사만으로는 오차가 커져 정확성이 감소될 우려가 있는 경우(입력오류)
- 표본조사만으로도 적당한 오차 한계 내에서 모수를 측정할 수 있는 경우 등

2) 통계적 방법

(1) 기술통계(descriptive statistics)

기술통계는 하나의 주어진 집단을 기술 · 요약하는 데 관심이 있을 뿐 이 집단에서 얻어진 결과를 가지고 다른 어떤 집단의 특성을 추정하는 데는 관심이 없다. 통계적 분석의 주요 관심은 한 개체에 대한 측정치가 아니라 집단으로서의 전체적 특성을 요약하고 기술해 주는 데 그 의의가 있다.

기술통계의 예로는 올해 통계학에 등록된 학생들의 평균신장을 도수분포표와 히스토그램으로 나타낸 것을 들 수 있다.

(2) 추론통계(inferential statistics)

모집단에서 표본을 추출하여 표본조사를 통하여 얻은 자료로부터 모집단을 추정하는 것을 말하며, 표본을 통해 모집단의 특성을 일반화하여 설명하게 된다. 추론통계는 추정과 가설검증으로 나뉘는데, 추정은 한 표본의 특성을 통하여 그 표본이 속해 있는 모집단의 특성을 추정하는 것이다. 예를 들어 새로 태어난 여아들의 평균체중을 알고자 할 때 인구집단 전체에서 태어난 여아 전체의 체중을 측정하기란 쉽지 않다. 그러므로 인구집단 전체의 특성을 대표할 수 있는 표본을 선정하여 그 표본의 체중을 이용하여 인구집단 전체의 여아 체중을 추정해 볼 수 있다. 가설검증은 연구자가 설정한 두 변수 간의 예상되는 관계를 통계분석방법을 이용하여 검정하는 것이다.

3) 통계치와 모수

통계치는 표본의 특성을 측정한 것이며, 모수는 모집단의 특성을 측정한 것이다. 모집단 전체를 측정하기는 어려우므로 표본에서 나온 통계치로써 모집단의 모수를 추정한다. 이들을 구별하기 위하여 통계치는 라틴 글자로, 모수는 그리스 글자로 표시한다. 예를 들면 인구집단 전체에서 출생한 여아의 평균체중을 μ(뮤), 표준편차를 σ(시그마)라고 한다.

4) 변수의 척도

변수란 모집단 내에 존재하는 여러 개인이나 물체 혹은 사건 간의 다른 특성이라고 할 수 있으며 상수(constant)에 비해 변화하는 수(variable)를 말한다.

변수들의 측정척도는 자료의 특성을 명명하거나 일정한 순서를 매기거나 양적인 값을 지정할 때 사용되며, 명목척도, 서열척도, 등간척도, 비율척도의 4가지 종류가 있다. 이 중 최하위는 명목척도이다. 특히 명목척도와 서열척도는 질적척도(qualitative scale)에 해당하고, 등간척도와 비율척도는 양적척도(quantitative scale)에 해당한다.

(1) 명목척도(nominal scale)

사물의 속성에 따라 이름을 부여하는 척도이며, 순위와 상관없이 자료의 특성이나 성질을 나타낸다.

예 : 성별(1 = 남, 2 = 여), 결혼상태(1 = 기혼, 2 = 미혼, 3 = 이혼, 4 = 사별), 인종, 혈액형 등

(2) 서열척도(순서척도, ordinal scale)

상대적 크기에 따른 척도이며, 자료들을 서열 순서에 따라 구분한 척도이다.

예 : 경제수준(1 = 하, 2 = 중, 3 = 상), 만족도(1 = 불만, 2 = 보통, 3 = 만족) 등

(3) 등간척도(간격척도, interval scale)

자료들의 순서를 구분할 수 있으며, 어떤 표본단위와 다른 표본단위가 '얼마만한 차이가 있는지' 확인할 수 있는 척도이다. 단, 등간척도에서의 '0'은 임의의 값이다.

예 : 온도(1 = 0~9℃, 2 = 10~19℃) 등

(4) 비율척도(ratio scale)

비척도라고 한다. 대소의 관계뿐만 아니라 일정한 측정기준으로 순서 있게 자료를 명명하며, '0'의 값은 절대값 0(zero)을 의미한다. 등간척도와 구분되는 점은 절대영점을 가진다는 것이다.

예 : 90cm의 아들 키와 180cm의 아빠 키

5) 표본추출법(sampling)

모집단에서 표본을 추출하는 표본추출법에는 비확률표본추출법(purposive sampling)과 확률표본추출법(random sampling)이 있다. 주로 확률표본추출법이 이용되는데, 그 이유는 비확률표본추출을 하는 경우 모집단에 그 결과를 적용할 수 없고 개인의 편견이 개입될 수 있기 때문이다. 확률표본추출법에는 단순

무작위 표본추출, 계통적 표본추출, 층화 표본추출, 집락 표본추출 등이 있다.

비확률표본추출법은 임상연구에서 확률추출보다 실제적으로 더 자주 활용되는 방법으로, 확률표본추출이 사실상 불가능하거나 모집단을 정확하게 규정지을 수 없는 경우 또는 표본오차(sampling error)가 큰 문제가 되지 않거나 반드시 확률표본추출을 할 필요성이 없는 경우에 활용된다. 비확률표본추출법에는 연속추출(consecutive sampling), 편의추출(convenience sampling), 판단추출(judgmental sampling)이 있다.

(1) 단순무작위 표본추출(simple random sampling)

확률표본추출의 가장 기본적인 유형으로, 각 사례가 그 표본으로 추출될 확률이 모두 동일하다. 주로 이용되는 도구는 난수표이다. 표집틀이 작을 경우 종이쪽지에 이름을 써서 그릇에 담고 잘 섞은 후 원하는 표본 크기에 도달할 때까지 한 번에 한 개를 뽑는 방법과 표집틀의 각 이름에 번호를 배정하는 방법으로 선택한다.

(2) 계통적 표본추출(systematic sampling)

단순무작위 표본추출을 약간 변형하여 하나의 표본구간에서 n번째 난수를 추출하는 것으로, 연구자의 편견을 피하기 위하여 첫 번째 요소는 반드시 무작위로 선정한다. 예를 들어 학생이 10,000명이 있고 500명을 표본으로 뽑는다면 표집간격은 20이 되어서 20, 40, 60, 80, 100, …과 같이 표집된다.

(3) 층화 표본추출(stratified random sampling)

연구자가 대표성을 성취하는 데 중요한 모집단 내 변수를 알고 있는 상황에서 이용된다. 층화에 이용되는 변수에는 연령, 성별, 인종, 사회경제 상태, 진단, 지역, 기관의 유형 등이 있다. 표본은 선택된 변수에 의하여 층(stratum)으로 나뉜 뒤 단순무작위 표본추출된다.

(4) 집락 표본추출(cluster sampling)

단순무작위 표본추출이 교통시간과 비용 측면에서 방해가 될 수 있는 상황(100명을 개인적 접촉하여야 하는데 각자가 다른 지역에 있을 때)에 있을 때 사용되며, 규명된 모집단의 요소와 연계된 모든 도, 시, 기관, 조직의 목록을 포함하여 표집틀을 개발하고 이들 도, 시, 기관, 조직의 무작위화된 표본은 연구에 이용하기 때문에 다단계 표본추출이라고도 한다.

3. 통계자료의 처리

수집된 자료(데이터)는 표나 그래프를 이용하여 시각적으로 나타내거나 대푯값이나 산포도 등으로 나타내어 요약 및 정리한다.

1) 도수분포표(frequency distribution table)

수집된 자료를 한눈에 알기 쉽게 정리한 표를 말하며, 일정한 원칙에 따라 자료를 순서대로 배열한 후 알맞은 간격으로 등분하고 각 등분 안에 어떤 정보가 있는지 정리한다(변수, 도수, 누적도수, 상대도수, 누적상대도수)(표 12-1).

도수분포표의 작성순서는 다음과 같다.

① 자료(raw data)를 수집한다.

② 수집된 자료를 측정값의 크기대로 정렬한다.

③ 몇 개의 구간(급의 수)과 간격을 정한다.

④ 도수를 정한다.

⑤ 빈도를 계산한다.

⑥ 제목, 측정단위, 합계 등의 형식을 갖추어 도수분포표를 작성한다.

표 12-1 신생아의 체중 분포표

체중(kg)	급중치	도수	누적도수	상대도수(%)	상대누적도수(%)
1.0~1.9	1.45	2	2	4.0	2.0
2.0~2.9	2.45	14	16	28.0	35.0
3.0~3.9	3.45	27	43	54.0	86.0
4.0~4.9	4.45	6	49	12.0	99.0
5.0~5.9	5.45	1	50	2.0	100.0
합계		50	50	100.0	100.0

2) 그래프(graph)

수집된 자료를 시각적으로 나타내어 많은 정보를 빠르고 쉽게 이해할 수 있도록 한다.

(1) 막대그래프(bar graph)

명목척도 또는 서열척도로 측정된 변수들의 도수나 상대도수를 동일한 폭을 갖는 막대의 길이로 표현한 그래프를 막대그래프라고 한다(그림 12-1). 주로 이산변수인 경우에 많이 사용한다.

(2) 히스토그램(histogram)

막대그래프는 명목척도를 표시하는 데 비하여 히스토그램은 등간척도나 비율척도로 측정된 변수들을 그래프로 표현하는 방법이다(그림 12-2). 수평축에는 변수의 계급구간을 표시하고, 수직축에는 각 계급구간에 해당하는 도수에 비례하는 높이의 직사각형 막대를 그린다.

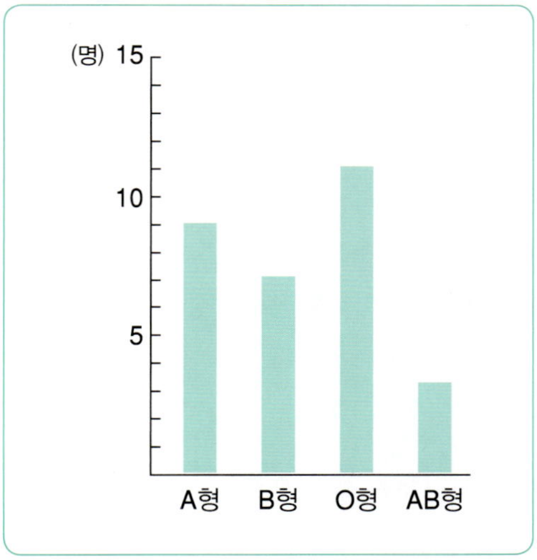

그림 12-1 막대그래프의 예(학생 혈액형의 분포)

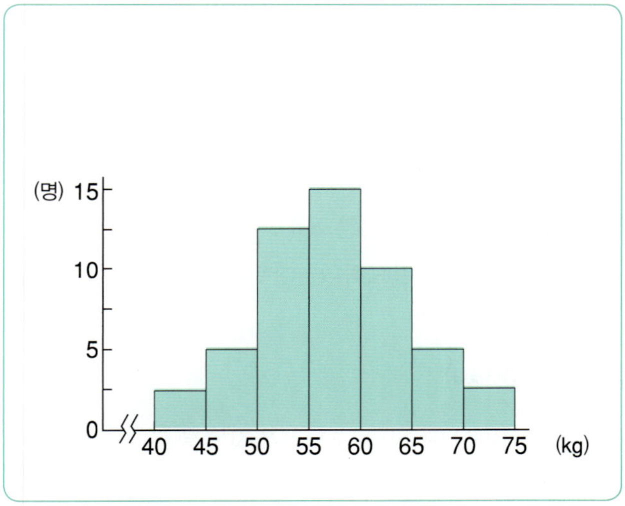

그림 12-2 히스토그램의 예(전문대학생의 체중분포)

(3) 원그래프(pie graph)

원의 중심으로부터 일정 각도 속에 포함되는 면적을 이용하여 측정값의 크기를 나타내는 그래프이며, 질적 변수에 사용한다(그림 12-3).

(4) 선그래프(line graph)

시간에 따라 변화하는 양상을 보여줄 때 유용한 그래프로, 이를 꺾은선그래프라고도 한다(그림 12-4).

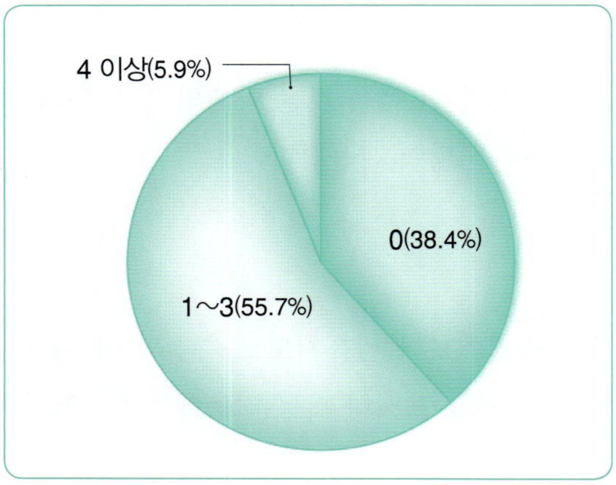

그림 12-3 원그래프의 예(출산력별 산모수)

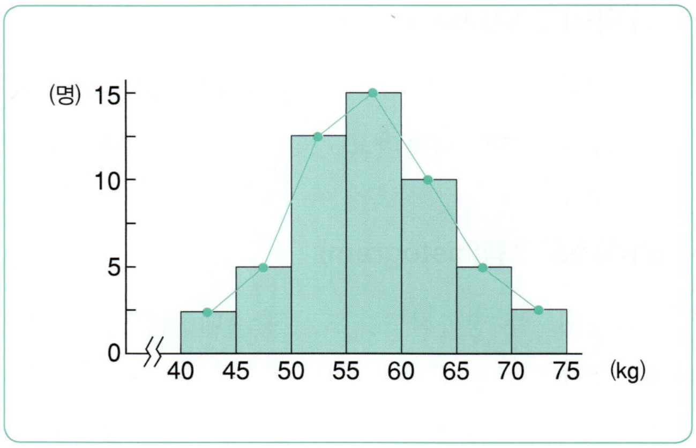

그림 12-4 선그래프의 예

3) 대푯값(representative value)

수집한 자료가 어떤 값을 중심으로 분포되어 있는지를 나타내는 것으로, 전체 자료를 하나의 수치로 대표하는 값을 말한다. 도수분포표만으로는 주어진 자료를 비교하기 어려우므로 자료의 분포 정도를 나타낼 수 있는 대푯값이 필요하다. 대푯값에는 평균, 중앙값, 최빈값이 있으며, 평균이 가장 많이 사용된다.

(1) 평균(mean)

산술평균이라고도 한다. 모든 측정치를 전부 합하여 총개수로 나누는 방법으로, 가장 보편적으로 사용하는 값이다. 평균을 나타내는 기호로는 표본평균은 $\overline{X}$, 모집단의 평균은 μ(뮤, mu)로 나타내며, 계산 공식은 다음과 같다.

- 표본평균 $\overline{X} = \frac{\Sigma X}{n}$
- 모평균 $\mu = \frac{\Sigma X}{N}$

기호 Σ(시그마, sigma)는 수학기호로 합하다는 뜻이다. 이는 모든 측정치를 합한다는 것이며, n은 표본수, N은 모집단수를 뜻한다.

평균은 몇 가지 수학적 특성을 지니고 있는데, 그중 하나는 평균과 각각의 측정치와의 차이를 더하면 0(zero)이 된다는 것이다. 즉, 측정치와 평균과의 차이가 양수인 것의 합이 측정치와 평균과의 차이가 음수인 것의 합과 같음을 의미한다.

(2) 중앙값(median)

중앙값은 측정치가 전체 자료에서 50%가 되는 지점으로, 다시 말해 측정치를 위로 50%와 밑으로 50% 나눈 값이다. 여기서 주의할 점은 중앙값은 50%가 되는 지점을 나타내는 것이지 특정치 자체를 나타내는 것은 아니다(그림 12-5).

측정치의 수가 홀수면 측정치를 크기 순서대로 한 후 제일 가운데 속하는 측정치가 중앙값이다. 예를 들어 3, 5, 6, 8, 12, 13, 16에서 8이 중앙값이다. 측정치의 수가 짝수일 때 측정치를 크기 순서대로 한 후 제일 가운데 있는 두 측정치를 더하여 2로 나누어 중앙값을 구한다. 예를 들어 3, 5, 6, 8, 12, 13인 경우 6과 8 사이 값인 7이 중앙값이 된다.

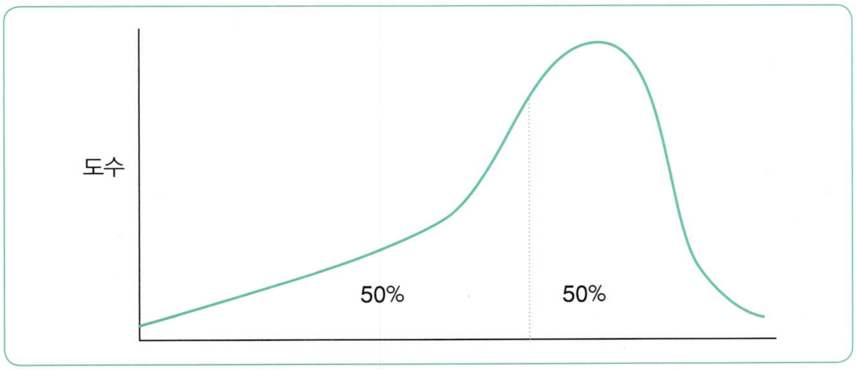

그림 12-5 비대칭분포에서 중앙값의 위치

(3) 최빈값(mode; 유행치)

최빈값은 측정치들 중에서 가장 빈도가 높은 값으로, 모든 값들이 서로 다를 때는 최빈값이 존재하지 않을 수도 있고, 또한 자주 발생하는 관찰값이 여러 개일 경우 하나 이상의 최빈값을 가질 수도 있다. 주로 질적 자료를 표시하는 데 사용되며, 자료의 중심경향성(중앙집중성)을 가장 쉽게 파악할 수 있다. 정규분포에서는 정확히 중앙에 위치한다(그림 12-6).

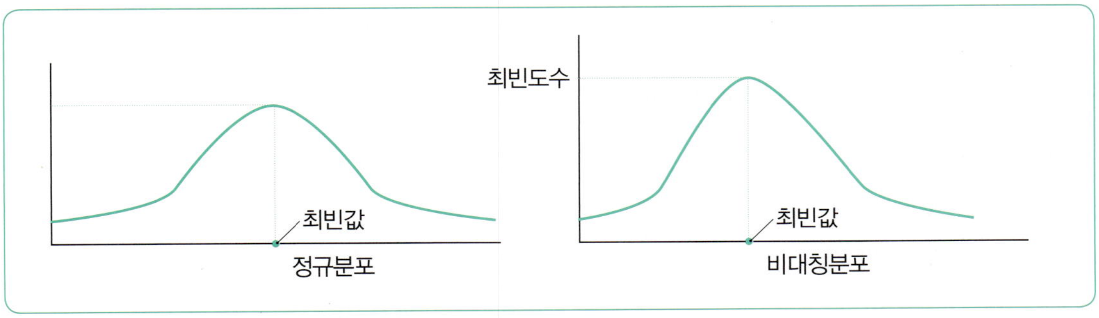

그림 12-6 정규분포와 비대칭분포에서의 최빈값

4) 산포도(dispersion)

전체 자료를 대표하는 대푯값으로는 측정값들의 객관적인 분포를 파악하기에 불충분하다. 따라서 측정치가 중심 위치에서 얼마나 흩어져 있는가를 나타내는 산포도가 필요하다. 산포도에는 범위, 평균편차, 분산, 표준편차 등이 사용된다.

(1) 범위(range)

범위는 가장 간단한 변이측정방법으로, 최솟값과 최댓값의 차이를 말한다.

범위 = 최댓값(Max) − 최솟값(Min)

(2) 평균편차(mean deviation)

평균과 각 측정치 간의 편차에 대한 평균을 말하며, 변이측정에서 가장 중요하게 많이 쓰이는 방법이다. 표 12-2는 평균이 90°F인 5가지 온도에 대한 평균편차의 예이다. 평균에서 각 측정치의 차이를 모두 더하면 0이 된다. 그러나 평균과 각 측정치 간의 차이를 절대값으로 하여 모두 더하면 8이 된다. 이 값을 표본수로 나눈 것(8 ÷ 5 = 1.6)을 평균편차라고 한다. 평균편차는 자료의 변이성을 계산하기는 간편하나 추론통계에서는 별로 사용되지 않는다.

표 12-2 평균과 측정치와의 차이

온도	편차	절대값 | x |
101	3	3
99	1	1
98	0	0
97	−1	1
95	−3	3
	$\Sigma x = 0$	$\Sigma \vert x \vert = 8$

(3) 분산(variance)과 표준편차(standard deviation)

자료의 변이를 나타내는 또 다른 방법은 표준편차를 이용하는 것이다. 분산은 각 측정치와 평균과의 차이를 제곱하여 모두 더한 것(표 12-3)을 표본수에서 1을 빼어 나눈 값을 말한다. 분산의 단위는 원 자료단위의 제곱이므로, 원 자료단위와 같게 하기 위하여 제곱근을 하여 사용한다. 이렇게 분산을 제곱근한 값을 표준편차라고 한다.

분산은 편차의 제곱을 평균한 것이고, 표준편차는 분산을 편차의 제곱에 의하여 구했으므로 상당히 큰 값이 되므로 이에 제곱근을 하여 값을 줄인 것이다. 즉, 분산의 제곱근이 표준편차이고 가장 많이 사용하는 산포도이다(그림 12-7).

- 분산 = $S^2 = \dfrac{\Sigma(xi - \bar{x})^2}{n - 1}$
- 표준편차 = $\sqrt{S^2} = S$

xi = 각각의 관찰치
x = 표본평균
n = 표본수

표 12-3 평균온도와의 편차제곱

온도	편차	x^2
101	3	9
99	1	1
98	0	0
97	−1	1
95	−3	9
	$\Sigma x = 0$	$\Sigma x^2 = 20$

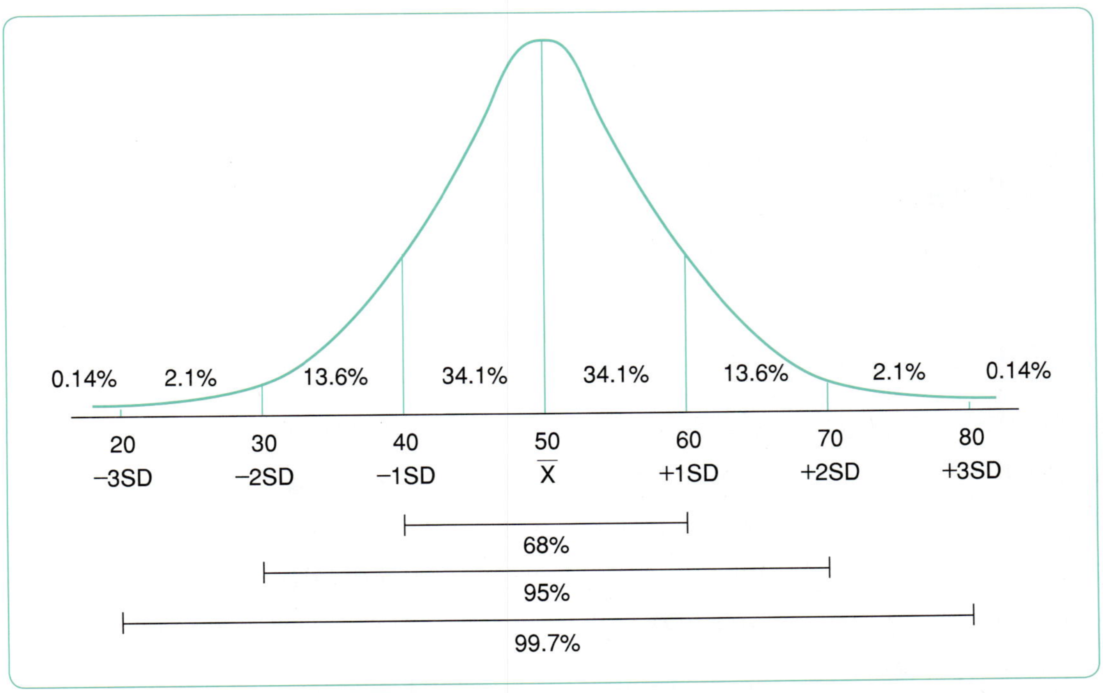

그림 12-7 평균이 50이고 표준편차가 10인 정규분포

section Ⅱ

보건통계

1. 보건통계의 이용

보건통계는 한 지역사회나 국가의 보건수준을 나타내거나 보건사업의 계획에 필요한 사전평가나 사업 진행평가 및 결과평가 활용에 이용된다. 따라서 보건통계는 지역사회의 질병 관리와 보건 향상을 위한 모든 연구와 조사의 분석에 기초자료로 활용할 수 있으며, 보건정책 수립에도 방향을 제시해 준다.

보건통계가 이용되는 분야는 다음과 같다.

- 지역사회나 국가의 보건수준 및 보건상태의 평가와 비교
- 보건사업 필요성의 결정을 위한 자료 및 사업의 기획 · 과정 · 결과평가
- 국가의 보건사업지원이나 보건입법의 제정에 당위성 제공
- 보건사업의 우선순위 결정으로 사업수행의 지휘, 관제에 활용되거나, 보건사업의 절차, 분류 등의 기술발전에 관여
- 보건사업의 행정활동에 대한 지침 마련
- 보건사업의 방향을 설정하는 기초자료로서 사업결정 및 수행 등에 과학적인 근거 제공

2. 보건지표

1) 질병통계

질병의 빈도를 측정할 필요가 있는 경우에는 크게 나누어 질병의 발생, 질병의 유병 정도, 질병으로부터의 회복 또는 사망으로 크게 나누어 설명할 수가 있다. 이것을 물의 흐름에 비유하면 더 이해하기 쉽다. 즉, 질병의 발생은 물이 그릇에 흘러 들어가는 것으로 비유하고, 유병 정도(prevalence)는 물이 그릇에 고여 있는 것으로 비유하며, 사망 또는 회복은 물이 그릇에서 빠져나가는 것에 비유할 수 있다. 만일 물이 그릇 속에 많이 흘러 들어가거나 적게 빠져나가면 그릇 속에 물은 많이 고이겠지만, 물이 적게 흘러 들어오거나 많이 빠져나가면 그릇 속의 물은 적게 고일 것이다.

(1) 발생률(incidence rate)

일정 기간에 대상 집단에서 새롭게 장애나 질병, 어떤 특정 상태를 지니게 된 사람의 측정치로, 해당 장애나 질병 등에 걸릴 확률 또는 위험도를 직접 측정할 수 있게 해주는 지표이다. 따라서 발생률은 유병률보다 어떤 질병의 역학적 특성을 설명하는 데 유용하다. 발생률은 시간 단위의 개념이 요구되므로, 대상 집단을 단위로 관찰 기간을 고정하는지 또는 대상 집단 개개인의 관찰 기간을 달리하는지에 따라 누적 발생률과 평균 발생률로 구분해 활용한다.

일정한 기간에 한 인구집단 내에서 어떤 질병 또는 사건(event)이 새롭게 일어난 횟수가 얼마나 되는가를 나타낸 것이다.

$$\text{발생률} = \frac{\text{어느 기간 동안의 환자발생 수}}{\text{그 지역 전체 인구}} \times 1{,}000$$

(2) 발병률(attack rate)

발생률과 비슷한 개념으로 어떤 집단이 한정된 기간에 한해서만 어떤 질병에 걸릴 위험에 놓여 있을 때, 전체 기간 중 주어진 집단 내에서 새로 발병한 총수를 비율로 나타낸 것이다. 즉, 분모가 그 지역 전체 인구가 아니라 감염에 폭로될 수 있는 제한된 인구집단이다.

$$\text{발병률} = \frac{\text{유행기간 중 새로운 발병자 수}}{\text{감염에 폭로된 인구}} \times 100$$

(3) 유병률(prevalence rate)

어떤 일정 시점이나 기간에 전체 인구집단 중에서 특정 질환을 보유하는 사람의 분율(proportion)이다. 조사방법에 따라 시점 유병률(point prevalence rate)과 기간 유병률(period prevalence rate)로 나눌 수 있다.

$$\text{시점(기간) 유병률} = \frac{\text{어느 시점(기간)에서의 환자 수}}{\text{한 시점(기간)에서의 인구 수}} \times 1{,}000$$

Comment

➔ 발생률과 유병률의 관계

발생률은 일정 기간에 발생한 새로운 환자 수를 분자로 하는 것이고, 유병률은 발병시기와 관계없이 특정 기간 또는 시점에 존재하는 환자의 수를 분자로 하는 것이다. 유병률은 만성 질환의 경우 보건정책 수립에 중요한 자료가 되며, 발생률은 질병 발생의 확률을 직접적으로 나타내는 지표가 된다.

(4) 이환율(morbidity rate)

일정 기간 내에 이환자 수의 특정 인구에 대한 비율을 말하는 것으로, 그 해의 일수를 이 기간의 일수로 나눈 값을 곱하여 연간 비율(연율)로 환산하는 경우가 많다. 1년을 기간으로 할 때는 인구 1,000명당 수치로 나타내고, 질환별일 때는 인구 10만 명당 수치로 나타내는 것이 보통이다. 유병률이 정적인 의미라면, 이환율은 동적인 의미를 갖는다.

$$\text{이환율} = \frac{\text{연간 환자 수}}{\text{연앙인구}} \times 1,000$$

(5) 치명률(case fatality rate, CFR)

질병의 심각한 정도를 나타내는 수치로, 특정 질병에 이환된 사람 중 사망한 사람의 비율로 나타낸다.

$$\text{치명률} = \frac{\text{그 질병에 의한 사망자 수}}{\text{특정 질병에 이환된 환자 수}} \times 100$$

사망률과 발생률의 관계는 다음 공식과 같다.

$$\text{사망률} = \text{발생률} \times \text{치명률}$$

즉, 특정 질병의 발생률과 치명률을 알면 그 질병의 사망률을 계산할 수 있다.

(6) 감수성 지수(index of contagion, 접촉감염지수)

해당 질병에 이환될 감수성이 있는 전체 인구 중에서 실제로 질병에 걸린 사람의 비율(백분율)을 말한다. 주로 급성 호흡기계 감염병 등에 적용되는 통계이다.

$$감수성\ 지수 = \frac{발병자\ 수}{환자를\ 접촉한\ 감수성\ 지수} \times 100$$

2) 출산통계

출산통계는 모자보건, 가족계획 등과 관련하여 건강의 평가수단으로 중요한 보건학적 의미를 가지며, 최근 우리나라가 고령사회로 진입하면서 앞으로의 경제성장률을 예측함에 있어 국가경쟁력의 중요한 지표가 된다.

(1) 보통출생률(조출생률, crude birth rate)

해당 연도의 총출생아 수를 특정 기간의 연앙인구로 나눈 값이다. 여기서 말하는 출생은 사산을 포함하지 않으며, 사산아를 포함할 때는 출산이라고 한다. 보통출생률은 한 나라의 건강 수준, 보건의료 수준, 인구의 연령구성, 연령별 결혼율에 크게 영향을 받는다.

$$보통출생률 = \frac{해당\ 연도의\ 총출생아\ 수}{특정\ 기간의\ 연앙인구} \times 1{,}000$$

(2) 일반출산율(general fertility rate)

가임 여성인구, 즉 임신 가능 여자인구 1,000명당 출산율을 말한다. 여기서 임신 가능 여자(가임 여성)의 연령은 일반적으로 15~49세를 기준으로 한다.

$$일반출산율 = \frac{특정\ 기간\ 내의\ 총출생아\ 수}{특정\ 기간의\ 15\sim49세까지의\ 여성\ 수} \times 1{,}000$$

(3) 연령별 출산율(age specific fertility rate)

특정 연도에서 특정 연령의 여성인구 1,000명에 대한 같은 연령의 여성이 출산한 출생아 수이다. 연령별 출산율은 20대 후반이 가장 높으며, 그 후 서서히 감소하여 50세를 전후로 0이 된다. 결혼연령, 유배우율, 연령별 피임시행률에 따라 크게 영향을 받는다.

$$\text{연령별 출산율} = \frac{\text{X세의 여성이 그 해에 낳은 연간 총출생아 수}}{\text{특정 연도 X세의 여성인구}} \times 1{,}000$$

여기에서 가임 여성의 연령은 일반적으로 15~49세가 기준이지만, 국가에 따라서 15~44세 또는 좁게는 20~40세를 기준으로 한다.

(4) 유배우 출산율(legitimate fertility rate)

유배우 출산율에서 사용되는 유배우 여성은 결혼하여 동거하는 상태가 법률적으로 인정되는 여성만 해당한다.

$$\text{유배우 출산율} = \frac{\text{연간 출생아 수}}{\text{가임 연령의 유배우 여성인구}} \times 1{,}000$$

(5) 저체중아 출생률

경제 수준의 향상과 의료기술의 발달로 출생 시 저체중아(체중이 2.5kg 이하)의 출생률은 출생아의 건강상태를 나타내는 중요한 지표이다.

$$\text{저체중아 출생률} = \frac{\text{체중이 2.5kg 이하의 출생아 수}}{\text{특정 기간의 총출생아 수}} \times 1{,}000$$

3) 인구의 재생산통계

재생산율은 한 여자가 일생 동안 낳는 아기 중에서 미래의 어머니가 될 여자아이를 몇 명이나 낳는가를 표시하는 비율로, 현재의 출생률과 사망률이 그대로 유지된다는 전제 하에 다음 세대의 인구가 증가하는가 또는 감소하는가를 고찰하는 데 매우 유용하게 이용된다.

(1) 합계생산율(total fertility rate)

가임 여성(15~49세)이 출산한 출생아 수의 크기를 나타내는 것으로, 한 여성이 일생 동안 몇 명의 아기를 낳는가를 나타낸다.

(2) 총재생산율(gross reproduction rate)

한 여성이 가임기간, 즉 15~49세 동안에 출산한 여자아이의 수의 평균치이다. 즉, 한 여성이 일생 동안 몇 명의 여자아이를 낳는가를 나타낸다.

(3) 순재생산율(net reproduction rate)

재생산율을 산출할 때 가임기간의 각 연령에서 여자아이를 낳는 연령별 여아출산율에, 태어난 여자아이가 죽지 않고 가임 연령에 도달할 때까지 생존하는 생산율을 곱해서 산출한 것으로, 여성인구의 사망양상을 고려한 재생산율이다. 그러나 가임 연령에 도달하기 전에 사망하는 여성도 있으므로 각 연령에서의 여아출산율에 그 연령의 생존율을 곱하여 산출한다.

순재생산율이 1.0이라면 인구의 증감이 없고, 1.0 이하이면 축소재생산이라고 하여 인구의 감소를 나타내며, 1.0 이상이면 확대재생산이라고 하여 인구의 증가를 의미한다.

4) 사망통계

사망통계는 한 국가 및 지역사회의 보건수준을 측정하는 중요한 도구이다. 사망 자료로서 지역사회의 건강 수준을 반영하는 주요 이유는 ①사망은 질병상태와 달리 누구나 쉽게 정확히 식별할 수 있어서 사망통계는 질병통계에 비하여 파악이나 집계가 용이한 유리한 조건을 가지며, ②세계 거의 대부분의 나라에서 행정통계를 통하여 사망과 출생에 관한 정보가 집계되며, ③사망수준은 실제로 그 지역사회의 보건의료 수준에 영향을 받기 때문이다.

(1) 보통사망률(조사망률, crude death rate)

한 인구집단의 사망 수준을 나타내는 기본적인 지표로, 인구 1,000명당 1년간 발생사망수로 표시하는 비율이다. 조사망률은 그 나라의 건강수준, 보건의료 수준 이외에 연령구성에 큰 영향을 받는다.

$$\text{보통사망률} = \frac{\text{해당 연도의 총사망자 수}}{\text{특정 연도의 연앙인구}} \times 1{,}000$$

(2) 영아사망률(infant mortality rate)

주어진 기간 동안에 출생한 출생아 수 1,000명에 대하여 동일 기간에 발생한 1세 미만의 사망자 수이다. 그 연도 중의 0세 사망을 비율로 표시한 것으로, 국가나 지역사회의 보건수준을 나타내는 대표적인 지표로 가치가 높다.

$$영아사망률 = \frac{연간\ 영아\ 사망자\ 수}{연간\ 출생아\ 수} \times 1,000$$

영아사망률이 보통사망률보다 국가의 보건수준을 나타내는 지표로서 더 큰 의미를 지닌다. 그 이유는 보통사망률은 연령구성비에 따라 크게 영향을 받지만, 영아사망률은 12개월 미만의 일정한 연령군을 대상으로 하기 때문에 영향을 받지 않아 통계적 유의성이 크고, 또 영아는 환경, 영양, 건강에 대한 위해요소 등 외인성 요소에 매우 민감하게 반응하기 때문에 영아사망률은 경제상태, 영양문제, 모자보건, 환경위생, 의료수혜 정도, 부모의 교육 정도 등에 크게 영향을 받는다.

(3) 신생아사망률(neonatal mortality rate)

신생아는 생후 28일까지의 영아를 말하며, 신생아사망률은 연간 총출생아 1,000명당 그 연도 중의 신생아 사망자 수를 나타낸 것이다.

$$신생아사망률 = \frac{해당\ 연도의\ 신생아\ 사망자\ 수}{특정\ 연도의\ 출생아\ 수} \times 1,000$$

영아사망률 중 신생아사망률이 차지하는 비율을 알파인덱스(α－index)라고 하는데, 이는 해당 지역의 보건수준을 나타내는 척도로 매우 중요하다. 이 값이 1에 가까워질수록 모든 영아사망이 신생아 고유 질환에 의한 사망뿐이라는 뜻으로 보건수준이 매우 높다고 할 수 있다.

$$\alpha\text{-index} = \frac{특정\ 연도의\ 영아\ 사망자\ 수(영아사망률)}{특정\ 연도의\ 신생아\ 사망자\ 수(신생아사망률)}$$

(4) 모성사망비(maternal mortality ratio)와 모성사망률(maternal mortality rate)

모성사망비는 해당 연도 내 출생아 10,000명당 임신과 관련된 원인으로 임신 또는 분만 후 42일 이내에 발생한 여성 사망자 수의 비율이고, 모성사망률은 해당 연도 가임 여성(15~49세)의 연앙인구당 임신과 관련된 원인으로 임신 또는 분만 후 42일 이내에 발생한 여성 사망자 수의 비율이다. 여기서 모성사망은 임신, 분만, 산욕의 합병증으로 사망한 경우를 말한다.

- $\text{모성사망비} = \dfrac{\text{해당 연도 모성 사망자 수}}{\text{해당 연도 총출생아 수}} \times 100{,}000$
- $\text{모성사망률} = \dfrac{\text{해당 연도 모성 사망자 수}}{\text{해당 연도 가임 여성의 연앙인구}} \times 100{,}000$

(5) 사산율(fetal death rate or stillbirth rate)

연간 총출산 수(사산자 수+출생자 수)에 대한 그 해의 총사산 수를 말한다. 사산의 범주는 국가에 따라 다소 다르게 규정하고 있으나, 일반적으로 임신 28주(7개월) 이후의 사태아 분만을 뜻한다. WHO의 규정은 임신 20주 이상이고 선진국에서는 이 정의에 따라 사산을 정의하므로 사산율 계산에서는 그 기준을 명시해야 한다.

$$\text{사산율} = \frac{\text{해당 연도의 총사산자 수}}{\text{연간 총출산 수(사산자 수 + 출생자 수)}} \times 1{,}000$$

(6) 주산기사망률(perinatal mortality rate)

임신 28주(7개월) 이상의 사산과 생후 1주 미만의 신생아사망은 주로 임신중독, 출생 시 손상, 난산, 조산아, 무산소증 및 저산소증, 조기파수 등이 주요 원인으로, 그 사망요인의 공통성이 인정되기 때문에 이 시기의 사망을 주산기사망이라 한다.

$$\text{주산기사망률} = \frac{\text{임신 28주 이상의 사산자 수} + \text{1주 미만 신생아 사망자 수}}{\text{28주 이상의 사산자 수} + \text{출생자 수}} \times 1{,}000$$

(7) 유아사망률(1~4세 사망률)

유아(1~4세)의 사망은 보건 수준이 낮은 나라에서는 주로 감염병, 영양실조 등이 그 원인이지만, 선진국은 사고가 주요 원인이다.

$$\text{유아사망률} = \frac{\text{연간 1~4세 사망자 수}}{\text{1~4세 인구}} \times 1{,}000$$

(8) 사인별 사망률(cause-specific death rate)

특정 원인으로 얼마나 사망자가 발생하는가를 나타내는 지표이다. 사망원인을 감염병, 생활습관병(성인병), 직업병, 사고 등으로 구분하거나 혈관계 질환, 악성신생물 질환, 결핵 등 사인군을 나누어 계산한다.

$$\text{사인별 사망률} = \frac{\text{해당 연도의 특정한 사인에 의한 사망자 수}}{\text{어떤 연도의 연앙인구}} \times 1{,}000$$

(9) 출생사망비(birth-death ratio)

연간 사망자 수 100명당 연간 출생자 수를 말한다.

$$\text{출생사망비} = \frac{\text{연간 출생자 수}}{\text{연간 사망자 수}} \times 100$$

(10) 비례사망지수(proportional mortality indicator, PMI)

연간 인구의 사망자수에 대한 50세 이상의 사망자수를 백분율(%)로 표시한 지수이다.

$$\text{비례사망지수(PMI)} = \frac{\text{50세 이상 사망자 수}}{\text{총사망자 수}} \times 100$$

비례사망지수가 낮은 경우는 낮은 평균수명에 기인하고, 비례사망지수가 높은 경우는 건강 수준이 높고 장수 인구가 많음을 의미하는 것으로, 비례사망지수는 연간 전체 사망자수의 구성비율로서 평균수명이나 보통사망률의 보정지표가 된다.

5) 병원통계

병원통계는 병원행정통계, 병원이용통계, 병원운영통계 등을 일컫는다.

(1) 입원율(admission rate)

대상인구 중 단위인구당 연간 입원환자 수를 나타낸 것이다.

$$\text{입원율} = \frac{\text{대상인구 중 입원환자 수}}{\text{단위인구}} \times 1{,}000$$

(2) 병상점유율(bed occupancy ratio)

단위인구가 하루에 점유하는 병상의 비율로, 보통 1,000명당 1일간의 재원일수를 계산한다.

$$\text{병상점유율} = \frac{\text{1일 평균 병상 점유 수}}{\text{단위인구}} \times 1{,}000$$

(3) 평균재원일수(average length of stay)

입원환자당 평균재원기간을 나타내는 것으로, 기간 중 퇴원환자들의 총재원일수를 그 퇴원환자 수로 나누어 계산한다.

$$\text{평균재원일수} = \frac{\text{기간 중 퇴원환자의 총재원일수}}{\text{일정 기간 중 총퇴원환자}}$$

(4) 병상이용률(bed occupancy rate)

가용 병상수에 대한 병상사용 수의 비율을 말한다.

- $\text{병상이용률} = \frac{\text{1일 평균 재원환자 수}}{\text{병상 수}} \times 100$
- $\text{연간병상이용률} = \frac{\text{연간 총 누적 재원일수}}{365 \times \text{병상 수}} \times 100$

(5) 병상회전율(bed turnover rate)

일정 기간 내에 1개의 병상을 사용한 평균 환자 수를 나타내며, 병상 이용 정도를 측정하는 자료로 사용한다. 일반적으로 평균재원일수가 긴 병원의 병상회전율은 낮고, 평균재원일수가 짧은 병원의 병상회전율은 높다.

$$\text{병상회전율} = \frac{\text{해당 기간 중 총퇴원환자 수(사망 포함)}}{\text{기간 중 사용 가능한 평균병상 수}}$$

[참고 문헌]

- 구성회 외, 〈공중보건학(23판)〉, 고문사, 2018
- 권창오 외, 〈공중보건학 3판〉, 범문에듀케이션, 2022
- 김경희 외, 〈알기 쉬운 공중보건학〉, 지구문화사, 2021
- 김복조 외, 〈공중보건학〉, 보문각, 2022
- 김양호 외, 〈공중보건학(6판)〉, 현문사, 2017
- 김정순, 〈역학원론〉, 신광출판사
- 김종오 외, 〈공중보건학 제12판〉, 청구문화사, 2020
- 김종인 외 공저, 〈보건학원론〉, 계축문화사
- 대한예방의학회 편, 〈예방의학과 공중보건학 제4판〉, 계축문화사, 2021
- 보건통계학연구회, 〈보건의료통계〉, 에듀팩토리, 2020
- 윤희종 외, 〈공중보건학〉, 현문사, 2021
- 이주열, 〈공중보건학〉, 계축문화사, 2021
- 전국대학보건관리학교육협의회, 〈보건교육사를 위한 보건학(3판)〉, 한미의학, 2014
- 황병덕 외 공저, 〈새로 쓴 공중보건학〉, 수문사, 2020
- 4대사회보험 정보연계센터(https://www.4insure.or.kr)
- e-나라지표(https://www.index.go.kr)
- KOSIS 국가통계포털(https://kosis.kr)
- 보건복지부(http://www.mohw.go.kr)
- 경제협력개발기구(https://www.oecd.org)
- 국가법령정보센터(https://www.law.go.kr/)
- 국가통계포털(http://kosis.kr)

Index

찾아보기

- 한글
- 영어

한글

ㄱ

ㄴ

ㄷ

ㄹ

ㅁ

ㅂ

ㅅ

ㅇ

ㅈ

ㅊ

ㅋ

ㅌ

ㅍ

ㅎ

영어

A

B

C

D

E

F

G

H

I

J

K

L

M

N

O

P

Q

R

S

T

U

V

W

Y

Z

기타

저자진

- **김계엽** 동신대학교
- **김보균** 가천대학교
- **김영화** 경일대학교
- **김홍식** 충북보건과학대학교
- **도여정** 한림성심대학교
- **박상남** 경동대학교
- **박영준** 제주한라대학교
- **백서연** 연성대학교
- **성필석** 경동대학교
- **송주영** 울산과학대학교
- **유시연** 연성대학교
- **유진영** 수성대학교
- **윤장호** 연성대학교
- **이동연** 동의대학교
- **이소영** 대구과학대학교
- **이여울** 서영대학교
- **이철선** 동의대학교
- **장선일** 전주대학교
- **전보영** 명지전문대학교
- **정상복** 대전보건대학교
- **조광호** 백석문화대학교
- **조휘영** 가천대학교
- **진종언** 동강대학교
- **황정원** 광주보건대학교

개정 5판

보건의료인을 위한

공중보건학

2024년 3월 2일 4판 발행
2025년 8월 25일 5판 발행

공　　저 김계엽 · 성필석 · 이소영 · 조광호 · 조휘영 외
발 행 인 배영환 외
발 행 처 도서출판 의학교육
등록번호 제 2013-114 호
주　　소 서울시 영등포구 영중로 138-1(영등포동 8가 80-2) 드림프라자 B 901호
Tel 02) 2637-4806, 4863 Fax 02) 2637-4807
홈페이지 www.medipub.co.kr
E-mail okpress1208@naver.com
정　　가 36,000 원
(부록 포함)
I S B N 979-11-6127-280-1 93510

개정 5판

보건의료인을 위한 공중보건학 요약문제집

PUBLIC HEALTH

의학교육

Chapter 01 공중보건학 총론

➔ 핵심요약

1. 건강의 정의

1) 세계보건기구(WHO)가 규정한 건강의 정의

단순히 질병이 없는 것이 아니라 육체적, 정신적, 사회적으로 완전히 행복한 상태를 의미

2) 세계보건기구(WHO)가 규정한 사회적 안녕(Social well-being)의 정의

각자 생활의 행복을 추구하며 사회적으로 충분한 역할을 수행할 수 있는 상태를 의미함, 즉 각자의 사회적 기능과 역할을 충실히 수행할 수 있는 상태를 의미

> ▶ 건강의 현대적 개념은 사회적 안녕상태를 중시하는 생활개념의 건강을 강조

3) 클로드 베르나르(Claude Bernard)의 건강 정의

외부 환경이 변화해도 내부 환경의 항상성이 유지되는 상태

2. 세계보건기구(WHO)의 건강지표

1) 조사망률(보통사망률, crude death rate, CDR)

① 인구 천 명당 사망자 수를 의미하며 이는 한 인구집단의 사망 수준을 나타내는 가장 기본적인 지표

② 1년간 발생한 총사망자 수를 해당 연도의 주민등록 연앙인구(7월 1일 기준)로 나눈 수치를 1,000분비로 표시

2) 비례사망지수(proportional morality indicator, PMI)

① 비례사망지수(PMI)가 낮은 것은 낮은 평균수명과 높은 영아사망률의 원인이 되는 것으로 건강 수준이 낮음을 의미한다고 볼 수 있음

② 비례사망지수(PMI) = 50세 이상의 사망자 수/연간 총사망자 수 × 100

③ 조사망률 또는 평균수명의 지표가 될 수 있음

3) 평균수명(mean life span)

① 어떤 연령의 사람이 평균적으로 몇 년 살 수 있는가 하는 기댓값

② 국민의 건강상태, 즉 공중위생의 정도를 알아보는데에 가장 중요한 수치

3. 지역사회의 건강수준을 나타내는 지표

1) 영아사망률

① 지역사회의 보건(건강)수준을 평가하는 가장 대표적인 지표

② 영아는 모자보건 및 환경위생 등에 민감하고, 12개월이라는 일정 연령군으로 통계적 유의성이 높으며, 국가 간 변동 범위가 조사망률에 비해서 높기 때문

③ 출생 후 1년 이내(365일 미만)에 사망한 영아 수를 해당 연도의(1년 동안) 총출생아 수로 나눈 비율

$$\text{영아사망률} = \frac{\text{연간 영아 사망자 수}}{\text{연간 출생아 수}} \times 1{,}000$$

2) 알파인덱스(α–index)

① 1.0에 가까울수록 보건 수준이 높음을 의미

$$\text{알파인덱스}(\alpha\text{–index}) = \frac{\text{영아 사망자 수(12개월 미만)}}{\text{신생아 사망자 수(28일 미만)}}$$

4. 공중보건의 개념

1) 윈슬로우(Winslow)의 정의

'공중보건이란 조직적인 지역사회의 공동 노력을 통하여 질병을 예방하고 수명을 연장시키며 건강과 효율을 증진시키는 기술이며 과학이다'라고 정의함, 즉, 질병 예방, 수명 연장, 신체 및 정신적 효율증진을 의미

2) 조직화된 지역사회의 구체적인 노력

① 환경위생
② 전염병(감염병) 관리
③ 개인위생에 관한 보건교육
④ 의료 및 간호서비스의 조직화
⑤ 사회적 기전의 발달(개발)

3) 공중보건의 목적

① 질병 예방
② 수명 연장
③ 신체적, 정신적 건강 및 효율증진

4) 공중보건의 궁극적인 목표(목적)

모든 지역사회 주민의 건강과 장수의 생득권의 실현

5) 공중보건(사업)의 대상

① 개인이 아닌 지역사회(지역주민)
② 지역사회는 인구, 생활공간, 조직, 동질감의 4가지 요소를 바탕으로 함
③ 지역사회(주민)는 공중보건사업의 최소단위

6) 앤더슨(Anderson)의 공중보건활동 3요소

① 보건교육(가장 중요하고 효과적인 접근방법)
② 보건행정
③ 보건관계법규(법 집행에 의한 통제행정으로 후진국에 효과적인 방법)

5. 공중보건학의 범위(내용)

공중보건학은 질병의 치료보다는 예방에 중점을 두고 현재의 건강상태를 더 증진하기 위한 의학의 사회화, 적극화임. ⇨ 공중보건학은 극히 광범위한 종합적 응용학문

① **환경 관련(환경보건) 분야** : 환경보전, 환경오염, 환경위생, 식품위생, 산업보건, 공해 및 진동 등
② **역학 및 질병관리 분야** : 역학, 감염병 관리, 기생충 관리, 비전염성 질환 관리(성인병 관리) 등
③ **보건관리 분야** : 보건행정, 보건교육, 보건영양, 보건통계, 모자보건, 인구보건, 학교보건, 정신보건, 영·유아보건, 가족계획, 사고관리(응급의료체계) 등

6. 공중보건학 관련 학문

1) 위생학(hygiene)

① **정의** : 환경을 개선함으로써 질병을 예방하고 건강을 유지, 증진시키는 과학
② 갈레누스(Galenus)가 위생학(hygiene)이란 단어를 처음으로 사용
③ **좁은 의미의 위생학** : 환경위생학
넓은 의미의 위생학 : 공중보건학(공중위생학)

2) 예방의학(preventive medicine)

① **정의** : 각 개인을 대상으로 질병의 예방과 건강을 증진시키는 데 필요한 의학적 지식과 기술을 적용하는 학문
② **공중보건학의 정의** : 지역사회 내의 인구집단을 대상으로 조직화된 노력을 통해 건강 저해 요인을 제거
③ 예방의학과 공중보건학의 비교

	예방의학	공중보건학
목적	질병 예방, 수명 연장, 육체적, 정신적 건강 및 효율증진	예방의학과 동일
대상 및 단위	개인 및 가족	지역사회(지역주민)
책임소재	개인 및 가족	공공조직(국가 및 지방자치단체)
연구방법	기술적이며 구체적	예방의학적 지식을 집단에 적용
진단방법	임상적 진단	보건통계 자료의 진단
문제해결	진료와 투약	보건관리와 봉사

3) 사회의학(social medicine)

공중보건학에 사회적 요인 및 수단을 보강한 의학의 형태로 사회적 맥락에서 이해하며, 건강 저해 요인을 제거하는 데 중점을 둔 학문

4) 지역사회의학(community medicine)

1970년대 후반부터 발전된 분야로 모든 국민에게 포괄적(총괄적) 보건서비스를 제공하기 위한 방법을 연구하는 학문

5) 건설의학(constructive medicine)

질병의 치료, 예방보다는 현재의 건강상태를 더욱 좋게 한다는 건강증진의 개념에 역점을 둔 적극적 건강관리방법을 연구하는 학문

7. 공중보건학의 역사(서양)

▶ **발전단계**
고대기 ⇨ 중세기 ⇨ 여명기(요람기) ⇨ 확립기 ⇨ 발전기

1) 고대기(기원전~서기 500)

① **일류 최초의 위생법전** : 모세에 의해 구약성서 '레위기(leviticus)'에 기록
② **히포크라테스**(Hippocrates)
- 고대기의 가장 대표적인 인물로 '의학의 아버지'라 불림
- 장기설과 4액체설을 주장
- 장기설 : 사람과 환경의 부조화가 질병을 발생시킨다고 하여 주위 환경을 강조(불결한 공기 때문에 질병이 발생한다는 설)
- 4액체설 : 인체는 혈액, 점액, 황담즙, 흑담즙의 4가지 체액의 균형에 의해 유지

2) 중세기(암흑기, 서기 501~1500)

① 각종 전염병이 범세계적으로 대유행한 암흑의 시대로 일류 최초로 검역이 시작된 시기
② 나병(한센병)이 십자군과 다른 민족의 대이동으로 유럽 각지에 전파
③ **페스트** : 검역제도의 기원이 된 전염병(감염병)
⇨ 인구의 현저한 감소를 가져옴
④ **마르세이유**(Marseilles) : 최초로 검역법을 제정한 도시(1383년)
⑤ 육체를 경시하고 육체적 금욕을 행동의 규범으로 삼음

3) 여명기(요람기, 서기 1501~1850년)

① **독일의 프랭크**(Frank, 1745~1821) : '국민의 건강을 확보하는 것은 국가의 책임'이라는 최초의 공중보건학 저서 발표
② 산업혁명(1760~1830) 이후 건강을 개인문제에서 사회(집단)의 문제로 인식하게 됨
⇨ 공중보건 사상이 싹튼 시기
③ 영국에서 세계 최초 공중보건법이 제정
⇨ 공중보건국, 지방보건국이 설치되어 보건행정의 기틀을 마련
④ **라마치니**(Ramazzini) : 직업병 저서를 출간하여 산업보건에 큰 영향을 줌
⑤ **제너**(Jenner) : 우두접종법이 개발되어 유럽에 두창 예방법이 보급

4) 확립기(1851~1900년)

① **미생물학의 시대** : 세균학 및 면역분야의 발달
② **파스퇴르**(Pasteur) : 근대의학의 창시자(저온살균법 고안)
③ **코흐**(Koch) : 파상풍, 결핵균, 콜레라균, 탄저균 발견
⇨ 질병의 자연발생설을 부정하고 미생물설을 주장
④ **베링**(Behring) : 백신을 개발하여 예방의학적 사상을 싹틔움
⑤ **비스마르크**(Bismark) : 사회보장제도의 기틀을 마련
⑥ **페텐코퍼**(Pettenkofer) : 독일 뮌헨대학에 위생학을 개설하여 위생학의 기초를 확립
⑦ **존스노우**(John snow) : 콜레라의 역학적 특성을 규명

5) 발전기(1900년대 이후)

① 지역사회보건학과 일차보건의료의 중요성이 강조된 시기

② 포괄적 보건의료의 필요성이 제기된 시기
③ 1919년 영국에서 세계 최초의 보건부 설치
④ 1948년 세계보건기구(WHO) 발족

▶ 공중보건학 발전단계에서 산업의 발전으로 환경오염의 중요성이 대두
▶ 현대병 주범 : 식사의 잘못이 원인인 식인병
과식, 육식, 3백의 섭취, 운동부족, 스트레스 누적 등

8. 공중보건학의 역사(우리나라)

1) 삼국시대 및 통일신라시대

① **고구려** : 왕실 치료 담당 시의제도
② **백제** : 약부, 의박사, 채약사, 주금사, 약사주 등 관직제도
③ **통일신라** : 약전(의료행정 담당 기관), 내봉공의사(왕실 진료)

2) 고려시대

① **대의감** : 의약관청
② **상약국** : 궁내 어약 담당
③ **혜민국** : 서민의료 담당
④ **대비원** : 빈민이나 어려운 사람 구제

3) 조선시대

① **내의원** : 왕실의료 담당
② **전의감** : 일반의료행정과 의과고시 담당
③ **혜민서** : 의약과 일반서민의료 담당
④ **활인서(전염병 관리)** : 전염병 환자 치료 및 구호
⑤ **전형사** : 의약업무 담당
⑥ 고종 31년(1894년) 갑오개혁으로 서양의 의학적 지식이 처음 도입(조선 후기)

4) 일제강점기(1910~1945년)

보건행정이 경찰행정으로 이루어진 시기

5) 대한민국 정부수립 이후(1945~1948.8.15) 명칭 변경

① 위생국 ⇨ 보건후생국 ⇨ 보건후생부(1945년) ⇨ 사회부 설치 ⇨ 보건국이 보건부로 승격(1949년) ⇨ 보건사회부(1955년 보건부와 사회부 통합) ⇨ 보건복지부로 개칭(1995년) ⇨ 보건복지가족부(2008년) ⇨ 보건복지부(2010년)
② 1980년 보건사회부가 2개(노동청과 환경청)의 외청을 둠
③ 1998년 식품의약품안정청 신설

9. 일차보건의료

1) 현대적 개념의 포괄적 보건의료 활동

최근에는 질병의 치료뿐만 아니라 예방, 재활, 건강증진 및 건강보호 활동 등을 포함하는 포괄적인 보건의료(comprehensive health care)가 현대적 개념의 보건의료 활동으로 대두

2) 보건의료의 실천 활동

UN 총회는 1974년 '2000년대까지 모든 인류의 건강실현(Health for all by the year 2000)'이라는 거대한 인류의 건강 목표를 설정할 것을 제의하였고, 1977년 WHO 총회에서 그 실천 결의를 하였으며, 1978년 구소련 알마아타(Alma-Ata) 회의에서는 그 실현 접근방법으로 일차보건의료(primary health care, PHC)를 통하여 실현하는 것이 최선의 접근방법이라는 데 의견을 같이함

① **일차보건의료(primary health care) 사업** : 대상자는 지역사회 전체 주민
- 예방접종사업(면역수준증강)
- 식수위생관리사업
- 모자보건사업
- 보건교육사업
- 풍토병관리사업
- 경미한 질병의 일상적 치료사업
- 지역주민의 영양개선사업 등

▶ **농어촌특별조치법(1980년)**
- 일차보건의료를 수행하기 위해 공중보건의와 보건진료원(CHP)이라는 제도를 도입
- 농촌지역이 가장 우선적으로 시행하여야 할 보건사업은 감염력이 큰 상수도관리임

② 2차 보건의료(secondary health care) 사업
- 응급 및 급성환자
- 입원환자
- 의료인력의 보건의료 활동

③ 3차 보건의료(tertiary health care) 사업
- 회복기 환자
- 재활을 요하는 환자
- 노인성질환자 및 장기요양 환자
- 만성질환자의 관리사업

3) Leavell과 Clark의 질병 자연사 5단계와 3차의 예방단계

① 1차 예방(질병발생의 억제 및 방지 예방활동단계) : 질병이 없는 사람
- 비병원성기(Ⅰ단계) : 가장 적극적 예방, 생활환경 개선 및 환경위생, 건강증진 활동, 안전관리 활동
- 초기병원성기(Ⅱ단계) : 소극적 예방, 특수예방, 예방접종 활동

② 2차 예방(질병 악화 예방활동단계 : 조기진단과 조기치료)
- 불현성 감염기(Ⅲ단계) : 조기발견 및 진단, 중증화 예방, 집단검진
- 발현성 감염기(Ⅳ단계) : 진단과 치료
  ⇨ 모자보건에서 산전관리의 중요한 내용이 됨

> ▶ **불현성 감염**
> - 숙주에 감염이 있어도 발병에 이르지 않은 상태
> - 불현성 감염 환자 발견을 위해 '집단검진'을 실시해야 함

③ 3차 예방(질병의 재발방지단계 : 재활 및 사회복귀)
- 회복기(Ⅴ단계) : 의학적, 직업적 재활

10. 건강증진

1) 건강증진의 개념

건강에 이바지하는 여러 요인인 생활습관과 사회, 경제, 환경 및 개인적 사항의 개선을 포함

⇨ 그중에서도 가장 중요한 것은 개인의 생활습관 및 행태

2) 건강증진의 개념 정립 : 오타와 헌장(WHO, 1986)

1986년 세계보건기구(WHO)는 캐나다 오타와에서 제1차 건강증진국제회의를 개최하여 건강증진에 대한 정의 및 주요 접근전략과 활동방안에 관한 기본 방향을 제시하는 오타와 헌장(Ottawa Charter)을 발표

⇨ 건강도시(healthy city) 사업의 토대

3) 국민건강증진법(1995년 제정)의 목적

① 국민들의 건강수준을 향상시키기 위함

② 질병과 조기사망을 감소시키고 인구집단 간의 건강 격차를 완화하여 건강수명 연장과 건강 형평성 제고를 위함

11. 세계보건기구(WHO)

전신(국제연합부흥행정처, UNKRA)

① WHO 헌장 제정 : 1946년 뉴욕회의

② WHO 창설 : 1948년 4월 7일 스위스 제네바(본부)에서 창설

③ 우리나라는 WHO에 1949년 65번째로 가입

④ 세계 보건의 날 : 4월 7일

⑤ WHO의 6개 지역사무소
- 동지중해 지역 : 이집트 알렉산드리아
- 동남아시아 지역 : 인도 뉴델리(북한)
- 서태평양 지역 : 필리핀 마닐라(한국, 일본, 중국, 호주, 뉴질랜드)
- 남북아메리카(범미주지역 지역) : 미국 워싱톤
- 유럽 지역 : 덴마크 코펜하겐
- 아프리카 지역 : 콩고 브라자빌

⑥ WHO의 기능
- 국제보건사업 지휘 및 조정
- 회원국에 대한 기술지원
- 회원국에 자료공급
- 전문가 파견에 의한 기술자문

⑦ WHO의 주요 사업
- 모자보건
- 성병 관리
- 결핵 근절
- 말라리아 근절
- 보건교육

- 환경위생개선 등

⑧ WHO가 규정한 보건행정 범위
- 보건 관련 통계의 수집, 분석, 보존
- 보건교육
- 환경위생
- 전염병 관리
- 모자보건
- 의료
- 보건간호 등

➔ 예상문제

01. '조직적인 지역사회의 노력에 의하여 질병을 예방하고 수명을 연장시키며 신체적 · 정신적 효율을 증진시키는 기술과 과학이다'라고 공중보건을 정의한 사람은?

① 갈렌 ② 뉴만
③ 윈슬로 ④ 디즈레일리
⑤ 히포크라테스

02. WHO의 3대 보건지표는?

① 평균수명, 알파인덱스, 모성사망률
② 평균여명, 조사망률, 비례사망지수
③ 평균수명, 조사망률, 비례사망지수
④ 평균수명, 영아사망률, 비례사망지수
⑤ 평균여명, 영아사망률, 비례사망지수

03. 공중보건학의 정의가 아닌 것은?

① 조직화된 지역사회의 공동 노력이 요구된다.
② 공중보건학의 주요 대상은 개인과 가족이다.
③ 공중보건학의 목적은 질병 예방과 수명연장이다.
④ 건강에 관한 책임은 개인에게 없고 공공조직에 있다.
⑤ 환경위생, 감염병 관리, 개인위생교육을 통하여 건강을 증진한다.

04. 윈슬로가 제시한 공중보건의 목적과 관련이 없는 것은?

① 생명연장 ② 질병 예방
③ 신체적 효율증진 ④ 사회적 효율증진
⑤ 정신적 효율증진

05. 알마아타 선언과 관련이 깊은 것은?

① 인권 ② 환경권
③ 건강권 ④ 일조권
⑤ 인격권

06. 공중보건의 가장 적절한 대상자는?

지역사회 전체 주민

07. 〈보기〉에서 공중보건학과 유사한 학문은?

〈보기〉 위생학, 예방의학, 사회의학, 지역사회의학, 건설의학, 임상의학, 치료의학

위생학, 예방의학, 사회의학, 지역사회의학, 건설의학

08. 〈보기〉에서 공중보건학과 유사 의미가 아닌 학문은?

〈보기〉 위생학, 예방의학, 사회의학, 지역사회의학, 건설의학, 임상의학, 치료의학

상의학, 치료의학

09. 공중보건 수준이 열악한 사회에서 초래될 수 있는 3P는?

빈곤, 공해, 인구과잉

10. 공중보건학과 동일한 목적을 갖고 있으나 개인을 대상으로 건강의 위해 요인을 사전에 예방하는 학문은?

예방의학

11. 사회적 환경요인에 의한 인간집단의 건강을 추구하는 학문은?

사회의학

12. 현재의 건강상태를 최고도로 증진시키는 데 역점을 둔 적극적 건강관리방법을 연구하는 학문은?

건설의학

13. 공중보건의 목적은?

건강증진, 수명연장, 질병예방

14. 공중보건사업 성격 상 가장 우선적으로 관리해야 할 사업은?

감염병관리사업

15. 공중보건사업 수행 요소 중 가장 좋은 지역사회 접근 방법?

보건교육

16. Anderson이 주장한 공중보건사업 수행의 3대 요소는?

보건교육, 보건행정, 보건관계법규

17. 현대적 개념의 보건의료활동은?

포괄적 보건의료

18. 오존층 보호 조약은?

미엔나 조약

19. 오존층 파괴 물질에 관한 조약은?

몬트리올 의정서

20. 공중보건 사업의 수행중 보건행정보건관계법규 보건교육의 중요성을 강조한 사람은?

Anderson

21. 질병의 자연사와 예방단계에서 1차 보건의료 활동에 해당하는 것은?

– 비병원성기 Ⅰ: 적극적 예방, 환경위생, 건강검진

– 초기병원성 Ⅱ : **소극적 예방, 특수 예방, 예방접종**

22. 지구온난화를 막기 위한 법적구속력 있는 국제합의 조약은?

교토회의 의정서

23. 교토의정서 한계범을 보완한 조약은?

파리기후 협약 : 온실가스 배출을 언제까지 얼마나 줄일지 또한 국가별 감축목표치까지 논의함

◆ 정답

01 ③ 02 ③ 03 ② 04 ④ 05 ③

Chapter 02 환경위생

1. 환경위생의 개념

1) 환경위생의 정의(WHO)

인간의 신체발육, 건강 및 생존에 유해한 영향을 미치거나 영향을 미칠 수 있는 모든 환경요소를 관리하는 것

2) 환경위생학의 발전

① 갈레누스(Galenus) : 위생(hygiene)이란 용어를 처음으로 사용

② 페텐코퍼(Pettenkofer, 1818~1901, 독일)
- 의식주 분야에 이화학적 기술 적용
- 실험위생학 발전에 기여
- 독일 뮌헨대학에서 실험위생학교실 창설
- 환경위생학을 근대과학으로 발전

③ 베르나르(Bernard, 1813~1878, 프랑스) : 항상성 개념 도입

> ▶ **항상성(homeostasis)**
> 외부 환경의 변화에 대한 내부 환경의 변화에 의해 건강을 유지해 나갈 수 있다.

3) 환경위생사업

인류의 건강생활과 직결되는 식수, 해충, 쓰레기, 주택, 공기, 하수, 분뇨, 의복 등 인간 환경의 질을 개선, 유지, 증진시키는 모든 사업을 의미

4) 환경위생학의 분야

① 환경과학
② 환경생리학
③ 실험위생학
④ 위생공학

5) 환경의 분류

① 자연적 환경
- 물리적 환경 : 기후(기온, 기습, 기류), 물, 토양, 광선, 소리, 빛 등
- 생물학적 환경 : 동, 식물, 미생물(세균) 등

② 사회적 환경
- 인위적 환경 : 주택, 의복, 위생시설 등
- 문화적(사회적) 환경 : 정치, 경제, 종교, 교육 등

6) 환경오염의 주원인

① 산업화
② 인구증가
③ 인구의 도시집중
④ 환경보전의 인식부족
⑤ 지역개발

7) 순화(순응) 현상

① 생명체가 외부 환경의 변화에 대하여 내부 환경의 항상성이 유지되는 기질적인 적응작용

② 지구상에 생존하는 대부분의 생물은 어느 정도의 기후나 온도에 대해서 적응해 가며 살아가는 현상

③ 순화(순응) 현상의 종류
- 자극적 순응 : 저하된 기능이 새로운 환경 자극에 의해 정상으로 회복하는 현상
- 수동적 순응 : 약한 개체가 최적의 환경조건을 찾아 환경에 적응하는 현상
- 대상적 순응 : 세포나 기관이 새로운 환경에 적응하는 현상

2. 기후와 온열조건

1) 기후의 3요소

① 기온(온도)

② 기습(습도)
③ 기류(바람)

2) 기후인자

① **정의** : 기후의 분포와 변화 일으키는 요인
② **종류** : 수륙분포, 위도, 고도, 지형, 해류, 기압, 대기순환 등

3) 쾨펜(Köppen)의 5대 기후대

(월평균 기온을 중심으로)

① **열대기후(연중 고온 다우)** : 모든 달의 평균기온이 20℃ 이상인 지역
② **아열대기후(가우량 적음)** : 1년 중 4~11개월이 월평균 20℃ 이상인 지역
③ **온대기후(4개절 뚜렷)** : 1년 중 4~12개월이 월평균 10~12℃ 이고, 나머지 달이 10℃ 이하인 지역
④ **한대기후(일교차 심함)** : 1년 중 1~4개월이 월평균 10~20℃ 이고, 나머지 달이 10℃ 이하인 지역
⑤ **극대기후** : 모든 달이 10℃ 이하인 지역

4) 온열요소(4대 온열인자)

기온, 기습, 기류, 복사열 ⇨ 체온조절에 영향을 줌

① **기온(온도)**
- 기온감률현상 : 대기권에서는 지상 100m 상승 시 0.6~1.0℃ 낮아지는 현상
- 기온감률의 크기는 습도가 높을수록 작아지며, 건조할수록 커짐
- 실외에서 기온측정은 지상 1.5m 높이에서 측정한 건구온도를 의미
- 실내 적정온도 : 18±2℃(16~20℃)
- 침실 적정온도 : 15±1℃(14~16℃)
- 병실 적정온도 : 21±2℃(19~23℃)
- 일교차(하루 중 최고기온과 최저기온의 차)가 큰 순서 : 내륙 > 해안 > 산림지대
- 연교차(1년 중 최고기온과 최저기온의 차)가 큰 순서 : 한대 > 온대 > 열대

② **기습(습도)**
- 쾌적습도 : 40~70%
- 절대습도 : 현재 공기 1㎥ 중에 함유된 수증기량
- 포화습도 : 현재 기온 하에서 최대로 포화되는 수증기량

$$상대습도(비교습도) = \frac{절대습도}{포화습도} \times 100$$

- 포차 : 포화습도와 절대습도의 차

③ **기류(바람)** : 기압의 차와 기온의 차이에 의해서 생김
- 기능 : 자연환기 및 기후변화의 원동력, 대기 확산과 희석에 영향, 신진대사와 방열작용 촉진
- 불감기류 : 0.2~0.5m/sec
- 무풍 : 0.1m/sec 이하
- 실내에서 쾌적한 기류 : 0.2~0.3m/sec
- 실외에서 쾌적한 기류 : 1m/sec
- 공기의 냉각력 및 실내기류 측정 온도계 : 카타온도계

④ **복사열**
- 흑구온도계로 측정
- 거리의 제곱에 비례하여 온도가 감소
- 태양에너지의 50%인 적외선에 의한 열
- 실내나 의복에 항상 존재

5) 온열상태(인자)의 종합지표

① **냉각력** : 인체로부터 열을 뺏는 힘
② **쾌감대** : 온도(17~18℃), 습도(60~65%), 기류(0.2~0.3m/sec)
③ **불쾌지수(discomfort index, DI)**
- 정의 : 온도와 습도의 영향에 의해 인체가 느끼는 불쾌감을 숫자로 표시하는 방법
- 건구온도와 습구온도에 의해 계산

$$(건구온도 + 습구온도) \times 0.72 + 40.6$$

- DI 70 이하 : 10% 정도의 사람이 불쾌
- DI 75 이하 : 50% 정도의 사람이 불쾌
- DI 80 이하 : 거의 모든 사람이 불쾌
- DI 85 이하 : 모든 사람이 견딜 수 없는 상태

④ **감각온도(실효온도, 체감온도)** : Yaglou와 Miller가 고안
- 정의 : 우리가 실제적으로 느끼는 온도로 포화습도(습도100%), 정지공기(기류 0m/sec : 무

풍) 상태에서 동일한 온감(등온감각)을 주는 기온(°F)을 의미
- 감각온도의 3인자 : 기온, 기습, 기온으로 측정
- 최적감각온도 : 여름철(71°F, 21.7°C), 겨울철(66°F, 18.9°C) ⇨ 여름보다 겨울이 낮은 이유는 기후에 대한 순화(온도순응) 현상 때문
- 기후순화 : 기후의 변화에 인간이 적응하는 현상

6) 체온조절

① **신체부위별 체열생산** : 골격근(근육) 〉 간장 〉 신장 〉 심장 〉 호흡
② **신체부위별 체열방산** : 피부(특히 복사와 전도) 〉 폐 〉 호기 〉 대소변
③ **지적온도(최적온도)** : 체온조절에 있어 가장 적절한 온도를 의미
④ **일반적인 지적온도(최적온도)** : 여름(21~22°C), 겨울(18~21°C)
⑤ **지적온도(최적온도)의 종류**
- 생산적 지적온도 : 최소한의 작업으로 최대의 생산을 올릴 수 있는 온도
- 주관적 지적온도 : 감각적으로 가장 쾌적하게 느끼는 온도
- 기능적(생리적) 지적온도 : 최소의 에너지 소모로 최대의 생리적 기능을 발휘할 수 있는 온도

⑥ **피부가 순응할 수 있는 온도범위** : 10~40°C

3. 유해광선

(파장에 따른 태양 복사에너지의 종류)

1) 자외선 : 380nm(3,800Å) 이하, 화학작용

① 중자외선인 280~320nm(2,800~3,200Å)는 인체에 유익한 작용을 하기 때문에 생명선 또는 도르노선(dorno ray, 건강선)이라고도 함
② 자외선 지수 : 피부와 홍반 발생시간에 따라 5단계로 구분
③ 자외선의 생물학적 영향
- 신진대사와 적혈구생성 촉진
- 체내 비타민 D 생성
- 구루병 예방 및 피부결핵과 관절염 치료 효과
- 살균작용
- 혈압강하 작용

④ 부정적인 면(과다노출 시) : 피부침착, 피부암, 결막염, 백내장, 설안염 등 유발

2) 가시광선 : 380~770nm(3,800~7,700Å), 시각작용

① 유해 가시광선 : 레이저(Laser) – 외과수술이나 거리 측정 시 사용
② 각막염, 백내장, 피부화상 등 유발

3) 적외선 : 770nm(7,700Å) 이상, 열작용

① 고열 물체의 복사열을 운반하여 온열감을 주기 때문에 열선이라고 함
② 피부홍반, 백내장, 열상병, 혈관 확장, 백내장 망막염 등 유발

4. 공기

1) 공기의 화학조성비

① **체적백분률** : 질소(78.10%) 〉 산소(20.93%) 〉 아르곤(0.93%) 〉 이산화탄소(0.03%) 〉 오존(아주 미량)
② **날숨(호기)백분율** : 질소(79%) 〉 산소(17%) 〉 이산화탄소(4%)
③ **공기의 하루 필요량** : 13kL

2) 공기의 자정작용

① **세정작용** : 강우
② **살균작용** : 자외선
③ **희석작용** : 바람
④ **산화작용** : 산소
⑤ **교환작용** : 산소와 이산화탄소의 교환(탄소동화작용)

3) 군집독(crowd poisoning)

① 실내에서 고온, 고습, 무기류, 유해가스 발생, 산소 부족, 악취 발생 등 공기의 이화학적 조성변화에 의해 발생
② 주로 실내에서 다수인이 밀집해 있을 때 발생
③ **증상** : 불쾌감, 권태감, 구토, 두통, 현기증 발생
④ **발생시기** : 여름에 다발, 밀폐된 만원극장 등

⑤ **유해인자** : 취기, 온도, 습도, 기류, 이산화탄소(연소가스), 분진 등
⑥ **예방 및 대책** : 적절한 환기 및 통풍

4) 산소(O_2)

① **정상성인의 하루 필요한 산소량** : 0.52~0.65 kL(520~650L)
⇨ 산소 소비량 : 13×0.04 = 520~650L
② 대기 중에서 가장 일정한 농도를 유지
③ 장기간 1기압 하에서 산소 중독 없이 호흡할 수 있는 최고 산소 농도는 70%
④ **저산소증(hypoxia)** : 산소 농도가 15% 이하로 고산지대에서 잘 발생
⑤ **호흡곤란** : 산소 농도가 10% 이하일 경우
⑥ **질식사** : 산소 농도가 7% 이하일 경우
⑦ **고농도 산소상태** : 산소 농도가 21% 이상이거나 산소분압이 160mmHg 이상일 경우

5) 이산화탄소(CO_2)

① 공기오염의 전반적인 상태를 추측함으로써 실내공기 오염지표로 사용
② 온실가스 중에서 지구온난화에 영향을 가장 크게 미치는 물질
③ **실내의 8시간 기준 허용농도(서한량)** : 0.1%(1000ppm)
④ **호흡곤란** : 이산화탄소 농도가 7% 이상일 경우
⑤ **질식사** : 이산화탄소 농도가 10% 이상일 경우 호흡곤란으로 사망

6) 일산화탄소(CO)

① 무색, 무취, 무미, 무자극성의 가스상 물질
② 연탄가스에 의한 중독증상을 일으킴
③ 타기 시작할 때와 꺼질 때 많이 발생(탄소 성분의 불완전 연소 시 발생)
④ **1~2시간 내 생명위험농도** : 1,000ppm(0.1%) 이상
⑤ **중독현상의 원인** : HbO의 형성을 방해하여 혈중의 산소농도를 저하시킴으로써 조직세포 내 산소부족 현상을 초래
⑥ **기전** : 산소보다 혈색소(Hb)와의 친화도가 250~300배 높음
⑦ **증상** : 신경이상, 시력장애(시야협착 등), 보행장애, 지각이상, 호흡기능 및 정신기능 장애 등 발생
⑧ **CO 가스농도 감소방법** : 신선한 공기 공급, 고압산소요법 사용(산소 공급으로 COHb의 가역반응 촉진)
⑨ 일산화탄소 중독증상(혈중 COHb 기준)
- 10% 미만 : 거의 무증상
- 10~20% : 두통을 초래하는 자각증상 출현
- 20~40% : 심한 두통, 오심, 구토 증상초래
- 40~50% : 시각장애 초래
- 50~60% : 경련, 혼수, 실신 초래
- 60~70% 이상 : 사망

7) 질소(N_2)

① 감압병(잠함병)의 원인 물질
② 감압병(잠함병)
- 고압환경(수심이 깊은 곳)에서 작업하다가 저압환경으로 이동 시 발생하는 질환
- 고기압하 지방조직에 용해되었던 질소가스가 급감압 시 기포화되어 조직에 압박을 가해 잠함병 유발

③ **감압병 증상** : 관절장애, 마비증상, 피부소양감, 반신불수 등 발생
④ **감압병 예방** : 될 수 있는 대로 서서히 감압, 적성검사 실시, 감압 끝날 때 산소 흡입, 작업시간 제한
⑤ **이상기압**
기압은 해수면(수평면)을 기준으로 하기 때문에 해수면이 1기압이며, 수심 10m 마다 1기압씩 상승 작용
즉, 수심 20m에서는 해수면 1기압에다 수심 10m마다 1기압씩 상승함으로 3기압이 작용
- 고압환경 : 질소마취작용(4기압 이상), 산소중독(hypoxia), 이산화탄소에 의한 관절장애
- 감압환경 : 고기압상태에서 정상 기압상태로 갑자기 복귀할 때 체액 및 지방조직의 질소기포 형성
- 저압환경 : 적혈구증가, 고공증상, 폐부종, 고산병, 항공병 등 발생

⑥ **레이노현상** : 진동이 있는 환경에서 작업하는 사람에게 발생할 수 있는 직업병

> ▶ **암모니아성 질소의 특징**
> • 최근 오염을 추정하는 지표
> • 분변 오염의 간접적인 지표
> • 유기물의 오염이 얼마 되지 않았음을 의미

5. 물(상수)

1) 하루 필요량 : 2.0~2.5L(성인)

① 물 10% 상실 : 생리적 이상
② 물 20% 상실 : 생명 위험
③ 중수도 : 한 번 사용된 물을 재처리하여 사용(수질은 상수와 하수의 중간)

2) 물의 자정작용

① 물리적(희석) 작용
② 침전작용
③ 분쇄작용
④ 화학적(폭기에 의한 산화) 작용
⑤ 자외선에 의한 살균작용
⑥ 생물학적(미생물 유기물 분해 생물의 식균) 작용

3) 상수도의 수원(먹는 물)

① 천수 : 비나 눈에 의한 강수
② 지표수(대부분 우리나라의 상수도 수원으로 이용)
- 지표를 흐르는 하천, 강, 호수, 저수지 등에 존재하는 물
- 수량이 풍부하고 얻기 쉬워 수원으로 가장 많이 이용
- 상수의 수원 중 오염 가능성이 가장 높아 정수 처리가 필요
- 부유성 유기물 함량이 지하수보다 높음
- 지하수보다 경도가 낮고 수온, 탁도의 변화가 심함
- 미생물과 세균 번식이 활발하여 용존 산소를 많이 함유

③ 지하수
- 빗물이나 지표수가 지층을 통과하여 지하에 저장된 물
- 탁도는 낮으나 무기염류와 경도는 높음

④ 복류수(해수)
- 지하수면이 하천수와 밀착해서 있는 것을 의미
- 하천에서 흐르는 물이 강바닥 밑의 모래층 속으로 침투하여 지하수로서 흐르는 물

⑤ 먹는 물(상수원)의 공급과정

> 수원지 ⇨ 도수 ⇨ 정수장 ⇨ 송수 ⇨ 배수장 ⇨ 배수 및 급수

4) 수질검사

① 현장검사
② 이화학적 검사
③ 미생물학적 검사

5) 먹는 물(음용수)의 수질기준

① 미생물에 관한 기준
- 일반세균 : 1mL 중 100CFU/mL를 넘지 않아야 함
- 총 대장균군 : 100mL에서 검출되지 않아야 함
- 대장균, 분원성 대장균군 : 100mL에서 검출되지 않아야 함

② 건강상 유해영향 무기물질에 관한 기준
- 수은 : 0.001mg/L를 넘지 않아야 함(허용한계치가 가장 낮음)
- 납 : 0.01mg/L를 넘지 않아야 함
- 비소 : 0.01mg/L를 넘지 않아야 함
- 시안 : 0.01mg/L를 넘지 않아야 함
- 세라늄 : 0.01mg/L를 넘지 않아야 함
- 암모니아성 질소 : 0.5mg/L를 넘지 않아야 함
  ⇨ 유기물에 오염된 지 얼마 되지 않았음을 의미
- 질산성 질소 : 10mg/L를 넘지 않아야 함
  ⇨ 질산성 질소가 다량 함유된 물을 유아가 장기간 음용 시 청색증을 유발

③ 건강상 유해영향 유기물질에 관한 기준
- 페놀 : 0.005mg/L를 넘지 않아야 함
- 벤젠 : 0.01mg/L를 넘지 않아야 함
- 1,2-디브로모-3-클로로프로판 : 0.003mg/L를 넘지 않아야 함
- 1,4-다이옥산 : 0.05mg/L를 넘지 않아야 함

④ 소독제 및 소독부산물질에 관한 기준
- 잔류염소(유리잔류염소를 의미) : 4.0mg/L를 넘

지 않아야 함

- 총트리할로메탄 : 0.1mg/L를 넘지 않아야 함

⑤ 심미적 영향물질에 관한 기준

- 과망간산칼륨 소비량 : 10mg/L를 넘지 않아야 함
  ⇨ 수중의 유기물 오염 양을 추정할 수 있음
- 색도 : 5도를 넘지 않아야 함
- 수소이온 농도 : pH 5.8~8.5이어야 함
- 경도 : 300mg/L를 넘지 않아야 함
- 증발잔류물 : 500mg/L를 넘지 않아야 함
- 아연 : 3mg/L를 넘지 않아야 함
- 망간 : 0.3mg/L(수돗물의 경우 0.05mg/L)를 넘지 않아야 함
- 탁도 : 1NTU(수돗물의 경우 0.5NTU)를 넘지 않아야 함

6) 오염지표

① 생화학적 산소요구량(BOD)

- 유기물질이 미생물에 의해 분해되는데 요구되는 산소량
- 검사법 : 물 1L, 20℃, 5일간 저장하여 소비된 산소량 측정
  - 1급수 : 1ppm 이하
  - 2급수 : 3ppm 이하
  - 3급수 : 6ppm 이하
  - 생물 생존 불가능 : 5ppm 이상

② 화학적 산소요구량(COD)

- 공장폐수와 같이 미생물이 살 수 없는 수질의 측정 기준
- 산화제 : 과망간산칼륨($KMnO_4$)
- 과망간산칼륨($KMnO_4$)의 과다 검출
  ⇨ 산화량이 많으면 오염이 많이 되었음을 의미

③ 수소이온농도: pH5.8~8

④ 대장균 수

- 미생물이나 분변에 의한 오염을 추측(추정)할 수 있음
- 검출방법이 간단하고 정확 ⇨ 대장균을 상수의 수질 판정기준으로 사용(수질오염의 지표)
- 대장균 지수(coil index) : 대장균을 검출할 수 있는 최소 검수량의 역수
- 최적확수(MPN) : 검수 100㎖ 당 대장균 수를 의미(10MPN은 100mL당 대장균이 10개 있다는 뜻)

⑤ 부유물질량

⑥ 특수유독물질 : 검출되지 않을 것

> ▶ **오염된 상태의 의의**
> - 암모니아성 질소의 검출 ⇨ 유기물질에 오염된 지 얼마 되지 않았음을 의미하며, 분변에 오염이 되었을 가능성이 있음을 뜻함
> - 과망간산칼륨($KMnO_4$)의 과다 검출 ⇨ 수중 유기물을 양적으로 추측, 소비량(산화량)이 많으면 오염이 많이 되었음을 의미
> - 대장균군 검출 ⇨ 다른 유행성 병원균 오염의 간접 시사

7) 먹는 물(상수)의 정수처리과정(순서)

> 침전(보통침전법과 약품침전법) ⇨ 여과 ⇨ 소독 ⇨ 급수
> (가장 중요)

① 약품침전에 사용되는 응집제의 종류

- 황산알루미늄(황산반토)
- 황산제일철
- 황산제이철
- 염화제이철
- 폴리염화알루미늄

② 여과

- 상수의 여과 효과 : 탁도, 색도, 취기, 세균, 유기물 및 광물질 등이 감소
- 여과막의 기능 : 부유생물, 무기염류, 이끼류, 세균(99% 제거) 등을 제거
- Mills-Reincke 현상 : 여과에 의한 정수 작용의 효과를 의미
- 여과법의 종류 : 완속여과법과 급속여과법

구분	완속여과법 (동결 지역 사용 어려움)	급속여과법
침전법(예비처리)	보통침전법	약품침전법
여과속도	3m/일	120~150m/일
소요면적	넓은 면적이 필요	좁은 면적도 가능
경상(유지관리)비용	적게 소요	많이 소요
건설비용	많이 소요	적게 소요
세균제거율	98~99%	95~98%

〈계속〉

구분	완속여과법 (동결 지역 사용 어려움)	급속여과법
여과막관리	사면대치	역류세척
1회 사용일수	1~2개월(30~60일)	1일
기술 필요성	고도의 기술 불필요	고도의 기술 필요

③ 소독

- 소독의 목적 : 병원균 사멸
- 먹는 물(음용수)의 소독 종류
- 약품(염소)소독법, 열소독법, 오존소독법, 자외선소독법 등이 있음

Ⓐ 염소소독법(가장 많이 사용)

- 염소는 강한 산화력을 가지고 있기 때문에 유기물이나 기타 환원성 물질에 접촉하게 되면 살균력이 떨어짐
- 염소소독법의 장점 : 강한 소독력, 강한 잔류효과, 간편한 조작, 저렴한 가격으로 경제적
- 염소소독법의 단점 : 냄새가 강함, 트리할로메탄(THM; 발암성 물질) 발생 등으로 독성이 있음
- 염소의 살균력(소독력) 크기순서 :
  염산(Cl_2) 〉 치아염소산(HOCl) 〉 H 〉 OCl
- 염소소독제의 종류 : 염소(Cl_2), 이산화염소(ClO_2), 차아염소산나트륨(NaOCl), 차아염소산칼슘($Ca(OCl)_2$)

Ⓑ 유리잔류염소

- 차아염소산(HOCl)과 차아염소산이온(OCl^-)으로 존재하는 염소
- 정의 : 염소를 주입하였을 때에 염소요구량에 의해 소모되고 남아 있는 염소를 의미(불연속점 이후의 염소량)
- 유리잔류염소는 송수, 급수, 배수 및 사용과정에서 오염될 수 있는 미생물의 살균작용에 좋음
- 염소요구량 : 물의 유기물질 산화에 필요한 염소량
  (투여된 염소량 – 잔류염소량)
- 결합잔류염소(불연속 이전의 염소량)에 비해 소독력이 강함
- 바이러스 및 포낭형 원충 : 유리잔류염소 0.2ppm으로 사멸되지 않는 균임
- 유리잔류염소량
  - 평상시 : 0.2mg/L 이상 필요
  - 비상시(전쟁, 장마, 전염병) : 0.4mg/L 이상 필요
  - 수영장 : 0.4mg/L 이상 필요

Ⓒ 불연속점 염소처리법

- 정의 : 불연속점 이상으로 염소량을 주입하여 유리잔류염소가 검출되도록 염소를 주입하는 방법으로 수중 유기물질을 최하강점까지 산화처리된 염소 소모량을 의미
- 불연속점 : 잔류염소가 증가하다가 최댓점에 도달한 후 결합형 잔류염소가 0이 되는 지점
- 불연속점 처리 : 추가로 염소를 투입하여 다시 잔류염소를 정상화시키는 방법
- 상수의 잔류염소량 : 불연속점 이상의 염소량

Ⓓ 부활현상(after growth)

- 염소소독 후 물의 세균이 거의 0에 가까워졌다가 얼마 후 세균이 평상시보다 증가
- 식균생물이 전부 사멸되면 잔존해 있던 세균이 급증
- 조류가 사멸되면 남아 있는 세균이 이를 영양원으로 하여 번식
- 염소 성분이 소실되면 아포형성균이 발아 증식

④ 특수정수법

Ⓐ 경수연화법

- 경수의 특징 : 경도의 원인이 되는 칼슘, 마그네슘, 철, 망간, 동 등의 이온을 많이 함유한 물로 비누거품이 일지 않음
- 경수연화법의 종류
  - 일시경수 : 물을 끓이면 경수의 특성이 없어짐(물을 끓이면 연화됨)
  - 영구경수 : 끓여도 변하지 않는 물 ⇨ 석회소다법과 제올라이트(Zeolite)법이 있음

Ⓑ 불소주입법

- 불소가 없는 물을 장기간 음용할 경우 치아우식증(충치)의 원인이 될 수 있음
- 불소가 과잉된 물을 장기간 음용할 경우 반상치의 원인이 될 수 있음
- 불소농도 : 보통 0.5~1mg/L

Ⓒ 철(분) 및 망간제거법

- 폭기법 : 공기 접촉을 늘이는 방법

– 수중의 철(분) 제거로 가장 좋은 방법
– 중요한 의미는 냄새와 맛 제거
– 물의 냄새와 맛을 제거하는 데 가장 효과적인 것은 활성탄

• 과망간산칼륨 주입에 의한 산화법 : 망간제거법

Ⓓ 조류제거법

• 황산동($CuSO_4$)이나 염소가 사용

> ▶ 수인성 감염병의 특징
> • 소화기계통 질병으로 환자가 2~3일 내에 폭발적으로 발생
> • 급수구역과 환자 발생 지역이 일치
> • 성, 연령, 직업 등에 의한 이환율의 차이가 거의 없음
> • 이환율과 치명률이 낮고 2차 발병률도 낮음
> • 계절에 관계없이 발생하나 여름철에 발생하기 쉬움
> • 가족 집적성이 비교적 낮음
> • 수중에서 수인성 전염병은 생존조건이 불리하기 때문에 점차 사멸

> ▶ 수인성 감염병의 종류
> • 세균이질
> • 장티푸스
> • 파라티푸스
> • 콜레라
> • 유행성 간염(A형 간염) 등

8) 수영장 및 공중목욕장의 위생관리

① **수영장 수질기준** : 순환 여과법 사용

• 탁도 : 2.8NTU 이하
• 수소이온농도 : pH 5.8~8.6
• 과망간산칼륨 소비량 : 12mg/L 이하
• 대장균군 : 검수량이 10mg/L인 시험대상 욕수 5개 중 양성이 2개 이하이어야 함
• 유리잔류염소 : 0.4~1.0mg/L 유지(잔류염소일 때 1.0mg/L 이상)

② **수영장 오염으로 발생할 수 있는 질환** : 중이염, 장티푸스, 결막염, 피부병 등

③ **공중목욕탕 수질기준**

• 탁도 : 1NTU 이하
• 수소이온농도 : pH 5.8~8.6
• 과망간산칼륨 소비량 : 10mg/L 이하
• 대장균군 : 검수 100mL에서 검출되지 않아야 함
• 색도 : 5도 이하

④ **공중목욕탕 오염으로 발생할 수 있는 질환** : 성병, 질트리코모나스, 피부병, 트라코마 등

6. 하수처리

1) 하수운반시설의 종류

① **합류식**(combined system)

• 정의 : 공장용수, 가정용수, 자연수, 천수 등 모든 하수를 하수종말처리시설로 운반하는 방법
• 장점 : 시설비가 저렴, 수리나 검사가 쉬움, 자연청소가 가능
• 단점 : 범람 우려, 악취 발생, 천수로 사용 불가

② **분류식**(separate system)

• 정의 : 공장용수, 가정용수 등은 하수종말처리시설로, 천수는 별도로 공공수역으로 운반하는 방법
• 우천 고려 시 이상적인 하수처리방법

2) 하수처리 주요 과정

> 예비처리 ⇨ 본처리 ⇨ 오니처리 순

① **예비처리** : 스크린, 분쇄, 침사, 침전(황산알루미늄), 중화

② **본처리**(호기성 또는 혐기성 처리)

Ⓐ **호기성 처리방법** : 활성오니법, 살수여과(여상)법, 산화지법, 접촉상법

• 활성오니법
– 호기성 하수처리방법으로 호기성균의 풍부한 오니를 하수에 25%를 첨가하여 충분한 산소를 공급함으로써 호기성균의 활동을 촉진시켜 유기물을 산화시키는 생물학적 처리방법(산화작용)
– 근래 도시하수의 처리에 가장 많이 이용
– 단점 : 고도의 숙련된 기술을 필요로 하기 때문에 운전관리에 어려움이 있음

• 살수여과법
– 상층부(표면)에서는 미생물이 호기성 활동

을 함
- 하층부(저부)에서는 산소의 공급이 두절되어 혐기성 활동을 함

Ⓑ **혐기성 처리법** : 부패조, 임호프조(침전실, 오니소화실 별도)

- 임호프조(Imhoff tank)
  - 혐기성 하수처리법
  - 부패조의 결점을 보완(분뇨와 같이 유기물이 많은 것을 처리하는 데 적합)
  - 1조 내에 2개의 층이 있음
  - 상층(침전실)에서는 침전이 진행되고, 하층(소화실)에서는 오니의 소화가 동시에 일어남
  - 작용기전 : 고체, 액체의 분리 및 부패작용

③ 오니처리
- 소각법
- 퇴비법
- 사상건조법
- 해양투기 등

3) 방류 하수의 수질기준

① 생물학적 산소요구량(BOD) : 20mg/L 이하
② 화학적 산소요구량(COD) : 40mg/L 이하
③ 부유물질(SS) : 20mg/L
④ pH : 5.8~6.8
⑤ 특별대책지역
- 생물학적 산소요구량(BOD) : 10mg/L 이하
- 화학적 산소요구량(COD) : 40mg/L 이하

4) 하수에 누출된 병원성세균의 시간 경과에 따른 변화

① 수중의 세균이 증식하기 위해서는 적정한 수온이 유지되고 충분한 영양물질이 유지될 때 가능
② 일정한 물속에서 세균은 시간 경과에 따라 그 수가 증가하기보다는 서서히 감소하게 됨

7. 주택과 의복

1) 주거활동공간

① 1인당 침실면적 : 4㎡가 바람직
② 1인당 공기용적 : 10㎥가 바람직

2) 주택의 환기

① 자연환기의 원동력
- 실내외 온도 차이(자연환기의 가장 큰 원동력)
- 공기밀도 차이
- 기체의 확산력
- 실외의 풍력 차이

② 중성대(중력환기) : 실내외 온도차에 의해 이루어지는 환기를 의미
- 실내로 들어오는 공기는 하부로, 나가는 공기는 상부로 이동하게 되는데 그 중간에 압력이 0인 공간을 의미
- 실내기온이 실외기온보다 높을 때 압력이 0인 지대
- 환기량이 최대일 경우 : 중성대가 천장 가까이 있을 때

3) 주택의 채광 및 인공조명

① 자연조명(채광, 주간조명) : 채광 및 환기량을 높이는 가장 좋은 방법
- 거실 창의 위치는 남향이 바람직
- 거실의 안쪽 길이는 창틀 상단 높이의 1.5배 이내
- 일조량(채광량) : 최소 4시간/1일(창이 세로로 긴 것이 일조량이 많음)
- 창문 면적 : 바닥 면적의 1/5~1/7(14~20%) 정도로 창폭은 짧고 높이는 긴 것이 바람직
- 창문 위치 : 위치를 높게, 상하로 길게 하는 것이 좋음(채광 및 환기량을 높임)
- 차광물 존재 시 : 개각(4~5° 이상) 〈 입사각(28° 이상)
- 고른 조명이나 장시간 정밀작업 시 북향창이 적당
- 앞 건물과 충분한 거리를 두는 것이 좋음

② 자연조명(채광)의 긍정적 효과
- 피부건강
- 식욕증진
- 산소흡수능력 증가
- 비타민 D 형성
- 구루병 예방 및 치료효과
- 살균작용
- 골대사 증진 등

③ 주택의 인공조명(간접조명)
- 조도의 단위 : Lux
- 적당한 조도가 바람직(조도의 균등성은 30% 이하가 좋음)
- 공부방 : 주광색 광원이 좌측 상방에 설치된 간접조명이 바람직 ⇨ 시력보호
- 부적절한 조명 : 안정피로, 안구진탕증, 가성근시, 작업능률 저하
- 작업면에 따른 조도
  - 교실 조도 : 300Lux 이상
  - 정밀작업 시 조도 : 300Lux 이상
  - 초정밀작업 시 조도 : 750Lux 이상

4) 주택보건학적 조건

① 남향 또는 동남향이 바람직
② 언덕의 중간에 위치
③ 공장 및 산업장이 인근에 없어야 함
④ 쓰레기 매립이 이루어진 택지의 경우 10년 이상 경과되어야 함
⑤ 지하수위가 지표면에서 멀어야 배수가 좋음
⇨ 지하수위는 1.5m 이상(3m 정도)
⑥ 지질은 건조하고 침투성이 있어야 함

5) 주택보건 불량으로 발생할 수 있는 질환

① 피부질환
② 호흡기질환
③ 소화기질환
④ 인플루엔자 등

6) 주택의 냉 · 난방

① **적당한 실내온도** : 18±2℃(16~20℃)
② **실내의 온도차** : 5~7℃ ⇨ 10℃ 이상일 경우 냉방병 발생
③ **적당한 실내습도** : 40~70%(최적 60±10%)
④ **냉방** : 국소냉방(선풍기, 에어컨, 룸쿨러 등)과 중앙냉방
⑤ **난방** : 국소난방(난로난방 등)과 중앙난방(carrier system)
⑥ **냉방 시 실내외 온도차이** : 5℃ 정도가 적당하며, 10℃ 이상이면 해로움
⑦ **난방이 필요한 실내온도** : 10℃ 이하
⑧ **냉방이 필요한 실내온도** : 26℃ 이상
⑨ **실내온도를 측정하는 위치** : 방바닥으로 부터 45cm 떨어져 측정

7) 의복의 목적

① 인체의 체온조절
② 신체의 청결
③ 개인의 취향
④ 사회생활에서의 예의
⑤ 신체의 보호
⑥ 품격 등을 나타냄

8) 의복기후에 따른 감각

① 30℃ 이하 추운 느낌
② 34℃ 이상 더운 느낌
③ **의복으로 체온조절이 가능한 외기의 온도범위** : 10~26℃
④ **가장 쾌적한 의복기후** : 32±1℃(31~33℃)
⑤ 의복 내의 기류는 신진대사를 원활하게 함(방한과 방서 효과)
⑥ 여름철에 풀 먹이기, 다림질 등은 옷감의 경도를 높여줌으로써 강제대류가 일어나 시원해짐

9) 의복의 특성

① **열전도율** : 체열발산 정도를 의미
- 동물의 털 : 6.1
- 견직물 : 19.2
- 마직 : 29.5

② **함기량** : 보온력을 의미
- 모피 : 98%
- 모직 : 90%
- 무명 : 70~80%
- 마직 : 50%

③ **열전도율과 함기성의 관계** : 반비례 관계
- 열전도율의 크기 : 마직(삼베) 〉 무명 〉 모직 〉 모피
- 함기성의 크기 : 모피 〉 모직 〉 무명 〉 마직

④ **방한력** : 의복의 단열성 수준을 의미(열차단력의 척도화)
- 단위 : CLO(단열값, 열저항값) ⇨ 열차단력 단위
- 방한력이 좋은 방한복 : 4CLO

- 방한화 : 2.5CLO
- 방한 장갑 : 2.0CLO
- 보통 작업복 : 1CLO
- 나체 시 : 0CLO

⑤ 겨울철 의복(털옷, 모직)의 구비조건
- 함기량이 높을 것
- 열전도율이 낮을 것
- 중량이 가벼울 것
- 열차단력이 높을 것
- 흡수성이 낮을 것

⑥ 반사율
- 흰색 : 70~80%
- 검정색 : 10%
- 회색 : 15~55%
- 진한 녹색(농녹색) : 10~20%

8. 분뇨 및 폐기물 처리

1) 분뇨처리의 기본 목표

분변오염으로 전파 가능 질환(소화기계 전염성 질환과 기생충질환)을 예방하는 것

2) 분뇨의 비위생적인 처리로 발생할 수 있는 질환

① **소화기계 전염병** : 장티푸스, 세균이질, 콜레라 등
② **기생충질환** : 편충, 회충, 요충, 구충 등

3) 분뇨처리 시 유의사항

① 수원이 되는 원수, 지하수, 지표수가 오염되지 않도록 함
② 토양에 병원체의 오염 방지
③ 방서 및 위생해충의 서식의 단절장치를 하여야 함
④ 불쾌한 냄새가 없어야 함
⑤ 분변을 비료화할 경우 완전 부숙 후 사용해야 함

4) 분뇨를 비료로 사용할 경우

① 겨울철에는 3개월 이상
② 여름철에는 1개월 이상의 기간이 지나 완전 부숙된 상태의 분뇨를 사용해야 함

5) 분뇨정화조의 구조 및 처리단계

부패조 ⇨ 예비여과조 ⇨ 산화조 ⇨ 소독조 ⇨ 방류

6) 폐기물의 분류

일반폐기물, 특정폐기물

7) 폐기물처리법의 종류

① **매립법** : 재활용이 불가능한 비가연성 일반쓰레기 처리방법으로 가장 바람직한 방법
- 위생적 매립법은 매립경사 30° 경사, 쓰레기 1~2m에 매립한 후에는 반드시 흙 등으로 15~20cm 이상의 복토를 실시하며, 최종 복토는 0.6~1m 두께로 실시
- 쓰레기 매립지의 주택지 활용 : 10년 이상 경과
- 우리나라에서 주로 사용하는 쓰레기 처리방법
- 단점 : 악취 발생, 위생해충 발생, 화재 발생, 수질오염(가장 큰 문제점)

② **소각법**
- 가연성 폐기물을 처리하는 데 가장 위생적인 처리방법(병원쓰레기 등)
- 감량화의 최종방법
- 장점 : 설치면적이 적고 위생적, 운송시간 절감
- 단점 : 대기오염 물질 발생(매연, 먼지, 다이옥신, 황산화물 등)

③ **비료화법(퇴비화법)**
- 유기성 폐기물의 자원화 방법
- 60~70℃에서 친열성 미생물군을 활용하여 제조

④ **투기법**

8) 폐기물처리 순서

발생 억제 및 감량 ⇨ 재이용 ⇨ 재활용 ⇨ 회수 ⇨ 소각 ⇨ 매립

9. 위생해충(구충)

1) 구충 · 구서의 일반적 원칙

① 발생원 및 서식처 제거(가장 근본적인 대책, 환경적

방법)

② 발생 초기에 구제(성충 구제보다 수십 배 효과)

③ 대상 동물의 생태습성에 따라 구제

④ 광범위하게 동시에 구제

2) 위생해충의 일반적인 구제법

① **환경적 방법** : 발생원 및 서식처 제거(가장 근원적인 방법)

② **물리적 방법** : 유물 등 사용, 각종 트랩, 끈끈이 테이프 사용

③ **화학적 방법** : 속효성 및 잔효성 살충제 분무

④ **생물학적 방법** : 천적 사용 등

3) 파리의 종류

① 집파리(*Musca domestica*) : 우리나라에서 가장 흔함
- 알 ⇨ 유충 ⇨ 번데기 ⇨ 성충 순으로 완전변태
- 성충 생존기간 : 1~2개월
- 유충에서 번데기까지는 1~1.5주 걸림
- 비위생적인 환경에서 잘 발생
- 습기가 있는 곳에서 산란

② 아기(공주)집파리(*Fannia canicularis*)

③ 큰집파리(*Muxca stabulans*)

④ 금파리(*Lucilia caesar*)

⑤ 쇠파리(*Stomoxys calciternuns*)

⑥ 쉬파리(*Sarciogaga* spp.)

⑦ 들집파리(*Musca herve*) 등

4) 파리가 전파하는 감염병

① **세균성 질병** : 이질, 장티푸스, 파라티푸스, 콜레라 등

② **기생충 질환** : 편충, 회충, 요충, 촌충 등

③ **기타** : 소아마비(폴리오), 화농균 등

5) 파리의 구제와 관리방법

① **환경적 방법**
- 서식처 제거(가장 근본적인 방법)
- 쓰레기 처리
- 변소의 위생적 처리
- 하수구 청결 등

② **유충구제 방법** : 살충제 및 생석회 이용

③ **기계적 방법**(이학적 방법) : 성충구제법으로 파리통, 파리채, 끈끈이 테이프법 이용

④ **성충구제 방법**(화학적 방법) : 속효성 살충제 분무법

6) 모기의 구제방법

① **모기의 특징**
- 산란을 위해 암컷만 흡혈(산란 전에 흡혈)
- 모기의 종류에 따라 활동(흡혈) 시간이 다름
- 흐르는 물에는 산란하지 않음
- 유충에서 성충까지는 약 10일 소요
- 완전변태 곤충

② **유충구제**
- 발생원인 제거 : 모기는 정수체에 산란하므로 주택 주변의 고여 있는 물을 제거
- 유류에 의한 구제 : 정체수의 표면에 석유를 도포하여 유충의 산소호흡을 방해하고 사멸
- 살충제 살포 : BHC, lindane, chlordrin, dieldrin, malathion 등을 사용
- 천적 : 어류는 모기의 유충을 포식

③ **성충구제**
- 살충제 공간 살포법
  - 공간살포는 속효성 살충제인 경우 사용
  - pyrethrin 또는 allethrin 살충제가 주로 이용(인축에 피해 적음)
  - lindane
  - DDVP 등의 살충제도 이용
- 살충제 잔류 분무법
  - 속효성 살충제 공간 살포법
  - 곤충의 휴식장소, 서식장소 또는 활동장소 살충제 입자를 잔존시켜 장기간에 걸쳐 대상 해충이 접촉할 때마다 치사시키는 방법
  - 잔류분무용 살충제의 종류 : DDT(12개월; 자연계에서 쉽게 분해되지 않기 때문에 각종 식품을 통해 인체로 유입되며, 잔류독성에 의한 피해로 최근 잘 사용하지 않음), deltamethrin(6~12개월), permethrin(6개월)

7) 모기가 전파하는 질병

① 일본뇌염(Culex, 작은빨간집모기)

② 황열

③ 사상충증

④ 말라리아(중국얼룩날개모기)
⑤ 뎅기열 등

8) 일본뇌염(Culex, 작은빨간집모기) : 유행성 뇌염

① 병원소는 돼지, 작은빨간집모기에 의해 매개
② **잠복기** : 5~15일
③ **관리방법**
- 병원소 제거
- 예방접종 실시
- 어린이가 모기에 물리지 않도록 주의
- 모기 관리

④ **유행** : 매개곤충의 증식과 잠복기 때문에 매년 9월을 중심으로 유행

9) 바퀴벌레

① **바퀴벌레의 종류** : 4천여 종, 그중 주기성 바퀴가 30여종(1%는 야간 활동성)
- 독일바퀴(가장 많이 분포함) : 가주성, 야간활동성, 잡식성, 군거습성, 질주성, 높은 온도선호, 가주성 바퀴 중 가장 소형(10~15㎜), 황갈색, 전국적으로 분포(가장 많음)
- 이질바퀴 : 대형바퀴(25~35㎜), 광택 있는 적갈색, 남부지방에 분포(제주도 제외)
- 먹바퀴 : 대형바퀴(30~18㎜), 광택 있는 암갈색, 남부지방에 분포(제주도 포함)
- 집바퀴(일본바퀴) : 중형바퀴(20~25㎜), 흑갈색, 중부지방에 분포

② **바퀴벌레의 생활사**
- 불완전 변태
- 알 ⇨ 자충 ⇨ 성충

③ **바퀴에 의한 피해**
- 직접피해
  - 피부 : 상처, 피부병 유발, 알레르기반응
  - 호흡기질환
- 간접피해 : 병원체의 매개 역할

④ **바퀴의 구제방법**
- 트랩(trap) 이용 : 유인제 + 접착제
- 살충제 사용
  - 독이법 : 바퀴먹이 + 식물성 기름 + 살충제
  - 연무법 및 훈증법
- 잔류분무 : 부엌, 창고, 거실 등의 천장, 벽 상부, 노출된 바닥에 잔류 분무
- 분제살포

⑤ **바퀴가 전파하는 전염병**
- 소화기계 전염병 : 세균이질, 장티푸스, 소아마비(폴리오), 유행성 간염, 파라티푸스, 콜레라 등
- 호흡기계 전염병 : 결핵, 디프테리아
- 기생충 질환 : 아메바이질, 편충, 회충, 요충 등
- 식중독 질환 : 살모넬라증, 포도상알균 등

10) 구서(쥐)

① **쥐(포유류)의 특징** : 청각발달, 잡식성, 색맹, 야간활동성
② **쥐(서족)의 종류**
- 우리나라에 서식하는 쥐 : 12종
- 가주성(야간 활동성) 쥐 : 3종

③ **쥐의 구제방법**
- 환경개선 : 서식처, 은신처 제거, 방서용기 사용, 출입구 봉쇄(침입경로 차단) 등
- 천적 이용 : 고양이, 족제비, 개, 오소리 등
- 트랩 이용 : 쥐덫과 쥐틀 등 사용
- 살서제 이용 : ANTU ⇨ 가장 효과적으로 널리 사용
- 훈증소독 이용 : 아황산가스, 청산수소가스, 일산화탄소, 이황화탄소 등 사용
- 기계적 방법 이용

④ **쥐가 매개하는 전염병**
- 바이러스성 질병 : 신증후군출혈열(유행성출혈열)
- 리케차성 질병 : 발진열, 쯔쯔가무시증
  ⇨ 들쥐에 의해 우리나라 중북부에서 늦가을 발생
- 세균성 질병 : 렙토스피라증, 살모넬라, 서교열, 페스트
- 기생충 질병 : 아메바성 이질, 리슈마니아증, 선모충증

⑤ **가장 적당한 구서 시기** : 겨울
⑥ **창고 내 백색 분말 띠를 두르는 목적** : 쥐의 침입 여부를 확인하기 위함

11) 위생곤충의 특징

① 1쌍의 촉각을 가짐
② 2쌍의 날개를 가짐
③ 3쌍의 다리를 가짐
④ 외골격
⑤ 몸 구성 : 두부, 흉부, 복부의 3부분

12) 위생곤충의 변태 종류

① **완전변태** : 파리, 모기, 벼룩, 등에
(알 ⇨ 유충 ⇨ 번데기 ⇨ 성충 순)
② **불완전변태** : 이, 빈대, 바퀴, 진드기, 귀뚜라미, 좀
(알 ⇨ 유충 ⇨ 성충 순)

13) 구충(해충), 구서의 종류에 따른 매개 질병

① **이** : 재귀열, 발진티푸스
② **벼룩**(흑사병을 매개하는 곤충) : 발진열, 페스트
③ **진드기** : 신증후군출혈열(유행성출혈열), 쯔쯔가무시증, 록키산홍반열
④ **모기** : 일본뇌염(작은빨간집모기), 황열, 사상충증, 말라리아(중국얼룩날개모기), 뎅기열
⑤ **파리** : 이질, 장티푸스, 살모넬라, 기생충질환, 결핵, 콜레라, 소아마비(폴리오), 파라티푸스 등
⑥ **바퀴벌레** : 파리의 경우와 동일
⑦ **쥐** : 신증후군출혈열(유행성출혈열), 발진열, 서교열, 살모넬라, 페스트 등
⑧ **주의** : 파상풍은 토양세균에 의해 전파되는 감염병

14) 매개곤충에 의한 생물학적 전파양식의 종류

① **발육형** : 사상충증
② **증식형** : 유행성출혈열, 일본뇌염, 뎅기열, 황열, 재귀열, 페스트 등
③ **발육증식형** : 말라리아, 수면병
④ **배설형** : 발진열, 발진티푸스
⑤ **경란형**(난소전이형) : 쯔쯔가무시증, 록키산홍반열

10. 소독

1) 소독의 정의

① **소독**(disinfection) : 병원성미생물을 파괴하여 감염력 또는 증식력을 없애는 것
② **멸균**(sterilization) : 모든 미생물 자체를 없애는 것
③ **방부**(antiseptic) : 병원성 미생물의 발육과 그 작용을 제거 또는 정지시켜 부패나 발효를 방지하는 것

2) 소독력의 강도

멸균 〉 소독 〉 방부

3) 소독방법

① **이화학적(물리적) 소독법** : 건열멸균법(화염멸균법 등), 습열멸균법, 무가열멸균법(자외선멸균법 등)

Ⓐ **건열멸균법**

- 화염멸균 : 불꽃소독 – 20초 이상, 유리봉, 금속류(백금이 · 선)
- 건열멸균 : dry oven 사용 – 170℃에서 1~2시간, 주사침, 초자류 등

Ⓑ **습열멸균법**

- 자비(끓는 물)소독법
  - 100℃에서 15~20분간 처리
  - 소독 대상 : 식기류, 주사기, 의류 등
  - 석탄산 5% 첨가 시 효과 증대
  - 고온일수록 소독효과 증대
  - 완전멸균은 기대하기 어려움(아포형성균은 내열성이 강해 효과 없음)
- 고압증기멸균법
  - 아포형성균의 멸균에 최적
  - 소독 대상 : 고무제품 등
  - 10Lbs(115.5℃) : 30분간 처리
  - 15Lbs(121.5℃) : 20분간 처리
  - 20Lbs(126.5℃) : 15분간 처리
  - 30Lbs(130.5℃) : 10분간 처리
  - 유통증기 간헐멸균법 : 고압증기멸균법과 같은 수준으로 아포형성균 사멸
  - autoclave(121℃) 사용 ⇨ 실험실 또는 연구실에서 많이 사용
- 유통증기멸균법
  - 고압증기멸균법이 부적당할 때 사용(아포형성균 사멸 어려움)
  - arnold멸균기 또는 Koch멸균기 사용하여 100℃ 유통증기를 30~60분간 통과

- 저온소독법(pasteurization)
  - 고온처리가 부적합한 유제품, 알코올, 건조과실 등에 사용
  - 우유 : 63~65℃에서 30분간 소독
  - 아포를 형성하지 않는 결핵균, 소 유산균, 살모넬라균 등의 살균에 사용
- 초고온순간멸균법(ultra high temperature sterilization)
  - 멸균처리기간의 단축과 영양물질의 파괴를 줄이기 위하여 고안된 방법
  - 우유는 135℃에서 2초간 처리

ⓒ 무가열멸균법(처리법)

- 자외선멸균법
  - 260~280nm(2,600~2,800Å) 파장을 이용한 살균법 ⇨ 살균력이 가장 강한 자외선
  - 수술실, 무균실, 제약실 등에서 사용
  - 자외선량은 하절기(7~8월)가 동절기(12~1월)보다 많음
- 초음파멸균법
  - 매초 8,800cycle의 음파는 강력한 교반작용(agitation)으로 충체 파괴 ⇨ 살균력 이용
  - 소독 대상 : 식품, 액체약품, 시약 등에 사용
- 희석법 : 오염물질의 희석 ⇨ 병원성미생물의 군락분리 ⇨ 세균발육 지연
- 기타 세균여과법, 무균조작법 등이 있음

② 화학적(소독약품) 소독법

Ⓐ 소독제의 구비조건

- 살균력이 강할 것, 즉 높은 석탄산계수(phenol coefficient)를 가질 것
- 인체에 무해, 무독하면서 침투력이 강할 것
- 부식성, 표백성이 없을 것
- 용해성(solubility) 및 안정성(stability)이 높을 것
- 지속적인 살균력이 있으며, 가격이 저렴하고 사용방법이 간단할 것
- 냄새가 없고 탈취력이 있을 것
- 환경오염을 발생시키지 않을 것

Ⓑ 소독제의 살균기전

- 산화작용 : 염소, 염소 유도체, 과산화수소(H_2O_2), 과망간산칼륨, 오존 등
- 가수분해 작용 : 강산, 강알칼리 등
- 균(체)단백 응고작용 : 알코올, 크레졸, 석탄산, 승홍, 포르말린, 산, 알칼리 등
- 균체효소 불활성화작용 : 알코올, 석탄산, 중금속염, 역성비누
- 탈수작용 : 식염, 설탕, 포르말린, 알코올
- 중금속염의 형성작용(균체단백 + 중금속염) : 승홍, 머큐로크롬, 질산은
- 소독의 복합작용 : 석탄산, 알코올
- 세포막의 삼투압 변화작용 : 석탄산, 염화물, 중금속염

ⓒ 소독제의 종류별 특성

※ 석탄산(phenol)

- 사용농도 : 3% 수용액을 사용 ⇨ 방역용 소독제로 가장 많이 사용
- 소독 대상물 : 환자의 오염의류, 용기, 오물, 실험대, 배설물, 토사물 등의 소독에 사용
- 석탄산의 장점 : 살균력이 안정함, 유기물에도 소독력이 약화되지 않음
- 석탄산의 단점 : 피부 점막자극, 금속 부식성, 냄새와 독성이 강함, 고온일수록 소독력 저하
- 석탄산계수(소독약의 살균력 측정의 지표로 사용) = 소독약의 희석배수/석탄산의 희석배수
- 석탄산 희석배수 : 실험균은 20℃에서 10~20분 사이 죽일 수 있는 석탄산 희석배수
- 실험균 : 장티푸스균이나 황색포도알균 사용
- 석탄산 살균기전 : 균체단백응고작용, 균체효소 불활성화 작용
- 석탄산을 이용한 무균수술법의 창시자 : 플레밍(Fleming)

※ 알코올(alcohol)

- 일반적으로 70%의 에틸알코올 사용
- 메틸알코올 : 75%
- 에틸알코올 : 70% ⇨ 무아포형성균에 효과적이며, 피부 및 기구(가위, 면도칼, 핀셋) 소독에 사용

※ 크레졸

- 물에 난용성으로 비누액으로 사용
- 사용농도 : 3% 수용액 사용
- 석탄산보다 소독력이 2배 강함(석탄산계수 : 2.0)
- 소독부위 : 손, 오물, 객담 등
- 유기물의 접촉에도 안정
- 물에 잘 녹지 않음

※ 과산화수소(H_2O_2)

- 사용농도 : 3%의 수용액 사용
- 소독부위 : 구내염, 상처(화농성 창상), 상인두염, 구강세척제 등
- 자극성이 적고 무포자균에 대한 소독력이 강함

※ 염화제이수은($HgCl_2$)

- 승홍암모니아(mercury dichlorde)
- 사용농도 : 0.1% 수용액 사용
- 소독부위 : 피부
- 맹독성이 있어 금속 부식성이 강함
- 인체에 유해하기 때문에 최근에 거의 사용 안 함
- 소독약 액의 온도가 높을수록 소독효과 상승
- 식염을 0.1% 첨가 시 소독효과 상승

※ 생석회(CaO, 산화칼슘)

- 분변 소독에 가장 저렴하고 손쉬운 소독법
- 결핵균, 아포형성균 이외 균에 효과
- 소독 대상 : 변소(인축의 배설물), 하수, 오수, 오물 및 토사물 등

※ 역성비누(invert soap)

- 사용농도 : 0.001~0.1% 수용액 사용
- 소독 대상 : 무취, 무색, 무독, 무해, 무미, 무자극성으로 식품소독에 사용
- 특히 포도알균, 결핵균, 시겔라균속 등에 효과

※ 약용비누(germecidal soap)

- 살균작용과 동시에 세정효과
- 소독 대상 : 미생물 실험기구, 손, 피부소독, 창상의 소독 등

※ 머큐로크롬(mercurochrome)

- 균체 단백과 중금속 염을 형성하는 소독제
- 사용농도 : 2% 수용액 사용
- 소독부위 : 피부 또는 점막의 상처 등

Ⓓ 소독 대상물 종류에 따른 소독방법

※ 대소변, 배설물, 토사물에 대한 소독

- 소각법 : 감염병(결핵 등) 환자의 물품 소독 시 가장 좋음 ⇨ 가장 강력한 멸균법
- 약품소독 : 석탄산, 크레졸, 생석회 등 사용

※ 의류(의복), 침구류, 모직 및 섬유류에 대한 소독

- 일광소독(가장 간편한 소독방법), 증기소독, 자비소독
- 약품소독 : 크레졸 또는 석탄산수에 2시간 정도 담가둠

※ 초자기구, 도자기, 목죽제품에 대한 소독

- 내열성이 강한 것 : 증기소독 및 자비소독
- 약품소독 : 석탄산수, 크레졸수, 승홍수, 포르말린수에 담가 두거나 뿌려서 소독

※ 고무제품, 피혁제품, 모피, 상아, 칠기에 대한 소독

- 석탄산, 크레졸, 포르말린 등을 사용

※ 병실에 가장 적당한 소독약품

- 석탄산, 크레졸, 포르말린 등을 사용

※ 환자 및 환자 접촉자의 손에 대한 소독

- 석탄산, 크레졸, 승홍, 역성비누 등을 사용
- 시체 : 석탄산, 크레졸, 승홍, 알코올 등을 뿌리고 관내는 석회를 뿌림

③ 지속소독법

- 전염병 유행 중 환자에 접촉한 물체, 접촉자 등의 음식물에 수시로 소독을 실시하는 소독법
- 반복소독이 필요

④ 종말소독법

- 환자가 완치하거나 퇴원하거나, 사망 후, 격리 수용된 전염원을 제거하기 위한 소독법

예상문제

01. 완속여과에 대한 내용으로 틀린 것은?
① 건설비가 많이 든다.
② 1회 사용일수가 1~2개월이다.
③ 세균제거율이 98~99% 정도이다.
④ 좁은 면적에서도 여과가 가능하다.
⑤ 이끼가 끼기 쉬운 장소에서는 불리하다.

02. 부영양화를 설명한 것이다. 옳지 않은 것은?
① 합성세제의 유입현상
② 물의 자정능력이 커지는 현상
③ 수중에 조류가 많아지는 현상
④ 물의 색이 녹색으로 변하는 현상
⑤ 미생물에 의한 유기물의 분해로 인하여 수중에 영양물질이 많아지는 현상

03. 활성오니법과 살수여상법의 설명 중 잘못된 것은?
① 활성오니법은 해충의 발생이 많다.
② 살수여상법은 높은 수압이 필요하다.
③ 활성오니법은 고도의 숙련이 필요하다.
④ 활성오니법은 시설 설치면적이 작아도 된다.
⑤ 살수여상법은 하수량의 변화에도 조치가 쉽다.

04. 적조현상이 증가하면 용존산소는 어떻게 되는가?
① 감소한다. ② 증가한다.
③ 변화 없다. ④ 감소하다 증가한다.
⑤ 증가하다 감소한다.

05. 온열인자가 아닌 것은?
① 기온 ② 기습
③ 기류 ④ 기압
⑤ 복사열

06. 사람이 생활하기에 적합한 비교습도는 얼마인가?
① 20~30% ② 40~50%
③ 40~70% ④ 70~80%
⑤ 80~100%

07. 고온 환경에 순화할 때의 생리적 변화를 잘못 표현한 것은?
① 조기발한 ② 발한량 증가
③ 맥박수의 감소 ④ 피부온도의 상승
⑤ 발한 시 염분농도의 감소

08. 공장화학물의 폐수 오염을 측정할 때 쓰이는 지표는?
① 부유물질량 ② 용존산소량
③ 대장균 검사 ④ 일반세균검사
⑤ 화학적 산소요구량

09. 환경위생의 정의는?

인간의 신체 발육, 건강 및 생존에 유해한 영향을 주거나 줄 가능성이 있는 환경요소를 관리하는 것

10. 환경위생을 근대과학으로 발전시킨 학자는?

페텐코퍼(Pettenkofer)

11. 기후의 3대 요소는?

기온, 기습, 기류

12. 4대 온열인자는?

기온, 기습, 기류, 복사열

13. 인간이 적응할 수 있는 온도의 범위는?

10~40℃

14. 냉방 시 실내외의 적당한 온도 차이는?

5~7℃

15. 여름철 최적감각온도는?

21.7℃

16. 주관적, 생산적, 생리적 온도로 구별되며 체온조절에 적합한 온도는?

지적온도(최적온도)

17. 환경온도와 상관없이 감각적으로 가장 쾌적하게 느끼는 온도는?

주관적 지적온도

18. 일광에서 생명선이라 불리는 도로노선의 파장은?

280~320nm

19. 자외선이 인체에 미치는 영향은?

소독작용, 비타민 D형성으로 구루병 예방, 피부결핵 및 관절염 치료, 신진대사 촉진, 혈압강하작용 등

20. 다음의 〈보기〉는 무엇에 의한 영향인가?

〈보기〉 백내장, 피부홍반, 체온상승, 혈관확장, 열선

적외선

21. 공기 중 주성분을 체적백분율 순서로 배열하면?

질소, 산소, 아르곤, 이산화탄소

22. 공기의 자정작용은?

희석작용, 세정작용, 산화작용, 살균작용, 교환작용

23. 화학 사용이 원인이며 지구온난화의 원인은?

이산화탄소

24. 고농도 산소상태에서 발생할 수 있는 증상은?

산소중독증

25. 고산지대에서 발생할 수 있는 증상은?

저산소증

26. 실내 다수인 밀집, 환기장애, 온도증가, 산소부족으로 인해 나타나는 현상은?

군집독

27. 공기의 이화학적 조성변화로 나타나는 군집독을 예방하려면?

통풍 및 적절한 환기

28. 건강이란 외부환경에 대하여 내부환경의 항상성이 유지되는 상태라고 주장한 사람은?

크루드 버나드

29. 기후순화의 3종류 기전에 대한 내용은?

① 대상성 순응 : 새로운 환경에 대하여 세포 또는 기관이 그 기능을 적응시키는 것
② 자극성 순응 : 자극에 의한 저하된 기능을 정상적으로 회복시키는 것
③ 수동성 순응 : 약한 개체에 대한 최적의 기능을 찾아 순응해 가는 것

30. 실내에서 쾌적한 온도와 습도는?

온도: 18±, 습도 : 40~70%

31. 잠함병 원인의 공기물질은?

질소 N

32. 흑구온도계로 측정할 수 있는 것은?

부사열

33. 실내기류를 측정하는데 사용하는 온도계는?

카타온도계

34. BOD와 DO의 관계는?

BOD가 증가하면 DO는 감소한다.

35. 물의 자정작용은?

희석작용, 침전작용, 산화작용, 식균작용, 살균작용

36. 대기오염의 일반적인 지표로 가장 많이 사용하는 것은?

이산화황

37. 실내 공기오염 측정으로 가장 많이 사용하는 것은?

이산화탄소

38. 비교적 잠복기가 길고 집단적으로 발생하는 감염병은?

수인성 감염병

39. 수질을 평가할 때 대장균 검사의 의의는?

병원균의 존재 여부 추측

40. 대장균지수가 의미하는 것은?

대장균을 검출한 최소 검수량의 역수

41. 유기물 오염이 발생한 지 얼마 되지 않았음을 추정하는 지표는?

암모니아성 질소

42. 암모니아성 질소가 추출되면 무엇을 추정할 수 있는가?

간접적, 유기물 오염이 얼마 되지 않았음을 의미

43. 급속사여과법의 약품침전에 사용되는 것은?

황산알루미늄(황산반토)

44. 염속소독에 의한 부산물로 발암성 물질은?

트리할로메탄

45. 음용수 소독에 염소소독법이 사용되는 이유는?

강한 소독작용, 조작이 간편하고 경제적, 강한 잔류효과

46. 물의 정수과정에서 불연속점 처리방법은?

염소유기물과 결합하여 잔류염소의 양의 0점 이상으로 염소량을 주입하는 방법

47. 하수처리과정의 순서는?

예비처리(스크리닝, 침사, 침전), 본처리(호기성, 혐기성), 오니처리(해양투기, 매몰, 소화)

48. 미생물에 의한 호기성 및 혐기성 처리는?

본처리

49. 임호프조법 분해처리 시 이용되는 세균은?

혐기성 세균

50. 하수처리방법 중 임호프조에서 일어나는 작용은?

고체, 액체의 분리 및 부패작용

51. 하수처리과정에서 가장 마지막 단계는?

슬러지처리법(찌꺼기 처리)

52. 호기성균에 의한 산화작용의 하수처리법은?

활성오니법, 살수여상법, 산화지법

53. 생물학적 산소요구량(BOD)이란?

수중 미생물이 유기물을 산화하는 데 필요로 하는 산소요구량

54. 수중생물 등 물고기가 생존에 필요한 최소한의 용존 산소량은?

5.0ppm

55. 수질오염지표 중 용존산소량(DO)이 증가하는 경우는?

온도가 낮을수록, 염분이 낮을수록, 기압이 높을수록, BOD 농도가 적을수록

56. 공장폐수 및 해양오염물질의 수질오염지표는?

화학적 산소요구량(COD)

57. 먹는 물 수질 검사에서 과망간산칼륨($KMnO_4$)의 소비량이 많다는 것의 의미는?

유기성 오염물이 많음

58. 공장폐수로 하천이 오염되었을 때 측정하는 지수와 그 의미는?

COD, 공장폐수의 대표적인 수질오염지표

59. 환경위생상 폐기물 소각처리법의 가장 큰 문제점은?

대기오염

60. 주택생활에 있어 생리적 요소의 충족을 위한 최소 일조시간은?

4시간

61. 함기량이 가장 높은 직물?

모피(98%)

62. 안정상태에서 가장 쾌적한 의복기온은?

32±1℃

63. 의복에 의한 체온조절 범위는?

10~26℃

64. 도시 하수를 위생 처리할 때 효율이 좋고 악취나 해충이 발생하지 않는 방법은?

활성오니법

65. 호기성 세균을 활성화하여 하수처리를 하는 방법으로 악취나 해충이 발생하지 않는 가장 발전된 형태의 하수처리 방법은?

활성오니법
(특징)
[활성오니법]
–유지비가 많이 든다.
– 슬러시 발생량이 많다.
– 처리면적이 적어도 가능
– 도시하수처리에 이상적
– 고도의 숙련도 필요
– 해충이 발생하지 않는 장점

[살수여상법]
– 슬러시 발생량이 적다.
– 해충 및 악취발생이 심함
– 산업폐수처리와 분뇨처리에 많이 이용
– 자갈, 플라스틱 등 표면에 성장해서 유기물질 분해

66. 하수도의 오염도 측정 시 BOD의 측정 조건은?

20℃에서 5일간 배양

◆ 정답

01. ④ 02. ② 03. ① 04. ① 05. ④ 06. ③ 07. ③ 08. ⑤

- HC(탄화수소)
- Pb(납)
- Zn(아연)
- Hg(수은)
- 매연 등

Ⓑ **2차 대기오염물질** : 1차 오염물질이 대기 중에서 광화학 반응에 의해 생성된 물질

- O_3(오존)
- H_2O_2(과산화수소)
- PAN(팬)
- PBN
- aldehydes(알데히드)
- form aldehydes(포름 알데히드)
- acrolein(아크로레인)
- SO_3 등의 광화학산화물

2) 대기오염의 요인

① 인구의 증가와 집중현상
② 산업장의 집결과 시설의 확충
③ 주민들의 관심 저하
④ 풍력의 저하
⑤ 기온의 저하
⑥ 연료소모의 증가

3) 대기의 환경기준물질(7종류)

① **아황산가스(SO_2)**

- 대표적 대기오염지표로 사용
- 연평균 대기환경 기준 : 0.02ppm 이하
- 농산물에 큰 피해를 주는 물질
- 산성비의 주요 원인
- 석탄연소 시 발생

② **일산화탄소(CO)** : 8시간 평균기준은 9ppm 이하
③ **이산화질소(NO_2)** : 연평균 대기환경기준은 0.03ppm 이하
④ **미세먼지(PM10)** : 10㎛ 이하
⑤ **오존(O_3)**

- 2차 대기오염물질
- 고공에 많이 존재
- 상기도 건조증상 초래
- 푸른색의 가스성분
- 오존(O_3) 경보제도 : 대기권의 오존농도에 따라 실시
  - 주의보 : 0.12ppm 이상
  - 경보 : 0.3ppm
  - 중대경보 발령 : 0.5ppm 이상
- 특성 : 오후 3시경이 최대, 도심지나 공장지대 고농도, 호흡기계 환자나 노약자에게 더욱 유해
- 8시간 대기환경기준은 0.06ppm 이하

⑥ 납(Pb)
⑦ 벤젠

4) 매연배출 허용기준

① **매연 배출량 측정방법** : 링겔만 비탁표(0~5도)로 측정
② **링겔만 비탁표**(Rigelmann smoke chart) : 검댕량을 측정하는 방법

- 검댕량(%) = 도수 × 20(%)
- 도수의 6종류 : 0도~5도
- 링겔만 비탁표(Rigelmann smoke chart)의 구성
  - 0도 : 매연 0%
  - 1도 : 매연 20%
  - 2도 : 매연 40%(매연 이외의 면적은 60%)
  - 3도 : 매연 60%
  - 4도 : 매연 80%
  - 5도 : 매연 100%
- 매연배출 허용기준 : 2도 이하(매연 40% 이하)

5) 기온역전

① **정의** : 상층부의 기온이 하층부의 기온보다 높은 기후상태(대기오염을 일으키는 가장 중요한 요인)
② **기온역전의 종류**

- 복사성 역전(방사성 역전, 지표성 역전)
  - 낮에 지표의 온도가 높았다가 밤에 복사열이 적어 지면이 냉각되어 발생되는 것
  - 지표면이 상층보다 더 빨리 냉각됨으로써 발생하는 역전(런던스모그 때의 역전)
- 전선성 역전 : 한랭전선이나 온난전선이 통과할 때 생기는 역전
- 침강성 역전
  - 대기 상층부 온도가 지표면보다 높아서 형성되는 기온역전 현상
  - 고기압 하에서 대기오염물질이 상부의 차

가운 공기층을 상승하지 못해 마치 뚜껑 모양의 형태로 공기가 침강하여 형성되는 역전(LA 스모그 때의 역전)

6) 산성비(acid rain)

① **정의** : 황산화물, 질소산화물, 탄소산화물 등이 대기 중 화학반응으로 황산, 질산으로 변환되어 산성비가 됨

② **원인물질** : 황산화물, 질소산화물, 탄소산화물 등

③ **결과** : 빗물의 산도가 pH 5.6보다 낮음

④ **산성비의 영향**

- 금속물의 부식
- 각종 문화재 및 석조물의 손상
- 토양 및 담수(호수, 하천)의 산성화로 생태계의 파괴
- 농작물이나 삼림에 피해를 줌

7) 성층권의 오존층 파괴

① **오존층 역할** : 자외선을 차단함으로써 인체 및 식물의 보호막으로 작용

② **오존층 파괴의 원인 물질** : 염화불화탄소(CFC, 프레온가스)에서 방출된 염소

③ **피해**

- 자외선에 심하게 노출되면 피부와 눈의 건강장애 및 면역체와 그 형성에 악영향
- 해양 플랑크톤의 체질변화로 해양계의 먹이사슬 파괴

④ **방지대책** : 수소불화탄소(HFC), 수소염화불화탄소(HCFC) 등 대체물질 사용

8) 지구온난화와 기후변화

① **온실효과의 정의** : 어느 특정 가스가 지구 주위를 둘러싸고 그 결과 지구층에 가열된 복사열의 방출을 막아 지구가 더워지는 현상

② **지구온난화 원인 물질**

- 이산화탄소(CO_2) : 지구온난화에 가장 큰 영향을 미치는 오염물질
  - 실내 공기의 오염의 지표로 사용
  - 지구의 온도를 유지해주는 지구의 외투 역할
  - CO_2의 지나친 증가는 지구온난화를 가속화
  - CO_2의 지구온난화지수(GWP)를 1로 할 때 메탄(CH_4)은 21, 이산화질소(NO_2)는 310, 수소불화탄소(HFC)는 150~11,700
  - CO_2의 지구온난화지수는 상대적으로 매우 낮지만 지구온난화의 주범이 되는 이유는 대기 중 절대량(0.03%)이 크기 때문에 지구온난화 기여도는 55~66%나 되지만 대기 중 절대량이 적은 이산화질소는 6%에 불과
- 메탄(CH_4)
- 아산화질소(N_2O)
- 염화불화탄소(CFC)

③ **지구온난화 현상에 따른 영향**

- 지구의 기후변화와 엘리뇨 현상에 의한 기상이변
  ⇨ 적도 부근의 남미 쪽에 해수면의 온도가 상승하는 현상
- 해면의 수위상승과 저지대 수몰로 인한 지형변화
- 수자원에 악영향, 해양 생태계의 파괴와 변화
- 폭풍우 및 가뭄에 의한 농업과 산림피해
- 전염병의 발생 증가 등

④ **대책**

- 교토의정서 : 2012년까지(5년간) 온실가스배출량을 90년의 95% 수준까지 감축
- 온실가스(탄소) 배출권 거래제도 도입

⑤ **온실가스 배출권 거래제도**(emission trading) : 온실가스 배출권리를 국내기업 간이나 국가 간에 사고파는 이산화탄소 배출권 거래제도

⑥ **청정개발제도** : 다른 국가에서 온실가스 감축사업을 수행하여 그 실적만큼을 자기 국가의 실적으로 활용할 수 있도록 한 제도

9) 역사적 대기오염 발생사건

① **1930년 벨기에의 뮤즈계곡**(Meuse Valley)

- 원인물질 : 아황산가스, 일산화탄소 등
- 환경상태 : 분지계곡, 공장지대, 무풍상태로 기온역전과 연무 발생
- 인체피해 : 호흡기질환

② **1948년 펜실베니아 주의 도노라**(Donora)

- 원인물질 : 아황산가스, 황산미립자 등
- 환경상태 : 분지계곡, 공장지대, 무풍상태로 기온역전과 연무 발생

• 인체피해 : 호흡기질환

③ 1952년 영국 London Smog
• 발생시기 : 습도(85%)가 높은 12월과 1월
• 원인물질 : 석탄과 석유계
• 환경상태 : 하천, 평지, 무풍상태
• 인체피해 : 호흡계 질환(기침, 가래 등)
• 최대발생시간 : 이른 아침

④ 1954년 미국 Los Angeles Smog
• 발생시기 : 8월과 9월
• 원인 : 자동차 배기가스가 광화학반응을 일으켜 발생된 광화학스모그 현상(연기, 안개 및 광화학적산화물)
⇨ 자동차 배기가스의 발암성 물질 : 3-4 벤조피렌(benzopyrene)
• 환경상태 : 5m/sec 이하
• 인체피해 : 눈의 자극 등

⑤ 1950년 Mexico의 Poza Rica
• 원인 : 관리 잘못으로 황화수소(H_2S)의 누출사고로 대기오염 발생

⑥ 1986년 체르노빌 원자력발전소

10) 대기오염에 의한 피해

① 인체 피해의 종류
• 호흡기계 질병(만성기관지염, 기관지천식, 폐기종, 인후두염 등)
• 시야 방해
• 악취
• 불쾌감
• 심리적 영향 등

② 식물(농작물) 피해
• 농작물의 성장 방해, 식물 잎조직 파괴, 생리대사장애
• 분진 : 잎에 부착, 햇빛의 흡수를 방해함으로써 발육을 방해
• 원인물질 : 황산화물(SOx), HF
• 식물의 피해 독성 크기 : HF 〉 Cl_2 〉 SO_2 〉 NO_2 〉 CO

③ 대기오염 가스물질에 따른 피해
• 황산화물(SOx) 피해 : 만성기관지염 등의 호흡기계 질환
• 일산화탄소(CO)
– CO-Hb 생성으로 Hb과 O_2의 결합 및 운반방해
– 폐포에서 CO-Hb의 해리저해와 O_2의 부족 초래
– 체내의 호흡효소의 결합 또는 반응으로 두통, 현기증, 질식 등의 각종 생리기능장애
• 질소산화물(NOx) : 호흡기계 장애(폐쇄성 폐질환)
• 부유분진 : 만성기관지염 등 호흡기계 질병의 원인 및 오염물질의 운반체로 작용
• 오존(O_3) : 피부 및 눈 자극
• 납(Pb) : 신경염 및 두통이나 현기증 등

④ 재산 및 경제적 손실
• 세탁물
• 금속제품의 부식
• 피혁제품의 손상
• 페인트의 변질
• 건축물의 부식

11) 대기오염 방지대책

① 대기오염 발생원 대책
• 입지대책
• 연료대책 : 청정연료, 저유황연료 사용
• 청정기술 : 오염물질의 발생억제 대책
• 배기가스 정화 : 방지시설의 설치

② 공공기관의 대책
• 도시계획의 합리화 대책
• 대기오탁(오염)의 정확한 실태파악 대책
• 대기오탁(오염) 측정기술의 발전 대책
• 공해방지기술의 개발 대책
• 대기오탁(오염) 방지의 강력한 법적 규제와 계몽

③ 대기오염 방지의 3대 목표
• 건강장애 방지
• 경제적 손실 방지
• 미관상 손실 방지(자연환경 악화 방지)

12) 녹색성장(green growth)

① 스위스 다보스에서 개최된 세계경제포럼(다보스 포럼, 2009년)을 통해 널리 사용

② 녹색성장의 개념 : 녹색환경(green)을 새로운 동력으로 하는 선순환 구조의 경제성장(growth)을 이룩한다는 개념
• 녹색기술개발, 녹색인프라구축, 녹색산업 육

성 등 산업을 녹색화
- 청정에너지 확대
- 폐기물관리 강화
- 산업구조의 저탄소화 등으로 환경과 경제 양측의 시너지 효과를 극대화

③ **한국의 저탄소녹색성장기본법**(제2조)
- 에너지와 자원을 절약
- 효율적으로 사용하여 기후 변화와 환경훼손을 줄임
- 청정에너지와 녹색기술의 연구개발로 새로운 성장 동력을 확보
- 경제와 환경이 조화를 이루는 성장이라고 규정

13) 한국의 녹색성장 전략

① **전략** : 기후변화 위험을 방지하려는 국제적 노력에 동참하기 위해 산업의 저탄소화와 신생에너지 개발을 통해 녹색성장과 경제성장을 함께 추진

② **한국이 2050년까지 추진하는 녹색성장 전략의 기본방향**
- 한국형 탄소중립 100대 핵심 기술 전략 고도화
- 탄소중립 핵심기술에 대한 R&D 신속 투자
- 탄소중립 기술 사업화 촉진 시스템 구축

3. 수질오염

1) 수질오염의 원인

① 화학비료 및 농약 사용
② 가축의 배설물 오염
③ 채탄, 채석에 의한 오염
④ 가정하수, 산업폐수, 병원폐수에 의한 오염

2) 수질오염의 지표

① **생물학적 산소요구량**(biochemical oxygen demand, BOD)
- 정의 : 수온 20℃에서 5일간 소비한 산소의 양 즉, 수중 미생물에 의해 유기물을 산화하는 데 소모되는 용존산소의 소비량
- 생물학적 산소요구량(BOD)이 높을수록 유기물 함량량이 많아 오염이 심함을 의미
- 사용용도 : 물(하수)의 오염도 측정
- 측정 : 20℃에서 5일간
- 용존산소(DO)와의 관계 : 역상관 관계 즉, 생물학적 산소요구량(BOD)이 높으면 용존산소량(DO)은 낮음
- 영향인자 : 가장 중요한 것은 유기물량이며, 수온, 측정시간, 탁도 등
- 단위 : ppm 또는 mg/L 표시

② **용존산소**(dissolved oxygen, DO)
- 정의 : 물에 녹아 있는 산소의 양
- 유기물 많아 오염이 심하면 산소소비량의 증가로 용존산소(DO)는 낮아짐

> ▶ 유기물이 다량 함유된 도시하수가 하천에 유입되면 호기성 미생물에 의해 유기물이 분해되면서 용존산소가 소모되기 때문에 용존산소량(DO)은 감소

- 어종(물고기) 보호를 위한 용존산소(DO)량 : 5ppm(mg/L) 이상
- 물의 온도가 하강하면 용존산소(DO)량은 증가

③ **화학적 산소요구량**(chemical oxygen demand, COD)
- 수중의 유기물질을 산화제(과망간산칼륨)로 산화시킬 때 소비되는 산소의 양
- 도시 및 공장폐수와 해수의 오염상태를 나타내는 수질오염 지표로 사용
- 일반적으로 폐수의 화학적 산소요구량(COD) 값은 생물학적 산소요구량(BOD) 값보다 높음
- 미생물과 산화제에 의해 완전 분해되면 BOD = COD가 됨

④ **부유물질**(suspended solids, SS)
- 정의 : 유기와 무기의 물질을 함유한 고형물로서 0.1㎛~2㎛ 이하를 의미
- 유기물의 부유물질이 많으면 용존산소(DO) 소모가 증가

3) 하천의 생활환경 기준항목

① 생물학적 산소요구량(BOD)
② 화학적 산소요구량(COD)
③ 수소이온농도(pH)
④ 부유물질량(SS)
⑤ 총대장균군 최확수(MPN)
⑥ 분원성 대장균군수
⑦ 총인 등

4) 하천의 수질환경 등급 분류 : 6등급 7단계

① 1단계 : 1등급 ⇨ 매우 좋음(Ⅰ급a)
② 2단계 : 1등급 ⇨ 좋음(Ⅰ급b)
③ 3단계 : 2등급 ⇨ 약간 좋음(Ⅱ급)
④ 4단계 : 3등급 ⇨ 보통(Ⅲ급)
⑤ 5단계 : 4등급 ⇨ 약간 나쁨(Ⅳ급)
⑥ 6단계 : 5등급 ⇨ 나쁨(Ⅴ급)
⑦ 7단계 : 6등급 ⇨ 매우 나쁨(Ⅵ급)

5) 하천의 수질환경기준상 매우 좋은 등급(Ia)에 대한 수질기준

① 생물학적 산소요구량(BOD) : 1ppm(mg/L) 이하
② 수소이온농도(pH) : 6.5~8.5
③ 부유물질량(SS) : 25ppm(mg/L) 이하
④ 용존산소량(DO) : 7.5ppm(mg/L) 이상
⑤ 총대장균군 최확수(MPN) : 50 이하
⑥ 분원성 대장균군수 : 10 이하

6) 수질오염 주요 사건

① 이타이이타이병(Itai Itai disease)
- 발생물질 : 카드뮴
- 발생원인
  - 아연광산서 카드뮴을 처리하지 않고 강에 폐기함으로써 발생
  - 아연제련공장 배출 카드뮴이 쌀에 축적됨으로써 발생
- 임상증상 : 골연화증, 보행장애 등

② 미나마타병(Minamata disease)
- 발생물질 : 수은(Hg)
- 발생원인
  - 일본 질소공장에서 배출된 메틸수은으로 오염된 어패류 섭취로 발생
  - 질소비료 공장의 폐수처리 미비로 발생
- 임상증상 : 사지마비, 청력장애, 시야협착, 언어장애, 선천적 신경장애 등

③ 미강유 중독사건
- 발생물질 : PCB(poly chlorinated biphenyl)
  ⇨ 난분해성 환경오염물질
- 발생원인 : 미강유의 탈취공정 중에 열매체로 사용된 PCB가 미강유에 혼입된 것을 먹고 중독증상을 일으킴
- 임상증상 : 피부병, 식욕부진, 구토, 안질 등

7) 수질오염물질과 보건학적 문제

① 수중 용존산소(DO) 감소 원인 : 가정하수, 공장폐수, 가축 배설물

② 부영양화 현상
- 정의 : 질소, 인, 탄소 등의 영향으로 물의 가치가 상실되는 수질오염 현상을 의미
- 발생원인 : 가정하수, 비료 등을 통해 질소, 인의 하천유입으로 조류가 증식하고 정수과정 중 여과기능이 저하되어 발생
- 부영양화를 일으키는 요인 : 화학비료, 합성세제, 분뇨, 정체성 수역 등
- 부영양화의 대책
  - 화학비료 사용 제한
  - 무인 세제 사용
  - 유기성 폐수 유입 억제
  - 폐수를 고도 처리하여 원인물질 제거

예상문제

01. 대기오염 지표로 옳은 것은?

① 메탄 ② 아황산가스
③ 이산화질소 ④ 이산화탄소
⑤ 일산화탄소

02. 군집중독을 유발하는 중요한 원인물질은?

① 이산화황 ② 일산화탄소
③ 이산화질소 ④ 이산화탄소
⑤ 고온, 고습, 분진, 가스

03. 불쾌지수 측정에 필요한 온열요소에 해당하는 것은?

① 기습, 풍속 ② 냉각력, 기후
③ 냉각력, 기류 ④ 건구온도, 기류
⑤ 건구온도, 습구온도

04. 자외선의 인체 내 영향을 설명한 것으로 옳은 것은?

① 설암, 피부색소 침착
② 전기성 안염, 피부암
③ 피부홍반작용, 설안암
④ 열중증, 열쇠약의 원인
⑤ 열적 반응, 런던스모그 발생

05. 여름철 오존 경보에 해당하는 수치는?

① 0.01ppm ② 0.12ppm
③ 0.2ppm ④ 0.3ppm
⑤ 0.5ppm

06. 기온역전현상의 설명으로 올바른 것은?

① 기온이 낮아지는 현상이다.
② 순수한 열섬현상을 의미한다.
③ 상층부의 기온이 하층부의 기온보다 높다.
④ 상층부의 기압이 하층부의 기압보다 높다.
⑤ 지표면에서 위로 올라갈수록 기온이 낮아진다.

07. 오존층 파괴로 인하여 인간에게 해를 미치는 직접적 피해는?

① 동물면역을 증가시킨다.
② 지구온난화가 발생한다.
③ 자외선량 증가로 피부암이나 백내장 등의 질병을 유발한다.
④ 인간의 생체 호르몬에 영향을 주어 생식기계를 교란시킨다.
⑤ 인체 눈과 목 혹은 폐에 영향을 주어서 호흡기 장애를 유발한다.

08. 토양의 산성화에 영향을 미치는 요인이 아닌 것은?

① 비료, 농약이 산성화를 촉진한다.
② 분변을 거름으로 사용하면 산성화된다.
③ 칼슘 성분이 토양의 산성화를 촉진한다.
④ 마그네슘 성분이 토양의 알칼리화를 촉진한다.
⑤ 아미노산이 질산성 질소로 바뀌면서 토양이 산성화된다.

09. 오존층 파괴의 영향으로 지구와 인류를 보호하기 위하여 최초로 만들어진 보편적인 국제협약은?

① 림사협약 ② 런던협약
③ 바젤협약 ④ 비엔나협약
⑤ 몬트리올의정서

10. 기온역전 현상이란?

상부층의 기온이 하층부의 기온보다 높은 현상으로, 기류가 안정되어 대기오염물질이 축적되기 때문에 대기오염 유발의 가장 큰 요인이 된다.

11. 대기오염을 악화시키는 기후조건은?

기온역전

12. 대기오염이 잘 발생하는 3대 조건은?

기온역전, 무풍, 계곡이나 분지 지형

13. 1차 대기오염물질의 종류는?

질소화합물, 황산화물, 산화탄소, 탄화수소

14. 2차 대기오염물질의 종류는?

연무, 팬, 케톤, 오존, 알데히드

15. 대기오염의 일반적인 지표로 가장 많이 사용하는 것은?

아황산가스(이산화항, SO_2)

16. 런던스모그의 특징은?

방사성 역전, 기온은 1~4℃, 겨울 철 낮에 발생, 주로 석탄연소에 의하나 오염물질 발생, 무풍상태에서 매연이나 황산화물 등이 문제, 인체에 대한 영향은 주로 호흡기계 질환

17. 자동차 배출가스에 의한 대기오염사건은?

LA 스모그

18. LA 스모그에서 일어나는 현상은?

침강성 역전

19. 링겔만 비탁표는 무엇을 측정할 때 사용하는가?

매연 농도

20. 링겔만 비탁표에서 굴뚝의 매연 배출량 측정 시 허용 기준은?

2도 이하

21. 대기오염의 7가지 지표는?

일산화탄소, 이산화질소, 미세먼지, 아황산가스, 오존, 납(Pb), 벤젠

22. 자외선을 차단해주는 오존층을 파괴하는 원인물질은?

염화불화탄소(CFC, 프레온가스)

23. 기후변화협약에 따른 온실가스 감축 목표의 구체적인 실현에 관한 국제협약은?

교토의정서

24. 화학연료 사용이 원인이며 지구온난화의 원인은?

이산화탄소

25. 미나마타병의 원인물질은?

메틸수은(유기수은)

26. 이타이이타이병의 원인물질은?

카드뮴

27. 난청이나 청력손실의 원인이 되는 dB(데시벨)은?

85dB

28. 백납병이라고 하는 레이노씨현상을 일으키는 환경요인은?

진동

29. 다음 설명과 관련된 것은?

- 생물체의 지방조직에 주로 축적되고 독성유발
- 병원폐기물 쓰레기 소각시 대기환경오염 발생
- 내분비교란 물질로 기형아, 정자수 감소

다이옥신

30. 입자상 독성대기 오염물질 중 비중격 천공을 일으키는 물질은?

크롬

31. 자외선을 차단하고 오존층을 파괴하는 원인물질은?

염화불화수소(CFC)

32. 화학 연료 사용이 원인이며 지구온난화의 원인은?

이산화탄소(CO_2)

33. 오존층 파괴의 원인물질은?

염화불화탄소(CFC 프레온가스)

◆ 정답

01 ② 02 ④ 03 ⑤ 04 ② 05 ④ 06 ③ 07 ③
08 ③ 09 ④ 10 ③

Chapter 04 산업보건

핵심요약

1. 산업보건의 개념

1) 세계보건기구(WHO)와 국제노동기구(ILO)의 정의

산업보건이란 모든 직업에서 일하는 근로자들의 육체적, 정신적 그리고 사회적 건강을 고도로 유지 · 증진시키며, 작업조건으로 인한 질병을 예방하고, 건강에 유해한 취업을 방지하며, 근로자를 생리적으로나 심리적으로 적합한 작업환경에 배치하여 일하도록 하는 것

2) 산업보건의 목적

① 산업재해 예방
② 직업병 예방
③ 산업피로 예방
④ 공업중독 예방
⑤ 작업능률 향상
⑥ 작업환경 관리 및 개선
⑦ 작업환경 및 작업조건에 의한 질병 예방

3) 산업보건 관장(직업병 관리 행정) 부서

노동부

4) 산업보건의 시조

라마치니(Ramazzini)로 〈근로자의 질병(직업병)〉이라는 저서를 발간

5) 작업환경의 보건적 조건

① 채광, 조명설비
② 난방, 냉방, 습도조절설비
③ 환기 및 공기조화설비
④ 소음, 진동방지설비
⑤ 재해예방 및 피난설비 등

2. 근로기준법

1) 법정근로시간

휴게시간을 제외하고 1일 8시간 주 40시간을 초과할 수 없음

2) 근로자 채용기준

① 우리나라 근로기준법상 채용할 수 없는 연령 : 15세 미만자
② 근로기준법상 보호연령 : 15세 이상 ~ 18세 미만
③ 도덕상, 보건상 유해하거나 위험한 사업에 채용할 수 없는 사람
- 임산부(임신 중이거나 산후 1년이 지나지 않은 여성)
- 18세 미만자

④ 여성 근로자 보호
- 주 작업강도는 RMR 2 이하
- 생리휴가 월1회, 산전 · 산후휴가 3개월
- 중량물 제한
- 서서하는 작업의 시간조정 및 휴식시간 조정
- 작업조건과 냉 · 난방 고려
- 여성의 특성에 맞는 직종 및 작업에 배치

3) 근로강도에 따른 작업의 적정수준

① 작업강도의 지표 : RMR(비교, 상대적, 작업 에너지 대사율이라고도 함)
② 작업 강도는 비교(상대적)에너지대사율(relative metabolic rate, RMR; 작업대사율)에 따라 5단계로 구분

$$RMR = \frac{\text{작업 시 소비열량} - \text{같은 시간의 안정 시 소비열량}}{\text{기초대사량}} = \frac{\text{작업대사량}}{\text{기초대사량}}$$

• 경노동 : RMR 0~1
• 중등노동(중등작업) : RMR 1~2
• 강노동 : RMR 2~4
• 중노동 : RMR 4~7
• 격노동 : RMR 7 이상

③ 비교에너지대사율(RMR)이 높을수록 에너지 소모량이 많음 ⇨ 산업피로를 초래
④ RMR이 4 이상인 작업에서는 노동시간이 급격히 줄어듦

4) 근로 종류에 따른 영양관리

① **고온작업** : 식염 및 비타민 A, B_1, C, 이외 수분, 칼슘 등
② **저온작업** : 지방 및 비타민 A, B_1, C, D
③ **소음작업** : 비타민 B_1
④ **심한 노동** : 비타민 및 칼슘
*비타민 B_1 : 근육 내에 에너지를 원활히 공급하기 위해 필요한 영양소

5) 근로자의 건강관리

① 근로자의 적정배치
② 작업동작의 합리화
③ 작업시간 배분의 합리화
④ 근로강도에 따른 작업의 합리화
⑤ 작업조건의 합리화
⑥ 기술교육을 통한 작업효율화

6) 근로자의 보건관리 수단

① 근로자의 건강관리
② 작업환경관리
③ 보건교육
④ 의무실 운영

3. 산업재해

1) 산업재해의 정의

원하지도 않고 계획하지도 않은 사건의 발생

2) 1959년 하인리히(Heinrich)에 의한 재해 발생빈도

주요재해(현성 재해 : 사망 포함) : 경미재해(불현성 재해) : 유사재해(잠재성 재해)의 비율 ⇨ 1 : 29 : 300

3) 산업재해지표

주) 이환율은 질병통계임

① **건수율**(incidence rate)
• 연근로시간 수를 정확히 파악하기 어려울 때 평균 작업자 수에 대한 재해건수의 비율을 표시하는 것
• 발생상황 판단을 위한 표준적인 지표

$$\text{건수율(발생률)} = \frac{\text{재해건수}}{\text{평균 실근로자수}} \times 1,000$$

② **도수율**(frequency rate, 빈도율)
• 연근로시간 합계 100만 시간당 재해 발생 건수로, 산업재해의 발생 빈도를 나타냄
• 발생상황 판단을 위한 표준적인 지표

$$\text{도수율(표준지표)} = \frac{\text{재해건수}}{\text{연근로총시간수}} \times 1,000,000$$

③ **강도율**(severity rat)
• 연근로시간 1,000시간당 발생할 근로손실일수를 구하여 재해의 경중 즉, 강도를 나타내는 재해통계
• 재해에 의한 손상정도 파악(재해 내용을 측정하는 척도로 사용)

$$\text{강도율(재해의 상해지수)} = \frac{\text{근로손실일수}}{\text{연근로시간수}} \times 1,000$$

④ **재해일수율** = 연재해일수/연근로시간 × 100
⑤ **평균손실일수**(중독률)

$$\text{평균손실일수(중독률)} = \frac{\text{근로손실일수}}{\text{재해건수}} \times 1,000$$

4) 산업근로자를 위한 재해보상

14등급으로 구분하여 지급

5) 신체 중 산업재해가 가장 많이 발생하는 부위

손발

6) 산업재해의 역학적 특징

① **계절적 요인** : 여름(7~8월) 최대
② **시간적 요인**
- 오전 작업시작 3시경, 오후 작업시작 2시경에 다발
- 월, 금요일에 다발
- 주간보다는 야간에 다발

③ **사회적 요인** : 제조업, 저학력일수록 다발
④ **연령별 요인** : 20~29세 다발
⑤ **작업능력요인** : 미숙련자 다발

7) 산업안전보건법

전담 보건관리자 및 보건안전관리 책임자는 각각 상시근로자의 300명, 100명 이상에서 두도록 규정

8) 산업재해의 예방대책 기본

재해기록제도

9) 산재보험의 급여 종류

① **요양급여** : 요양급여, 휴업급여, 상병보상보험급여, 장해급여, 유족급여, 장의비 등
② **특별급여** : 장해특별급여, 유족특별급여

10) 산재보험에 적용되는 조건

업무상 재해로 4일 이상의 질병이나 근로할 수 없게 될 경우

4. 직업병

1) 직업병의 발생원인

① **작업장의 환경 불량** : 온도, 분진, 소음, 유해가스, 기압, 진동, 전리방사선, 조명, 세균 등
② **부적절한 근로조건**

2) 직업에 따른 직업병(질환)

① **항공기 조종사** : 고산병
② **채석공** : 규폐증
③ **용접공** : 백내장
④ **잠수부** : 잠함병(감압병)
⑤ **제련공** : 열사병
⑥ **진동** : 레이노병

3) 직업병 예방대책

① 정기적인 신체검사
② 작업방법 개선
③ 보호장구착용
④ 적정한 근로시간
⑤ 작업장의 환기

4) 물리적 인자에 의한 건강장애

① **고온작업(고열)에 의한 장애**
- 열중증(고열장애 : heat disorder) ⇨ 용광로공
- 정의 : 고온환경에 폭로되면 체온조절 기능의 생리적 변조 또는 장애가 오는 현상
- 열경련(heat cramp) : 발한에 의한 탈수와 체내 수분 및 염분소실
- 열사병(heat stroke, 울열증, 일사병) : 뇌온 상승에 의한 중추신경마비, 체온조절중추 마비(발한기능 정지) ⇨ 체온상승
- 열허탈증(heat exhaustion, 열피로, 열피비) : 고열작업장, 말초혈액 순환부전
- 열쇠약(heat prostration) : 만성적 체력소모(비타민 B_1 결핍) ⇨ 용광로공이 대표적 직업
  주) 열소실(열감퇴)은 아님

② **저온작업(한냉)에 의한 장애 : 지방 부족 발생**
- 정의 : 저온환경에 폭로되면 신체의 조절기능 장애로 참호족(침수족)과 동상이 발생하는 현상
- 참호족(trench foot), 침수족(immersion foot) : 산소 결핍과 한랭으로 모세혈관이 손상되는 현상
- 동상(frostbite) : 진행 정도에 따라 1도, 2도, 3도 동상으로 구분
  - 1도 동상 : 홍반성 발적, 부종 및 종창이 일어난 상태
  - 2도 동상 : 수포형성에 의한 삼출성 염증 상태
  - 3도 동상 : 국소조직의 괴사상태
- 전신 체온강화(general hypothermia) : 장시간 한

랭온도 작업(노출), 진정제 음주는 체온강하를 촉진

- 한랭작업 부적격자 : 고혈압자, 심장질환자, 순환기계 질환자, 호흡기계 질환자 등

③ 이상기압에 의한 장애 : 잠함병, 항공병, 고산병, 저산소증 등

- 잠함병(고압하 작업) : 질소가스가 원인 ⇨ 잠수부
- 잠함병(감압병) 예방 대책
  - 고압으로부터 단계적 감압
  - 고압 노출시간의 단축
  - 감압 후 적당한 운동에 의한 혈액순환
  - 고압작업 부적격자(순환기계 장애자)의 해저작업 취업금지
  - 감압말기에 인공적으로 산소 공급해 줌
    주) 감압말기 : 질소 공급 금지
- 잠함병 증상
  - 사지관절통
  - 피부소양감
  - 뇌내 혈액순환장애
  - 척추전색증 및 마비 증상
  - 호흡기계장애 등
- 잠수작업, 잠함작업의 근로시간 : 1일 6시간, 1주 34시간 초과할 수 없음
- 저기압 환경 : 고산병(고산지대 ⇨ 산소분압이 문제)

④ 진동에 의한 장애 : 레이노(Raynaud)현상 발생

- 한랭환경에서 수지의 감각마비 및 창백증 및 청색증 등의 증상을 보임
- 진동에 장시간 노출 시 손가락, 팔꿈치 등의 혈류순환 장애로 감각이상을 보임

⑤ 소음에 의한 장애

- 직업성 난청 : 90~120dB 크기의 소음에 장기간 폭로 시
- 소음성 난청 : 3,000~6,000Hz 음역대에서 발생 가능성이 가장 큼
- 귀마개와 귀덮개를 동시에 착용 : 소음이 120dB 이상일 때
- 소음성 난청 예방대책
  - 귀마개 등 작업자 보호
  - 소음에 폭로되는 시간단축
  - 소음 발생원의 관리대책
  - 소음 전파차단장치 설치

⑥ 방사선에 의한 장애

- 조혈기능 및 생식기능 장애, 피부점막의 궤양, 조직의 악성신생물(피부암 등) 유발
- 방사선 투과력 크기 : γ선 〉 X선 〉 β 선 〉 α선
- 전리작용 크기(투과력과 반대) : α선 〉 β 선 〉 X선, γ선
- 적외선 : 온열작용, 초자공, 가열공, 눈의 수정체 혼탁 ⇨ 백내장 유발
- 자외선 : 태양, 용접불꽃, 자외선 전구(눈에 안염, 피부 홍반)
- 전리방사선 : 파장 짧음(세포내 분자물질에 물리화학적 변화) ⇨ 악성신생물 유발
  - 민감(크게 피해를 보는) 부위 : 생식기관(고환, 난소), 수정체, 조혈장기, 골수 등
  - 신체조직의 감수성 크기 : 림프(림프절, 골수 등) 〉 상피세포 〉 내피세포 〉 근육 〉 신경
  - γ선 : 재생불량성 빈혈, 백혈병 등이 발생
  - X선 : 피부암, 백혈병, 골육종, 폐암, 불임증 등이 발생

⑦ 작업형태에 의한 장애

- VDT증후군
  - 장시간 컴퓨터 사용자, 사무직 근로자에게서 주로 발생
  - 증상 : 안정피로, 경견완증후군(목, 어깨, 팔, 손가락 등), 정신적 장애, 시력감퇴 등
- 요통 : 건설업, 운수업 등

⑧ 분진(먼지)에 의한 장애

- 진폐증(pneumoconiosis) : 공기 중 먼지가 많을 경우
  - 정의 : 폐에 침착된 분진이 조직반응, 즉 병리적인 반응을 일으킨 상태
  - 0.1~5㎛(주로 1㎛ 이하)의 미세 분진입자로 세기관지 혈관주위에 침착하여 폐조직의 섬유화를 유발
  - 탐식세포 파괴 : 항원성 발휘
  - 광부, 채석공, 제련소, 암석연마공 직업에서 잘 발생
- 규폐증(silicosis) : 거의 난치병에 가까움
  - 정의 : 폐에 만성섬유증식을 일으키는 질환으로 3년 정도 폭로되면 발병
  - 원인물질 : 유리규산의 분진 흡입(석면, 규

소, 활석, 베릴륨, 암석분말 등)
- 진폐증의 대표적인 질병으로 납중독, 벤젠 중독과 함께 3대 직업병이라 함
- 분진입자의 크기가 0.5~5㎛일 때 폐포 침착율이 가장 높음
- 한번 발생하면 치료되지 않고 계속 진행되는 중독증 ⇨ 합병증으로 폐결핵 유발
- 진폐증을 일으키는 사업장 : 탄광부, 채석공, 암석연마공, 석공, 도자기공, 벽돌제조 공장 등의 직업에서 잘 발생
  주) 페인트, 인쇄공 작업은 진폐증과 관련 없음
- 규폐결절 발생학설 : 기계적자극설, 화학적 자극설, 면역학설, 용해설
- 석면폐증의 발생학설은 기계적 자극설이 유력함 ⇨ 암을 유발할 수 있는 진폐증

⑨ 화학적 원인에 의한 장애
- 폐암 발생물질 : 석면, 비소, 니켈
- 골수기능억제제 : 벤젠(재생불량성 빈혈)

⑩ 공업중독에 의한 장애
- 독극물의 침입경로
  - 호흡기계 : 모세혈관을 통해 많은 양이 확산되어 전신적 장애를 가장 빨리 나타냄
  - 소화기계
  - 경피 침입
- 공업중독 발생을 좌우하는 인자
  - 폭로시간
  - 유해물의 농도
  - 인체침입경로
  - 인체 침입 유독물질의 양
- 신장독성 : 수은, 납, 카드뮴(요세관 손상)
- 공업중독의 종류
  - 납중독 : 중추신경계 말초신경 장애 ⇨ 인쇄공, 연관공, 활자공, 크리스털 제조공, 페인트공 등

▶ **납중독 증상**
- 빈혈로 인한 피부창백
- 구강, 치은 부위에 청회색선(연선)
- 호염기성 과립, 적혈구수 증가
- 소변 중 코프로폴피린(coproporphyrin) 증가

  - 수은중독 : 구내염, 근육경련(사지의 떨림), 홍독성 증상 ⇨ 미나마타병(Minamata)
  - 크롬중독 : 비중격천공, 비염, 인두염, 기관지염 등 발병
  - 카드뮴중독 : 만성중독 3대 증상(폐기종, 신장기능장애, 단백뇨), 이외 급성폐렴, 골연화증 발병 ⇨ 이타이이타이병 발생
  - 벤젠중독 : 방향족탄화수소(톨루렌 · 크실렌 · 스티렌 등) 중에서 유일하게 만성중독 증상을 나타내며, 조혈기능장애가 특징이고, 백혈병을 일으킬 수 있음 ⇨ 재생불량성 빈혈 증상을 보임
  - 라듐중독 : 백혈병 발생의 원인

5. 작업환경의 관리대책

① 작업환경관리
- 시설 개선
- 작업방법 개선
- 후생시설(세면장, 목욕탕 설치) 개선

② 보호구 착용
③ 예방(영양제) 투여
④ 정기진단 강화

6. 작업환경의 불량조명

① **안정피로** : 조도 불량에서 과도하게 장시간 작업하면 눈에 긴장감이 증가하여 안부의 압박감, 안통증, 두통, 시력감퇴가 발생
② **근시** : 불량 조명하에서 정밀, 미세작업을 장시간 하면 시력조절에 무리가 발생
③ **안구진탕증** : 무의식적으로 눈이 움직이는 증상으로 한 방향으로는 부드럽게, 다른 방향으로는 경련을 일으키면서 번갈아 움직임
④ 작업능률 저하 및 재해발생 등

➔ 예상문제

01. 어린이들의 정신행동에 장애를 일으키며 뼈에 축적되고 빈혈, 변비, 체중감소 등을 일으키는 물질은?

① 납 ② 철
③ 망간 ④ 구리
⑤ 수은

02. 비중격천공을 일으키는 물질은?

① 납 ② 크롬
③ 수은 ④ 벤젠
⑤ 카드뮴

03. 레이노현상의 원인은?

① 이상고압 ② 이상저온
③ 국소진동 ④ 이상기압
⑤ 호흡성 분진

04. 인체 내 전리방사선에 가장 피해가 큰 부위는?

① 골수 ② 근육
③ 장기 ④ 생식기
⑤ 림프조직

05. 일사병의 주요 원인은?

① 수분손실 ② 근육경련
③ 만성적 열손실 ④ 순환기계 부조화
⑤ 뇌온 상승에 의한 중추신경마비

06. 잠함병의 원인물질은?

① 질소 ② 산소
③ 이산화황 ④ 이산화탄소
⑤ 일산화탄소

07. 직업병을 방지하기 위한 환경관리의 목적이 아닌 것은?

① 직업병 치료 ② 직업병 예방
③ 생산저하 방지 ④ 작업피로 감소
⑤ 작업능률저하 방지

08. 직업병 중 우리나라에서 가장 많은 질환은?

① 난청 ② 규폐증
③ 납중독 ④ 진폐증
⑤ 벤젠중독

09. 손실일수로 구할 수 있는 산업재해지표는?

① 건수율 ② 도수율
③ 빈도율 ④ 강도율
⑤ 재해일수율

10. 산업보건학의 시조로서 직업과 직업병의 관계를 과학적으로 수립한 사람은?

라마치니

11. 근로기준법에서 도덕상 또는 보건상 유해하거나 위험한 사업장에서 근무할 수 없는 대상자는?

임산부, 18세 미만자

12. 근로기준법상 법적근로기준시간은?

1일 8시간, 주 40시간을 초과할 수 없음

13. 근로기준법상 보호 연령은?

청소년(15~18세)

14. 근로기준법상 근로자를 채용할 수 없는 연령은?

취업 최저연령 제한 15세 미만

15. 사무직 근로자와 여성 근로자의 보호를 위하여 권고되는 중등노동의 비교에너지대사율은?

1~2

16. 중노동에 필요한 비교에너지대사량은?

4~7

17. 탄수화물, 단백질, 지방의 체내 열량공급 비율은?

4 : 4 : 9

18. 근육노동자의 근육 내 에너지 공급을 원활히 하기 위한 영양공급원?

비타민 B_1

19. 평균근로자 수에 재해 건수를 나타내는 지표는?

건수율

20. 연근로시간당 재해 발생 건수를 파악할 수 있는 산업재해지표는?

도수율

21. 연근로시간 수에 대한 근로손실일수를 나타내는 지표는?

강도율

22. 고압환경에서 발생하는 질환으로 일명 잠수부병이라 일컫는 병은?

잠함병

23. 비정상적인 고온 환경에서 체온발산이 잘 되지 않아 일어나는 병은?

열중증

24. 고온 환경에서 발생하는 열경련의 원인은?

발한 후 탈수 및 염분(NaCl) 손실

25. 고온다습환경에서 지나치게 땀을 많이 흘려 체내 수분 및 염분 손실로 인한 신체장애는?

열경련

26. 열경련 발생 시의 응급처치는?

생리식염수 투여

27. 뇌온 상승에 의한 중추신경마비로 체온조절의 부조화가 발생하는 열중증은?

열사병(울열증)

28. 고온작업으로 인해 비타민 B_1의 결핍으로 만성적 체력소모를 나타내는 열중증은?

열쇠약증

29. 삼출성 염증 및 수포 형성이 일어나는 동상은 몇 도인가?

2도 동상

30. 방사선에 의한 신체장애 중 가장 피해가 큰 장기는?

생식기 〉 림프절 〉 골수

31. 백혈병 발생이 원인이 될 수 있는 직업은?

라듐 취급자

32. 진폐증이 발생하기 쉬운 먼지 즉, 폐포 침착률이 가장 높은 미세먼지의 크기는?

0.5~5㎛

33. 작업환경에서 규폐증을 일으키는 물질은?

유리규산

34. 고온환경에서 오랜 시간 작업하여 열탈진 또는 열허탈이 발생했을 때의 적절한 응급조치는?

생리식염수 투여

35. 비중격천공 및 폐암을 일으키는 물질은?

크롬

36. 비교에너지 대사율 산출식에서 분모에 해당되는 것은?

기초대사량

37. 교열환경폭로로 인한 말초혈액순환 장애를 나타내는 열중증은?

혈허탈증

38. 3대 직업병으로 분류되는 것은?

진폐증, 납중독, 벤젠중독

39. 다음의 특징은 무엇인가?

- 지정 1급 발암물질
- 폐암이나 늑막,흉막에 암발생
- 폐포의 간질에 섬유증식 발생
- 소화용제(소화기용액) 절연체 내화물질에 사용

석면

◆ 정답

01 ① 02 ② 03 ③ 04 ④ 05 ⑤ 06 ① 07 ①
08 ④ 09 ④

Chapter 05 식품위생 및 보건영양

핵심요약

1. 식품위생

1) WHO의 식품위생 정의

식품의 생육, 생산, 제조에서 최종적으로 섭취될 때까지의 모든 단계에 있어서 안전성, 완전무결성, 건전성을 확보하기 위한 모든 수단을 의미

2) 식품위생법의 목적

식품으로 인한 위생상의 위해를 방지하고 식품영양의 질적 향상을 도모함으로써 국민보건 증진에 이바지함을 목적으로 함

① 안전성(가장 중요)
② 영양성
③ 건전성
④ 완전무결성
⑤ 보건향상

3) 식품위생의 규제대상

① 음식물(의약품 제외)
② 음식물과 관련된 첨가물
- 기구
- 용기
- 포장
- 조리장 시설 등

4) 보건분야의 3대 악

부정식품, 부정의약품, 부정의료(무면허 의료행위)를 의미하며, 이에 대하여는 '보건범죄 단속에 관한 특별조치법'으로 가중처벌함

5) 국제식품규격위원회에 규정된 해썹(HACCP)의 7원칙과 12단계

① 식품의 원료 관리로부터 유통의 모든 과정을 중점적으로 관리하는 기준
② 식품위해요소 중점 관리기준을 의미
③ 7원칙
- 위해요소분석
- 중요관리점 설정
- 관리(한계)기준 설정
- 개선조치의 설정
- 모니터링 방법의 설정
- 검증 절차 및 방법 설정
- 기록보존 및 문서화 설정

2. 식품에 의한 감염병

1) 식품에 의한 인수공통감염병

① 정의 : 사람과 가축이 종을 뛰어 넘어 사람과 동물에 공동으로 감염되는 현상
② 인수공통감염병의 종류
- 결핵
- 탄저
- 야토병
- 파상열
- 광우병(CJD)
- 돼지(돈)단독
- 살모넬라
- 브루셀라증 : 사람에게는 열병, 동물에게는 유산의 원인
- 렙토스피라증 등

2) 식품에 의한 기생충질환

① 육류를 통해 감염되는 기생충
- 소고기 : 무구조충, 무구낭충
- 돼지고기 : 유구조충, 선모충

② 어패류 및 게를 통해 감염되는 기생충
- 간흡충 : 제1숙주 우렁이 ⇨ 제2숙주 민물고기(잉어, 붕어, 피라미 등)

– 피낭유충은 열에 대한 저항성이 약함
– 담관에서 기생
• 폐흡충 : 제1숙주 다슬기 ⇨ 제2숙주 가재, 게
• 요꼬가와흡충 : 제1숙주 우렁이 ⇨ 제2숙주 담수어(잉어, 은어, 송어 등)
• 광절열두조충 : 제1숙주 물벼룩 ⇨ 제2숙주 민물고기 또는 반담수어(송어, 농어, 연어 등)
• 고래회충 : 바다생선(오징어, 고등어, 대구, 생태, 조기 등)

③ **야채를 통해 감염되는 기생충** : 편충, 회충, 유구낭충, 람블편모충, 구충, 동양모양선충, 이질아메바 등

3. 식품의 변질과 보존방법

1) 식품의 변질

① **부패**(putrefaction)
• 식품에 혐기성 미생물이 증식하여 단백질 분해되어 암모니아 등이 생성되어 악취 발생
• 단백질이 주성분인 육류, 어패류, 계란 등의 변질

② **변패**(deterioration)
• 식품에 미생물이 증식하여 지방, 탄수화물 분해
• 주류 · 버터 등의 당질이나 지방질이 주성분인 식품의 변질

③ **산패**(rancidity) : 지방이 주로 산화되어 변질된 것

④ **발효**(fermentation) : 미생물에 의하여 단백질이나 지방과 주로 탄수화물이 분해되어 그 생산물이 일상생활에 유용하게 이용되는 경우

⑤ **식품의 초기부패 판별법**
• 관능검사
• 휘발성 염기질소량 측정
• 히스타민(histamine)의 정량 측정
• pH 측정

⑥ **방부제 구비조건**
• 무미, 무취 자극성 없을 것
• 독성이 없거나 극히 낮을 것
• 장기간 효력이 있을 것
• 식품 성분에 변화를 주지 않을 것

2) 식품의 보존방법

① **미생물의 번식요소**(부패에 영향을 미치는 인자) : 햇빛은 미생물 번식에 장애 요소
• 온도
• 습도(수분)
• 영양성분 : 질소원으로 아미노산, 탄소원으로 포도당 이용
• pH 및 염류농도

② **식품의 보존방법**

Ⓐ **물리적 보존법**
• 냉장 및 냉동법(움저장, 냉장, 냉동)
– 움저장(cell storage) : 감자, 고구마, 채소류 및 과일 등을 움 속(지하)에 온도를 약 10℃로 유지하면서 저장하는 방법
– 냉장(cold storage) : 식품을 0～10℃로 보존하는 방법
– 냉동(freezing storage) : 냉동은 0℃ 이하로 보전하는 방법 ⇨ 세균대사 억제
– 효과 : 식품변질 억제
미생물 번식 억제
식품 신선도 유지
음식물 자가소화 억제
• 탈수법 및 건조 : 수분이 40%이면 미생물 번식은 완만해지고, 습도가 15% 정도에서 미생물 증식이 억제
• 가열법
• 자외선 및 방사선조사(자외선 살균법, 방사선 살균법)

Ⓑ **화학적 보존법**
• 절임법 : 염장, 당장, 산장이 있음
– 염장(salting) : 보통 10～20%의 소금 농도 유지
– 당장(sugaring) : 식품을 설탕 또는 전화당으로 저장하는 방법(40～50%의 농도로 사용)
– 산장(pickling) : 아세트산, 젖산을 이용하여 식품을 저장하는 방법(효모는 pH 3.1에서 생육이 저지)
• 방부제처리법(보존료첨가법) : 합성보존료나 산화제를 사용하여 보존하는 방법

Ⓒ **복합처리법**(물리, 화학적 처리법)
• 훈증법(fumigation) : 식품을 훈증제로 처리하여 곤충의 충란이나 미생물을 사멸시키는 방

법(곡류 저장에 사용)
- 훈연법(smoking) : 육류와 어류의 저장과 가공에 응용

4. 식중독

1) 식중독의 정의

유독물, 유해화학성분, 세균 등이 음식물에 첨가 또는 오염되어 경구적으로 섭취함으로써 위장장애, 신경장애 등을 초래하는 현상

2) 세균성 식중독의 특징

① 균이 미량으로 발생하지 않음
② 잠복기가 짧음
③ 이차감염이 잘 안 됨(원인식품의 섭취로 발생)
④ 면역력이 획득되지 않음
⑤ 세균성 식중독과 소화기계 전염병의 공통점은 감염원

3) 세균성 식중독의 원인

① 감염형 식중독 : 병원성대장균, 살모넬라, 장염비브리오, 장출혈성대장균, 장티푸스균 등
② 독소형 식중독 : 포도알균, 보툴리누스, 세레우스균, 웰치균
③ 기타 : 장알균, 알레르기

4) 감염형 식중독

① 살모넬라 식중독(salmonellosis)
- 원인식품 : 어육류, 유제품, 두부, 계란, 샐러드 등의 장기저장 식품
- 발병률 : 75% 이상, 치명률(사망률)은 낮음
- 잠복기 : 12~48시간(평균 20시간)
- 발생 : 여름, 가을에 많이 발생
- 증상 : 급성위장염(복통, 구토, 설사 등), 급격한(가장 심한) 발열 증상(28~40℃)

② 장염비브리오 식중독(Vibrio food poisoning)
- 원인균 : 호염균(*Vibrio parahaemolyticus*), 해수세균의 일종으로 수돗물에 의한 세정효과가 있음
- 원인식품 : 오염된 해산물(조개류 등), 야채 소금절이 등
- 잠복기 : 8~20시간
- 발생 : 여름철에만 발생
- 증상 : 콜레라와 비슷한 급성위장염, 열은 거의 없고, 복통, 설사, 구토 증상
- 특징 : 열에 대한 정항성이 약하고, 담수에서 쉽게 사멸
- 콜레라와 이질로 오인되기도 함

③ 병원성대장균 식중독(enteropathogenic *Escherichia coli*)
- 오염원 : 분변
- 일반대장균과 구분
- 증상 : 급성위장염, 심한설사, 발열 등
- 발병연령 : 영유아에 대하여 병원성이 강한 식중독
- 이차감염 위험

5) 독소형 식중독

① 포도알균 식중독(*Staphylococcal* food poisoning)
- 원인균 : 황색포도알균이 생성하는 체외독소
- 원인물질 : 엔테로톡신(enterotoxin, 장독소)에 의한 식중독
- 원인식품 : 유제품, 김밥, 도시락, 떡 등
- 잠복기 : 평균 3시간(세균성 식중독 중 잠복기 가장 짧음)
- 발생 : 늦은 봄과 가을에 발생(발생빈도 높음)
- 증상 : 급성위장염 증상(구토, 설사 등), 발열 없음
- 감염원 : 화농성 환자(상처부위로 감염)
- 예방대책
  - 손에 상처 있으면 조리 금지
  - 취사장, 조리기구 위생적 처리
  - 화농성 환자의 조리금지
  - 김밥, 도시락 등 식품위생철저

  주) 내열성이 강해 가열 조리에 의한 예방은 어려움

② 보툴리누스균 식중독(botulism)
- 원인균 : 혐기성 아포형성균으로 그람양성 막대균
- 원인물질 : 신경독소(neurotoxin), 외독소(exotoxin)
- 원인식품 : 밀봉(혐기성) 식품(통조림, 소시지 등)
- 잠복기 : 2시간~8일
- 증상 : (급성) 신경계 이상, 신경증상 전 구토,

복통 등 소화기 증상 보임
- 치명률 : 세균성 식중독 중 가장 높음(25% 정도)
- 열에 약해 80℃에서 수분 간 가열하면 독소 파괴

③ 웰치균 식중독
- 원인식품 : 어류, 육류 가공식품
- 증상 : 반드시 설사와 복통
- 증식방법 : 사람분변, 토양, 하수 등에 분포해 있다가 식품 속에서 증식

6) 자연독에 의한 식중독(동물)

① 복어에 의한 식중독
- 원인독소 : 테트로도톡신(tetrodotoxin) ⇨ 복어 알, 고환, 난소 등에 다량 함유
- 독이 최대인 시기 : 5~6월 산란기에 독성 최대
- 내열성이 강함(가열해도 파괴되지 않음)
- 복어 중독증상 4단계
  - 제1도 : 입술 및 혀끝마비, 구토, 두통, 오심, 보행장애
  - 제2도 : 촉각 및 미각의 둔화, 손과 발 운동장애, 호흡곤란과 혈압강화
  - 제3도 : 운동불능, 삼킴 · 호흡곤란, 청색증 및 반사기능 소실
  - 제4도 : 의식불명, 혈압이 떨어지면서 호흡정지로 사망

② 조개류 중독
- 원인독소 : 베네루핀(venerupin) ⇨ 모시조개, 바지락, 굴 등에 함유
- 마비성 중독성분 : 삭시토신(saxitoxin) ⇨ 검은조개, 섭조개, 대합조개 등의 독성분에 의해서 중독

7) 자연독에 의한 식중독(식물)

① 독버섯 독소성분 : 주로 무스카린(muscarin)에 의한 경우가 많음
- 무스카린(muscarin)
- 무스카리딘(muscaridine)
- 콜린(cholin)
- 뉴린(neurin)
- 팔린(phaline) 등

② 감자 독소성분 : 솔라닌(solanine)

③ 맥각 독소성분 : 맥각균(*Claviceps purpurea*)의 기생에 의한 독성분 ⇨ 신경증상, 조산, 유산
- 에르고타민(ergotamine)
- 에르고톡신(ergotoxine)
- 에르고미트린(ergometrine)

④ 청매 독소성분 : 아미그달린(amygdalin)

⑤ 독미나리 독소성분 : 시큐톡신(cicutoxine)

⑥ 목화씨 독소성분 : 고씨폴(gossypol)

⑦ 곰팡이 독소성분 : 아플라톡신(aflatoxin) ⇨ 쌀, 보리, 옥수수 등에 많이 발생(발암성 물질 함유)

⑧ 은행 독소성분 : 청산(HCN) ⇨ 소화계 증상, 호흡곤란, 호흡중추마비 등

8) 화학물질에 의한 식중독

① 불량 첨가물 사용에 의한 중독
- 유해감미료
  - cyciamate : 발암성 물질
  - p-Nitro-o-toludine : 살인당, 원폭당이라고도 함
  - dulcin : 당원-소화효소 억제
- 인공착색료 : auramine(황색 단무지), rhodamine (과자류, 빙과류)

② 기구, 용기, 포장 등에 의한 중독
- 구리, 납, 아연으로 된 식기
- 생산 공정 중 혼입되는 비소

5. 식중독 발생 시 행동요령

① 식중독 발생 시 환자 측에서 우선적으로 시행할 사항 : 식중독 발생 신고

② 학교에서 식중독 환자 발생 시 신고하는 곳 : 보건소

③ 우리나라 위생업무의 행정기관 : 구, 시, 군

6. 보건영양

1) 보건영양의 정의

지역사회 전 주민의 건강을 위해서 주민의 식생활에 있어 결함을 제거하고 개선하여 영양부족이나 결핍이 없도록 하는 것

2) 영양소의 종류

① 3대 영양소 : 탄수화물, 지방, 단백질
② 4대 영양소 : 3대 영양소(탄수화물, 지방, 단백질), 무기질
③ 5대 영양소 : 4대 영양소(탄수화물, 지방, 단백질, 무기질), 비타민
④ 6대 영양소 : 5대 영양소(탄수화물, 지방, 단백질, 무기질), 물

3) 영양소의 3대 기능

① 신체의 조직구성
- 인체 구성 : 수분 65%, 단백질 16%, 지방질 14%, 무기질 5%, 탄수화물 소량 등으로 구성
- 단백질 : 근육조직, 칼슘과 인은 치아와 골격, 철분은 혈액구성(특히 임산부)

② 신체의 열량공급 작용
- 열량소(에너지를 생산하는 영양소) : 탄수화물, 지방질, 단백질
- 조절소(몸의 각 기능을 조절하는 영양소) : 무기질, 비타민(조절소로만 작용함)
- 열량비(각 영양소 1g당 kcal는 단백질 : 탄수화물 : 지방 = 4 : 4 : 9)

③ 신체의 생리기능 조절작용
- 물, 무기물, 비타민 등의 작용으로 식품의 산화작용, 신경운동, 심장운동, 각종 분비샘의 기능조절 작용
- 비타민과 무기질은 에너지 대사를 위한 산화작용 촉진 및 심장운동 촉진
- 물은 영양소의 흡수, 운반과 배설, 체온조절, 체내 화학변화의 매체, 체액의 삼투압 조절 등
  - 체내 수분의 5% 상실하면 갈증을 초래
  - 10% 상실하면 신체이상을 초래
  - 15% 이상 상실하면 생명이 위험

▶ 20~49세 성인의 칼로리 권장량
- 성별, 연령별, 활동량 등에 따라 다름
- 남 : 2,500kcal, 여 : 2,000kcal
- 임신 전반기+150, 후반기+350, 수유기+500~1,000

한국인 영양섭취기준(에너지적정비율)

영양소	1~2세	3~18세	19세 이상
탄수화물	55~70%	55~70%	55~70%
단백질	7~29%	7~29%	7~29%
지질	20~35%	15~30%	7~20%

4) 열량소의 작용

① 단백질(protein)
- 신체의 주요 구성물질로 지질 섭취가 부족할 때 에너지원으로 작용
- 단백질의 주요 작용
  - 신체조직의 구성물질
  - 효소와 호르몬의 성분
  - 면역과 항독물질의 성분
  - 체내 생리작용의 조절 기능 및 열량 공급원으로서의 기능
  - 구성성분 : 아미노산(amino acid)
  - 1일 성인(19~29세) 단백질 권장량(한국영양학회, 2020년 개정) : 남자는 50~65g, 여자는 40~55g
- 결핍 시 : 체중감소, 성장둔화, 신경질적이 되고 피로감 유발, 부종, 저혈압증, 빈혈증, 피부의 색소변화, 성욕감퇴, 질병 저항력 약화 등
- 식품의 특이동적작용(SDA)에 가장 많이 소모되는 영양소

② 탄수화물
- 당질(carbohydrate)이라고도 하며, 사람이 이용하는 식품 중에서 가장 많음
- C, O, H의 세 원소로 구성, 경제적인 에너지 공급원(약 96% 이상의 높은 이용률)
- 과잉 섭취된 당질은 지방으로 변하여 체내에 저장(비만의 원인)
- 결핍 시 : 여러 가지 영양장애, 허약, 피로, 탈수작용을 초래

③ 지방(지질, lipid)
- 지방의 열량 발생량은 단백질이나 탄수화물의 배
- 작용 : 열량원, 피부 보호(탄력과 부드러움 유지), 지용성 비타민 운반, 체온유지 등

- 과잉섭취 : 동맥경화증, 심혈관질환 등을 초래
- 결핍 시 : 허약, 빈혈, 거친 피부, 피부질병에 대한 면역력 저하

5) 조절소의 작용

① 무기질(무기염류)

- 신체의 생리적 기능조절 작용을 하며, 열량공급 작용은 하지 않음
- 무기질의 기능
  - 삼투압 및 pH 조절
  - 심장의 규칙적인 박동유지
  - 자극에 대한 신경의 정상적인 기능에 관여
  - 혈액응고에 관여

※ 식염(NaCl)

- 무기염류 중에서 가장 필요량이 많음
- 기능 : 근육 및 신경의 자극, 삼투압 조절, 체액의 수지균형 조절 등
- 과잉섭취 : 고혈압 발생빈도가 높음
- 결핍 시 : 열중증(근육경련), 정신적 무력감, 식욕감퇴 등
- 우리나라 성인 1일 15g의 다량 섭취로 조절 필요

※ 칼슘(Ca)

- 뼈와 치아의 주성분
- 기능 : 근육수축, 심박동 조절, 신경흥분에 관여
- 우유, 치즈, 아이스크림 등에 많이 함유
- 결핍 시 : 뼈아 치아의 쇠퇴, 왜소한 성장(어린이), 골다공증(성인) 발생
- 1일 필요량 : 성인(0.5~0.7g), 임산부(0.4g) 추가, 수유부(0.5g) 추가 필요

※ 철분(Fe)

- 혈액의 구성성분으로 체내 저장이 되지 않기 때문에 음식물을 통해 공급 필요
- 간, 고기, 계란노른자에 많이 함유
- 결핍 시 : 빈혈, 감염에 대한 저항력 감소, 집중력 약화 초래
- 1일 필요량 : 성인 남자(10mg), 성인 여자(14mg), 임산부(10mg) 추가 필요

※ 인(P)

- 뼈, 뇌신경, 치아의 주성분
- 기능 : DNA와 RNA의 구성성분, 지방, 탄수화물 및 에너지 대사에 관여
- 우유, 치즈, 계란노른자, 수육, 콩, 어육 등에 많이 함유
- 결핍 시 : 뼈 및 신경작용의 장애, 저항력의 약화를 초래함
- 1일 필요량 : 성인(700mg)

※ 요오드(I)

- 기능 : 갑상샘 기능 유지 작용
- 김, 미역, 파래, 다시마 등의 해조류에 많이 함유
- 결핍 시 : 갑상샘장애(갑상샘부종, 크레틴병 등)를 초래
- 1일 필요량 : 성인(150㎍), 임산부(90㎍) 추가, 수유부(180㎍) 추가 필요

② 비타민

- 체내에서 합성되지 않아 반드시 음식으로 섭취해야 함
- 대부분 조효소로서 화학반응의 촉매역할
- 열량을 내거나 신체를 구성하지는 못함

※ 수용성 비타민

- 티아민(B_1), 리보플라빈(B_2), 나이아신, 판토텐산, 비오틴, 엽산, B_6, B_{12}
- 물에 잘 녹고 소변과 땀으로 쉽게 배설
- 결핍증상이 빨리 발현
- 필요량을 매일 공급해야 함

※ 지용성 비타민(A, D, E, F, K)

- 지방성 용매에 잘 녹고 체내에 저장되어 쉽게 배설되지 않음
- 결핍증상이 서서히 발현
- 매일 섭취 불필요
- 과잉 섭취 시 : 식욕부진, 구토, 체중감소, 간비대, 골막비대 등의 과잉증 발생

※ 수용성 비타민 결핍증

- 티아민(B_1) : 각기병(다발성 신경염, 부종, 신체조직 허약), 식욕부진, 피로감
- 리보플라빈(B_2) : 구순염, 구각염, 설염, 각막염(결막염에서 백내장까지), 성장정지
- 나이아신 : 펠라그라(니코틴산 부족증), 4대 증상(피부병, 설사, 치매, 사망)

- B_6 : 간질성 혼수, 피부염, 빈혈
- B_{12} : 악성빈혈, 신장비대
- 비타민 C : 괴혈병, 상처 회복 지연, 치아 발육이상

※ 지용성 비타민 결핍증

- 비타민 A : 야맹증, 거칠고 건조한 피부, 뼈의 발육지연
- 비타민 D : 구루병, 골연화증(성인), 관절통증, 약한 뼈
- 비타민 E : 불임증과 유산 등의 생식장애, 근육쇠약, 발육부전, 빈혈
- 비타민 F : 발육정지, 피부건조
- 비타민 K : 출혈(혈액응고시간 지연)

6) 열량대사

① **기초대사량**(basal metabolic rate, BMR)

- 생명현상을 유지하기 위하여 필요로 하는 최소한도의 에너지 요구량
- 측정기준
  - 공복상태
  - 편안한 상태
  - 누워서 측정
  - 실온이 20℃에서 최저율을 나타냄
- 체중 1kg당 한 시간에 약 1kcal가 소요
- 체중 60kg인 사람의 경우 약 1,440kcal 소요 (24시간×60=1,440)
- 체표면적, 연령, 성별, 기온, 호르몬 분비량 등에 따라 다르지만 남녀 모두 20~40세의 경우 비슷

② **비교에너지대사량**(relative metabolic rate, RMR)

- 기초대사량에 대한 작업대사량의 비, 즉 작업 시 근로강도를 의미
- 안정 시 에너지 대사량은 기초대사량의 1.1~1.2배

$$RMR = \frac{\text{작업대사량}}{\text{기초대사량}}$$

③ **식품의 특이동적 작용**(specific dynamic action, SDA)

- 식품의 소화, 습수 등에 소모되는 열량
- 식사 후 음식물의 소화, 흡수과정에서 에너지 대사량의 특이적 증가(약 2시간 후에 최고)
- 단백질 16~30%, 탄수화물 4~9%, 지방 3~4%
- 단백질의 경우 SDA에 따른 소모열량이 많아 에너지원으로서 불리

7) 영양상태 판정을 위한 신체 계측치

① Kaup 지수

- 영유아에 이용(영유아기부터 학령기 전반)
- 판정 : 22 이상(비만), 15 이하(허약체질)

$$\text{카우프지수(Kaup index)} = \frac{\text{체중(kg)}}{[\text{신장(cm)}]^2} \times 10^4$$

② Broca 지수

- 성인의 비만판정에 이용
- 판정 : 과체중(110~119%), 비만(120% 이상)

$$\text{브로카지수(Broca's index)} = [\text{신장(cm)} - 100] \times 0.9\text{(남)}$$
$$= [\text{신장(cm)} - 100] \times 0.85\text{(여)}$$

③ Rohrer 지수

- 초등학교 입학 전 소아에 이용
- 판정 : 비만(160 이상), 허약체질(110 미만)

$$\text{로렐지수(Rohrer index)} = \frac{\text{체중(kg)}}{[\text{신장(cm)}]^3} \times 10^7$$

④ **신체질량지수**(body mass index, BMI)

- 표준체중보다 비교적 정확하게 체지방의 정도를 평가할 수 있음
- 성별과 나이에 따라 약간의 차이가 있음
- 평가
  - 18.5 미만 : 저체중
  - 18.5~22.9 : 정상
  - 23~24.9 : 과체중(위험체중)
  - 25~29.9 : 경도비만
  - 30~34.9 : 중등도비만
  - 40 이상 : 초고도비만

$$\text{체질량지수(body mass index, BMI)} = \frac{\text{체중(kg)}}{[\text{신장(m)}]^2}$$

8) 영양장애

① 단백질열량부족증(kwashiorkor)
- 전염병에 감염이 잘되는 전형적인 단백질결핍증
- 아프리카, 라틴아메리카 지역의 어린이에게서 잘 발생
- 단백질과 무기질이 부족해서 발생하는 전형적인 단백질 부족 현상

② 소모증(marasmus)
- 모유나 인공영양의 공급 부족 또는 비위생적인 수유로 인하여 발생하는 질환

③ 비만증의 5D
- 용모손상(disfigurement)
- 불편(discomfort)
- 활동불편(disability)
- 질병(disease)
- 사망(death)

▶ **신체 계측에 의한 판정법**
1. kaup 지수 : 학령기 이전의 영유아를 대상으로 비만판정
2. Rohter : 학령기(이후) 아동에게 적용하는 지수
3. Broca 지수: 표준체중을 신장에 따라 달리 계산하는 방법
4. BMI 지수(체질량지수): 체중에서 신장의 제곱을 지표로 하는 성인 비만 관리지표
   - 일반적인 비반정도를 평가하기 위해 세계보건기구(WHO)에서 기준을 제시한 가장 보편적인 지수임
5. 표준체중 : 동일연령, 동일한 성에서 사망률이 가장 낮은 체을을 말한다.
   - 콰시오커 : 단백열량 부족증
     - 단백질과 무기질이 부족한 음식물은 장기적으로 섭취하므로써 발생됨. 근육손실, 복부팽만과 체중이 평균보다 적으며 감염병 감염이 잘됨. 아프리카 지역에서 많이 발생함
   - 마라무스 : 그리스어로 소모하다라는 의미
     - 출생직후부터 영유아기까지 영양공급 부족 및 모유공급 부족
     - 위생적인 환경에 오염되어 설사지속하는 경우
     - 열량과 단백질이 모두 부족한 기아상태에서 발생
     - 증상 : 성장부진으로 체조직 감소, 피하지방이 없고 피골이 상접하며 얼굴이 늙어 보이는 것이 특징

➔ 예상문제

01. 감염형 식중독으로 옳은 것은?

① 복어 식중독
② 솔라닌 식중독
③ 황색포도알균 식중독
④ 보툴리누스균 식중독
⑤ 장출혈성 대장균 식중독

02. 각종 통조림 식품이 혐기성 상태에서 배양기 역할을 하여 사지의 운동마비나 호흡곤란을 일으키는 식중독은?

① 살모넬라 식중독
② 예르시니아 식중독
③ 보툴리누스균 식중독
④ 황색포도알균 식중독
⑤ 장염비브리오균 식중독

03. 유효기간이 끝난 유제품을 섭취한 뒤 39°의 고열과 두통 및 설사 등이 발생하였을 때 예상되는 식중독은?

① 비브리오패혈증
② 살모넬라 식중독
③ 황색포도알균 식중독
④ 보툴리누스균 식중독
⑤ 장염비브리오균 식중독

04. 무기질과 역할의 연결이 옳지 <u>않은</u> 것은?

① 식염 : 항산화기능
② 철분 : 혈액의 구성
③ 인 : 뼈, 뇌신경 구성
④ 칼슘 : 치아 골격 기능
⑤ 요오드 : 갑상샘 기능유지

05. 섭취권장량만큼 섭취하기 어려운 영양소는?

① 철분　　② 칼슘
③ 식염　　④ 단백질
⑤ 비타민 C

06. 화농성 질환에 걸린 식품 취급자는 조리 등의 업무에 종사시켜서는 안 되며, 행락철인 늦은 봄과 여름에 많이 발생하는 식중독은?

① 살모넬라 식중독
② 예르시니아 식중독
③ 보툴리누스균 식중독
④ 황색포도알균 식중독
⑤ 장염비브리오균 식중독

07. 식품과 독성분의 연결이 옳지 <u>않은</u> 것은?

① 감자 – 솔라닌
② 버섯 – 무스카린
③ 목화씨 – 베네루빈
④ 청매 – 아미그달린
⑤ 독미나리 – 시큐톡신

08. 탄수화물이나 지방질 성분이 많은 식품에 미생물의 번식으로 분해되어 변질되는 것은?

① 부패 ② 변패
③ 발효 ④ 산패
⑤ 갈변

09. 식품의 변질방지를 위한 식품첨가물로 옳은 것은?

① 살균제 ② 감미료
③ 보존료 ④ 착색료
⑤ 항생물질

10. 갑상샘 기능과 관계가 많은 무기질은?

① 인 ② 철분
③ 칼슘 ④ 식염
⑤ 요오드

11. 성인의 비만증 판정에 사용되는 지수로 옳은 것은?

① 로렐지수 ② 카우프지수
③ 체질량지수 ④ 브로카지수
⑤ 베르벡지수

12. 영유아(5세 미만의 어린이 중 특히 2세 미만)의 비만 판정에 많이 사용되는 지수는?

① 로렐지수 ② 카우프지수
③ 체질량지수 ④ 브로카지수
⑤ 베르벡지수

13. 식품의 변질과 보존에서 가장 중요한 식품위생관리 3대 요소는?

안전성, 건전성, 완전무결성

14. 소금에 절인 해산물을 생식한 후 발병 가능한 식중독은?

장염비브리오균 식중독

15. 학교급식에서의 고기수프에 의한 사건으로, 닭고기를 주요 원인식품으로 발생하는 식중독은?

웰치균 식중독

16. 내열성이 강한 장독소를 가진 화농성 원인균에 의한 식중독은?

황색포도알균 식중독

17. 화농성 상처가 있는 조리사 손을 통해 발병 가능한 식중독은?

황색포도알균 식중독

18. 치명률이 가장 높은 식중독을 유발하는 식중독균은?

보툴리누스균

19. 혐기성 세균의 독소로 인한 식중독은?

보툴리누스균 식중독

20. 통조림을 섭취한 후 일어날 수 있는 식중독은?

보툴리누스균 식중독

21. 복어에서 독성분이 가장 많은 부위는?

난소 〉 간 〉 내장 〉 피부

22. 움저장법으로 저장하는 식품은?

고구마, 감자, 채소류 등(온도 10℃ 유지)

23. 가열법에서 아포형성균의 사멸방법은?

120℃에서 20분 정도 가열

24. 식품의 보존방법 중 건조 및 탈수법의 조건에서 수분 함량은?

15% 이하

25. 식품보존을 위한 물리적인 처리방법은?

냉장 및 냉동법, 가열법, 건조법,
환경 기체조절 저장법, 자외선조사법, 방사선조사법

26. 식품의 물리적 처리방법 중 살균력이 강한 자외선조사법의 파장은?

250~280nm

27. 식품보존을 위한 화학적인 처리방법은?

염장법, 당장법, 산첨가법, 식품보존료, 천연물 이용

28. 식품보존을 위한 화학적 처리법 중 소금절임법의 식염 농도는?

10~20%

29. 화학적 처리법 중 당장법의 설탕 농도는?

40~50%

30. 식품의 pH를 3.1 이하로 낮추어 세균의 발육을 억제시키는 방법은?

산첨가법

31. 물리화학적인 복합처리방법을 이용한 식품보존방법은?

훈연법

32. 식품의 위생관리에서 가장 중요한 것은?

안전성

33. 체내에서 흡수되기는 어려우나 흡수되면 체내에 잘 저장되며 과량섭취 시 체내에 쌓여 독성을 유발하는 것은?

지용성 비타민

34. 체내에서 흡수가 잘 되지만 배설도 잘 되어 과량섭취에도 독성을 유발하지 않는 것은?

수용성 비타민

35. 5대 영양소는?

탄수화물, 단백질, 지방, 무기질, 비타민

36. 식중독의 3대 증상은?

설사, 복통, 구토

37. 세균성 식중독에서 감염형 식중독(간접)과 독소형식 중독(직접)을 쓰시오.

– 감염형 식중독 : 살모넬라균, 병원성대장균, 장티프스균
– 독소형 식중독 : 포도알균, 보툴리누스균, 웰치균

38. 물리적 보존방법 중 식품보관시 미생물의 번식을 억제하기 위하여 사용하는 건조법(탈수법)에서 적당한 수분의 함량은?

15% 이하

39. 화학적인 처리법중 당장법에서 효모, 곰팡이균의 발육을 억제하는 당 농도는?

40~50%

40. 탄수화물, 단백질, 지방의 열량비는?

4 : 4 : 9

41. 신체조직의 주요 구성물질이며 면역체 및 항독물질의 주성분은?

단백질

42. 영양결핍 시 체중감소, 성장 둔화, 빈혈, 질병 저항력 감소, 피로감 유발 등을 나타내는 영양소는?

단백질

43. 지방의 체내 작용은?

효율적 에너지 저장형, 필수지방산 공급, 지용성 비타민(A, D, E, K)의 흡수를 용이하게 함, 피부의 탄력과 부드러움을 공급, 장기보호와 체온조절 역할, 콜레스테롤은 세포막의 필수 구성성분으로 세포막 형성에 중요한 역할

44. 신체조직 중에서 골격과 뇌신경의 중요한 구성물질은?

인

45. 수용성 비타민의 종류는?

비타민 B_1, B_2, B_6, B_{12}, 비타민 C, 니아신, 엽산

46. 결핍 시 펠라그라가 발생하며 증상으로 치매, 설사, 피부염을 유발하는 비타민은?

니아신(비타민 B_3)

47. 항결핵제인 이소니아지드의 장기 복용 시 비타민 B_6 결핍으로 인한 신경장애(손발 저림)를 예방하기 위해 복용하는 것은?

피리독신

48. 결핍 시 모성에게는 빈혈, 태아에게는 신경계 결함이나 기형아를 출산하게 되는 비타민은?

엽산

49. 악성빈혈의 원인이 되는 비타민은?

비타민 B_{12}

50. 비타민 C의 특성은?

아스코르브산이라 함. 생명유지를 위한 필수적인 수용성 영양소, 골격과 혈관의 구조에 중요한 역할, 골격과 혈관벽을 유지하고 상처 회복 도와줌, 항산화제로 작용하여 노화와 암을 예방, 면역반응을 증강시키는 작용, 소장에서 철분이 흡수되는 것을 도와줌, 결핍 시 괴혈병을 일으킴(잇몸의 부종과 출혈)

51. 골생성에 관여하며 결핍 시 구루병이 발생하는 비타민은?

비타민 D

52. 결핍 시 불임증 및 유산의 원인이 되는 비타민은?

비타민 E

53. 비타민과 그 결핍증을 연결하면?

비타민 A– 야맹증
비타민 K– 혈액응고질환
비타민 C– 괴혈병
비타민 D– 구루병
비타민 B_{12}– 악성빈혈
비타민 E– 불임과 유산

54. 기초대사량이란?

생명유지에 필요한 최소한의 에너지량

55. 학령기 이전 영유아의 비만도를 측정하기 위한 신체 측정지수는?

Kaup지수

56. 신체측정에 의한 영양상태 판정 중 학령기 이후에 가장 많이 이용되는 지수는?

Rohrer지수

57. 신체측정에 의한 판정방법 중 표준체중의 산출을 신장에 따라 달리 계산하는 방법으로 이용되는 지수는?

브로카지수

58. 객관적인 영양상태 판정방법 중 성인의 비만 판정에 사용되는 지수는?

체질량지수(BMI)

59. 갑상샘호르몬의 주요 구성성분이며, 체내에서 에너지대사, 단백질 합성, 효소 활성조절 등 생리적 작용에 관여하는 무기질은?

요오드

60. 미생물 번식을 억제하기 위하여 사용되는 건조법의 적당수분함량은?

15%

61. 식품의 변질과 보존에서 가장 중요한 식품위생관리는?

안정성

◆ 정답

01 ⑤ 02 ③ 03 ② 04 ① 05 ② 06 ④ 07 ③
08 ② 09 ③ 10 ⑤ 11 ④ 12 ②

Chapter 06 역학 및 질병관리

핵심요약

1. 역학의 개념

1) 정의

역학(epidemiology)이란 인구집단을 대상으로 질병의 발생, 분포 및 경향을 파악하고 질병의 발생 원인을 규명하고, 질병 예방과 관리대책을 강구하는 학문으로, 오늘날에는 비전염성 질환의 원인규명에도 사용

주) 질병의 치료방법 및 연구와는 거리가 멈

① 고든(Gorden) : 역학은 유행병을 연구하는 학문이며, 의학적 생태학으로서 보건학적 진단학
② 앤더슨(Anderson) : 역학은 질병 발생을 연구하는 과학
③ 그린우드(Greenwood) : 역학이란 모든 질병을 집단현상으로 연구하는 학문
④ 클라크(Clark) : 역학은 개인의 집합체인 인간사회에서 일어나는 질병, 불구, 무능력 또는 사망의 발생과 분포에 영향을 주는 여러 가지 요인을 연구하는 학문

▶ **John Snow의 콜레라 연구**
- 콜레라는 인간 상호 왕래로 전파
- 환자와 접촉한 자에게서 발병
- 빈곤자와 군집생활과 관계가 있음
- 콜레라는 식수를 통하여 전파
- 그 원인이 되는 성분은 환자의 위장관을 통해 배설
- 콜레라를 일으키는 병원독(morbid poison)이 있음
- 이 병원독은 증식 능력이 있는 것 같음

2) 역학의 역할

① 질병발생의 원인규명 및 예방(가장 중요한 역할)
⇨ 역학의 궁극적인 목적
② 질병발생과 유행의 감시역할
③ 질병의 자연사 연구
④ 보건사업 기획과 평가자료 제공
⑤ 임상의학이나 보건학의 연구개발
⑥ 질병관리 방법과 그 결과를 평가

3) 역학이 주로 연구하는 분야

전염병(감염병)

4) 질병발생의 생태학적 모형

① **역학적 삼각형 모형**(3대 요인설)
⇨ 전염성 질환의 발생을 잘 설명하는 생태학적 모형
- 질병을 일으키는 병인(병원체) : 영양소적 요인, 생물학적 요인, 물리적 요인, 화학적 요인, 정신적 요인
- 인간이라는 숙주 : 인적 특성(성, 연령, 인종 등), 질병의 감수성
- 인간이 살아가는 환경 : 생물학적 요인, 물리적 요인, 사회적 요인, 경제적 요인

② **수레바퀴 모형**
⇨ 병인체를 강조하지 않고 여러 가지 환경요인을 강조한 질병발생설
- 유전적인 체질을 가지진 숙주와 그 숙주를 둘러싼 생물학적 환경, 물리적 환경, 사회학적 환경에 의해 질병이 결정
- 유전적인 요인을 강조

③ **원인망**(거미줄) **모형**
- 질병 또는 유행은 병원체의 존재만으로 발생하지 않음. 즉, 병원체, 숙주, 환경요인이 서로 어우러져 이들의 상호조합이 맞아떨어질 때 발생
- 선행적 요인 및 횡적 요인 등 다양한 연결로 질병이 발생
- 비전염성 질환을 잘 설명하는 모형

2. 역학적 연구방법

1) 관찰역학

① **기술역학**(1단계 역학, descriptive epidemiology)

- 어떤 질병의 발생 사실에 대해서 계획적 조사를 실시하는 방법
- 질병발생과 관계되는 현상을 조사하여 질병발생의 원인에 대한 가설을 얻기 위하여 실시
- 인간집단에서 발생하는 질병발생, 분포, 경향 양상을 파악하기 위해 그 집단의 특성을 조사

Ⓐ **인구학적 특성**(who)

- 생물학적 현상 : 연령, 성별, 인종, 사회계층, 직업, 결혼상태 등

Ⓑ **지역적(지리적) 특성**(where)

- 범발적(pandemic) : 중세기 페스트와 같이 범세계적으로 유행
- 전국적(epidemic; 유행적)
- 지방적(endemic) : 일부지역에 특수하게 질병이 발생하는 경우
- 산발적(sporadic)

Ⓒ **시간적 특성**(when)

- 추세(장기적)변화 : 장기적 변화로 질병유행주기가 수십 년에서 수백 년에 이르는 변화, 장티푸스(30~40년), 디프테리아(20~24년), 인플루엔자(독감, 30년) 등
- 주기(단기적, 순환)변화 : 질병의 유행주기가 수년의 일정한 기간을 두고 반복적으로 변화, 홍역(2~3년), 일본뇌염(3~4년), 백일해(2~4년), 독감 A · B형(2~5년) 등
- 계절적 변화 : 질병발생 및 분포가 계절적으로 변화, 여름(소화기계 질환이 우세하게 발생)과 겨울(호흡기계 질환이 우세하게 발생) 등
- 불규칙(돌연) 변화 : 외래 전염병(검역전염병)이 국내에 침입하는 경우, 페스트, 콜레라, 황열, 신종인플루엔자, SARS 등

Ⓓ **질병의 종류**(what)

② **분석역학**(2단계 역학)

- 기술역학적 방법을 바탕으로 질병발생에 대한 가설을 설정하고 이에 대해 규명하는 방법

Ⓐ **단면조사연구**(cross-sectional study) : **상관관계 연구**

- 일정한 인구집단을 대상으로 특정한 시점이나 기간 내에 조사하는 방법으로 조사하고자 하는 질병에 대해 그 인구집단이 가진 속성과 어떤 관계를 가지는지를 찾아내는 조사방법
- 조사 결과를 통계학적 점검이나 다른 여러 종류의 질병과 상관(correlation) 관계를 조사하여 비교 검토하는 조사방법
- 장점
  - 조사시간 · 경비 · 노력 등을 절감 가능
  - 동시에 여러 질병이나 원인을 조사 가능
  - 결과를 모집단에 적용 가능
- 단점
  - 유행기간이 짧은 경우 조사 의미를 상실할 수 있음
  - 발병발생의 선행요인을 쉽게 알아낼 수 없음

Ⓑ **환자-대조군연구**(case-control study) : **기왕조사**(retrospective study), **후향적 연구**

- 특정 질환에 걸린 환자군과 대조군을 선정하여 과거에 의심되는 원인노출 비율을 비교하는 방법, 즉 질병에 이환된 환자에 대하여 위험요소와의 상관관계를 보는 것
- 장점
  - 코호트연구에 비해 시간 · 경비 · 노력이 절약
  - 유병률이 낮은 희귀한 질병 연구에 적합
  - 기존 자료의 활용이 가능
  - 여러 요인에 대한 동시 검증이 가능
- 단점
  - 원인노출 정보를 과거의 기억에 의존하므로 정보성 편견의 가능성이 있음
    ⇨ 환자의 기억력이 흐려 착오가 생길 수 있음
  - 모집단이 없어서 결과를 일반 인구에 적용하지 못함
  - 대조군 선정이 어려움, 혼란변수 제어가 쉽지 않음
  - 시간적 선후관계가 명확하지 않음
  - 정확도가 낮을 수 있으므로 원인적 연관성 확정이 어려움

③ **코호트연구**(cohort study) : **전향적 연구**

- 코호트(cohort)의 정의 : 동일한(같은) 특성을 가진 인구집단을 의미
- 질병발생의 원인을 알고자하는 연구방법으로 어떤 특정 기간에 출생한 인구집단을 birth cohort, 흡연집단을 smoking cohort라고 함
- 원인에 노출된 시점에 따라 전향적 코호트연구

(prospective cohort study)와 후향적 코호트연구(retrospective cohort study)로 구분

- 장점
  - 확률표본추출이므로 연구결과를 모집단에 적용 가능
  - 원인노출 이후 대상 질병의 자연사 관찰 가능
  - 속성, 요인에 편견이 적어 객관성을 유지할 수 있음
  - 비교(상대)위험도와 귀속위험도를 직접 측정할 수 있음
  - 원인과 결과에 대한 시간적 선후관계를 알 수 있음
- 단점
  - 장기간의 추적조사가 필요하기 때문에 경비, 노력, 시간이 많이 걸림
  - 표본인구가 커야 하고 탈락자가 생기면 정확도에 문제가 생길 수 있음
  - 희귀질병 연구가 어려움
  - 시간에 따라 변화되면(원인, 연구자) 연구결과가 무용지물이 될 수도 있음

> ▶ **상대(비교)위험도(relative risk)**
> - 질병에 폭로된 실험군과 비폭로군 간의 질병발생률 비교
> - 폭로집단의 발병률 ÷ 비폭로집단의 발병률
>
> ▶ **귀속위험도(attributable risk)**
> - 질병에 폭로된 실험군과 비폭로군 간 질병발생률의 양적 차이
> - 위험군의 질병발생률 − 비위험군의 질병발생률

Ⓐ **전향적 코호트연구**(prospec-tive Cohort study)
- 원인물질의 노출에서 질병발생의 과정을 추적조사 하는 방법
- 현재의 어떤 원인이 미래의 어떤 결과를 가져오는지에 대해 연구하는 방법
- 연구조사 대상자가 중도에 탈락 가능성이 있음
- 전향성 코호트 연구 대상자 : 질병발생 전에 건강한 사람

Ⓑ **후향적 코호트연구**(ret-rospective Cohort study)
- 과거의 특정 원인에 노출된 사건(예를 들면, 히로시마 원폭, 체르노빌 방사선 노출)을 기점으로 발생한 질병을 연구하는 방법
- 현재의 결과가 과거의 어떤 요인에 의한 것인지에 대해 연구하는 방법

2) 실험역학(experimental or trial epidemiology)

① 질병 규명에 있어서 실험적인 방법으로 이를 입증하고자 하는 과정
원인관계를 검증함에 있어서 연구결과의 확실성을 높이기 위하여 연구대상자에게 어떤 조작이나 자극을 주어 그 반응이나 결과를 연구하는 방법
② 실험군과 대조군으로 나누어 조사
③ 이중맹검법(double blind test) 등의 방법을 이용

> ▶ **이중맹검법(double blind test)**
> - 편견을 제거하기 위해 피실험자와 실험자가 모두 본인이 실험군인지 대조군인지 모르게 하는 방법
> - 관찰자와 피검자에 의한 편견을 제거할 수 있음

④ **장점** : 시간적 선후관계, 인과관계가 명확하고 연구자에 의해 원인 요인들을 변형할 수 있음
⑤ **단점** : 사람을 대상으로 하는 실험이기 때문에 인도적, 윤리적 제약성이 큼

3) 이론역학(theoretical epi-demiology, 3단계 역학)

전염병의 발생과 유행현상을 수학이나 통계학적 방법을 이용하여 규명하는 방법

4) 작전역학(operational epidemiology)

역학자인 옴란(Omran)이 개발한 것으로 수행된 보건사업의 평가를 담당하는 역학

3. 역학조사 시 고려사항

1) 실험군과 피실험군(대조군)의 주관적 요인 배제

① 실험군과 피실험군(대조군)을 선정하여 조사하고자 할 때 연구대상자와 연구자의 주관적 편견이 작용하게 되어 실제 실험에 있어서 결과가 왜곡되는 경향이 발생할 수 있음
② 피실험자와 실험자의 편견을 제거하기 위하여 피실험자와 실험자가 모두 본인이 실험군인지 대조군인지 모르게 하고 실험의 진행 및 결과의

판정을 해나가는 이중맹검법(double blind method)이 있으며, 이를 완전하게 하기 위하여 위약(placebo)을 사용하는 것이 좋음

2) 진단검사의 오차

① 조사 및 실험의 측정방법
- 타당도(validity)
- 정확도(accuracy)
- 정밀도(precision)
- 신뢰도(reliability)
- 예측도(predictability) : 측정도구가 그 질병이라고 판단한 사람들 중에 실제로 그 질병을 가진 사람들의 비율

② 이들 중에서 어느 한 가지라도 결함이 있을 때는 측정오차가 생김

3) 진단검사의 타당성과 신뢰성

① 민감도(sensitivity)
- 질병이 있는 사람을 양성으로 검출
- 측정도구가 종합 진단에 의해 확진된 질병을 그 질병이라고 판단하는 능력

② 특이도(specificity)
- 건강한 사람을 음성으로 검출
- 질병이 아닌 것을 판단해 주는 능력

③ 검사법의 타당성(validity) : 민감도와 특이도에 의하여 결정

④ 두 가지가 모두 높을 때 그 검사법의 타당성이 인정

예상문제

01. 역학의 정의로 옳지 않은 것은?

① 인구 집단을 대상으로 한다.
② 효율적 치료법을 개발하는 것이다.
③ 빈도와 분포를 기술하는 것은 기술역학이다.
④ 역학 대상자에게 발생하는 생리적 상태 및 이상상태 유무를 파악한다.
⑤ 빈도와 분포를 결정하는 요인들의 원인적 연관성 여부를 근거로 밝혀내는 것은 분석역학이다.

02. 인구 20만 명인 보건소에 3명의 장티푸스 환자가 신고되었다. 유행조사 시행 시 가장 먼저 조사하여야 할 것은?

① 성별 분포
② 발병 전 음식 섭취물
③ 신고 환자의 발병일자
④ 장티푸스 보균자 조사
⑤ 과거 양상과의 유행 비교

03. 질병 발생이 숙주, 환경, 병인의 3대 요인에 의해 결정되며 상호간 평형이 깨지면 질병 발생이 많아진다는 이론은?

① 건강 연속선설　② 삼각형 모형설
③ 원인망 모형설　④ 거미줄 모형설
⑤ 수레바퀴 모형설

04. 리벨(Leavell)과 클라크(Clark)의 질병의 자연사에 대한 설명으로 적절하지 않은 것은?

① 비병원성기 : 소극적 예방(환경위생, 건강증진)
② 회복기 : 무능력의 예방(재활 및 사회생활 복귀)
③ 발현성 질환기 : 진단과 치료(악화방지, 장애제한)
④ 초기 병원성기 : 소극적 예방(식생활 개선, 영양섭취)
⑤ 불현성 감염기 : 중증화의 예방(조기진단 및 조기치료)

05. 기술역학의 설명으로 맞는 것은?

① 2단계 역학
② 3단계 역학
③ 코호트연구
④ 환자-대조군연구
⑤ 질병의 발생, 분포, 유행 등을 기술한 역학

06. 흡연과 폐암과의 관련성을 알아보기 위해 폐암군과 정상군을 선정하여 과거 흡연력을 조사하였다. 이 조사를 통해 흡연과 폐암과의 관계를 밝혀냈다면 이에 해당하는 역학적 방법은?

① 사례연구 ② 관찰연구
③ 전향적 연구 ④ 단면조사연구
⑤ 환자-대조군연구

07. 감염병이 20~30년의 주기로 발생하는 현상을 무엇이라 하는가?

① 단기유행 ② 순환변화
③ 추세변화 ④ 불시유행
⑤ 계절적 변화

08. 위험 폭로군과 비폭로군과의 발생률 양적 차이를 나타내는 것은?

① 가양성 ② 예측도
③ 민감도 ④ 귀속위험도
⑤ 비교위험도

09. 역학의 가장 중요한 기능은?

질병발생의 원인규명

10. 역학연구의 고전사례에서 콜레라의 전파 특성을 설명한 John snow의 역학조사방법은?

기술역학

11. 질병발생의 다인설 중 감염성 질환 발생을 설명하기에 적합한 이론은?

역학적 삼각형 모형

12. 질병발생의 주요 인자는?

병인, 숙주, 환경

13. 여러 가지 질병이 원인이 되어 발생한다는 이론은?

원인망(거미줄) 모형

14. 비감염성 질환의 발생을 설명하는 데 효과적인 질병발생의 다인설은?

원인망(거미줄) 모형

15. 장티푸스, 디프테리아 등의 질병이 10년, 15년 주기로 유행할 때의 시간적 특성은?

추세변화

16. 홍역과 같이 주로 감염성 질환에서 수년을 주기로 질병 발생이 반복되는 시간적 특성은?

주기적 변화

17. 콜레라, 페스트와 같이 국내에서 돌발적으로 유행하는 시간적 특성은?

불규칙 변화

18. 코로나19, 인플루엔자, SARS 등과 같이 범세계적으로 유행하는 지역적 특성은?

범발성(pandemic)

19. 렙토스피라의 지리적 유행 현상은?

산발성(sporadic)

20. 기술역학을 통하여 얻은 가설을 검증하는 2단계 역학은?

분석역학

21. 질병에 대한 단면조사, 기왕조사, 계획조사 등을 수행하여 질병발생의 상호 연관성 및 원인을 정량화하는 역학은?

분석역학

22. 분석역학의 연구방법 중 단면조사연구의 장점은?

시간과 경비가 절약
연구 결과의 모집단 적용이 가능
역학적 특성을 파악하기 용이
자료의 정확도가 높고 편견이 적음
상대위험도의 추정이 가능
관련성 상관관계 연구 가능

23. 원인요소와 질병을 동시에 조사하기 위하여 상호 간의 연관성을 보는 방법으로 상관관계연구라고도 하는 연구방법은?

단면조사연구

24. 분석역학 방법 중 희귀한 질환 및 잠복기가 길 것으로 추정되는 만성질환의 원인을 규명하기 위해 가장 많이 이용되는 방법은?

환자–대조군연구

25. 환자–대조군연구의 장점은?

비교적 시간 · 노력 · 비용 절약

26. 역학조사 중 연구에 소요되는 시간이나 비용 부담이 가장 큰 것은?

코호트연구(특히 전향적 연구가 비용 큼)

27. 동일한 특성을 가진 인구집단을 대상으로 하는 분석역학은?

코호트연구

28. 위험요인에 노출된 군과 노출되지 않은 군에서 질병 발생률과 비교위험도를 구할 수 있는 역학연구방법은?

코호트연구

29. 전향적 연구의 장점은?

질병발생의 비교위험도 및 발병 확률의 산출 가능

30. 역학분석방법에서 전향적 연구란?

질병발생 전의 현재 건강자를 대상으로 조사

31. 희귀질환이나 만성질환에 주로 사용하는 역학방법은?

환자–대조군연구

32. 보험 가입자, 군인 등 과거 기록이 정확한 사람들을 대상으로 원인에 따른 질병 발생률의 차이를 비교 분석하는 역학적 연구방법은?

후향적 코호트연구

33. 원인관계 검증에 있어 연구 결과의 확실성을 높이기 위하여 연구대상에게 조작이나 자극을 주어 반응을 보기도 하며 윤리적 및 도덕적으로 문제시 되기도 하는 역학 연구방법은?

실험역학연구

34. 어떤 위험요소에 폭로된 사람과 폭로되지 않은 사람 사이의 발병률 차이를 의미하는 것은?

귀속위험도

35. 역학에서 시간적현상은?

① 추세변화(장기변화) 수십년을 한주기로 대유행(장기간 10~40년) 장티푸스, 디프테리아, 인플루엔자, 성홍열
② 주기변화(순환변화) 수년간격 혹은 주기적인 유행 반복(2~3년)
③ 불규칙 변화 : 국내에 외래감염병이 돌발적으로 유행하며 시간적 특징없이 집단적 발생
④ 계절적 변화 : 계절에 따라 유행하며 1년 주기로 반복
- 여름 : 소화기계질병(장티프스, 콜레라, 세균성이질 등)
- 가을 : 쯔쯔가무시병, 랩토스피라증, 신증후군출혈열(유행성출혈열) 등
- 겨울 : 호흡기계 질병(디프테리아, 백일해, 홍역 등)

36. 역학연구의 3단계를 쓰시오.

- 1단계: 기술역학
  - 조사를 통한 질병의 가설설정
    인적 · 지역적 · 시간적 질병발생의 원인적 특성이 주요 변수로 작용
- 2단계 : 분석역학 · 실험역학
  - 분석역학 : 기술역학에서 얻은 가설을 검증 및 분석
  - 실험역학 : 영구대상에 어떤 자극이나 실험조작을 가하여 그 반응이나 결과를 보는 방법
    원인관계를 검증함에 있어 가장 확실한 방법임
  - 분석역학의 종류
    ① 단면적 연구 ② 전 · 후향성연구
    ④ 환자대조군연구 ④ 코호트연구
- 3단계 : 이론역학
  감염병의 발생모델과 유행현상을 수리적으로 분석하여 이론적으로 현상을 수식화하는 단계
  역학에서 시간적 현상 삽입

◆ 정답

01 ② 02 ⑤ 03 ② 04 ① 05 ⑤ 06 ⑤ 07 ③ 08 ④

Chapter 07 감염병 관리 및 기생충질환 관리

➔ 핵심요약

1. 감염병의 개념

1) 감염병 발생설

① **종교설 시대** : 선악신설 시대(신벌설 시대)

② **점성설 시대** : 별자리 이동으로 전쟁의 발생, 전염병의 유행, 사망 등을 예단하던 시기

③ **장기설 시대** : 나쁜(mal) 공기(aria)가 말라리아(malaria)를 전파한다고 믿었던 시기

④ **접촉전염설 시대**
- 사람과 사람의 접촉에 의해 전파된다는 사실이 알려져 질병전파의 이론적 새싹이 트기 시작한 시기
- 아리스토텔레스는 페스트가 환자로부터 옮겨진다고 했으며, 성병이 유럽 전역에 유행한 시기

⑤ **미생물 병인론 시대** : 질병의 발생은 현미경적 미생물에 기인한다는 사실이 증명되면서 질병의 우연발생설이 전복된 시기

2) 감염병 유행과 발생과정

① **감염병 유행의 3대 요인**
- 감염원(병원체)
- 감염경로(감염병 전파수단이 되는 환경요인)
- 감수성 숙주

> ▶ **고든(Gordon)의 지렛대 이론**
> 3대 요인 중 환경요인이 감염원과 숙주 사이의 지렛대(lever) 역할을 함

② **감염병 발생과정의 6가지 요소**
- 병원체
- 병원소
- 병원소로부터 병원체의 탈출
- 전파
- 새로운 숙주에 침입
- 감수성 숙주의 감염

2. 감염병의 발생과정

1) 병원체의 종류

① 세균
② 바이러스
③ 리케차
④ 기생충
⑤ 프리온

2) 병원소의 종류

① **인간병원소(환자, 보균자)**

Ⓐ **환자의 종류**
- 은닉 환자
- 간과 환자
- 전구기 환자
- 현성 환자

Ⓑ **보균자의 종류**
- 병후보균자(회복기보균자) : 전염성 질환에 이환된 후 임상증상이 소실되었으나 계속 병원체를 배출하는 보균자(장티푸스, 세균이질, 디프테리아)
- 잠복기보균자 : 전염성 질환의 잠복기간 중 병원체를 배출하는 보균자(디프테리아, 홍역, 백일해, 유행성이하선염 등)
- 건강보균자 : 감염에 의한 임상증상이 없으나 병원체를 보유하는 사람(디프테리아, 폴리오, 일본뇌염 등)

⇨ 보균자 중 건강보균자의 색출이 가장 중요

② **동물병원소(소, 말, 돼지, 개, 양 등)**
- 소 : 결핵, 광우병, 살모넬라증, 브루셀라증
- 말 : 탄저, 유행성뇌염, 살모넬라증 등
- 돼지 : 일본뇌염, 살모넬라증, 탄저, 브루셀라증

- 양 : 탄저, 브루셀라증
- 개 : 공수병(광견병), 톡소플라스마증
- 고양이 : 살모넬라증, 톡소플라스마증
- 쥐 : 페스트, 발진열, 살모넬라증, 렙토스피라증, 쯔쯔가무시증

③ 토양(파상풍 등)

3) 병원소로부터 병원체의 탈출

① **호흡계에서 탈출** : 호흡기계 감염병(디프테리아, 백일해, 홍역, 두창, 유행성이하선염, 풍진)은 코, 비강, 인후, 기도, 기관지, 폐에서 기침, 재채기, 담화 등을 통해 탈출

② **소화기계에서 탈출** : 소화기계 감염병(콜레라, 장티푸스, 파라티푸스, 세균성이질, 장출혈성 대장균 감염증 등)은 분변이나 토사물을 통해 장관에서 탈출

③ **비뇨기계에서 탈출** : 성병은 소변이나 성기분비물로 비뇨기관에서 탈출

④ **외피계(개방 병소)에서 탈출** : 화농성 질병은 농양이나 상처부위 등 개방 병소에서 직접 탈출

⑤ **기계적 탈출** : 곤충의 흡혈(말라리아, 사상충 등) 또는 주사기를 통해 병원체가 아무런 변화 없이 탈출

4) 전파

① **직접전파** : 성병, 나병(한센병), AIDS, 피부질환, 홍역, 인플루엔자 등은 전파체의 중간역할 없이 사람에게 직접 전파

② **간접전파** : 환자로부터 탈출한 병원체가 각종 전파체에 의해 사람에게 전파

> **▶ 간접전파의 성립요건**
> - 병원체를 옮기는 전파체(매개체)가 존재해야 한다.
> - 병원체가 병원소 밖으로 탈출하여 일정 기간 생존능력이 있을 때에만 가능하다.

- 활성 전파체 : 파리, 모기, 벼룩, 이, 진드기, 바퀴 등과 같은 절지동물(매개곤충)과 패류나 담수어와 같은 흡충류의 중간숙주
- 비활성 전파체 : 물, 식품, 공기, 생활용구, 완구, 수술용구 등의 무생물
  - ⇨ 비활성 전파체 중 특히 손수건, 헌책, 완구, 의복, 침구 등을 개달물(매개물)이라고 함

③ 공기전파

- 비말전파 : 재채기, 기침, 대화 때 환자의 입과 코에서 배출된 비말의 수분이 증발하여 형성된 비말핵(병원체를 내포하고 있는 미세잔류물)이 공기 중에 부유하다가 이를 흡입함으로써 인체에 감염
- 포말전파 : 재채기나 기침 또는 대화중에 배출된 포말에 의해 전파

④ 절지동물(매개곤충) 전파

- 기계적 전파 : 매개곤충의 다리나 몸에 부착된 병원체를 아무런 변화 없이 전파하는 것(말라리아, 사상충 등)
- 생물학적 전파 : 매개곤충 내에서 일정 기간 발육, 증식하는 등 생물학적 변화를 거쳐 전파하는 것
  - 증식형 전파 : 곤충 내에서 병원체가 수적으로 증식한 후 피부를 물 때 전염되는 것(벼룩에 의한 페스트, 모기에 의한 일본뇌염, 황열, 뎅기열 그리고 이에 의한 재귀열)
  - 발육형 전파 : 곤충 내에서 수적 증식은 없지만 발육하여 전파하는 것(사상충증은 모기, 로아사상충은 흡혈성 등에가 전파)
  - 발육증식형 전파 : 곤충 내에서 생활사의 일부를 거치면서 수적 증식을 하여 전파하는 것(말라리아는 모기, 수면병은 체체파리가 전파)
  - 배설형 전파 : 병원체가 곤충 내에서 증식한 후 장관을 거쳐 배설물로 배출된 것이 피부의 상처나 호흡기계 등으로 전파되는 것(발진티푸스는 이, 발진열과 페스트는 벼룩이 전파)
  - 경란형 전파 : 곤충의 난자를 통해 다음 세대까지 전달되어 전파되는 것(로키산홍반열, 재귀열, 쯔쯔가무시증은 주로 진드기가 알로 전파)

3. 감염병의 역학적 특성

① **발생률** : 측정기간 동안에 일정한 인구집단에서 새로 발생한 환자의 수

② **유병률**(prevalence rate) : 어떤 시점(조사 당시)에

질병을 가진 모든 환자의 수
③ **발생률과 유병률의 관계** : 질병이환 기간이 짧을 경우 발생률과 유병률이 거의 같음
④ **급성감염병** : 발생률이 높고, 유병률이 낮음
⑤ **만성감염병** : 발생률이 낮고, 유병률이 높음
⑥ **질병 유행기간이 짧을 경우** : 질병 발생률이 유병률보다 높음(발생률 〉 유병률)
⑦ **치명률** : 해당 질병에 이환된 환자 중 사망이나 영구적 후유증을 나타내는 비율
⑧ **2차 발병률** : 최초 발병 환자가 있는 가구 중 감수성 있는 가족 중에서 병원체의 최장 잠복기간에 발병하는 환자의 비율
⑨ **감염력** : 병원체가 숙주에 침입하여 알맞은 기관에 자리 잡고 증식하는 능력
⑩ **잠복기** : 병원체가 숙주에 침입한 시간에서 발병할 때까지의 기간
⑪ **잠재기** : 병원체가 숙주 안에 생존하고 있으면서도 숨어 있어 발견할 수 없는 상태
⑫ **전염기** : 병원체를 체외로 흘려 내보내는 시기
⑬ **이환기** : 질병발생 즉, 임상적 증상을 나타내는 시기
⑭ **회복기** : 임상적 증상이 완료된 후 정상 상태로 돌아가는 시기

> ▶ **인공능동면역과 인공수동면역**
> • 능동면역은 효력, 지속시간이 길다.
> • 능동면역은 발효시작이 늦다.
> • 인공수동면역은 혈청병이 나타날 수 있다.
> • 인공수동면역은 효력, 지속기간이 2개월 미만이다.

> ▶ **필수예방접종 암기법**
> • 홍역, 유행성이하선염, 풍진(MMR) ⇨ 홍유풍
> • 디프테리아, 파상풍, 백일해(DTP) ⇨ 디파백
> • 폐렴구균, 결핵, 사람유두종바이러스 감염증 ⇨ 폐결사
> • 인플루엔자, 폴리오 ⇨ 인터폴
> • B형 간염, b형 헤모필루스 인플루엔자, 일본뇌염, 수두, 장티푸스, 신증후군출혈 ⇨ Bb일수장, 신증후군출혈열

4. 인수공통감염병

1) 정의

① 동물과 사람 간에 서로 전파되는 병원체에 의하여 발생되는 감염병
② 현재 새롭게 나타나는 감염병 질환(emerging infections)의 약 75%가 인수공통감염병으로 알려짐

2) 인수공통감염병 10종

① **발진티푸스** : 리케차균 감염에 의한 급성 발열성 질환
② **발진열** : 리케차균 감염에 의한 급성 발열성 질환
③ **렙토스피라증** : 설치류와 소, 돼지, 개 등 가축들이 주요 감염원
④ **브루셀라증** : 소, 돼지, 양, 염소와 같은 가축들이 주요 감염원
⑤ **공수병** : 광견병에 걸린 가축이나 야생동물에 물려 감염
⑥ **큐열** : 큐열에 감염된 소, 양, 염소 등의 젖, 대·소변 등에 감염
⑦ **라임병** : 보렐리아속균 감염에 의한 진드기 매개 감염병(아나플라즈마, 에르리키아, 홍반열, 바토넬라 등)
⑧ **톡소포자충증** : 톡소포자충 감염에 의한 질환
⑨ **E형 간염**
⑩ **전염성 해면상뇌병증(TSE & CJD/vCJD)**

5. 수인성 전염병과 우유계 전염병의 역학적 특성

1) 수인성 전염병의 역학적 특성

① 환자 발생이 폭발적(2~3일 내에 급증함)
⇨ 2차 감염자가 적음
② 환자 발생이 급수구역 내에 한정되어 있음
③ 급수시설에 오염의 원인이 나타남
④ 연령, 성별, 직업, 빈부의 차 등에 의해서 이환율의 차가 적음
⑤ 이환율과 치명률이 낮음
⑥ 계절과 관계없이 발생
⑦ 급수구역 외의 거주자도 그 물을 마시면 발병
⑧ 가족집적성은 비교적 낮음
⑨ 대부분 경구감염병

2) 우유계 전염병의 역학적 특성

① 환자 발생이 우유의 배달지역과 일치
② 잠복기간이 비교적 짧음
③ 발병률과 치명률은 수인성 전염병보다 높음

예상문제

01. 풍토병에 대한 적절한 설명은?
① 콜레라, 페스트 등이 있다.
② 우리나라의 경우 장티푸스가 해당한다.
③ 과거 발생수준과 비교하여 결정한 것을 말한다.
④ 전염병 혹은 감염성 질병이 유행하는 것을 말한다.
⑤ 한 지역사회나 집단에 어떤 질병이 평소에 나타나던 수준 이상으로 많이 발생하는 것을 말한다.

02. 인공능동면역 백신에 속하는 것은?
① 독소 ② 파상풍
③ 소아마비 ④ 디프테리아
⑤ B형 간염 면역글로불린

03. 예방접종의 의미를 가장 잘 설명한 것은?
① 전파관리대책의 의미는 없다.
② 급성감염병에만 가치가 있다.
③ 방역대책의 일환으로 가치가 있다.
④ 개인의 감염예방에만 의미가 있다.
⑤ 모든 전염의 예방대책으로 최선책이다.

04. 잠복기를 가장 적절하게 설명한 것은?
① 인체에 병원체가 침입해 인체 내에 머무르는 시기이다.
② 잠재기간이 끝나 병인을 체외로 내보내고 있을 때까지이다.
③ 병원체가 인체 내에 침입, 감염되어 병원체를 발견해 낼 수 없는 시기이다.
④ 병원의 침입에서부터 병원체가 증식하여 질환에 대한 증상과 징후가 생기기 전까지이다.
⑤ 병원의 침입에서부터 병원체가 증식하여 질환에 대한 증상과 징후가 막 생기기 시작한 시기이다.

05. 환자격리가 감염병 관리상 절대적인 효과를 얻지 못하는 이유는 무엇인가?
① 완치가 불가능하기 때문이다.
② 절대적인 격리가 불가능하기 때문이다.
③ 환자가 산발적으로 발생하기 때문이다.
④ 발병 후에는 전염력이 증가하기 때문이다.
⑤ 전염력은 발병 증상 전에도 있기 때문이다.

06. 감수성 숙주에 대한 감염병 예방대책으로 가장 적절한 것은?
① 환자 격리수용
② 환자 치료활동 강화
③ 환자 주변의 환경소독
④ 예방접종으로 면역력 강화
⑤ 파리, 모기 등 매개곤충 제거

07. 감염병에 감염된 환자의 질병 치료 촉진을 위해 필요한 조치가 아닌 것은?
① 백신접종
② 영양개선
③ 치료약 투여
④ 항독소나 감마글로불린 접종
⑤ 해당 감염병의 회복기 혈청 접종

08. 인류 역사상 인위적으로 근절시킬 수 있었던 유일한 감염병은?
① 황열 ② 파상풍
③ 콜레라 ④ 천연두
⑤ 말라리아

09. 인수공통감염병이 아닌 것은?
① 결핵 ② 홍역
③ 공수병 ④ 일본뇌염
⑤ 살모넬라증

10. 식품을 통해 감염되는 기생충이 아닌 것은?

① 회충 ② 편충
③ 유구조충 ④ 이질아메바
⑤ 말레이사상충

11. 가족 중 한 사람에게 감염되면 전 가족에게 집단 감염될 가능성이 있는 기생충질환은?

① 회충증 ② 요충증
③ 구충증 ④ 편충증
⑤ 십이지장충증

12. 기생충과 중간숙주로서 알맞은 것은?

① 회충 : 야채
② 폐흡충 : 가재, 게
③ 유구조충 : 소고기
④ 무구조충 : 돼지고기
⑤ 광절열두조충 : 뱀장어, 은어

13. 우리나라에서 가장 많이 감염되는 기생충은?

① 요충 ② 간흡충
③ 폐흡충 ④ 고래회충
⑤ 십이지장충

14. 페스트와 발진열을 매개 전파하는 곤충은?

① 이 ② 벼룩
③ 바퀴 ④ 개미
⑤ 파리

15. 학질이라 불리며 전 세계적으로 가장 많이 이환되는 급성감염병은?

① 이질 ② 결핵
③ 일본뇌염 ④ 뇌수막염
⑤ 말라리아

16. 감염병 발생과정의 6가지 요소는?

병원체, 병원소, 병원소로부터 병원체의 탈출, 전파, 새로운 숙주에 침입, 감수성 숙주의 감염

17. 병원체가 바이러스인 감염병은?

소아마비, 홍역, 유행성이하선염, 일본뇌염, 광견병, AIDS, 유행성 간염 등

18. 병원체가 리케차인 감염병은?

발진티푸스, 발진열, 쯔쯔가무시증 등

19. 병원체가 세균인 감염병은?

콜레라, 장티푸스, 디프테리아, 결핵, 한센병, 백일해 등

20. 병인성과 병독성이 모두 낮은 병원체는?

결핵균

21. 병인성은 높고 병독성이 낮은 병원체는?

홍역바이러스

22. 병인성과 병독성이 모두 높은 병원체는?

광견병바이러스

23. 감염 상태에서 다시 감염되는 것은?

중복감염

24. 인간병원소 중 가장 관리하기 어려운 대상은?

건강보균자

25. 병원체의 인체 침입 후 임상적인 자각 또는 타각 증상이 발현될 때까지의 기간은?

잠복기

26. 병후보균자가 주로 병원소 역할을 하는 질환은?

세균이질, 디프테리아

27. 잠복기보균자가 나타나는 질환은?

디프테리아, 홍역, 백일해

28. 인수공통감염병의 종류는?

결핵, 탄저, 살모넬라증, 일본뇌염, 파상열, 공수병, 페스트, 발진열, 렙토스피라증, 톡소플라스마증

29. 일본뇌염의 병원소는?

돼지

30. 모기가 매개체가 되어 발병하는 감염병은?

말라리아, 뎅기열, 일본뇌염, 지카바이러스

31. 진드기가 매개체가 되어 발병하는 감염병은?

쯔쯔가무시증, 록키산홍반열, 재귀열

32. 곤충 흡혈에 의한 혈액 속의 말라리아, 사상충증 등 탈출, 주사기를 통한 탈출 등은 병원체의 (기계적) 탈출에 해당한다.

33. 비활성 전파매개체 중 개달물(매개물)에 속하는 것은?

손수건, 완구, 의복, 책

34. 병원체가 병원소로부터 탈출할 때 스스로 탈출하지 못하고 제3자에 의해 간접적으로 이루어지는 방식은?

기계적 탈출

35. 곤충 내에서 수적 증식은 없지만 발육하여 전파하는 생물학적 방식은?

발육형 전파

36. 곤충 내에서 생활사의 일부를 거치면서 수적 증식을 하여 감염병을 유발하는 생물학적 전파방식은?

발육증식형 전파

37. 쯔쯔가무시증과 같이 세대 간 전파를 통해 이루어지는 전파방식은?

경란형 전파

38. 경란형 전파에 해당하는 질병은?

록키산홍반열, 재귀열, 쯔쯔가무시증

39. 감염지수가 가장 높은 감염병은?

두창, 홍역 ⇨ 95%

40. 감염지수가 가장 낮은 감염병은?

폴리오(소아마비) ⇨ 0.1%

41. 보기의 질환을 감염지수에 따라 나열하면?

〈보기〉 두창, 디프테리아, 백일해, 성홍열, 폴리오(소아마비), 홍역

두창(95%), 홍역(95%), 백일해(60~80%), 성홍열(40%), 디프테리아(10%), 폴리오(소아마비)(0.1%)

42. 소아마비를 일으키는 바이러스는?

폴리오바이러스

43. 인공수동면역을 획득하기 위해 접종하는 것은?

항독소

44. 병원체의 감염을 통해 숙주 스스로 형성한 면역은?

능동면역(자연, 인공)

45. 감염병을 앓고 난 후 형성되는 면역은?

자연능동면역

46. B형 간염 백신은 어떤 면역에 속하는가?

인공능동면역

47. 백신이나 순화독소를 예방접종으로 얻은 면역은?

인공능동면역

48. 생균 백신을 이용한 예방접종으로 면역 형성이 이루어지는 감염병은?

두창, 탄저, 공수병, 결핵, 황열, 폴리오, 홍역

49. 사균 백신을 이용한 예방접종으로 면역 형성이 이루어지는 감염병은?

장티푸스, 파라티푸스, 콜레라, 백일해, 일본뇌염, 폴리오

50. 순화독소에 의한 인공능동면역이 가능한 감염병은?

디프테리아, 파상풍

51. 모체나 태반을 통해서 얻은 면역은?

자연수동면역

52. 병원체를 앓고 난 사람이 혈청주사로 얻은 면역은?

인공수동면역

53. 모체로부터 받은 면역은?

자연수동면역

54. 능동면역이 수동면역과 다른 특징은?

효과 발현 시작이 늦고 오랜 지속력

55. 잠복기간이 가장 짧은 감염병은?

콜레라(5일)

56. 탄저는 무엇을 매개로 하여 감염되는 인수공통감염병인가?

소

57. 태반감염이 가능한 질환은?

매독, 풍진

58. 영아에게 가장 먼저 실시하는 예방접종은?

BCG(결핵)

59. 급성감염병의 역학적 특성은?

발병률은 높고, 유병률은 낮다.

60. 만성감염병의 역학적 특성은?

발병률은 낮고, 유병률은 높다.

61. 소화기계 감염병의 종류는?

장티푸스, 콜레라, 세균이질, 폴리오, 유행성 간염, 파라티푸스, 장출혈성 대장균 감염증

62. 장티푸스의 특성은?

환자 발생이 폭발적
음수에서 감염병의 동일 병원체 검출
2차 환자 발생률 낮으며 치명률도 낮음
하절기에 많으나 계절과 관계없이 일어남
소아에게 많이 발생
1~3주 잠복기이며 전염성은 없음
추세변화 질환(수십 년 변화)
수십 년에 한 주기로 발생
사균 백신에 인공능동면역
병원소는 환자와 보균자이고 병원체는 세균
WIDAL test(혈청검사)

63. 환경위생의 개선으로 전파 예방 효과가 가장 큰 감염병은?

장티푸스

64. 외래 감염병이 국내에서 돌발적으로 유행할 수 있는 감염병은?

콜레라

65. 검역 대상 감염병은?

콜레라, 페스트, 황열, 중증 급성호흡기증후군(SARS), 동물인플루엔자 인체감염증, 신종인플루엔자, 중동호흡기증후군(MERS), 에볼라바이러스병

66. 콜레라의 특성은?

잠복기가 가장 짧고 감수성이 높음, 쌀뜨물 같은 설사, 복통은 심하지 않음

67. 디프테리아의 특성은?

체외독소 분비
보균자에 의한 전파 가능성 큼
인후나 코 등의 상피조직에 염증 유발
예방접종은 순화독소 제재
감염 의심일 때는 항독소
추세변화
SHICK test

68. 임신 초기에 태아로 태반을 통해 감염되면 기형아 출산 가능성이 높은 감염병은?

풍진

69. 절지동물 매개 감염병의 종류는?

페스트, 발진티푸스, 말라리아, 유행성 일본뇌염, 신증후군출혈열, 쯔쯔가무시증, 중증열성혈소판감소증후군, 지카바이러스 감염증

70. 병원체와 병원소를 연결하면?

① 페스트 – (쥐)
② 발진티푸스 – (이)
③ 말라리아 – (모기)
④ 유행성 일본뇌염 – (돼지(전파는 일본뇌염 모기 –> 작은빨간집모기))
⑤ 신증후군출혈열 – (등줄쥐)
⑥ 쯔쯔가무시증 – (들쥐의 털진드기)
⑦ 지카바이러스 – (모기)

71. 들쥐의 털진드기를 매개체로 전파되는 감염병은?

쯔쯔가무시증

72. 쯔쯔가무시증을 매개하는 절지동물은?

털진드기

73. 가을철 논에서 벼 추수작업을 할 때 감염 가능성이 가장 높은 감염병은?

렙토스피라증

74. 아동의 결핵관리를 위해 가장 적절한 예방책은?

집단검진과 BCG 접종

75. 획득면역은 없으며 감염면역만 형성되는 질병은?

임질

76. 절지동물 매개 감염병 중 모기에 의해 전파되는 질병은?

말라리아

77. 우리나라 60대 이후 사망률이 가장 높은 것은?

악성신생물(암)

78. 20~30대 사망률이 가장 높은 것은?

자살

79. 우리나라의 가장 높은 사망률은?

악성신생물(암)

80. 유아사망률 중 가장 높은 것은?

불의의 사고

81. 신생아의 사망원인은?

선천기형, 출생 전후의 특정 병태

82. 고혈압의 위험요인은?

동맥경화증, 고염식, 뇌졸중, 고혈압

83. 당뇨병의 특징은?

췌장의 인슐린 부족이나 기능저하로 발생
다식 · 다갈(갈증) · 다뇨의 3대 증상 외 피로감
대사장애와 합병증이 수반
부모의 유전이나 연령 · 비만과 관련

84. 인수공통감염병의 해당 동물은?

- 소 : 결핵, 탄저
- 돼지 : 살모넬라증, 일본뇌염
- 개 : 공수병(광견병)
- 들쥐 : 페스트, 발진열, 랩토스피라증
- 고양이 : 톡소플라즈마증

85. 어떤 위험요인에 폭로된 사람과 폭로되지 않은 사람 사이의 발병률 차이를 의미하는 것은?

귀속위험도

◆ 정답

01 ② 02 ④ 03 ③ 04 ④ 05 ⑤ 06 ④ 07 ①
08 ④ 09 ② 10 ⑤ 11 ② 12 ② 13 ② 14 ②
15 ⑤

Chapter 08 보건교육 및 학교보건

➔ 핵심요약

1. 보건교육

1) 보건교육의 정의

인간이 건강을 유지 및 증진하고 질병을 예방함으로써 적정기능과 수준의 건강을 항상 유지하는 데 필요한 지식, 태도, 습성 등을 바람직한 방향으로 변화시켜 놓는 것

① **미국 학교보건교육 용어제정위원회** : 보건교육은 개인이나 집단의 건강과 관련된 지식, 태도, 행동에 영향을 미칠 목적으로 학습경험을 주는 과정
② **미네소타 대학의 루스(Ruth) 교수** : 보건교육이란 알고 있는 건강에 관한 지식을 교육이라는 수단을 통하여 개인 또는 지역사회의 바람직한 행동으로 바꾸어 놓은 것
③ **우드(Wood)** : 보건교육은 개인, 집단, 인종의 건강에 바람직한 영향을 줄 수 있는 습성, 태도, 지식의 통합된 경험을 하게 하는 것

2) 보건교육의 목적(WHO)

① 지역사회 구성원의 건강은 지역사회 발전에 중요한 재산임을 인식
② 자신들이 속한 지역사회의 건강문제를 스스로 인식하고 자신들이 해결할 수 있는 문제는 스스로 해결하려는 노력을 통하여 지역사회의 건강을 자율적으로 유지 및 증진하도록 하는 힘을 갖게 함
③ 개인 혹은 집단의 구성원으로서 자기 스스로 해야 할 일을 수행할 수 있는 능력을 갖도록 도움

3) 보건교육의 중요성

① 올바른 교육을 통하여 얻어진 결과는 지식이나 명령으로 얻어진 결과에 비해 영구적인 특성을 지님
② 질병예방사업의 가장 으뜸이 되는 수단
③ 보건교육을 통하여 주민들은 자신이 알고 있는 건강지식과 이 지식의 실천에 따른 차이를 없애거나 감소시키는 데 크게 도움이 되어야 함
④ 개인생활에서의 건강유지와 증진에 가장 중요하고 효과적인 접근방법
⑤ 보건교육은 여타 보건사업의 기초가 됨

4) 보건교육의 내용

① 금연, 절주 등 건강생활의 실천에 관한 사항
② 만성퇴행성질환 등 질병 예방에 관한 사항
③ 영양 및 식생활에 관한 사항
④ 구강건강증진에 관한 사항
⑤ 공중위생에 관한 사항
⑥ 건강증진을 위한 체육활동에 관한 사항
⑦ 기타 건강증진사업에 관한 사항

5) 보건교육의 과정

① 보건교육의 계획
- 대상자 선정과 특성 파악
- 대상자의 요구도 파악
- 보건교육의 목적과 목표 설정
- 보건교육의 세부목표 설정
- 이용 가능한 자원 파악
- 교육 내용과 방법의 기술
- 평가계획

▶ **보건교육의 우선순위 선정조건**
- 건강상 심각한 보건문제를 우선적으로 함
- 많은 사람에게 영향을 주는 문제를 고려
- 효과적인 교육방법이 실현 가능한가를 고려
- 경제적 측면과 인력에 대한 효율성을 고려

② 보건교육의 실행
- 도입단계 : 교수자와 학습자 간에 공통된 기반을 형성하여 교육의 목표를 전달하고 확인
- 전개단계 : 학습 목표 제시, 학습 목표에 맞는 교육방법, 학습자의 참여 유도, 교수매체 등을 활용하여 학습 목표를 성취할 수 있도록 체계적인 교수-학습 활동을 전개
- 종결단계 : 전개단계에서 교육한 내용을 요약하고 그에 대한 이해와 습득 정도를 확인

③ **보건교육의 평가** : 보건교육의 목표 달성 정도 확인, 교육효과 측정, 계획된 교육활동의 진행 정도, 대상자의 학습과 성장에 대한 영향 요인 분석, 교육 방법에 대한 적합성, 교육 내용의 타당도, 교육효과 증진 요인(촉진요인, 방해요인) 등을 평가하여 차후 실시할 교육계획에 반영

6) 보건교육의 방법

① **개별교육** : 개인적 접촉을 통하여 보건교육을 하는 것으로, 면담이 대표적

② **집단교육** : 동시에 2명 이상 일정한 수의 집단을 대상으로 교육하는 방법
- 강의(lecture) : 언어를 통한 전통적인 교육방법으로, 짧은 시간 내에 많은 양의 지식이나 정보를 다수에게 전달할 수 있어 경제적
- 집단토론(group discussion) : 10~20명으로 구성되고 각자 의견을 말할 수 있으며 사회자는 전체의 의견을 종합할 수 있어서 효과적인 방법
- 심포지엄(symposium) : 동일한 주제에 대해 전문적인 지식을 가진 연사 2~5명을 초청하여 각자 10~15분 정도씩 의견을 발표하도록 한 후 발표 내용을 중심으로 사회자가 공개토론 형식으로 청중을 교육시키는 방법
- 패널토의(배심토의, panel discussion) : 단상토의라고도 하며 어떤 주제에 대해 대립되거나 다양한 견해를 가진 전문가 4~7명이 사회자의 진행에 따라 토의를 진행하는 방법
- 버즈세션(buzz session), 분단토의 : 와글와글학습법이라고도 하며 집회의 참가자가 많은 경우에 전체를 몇 개의 분단으로 나누어 토의시키고 다시 전체 회의에서 종합하는 방법
- 역할극(role play) : 교육자들이 직접 실제 상황을 극중의 한 인물로 등장하여 연극을 하면서 학습목표에 흥미있게 도달할 수 있도록 하는 방법
- 브레인스토밍(brainstorming) : 갑자기 떠오르는 생각을 종이에 기록하거나 말로 표현해 본 후 글로 기록하거나 기록된 문장을 정리정돈하면서 생각을 논리화하는 방법으로, 팝콘회의 또는 묘안착상법이라고 함

③ **대중교육** : 특정 집단이 아닌 불특정 다수를 대상으로 하는 교육방법, 건강캠페인, 포스터, 인터넷, 신문, 방송(TV, 라디오), 전람과 전시, 전단 등이 있음

2. 학교보건

1) 학교보건의 정의

학교가 주체가 되어 학생과 교직원과 그 가족, 더 나아가 지역사회를 대상으로 학생, 가족, 교직원 및 보건의료 전문가가 참여하여 보건서비스와 환경관리 및 보건교육을 제공함으로써 스스로 자신의 건강문제를 해결할 수 있는 신체적, 정신적, 사회적 기능수준을 향상시켜 안녕상태에 이르도록 하는 포괄적인 건강사업

2) 학교보건의 목적

보건관리에 필요한 사항을 규정하여 학생과 교직원의 건강을 보호 및 증진하기 위함(학교보건법)

3) 학교보건의 중요성

① 학교는 지역사회의 중심이며 학생을 통해 지역사회에 대한 간접적인 보건교육이 가능

② 학생 인구는 전체 인구의 약 1/4이 되는 큰 집단이며 학령기를 거쳐 사춘기를 겪기 때문에 적절한 건강관리가 필요

③ 성인기의 건강을 위하여 중요

④ 집단생활을 하기 때문에 감염병이 발생하기 쉬움

4) 학교보건의 범위

① **학교보건서비스** : 건강평가 및 관리, 건강상담, 전염병 관리 및 예방접종, 구강보건, 응급환자 관리

② **학교보건교육** : 개인이나 가족 및 지역사회보건,

환경과 건강, 정서 및 정신보건, 상해예방 및 안전관리, 영양관리, 신체활동, 질병의 예방과 관리, 흡연 및 약물 오남용

③ **학교급식** : 급식 위생 및 안전관리, 영양관리, 교육프로그램과의 연계, 빈곤가정 학생의 중식 지원

④ **학교환경위생관리** : 물리적, 문화적, 사회심리적 환경관리

5) 학교보건교육

① 건강생활에 필요한 식사, 수면, 운동, 의복 등에 관한 습관과 태도의 육성

② 교통사고, 화재, 운동장애 등에 관한 안전생활의 실천

③ 감염병의 예방생활을 실천할 수 있는 습관과 태도의 육성

④ 가족의 건강에 관한 이해와 지식

⑤ 가정과 사회의 건강상태 개선에 협력하는 태도의 육성

6) 교육환경과 교육환경보호구역

① **교육환경** : 학생의 보건 · 위생, 안전, 학습 등에 영향을 미칠 수 있는 학교 및 학교 주변의 모든 요소

② **교육환경보호구역** : 교육환경과 학생의 보건 · 위생, 안전 보호를 위해 일정한 행위나 시설 설치를 금지하기 위하여 「교육환경 보호에 관한 법률」에 따라 교육감이 설정 및 고시하는 구역

예상문제

01. 어떤 주제에 대해 여러 사람의 전문가가 각자의 주장을 순서대로 제시하고 토의하는 방식을 취하는 보건교육방법을 무엇이라고 하는가?

① 강의　② 워크샵
③ 심포지엄　④ 집단토론
⑤ 패널토의

02. 학교에 감염병이 돌았을 때 등교 중지명령은 누가 하는가?

① 학교장　② 대통령
③ 보건교사　④ 보건소장
⑤ 시 · 군 · 구청장

03. 보건교육이 궁극적으로 추구하는 올바른 목표는?

① 건강에 관한 지식 습득
② 건강문제의 이해와 해결
③ 건강행위의 구체적 실천
④ 건강에 관한 올바른 태도 형성
⑤ 건강의 올바른 가치관 형성

04. 학교보건의 의의와 중요성으로 잘못된 것은?

① 학교는 지역사회의 중심이 된다.
② 학생을 통하여 가족이나 지역사회에 직접적인 보건교육을 실천할 수 있다.
③ 우리나라 전체 인구의 20~30%를 차지할 정도로 학교보건 대상자의 범위가 크다.
④ 보건교육을 학교 교과과정 내에 통합시켜서 제공할 수 있으므로 효율적으로 제공할 수 있다.
⑤ 학령기는 건강행위를 형성하는 시기이므로 학교보건의 강화는 건강한 성인으로 이르게 할 수 있다.

05. 학교보건법상 건강검사의 내용이 아닌 것은?

① 생활습관 ② 영양섭취
③ 질병의 유무 ④ 신체의 발달상황
⑤ 신체의 발달능력

06. 보건교육 시 학습요구의 유형 중 보건의료 전문가에 의하여 정의되는 요구는?

① 규범적 요구 ② 내면적 요구
③ 외향적 요구 ④ 상대적 요구
⑤ 일반적 요구

07. 보건교육계획 시 유의하여야 할 사항으로 옳은 것은?

① 처음부터 대규모 사업이 진행되도록 계획한다.
② 보건교육은 적용 범위가 넓어지도록 함축적으로 계획한다.
③ 다른 일반 보건사업계획과 병행되지 않도록 독립적으로 계획한다.
④ 보건교육의 목표는 평가가 가능하도록 명확하고 구체적이어야 한다.
⑤ 보건교육을 시행하는 주체의 물리적, 경제적 조건을 고려하여 계획한다.

08. 어떤 문제든지 토론의 주제로 삼을 수 있으나 고도의 기술이 필요하고 토론이 제대로 유도되지 않으면 시간낭비로 끝날 수 있는 토론 방법은?

① 시범 ② 집단토론
③ 버즈세션 ④ 패널토의
⑤ 브레인스토밍

09. 학교보건사업 중 최우선적으로 실시해야 하는 사업은?

학교환경위생관리

◆ 정답

01 ③ 02 ① 03 ③ 04 ② 05 ② 06 ① 07 ④ 08 ⑤

Chapter 09 사회보장 및 의료보장

➔ 핵심요약

1. 사회보장

1) 사회보장의 개념

① 질병, 장애, 노령, 실업, 사망 등의 사회적 위험으로부터 모든 국민을 보호하고 빈곤을 해소, 국민생활의 질을 향상시키기 위해 제공되는 사회보험, 공적부조, 사회복지서비스 및 관련 제도를 의미

② 비버리지(Beveridge) : 최저수준의 소득보장에 국한

> ▶ **사회보장제도의 기능**
> - 최저생활의 보장기능
> - 국민의 정치, 경제, 사회의 안정 기능
> - 소득 재분배 기능
> - 사회적 통합 기능(사회 계층 간의 갈등 완화)
> - 빈곤의 예방과 구제
> - 삶의 질 향상

2) 사회보장제도의 역사

① 최초의 사회보장제도 실시
- 1883년 독일의 비스마르크(창시자)
- 근로자 질병보호법 제정으로 사회보장제도의 기틀을 마련

② 최초의 사회보장법 : 1935년 미국에서 최초로 제정

③ 사회보장제도가 가장 발달한 국가 : 영국

④ 우리나라 사회보장에 관한 법률 제정 : 1963년

⑤ 의료보호제도 실시 : 1977년 의료보험 실시(사회보장)

⑥ 국민건강보험법 실시 : 2000년 7월

⑦ 국민 4대 보험 : 국민연금, 건강보험, 고용보험, 산재보험

⑧ 산재보험
- 각 사업장을 단위로 가입
- 사업주가 보험료 전액을 납부
- 보험료율은 과거 5년간 해당 사업장의 재해율(경험율)을 기준으로 책정

3) 우리나라 사회보장체계

① 사회보험 : 국민건강과 소득을 보장하는 제도(보험료와 일반 재정수입에 의존)
- 의료보장 : 건강보험, 산재보험
- 소득보장 : 연금보험, 산재보험, 고용보험(실업보험), 상병수당

② 공공부조(공적부조) : 국가 및 지방자치단체의 책임 하에 생활유지 능력이 없거나 생활이 어려운 국민의 최저생활을 보장하고 자립을 지원하는 제도(조세를 중심으로 일반 재정수입에 의존)
- 생활보호(최저생활보장)
- 의료급여

③ 공공서비스 : 국가, 지방자치단체 및 민간부분의 도움을 필요로 하는 모든 국민에게 상담, 재활, 직업소개 및 지도, 사회복지시설 이용 등을 제공하여 정상적 생활이 가능하도록 지원하는 제도
- 사회복지서비스 : 노인복지서비스, 아동복지서비스, 장애인복지서비스, 가정복지서비스
- 관련 복지제도 : 보건의료서비스(환경위생, 감염병 관리, 급수사업 등), 주거, 교육, 고용

> ▶ **연금제도**
> 공무원연금, 국민연금, 별정우체국연금 등 노후생활보장, 재해 보상 및 퇴직금의 성격을 갖는 사회보장제도

2. 의료보장

1) 의료보장의 유형

⇨ 일반적으로 OECD는 3가지로 분류

① 국민보건서비스방식(national health service, NHS)
- 〈국민의 의료문제는 국가가 책임져야 한다〉

- 정부가 일반조세로 재원을 마련하여 국민에게 무상으로 의료를 제공(universal type)
- 조세 또는 비버리지 방식
- 영국, 스웨덴, 이탈리아 등이 대표적

② **국민건강보험방식**(national health insurance, NHI)

- 〈의료비에 대한 국민의 자기책임의식〉
- 보험자가 보험료로 재원 마련
- 독일 비스마르크 창시
- 독일, 일본, 프랑스, 한국 등이 대표적

③ **민간보험방식**(consumer sovereignty model, CSM)

- 일반 민간기관이나 민간 기구에서 운영하는 보험 방식
- 주로 국가가 보험제도를 운영할 수 있는 능력이 부족한 국가나 민간보험기구가 매우 발달한 나라에서 주로 이루어짐
- 아프리카, 미국 등이 대표적

2) 국민건강보험제도

① **의의** : 일상생활에서 우연한 질병이나 부상으로 인하여 일시에 고액의 진료비가 소비되어 가계가 파탄되는 것을 방지하기 위하여 보험원리에 의거 국민들이 평소에 보험료를 내어 기금화하였다가 보험사고가 발생할 경우 보험급여를 해줌으로써 국민 상호간에 위험을 분담하고 의료서비스를 제공

② **역사**

- 의료보험법 제정 : 1963년
- 의료보험 실시 : 1977년
- 전국민의료보험 실시 : 1989년
- 국민건강보험법 제정 : 1999년
- 국민건강보험 실시 : 2000년(의료보험통합, 의약분업실시)

③ **건강보험의 구성요소**

- 보험자
- 피보험자
- 요양기관

④ **건강보험의 성격**

- 다수인을 대상으로 함
- 강제 가입
- 사회보험
- 의료비 과중부담 경감

⑤ **보험급여의 종류**

- 법정(현물)급여 : 요양급여, 요양비, 건강검진
- 임의(현금)급여 : 본인일부부담액 보상금, 요양비, 분만비, 분만수당 등

▶ **요양급여(의료기관 이용)**
- 1, 2단계로 구분하여 이용
- 1단계 : 전문종합요양기관을 제외한 모든 요양기관
- 2단계 : 전문종합요양기관(건강진단결과서 또는 요양급여의뢰서 제출)

▶ **요양급여의 범위**
- 진찰, 검사
- 약제, 치료재료의 지급
- 처치, 수술과 그 밖의 치료
- 예방, 재활
- 입원
- 간호
- 이송과 그 밖의 의료목적의 달성을 위한 조치

⑥ **보험급여의 제한**

- 범죄행위에 기인하거나 고의로 사고를 발생시킨 때
- 공단이나 요양기관의 요양에 관한 지시에 따르지 않은 때
- 문서 기타 물건의 제출을 거부하거나 질문 또는 진단을 기피한 때
- 업무상 또는 공무상 질병, 부상, 재해로 인해 다른 법령에 의한 보험급여나 보상을 받게 되는 때

⑦ **급여의 정지**

- 국외에 여행 중이거나 국외에서 업무에 종사하고 있는 때
- 병역법의 규정에 의한 현역병, 전환 복무된 사람 및 무관 후보생
- 교도소 기타 이에 준하는 시설에 수용되어 있을 때

▶ **우리나라 의료비 지불형태**
시술점수제(행위별수가제, 성과불제)를 위주로 하며, 포괄수가제도(DRG)를 일부 도입
* 국내 포괄수가제 적용 : 맹장수술, 백내장 수술, 제왕절개, 치질수술, 탈장수술 등 4개 진료과 7개 질병군에 대해 실시

3) 산업재해보상보험제도

① **의의** : 사업장에 고용되어 근무하던 근로자가 업무상 산업재해로 부상 및 질병, 신체장애나 사망 시 재해근로자와 그 가족의 생활을 보장하기 위하여 국가가 책임을 지는 의무보험

② **특성**
- 무과실 책임주의
- 강제보험 및 사업주의 보험료 부담
- 정률보상방식
- 산재보상의 실현 용이
- 국가가 보험을 운영

③ **산재보험 대상** : 근로자를 사용하는 모든 사업이며, 가입단위는 사업 또는 사업장으로 하고 가입자의 종류는 당연가입사업자와 임의가입사업자 등으로 구분

④ **산재보험 산정방법** : 매년 6월 30일 현재 과거 3년간의 임금총액에 대한 보험급여총액의 비율을 기초로 재해발생의 위험성에 따라 업종별로 보험료율을 적용

⑤ **급여 종류** : 요양급여, 휴업급여, 장해급여, 간병급여, 유족급여, 상병보상연금, 장의비 및 직업재활급여 등 8가지

4) 노인장기요양보험제도

① **의의** : 고령이나 노인성 질환 등의 사유로 일상생활을 혼자서 수행하기 어려운 노인 등에게 신체활동 또는 가사활동 지원 등의 장기요양급여를 제공함으로써 노후의 건강증진 및 생활안정을 도모하고 그 가족의 부담을 덜어주어 삶의 질을 향상하는 것을 목적

② **특성**
- 국민건강보험제도와 별도 운영
- 사회보험방식을 기본으로 한 국고 지원의 부가방식
- 보험자 및 관리운영기관의 일원화
- 노인 중심의 급여

③ **적용 대상** : 건강보험 가입자

④ **산정방법**

$$\text{건강보험료액} \times \frac{\text{장기요양보험료율}(0.9082\%)}{\text{건강보험료율}(7.09\%)}$$

(2023년도 보험료 기준)

⑤ **급여 종류** : 재가급여(방문요양, 방문목욕, 방문간호, 주 · 야간보호, 단기보호, 기타 재가급여), 시설급여(노인요양시설, 노인요양공동생활가정), 특별현금급여(가족요양비)

5) 의료급여제도

① **의의** : 생활이 어려운 자에게 의료급여를 실시함으로써 국민보건의 향상과 사회복지의 증진에 이바지

② **의료급여 대상(수급권자)** ⇨ 국민기초생활보장법에 의한 수급권자
- 제1종 수급권자
  - 국민기초생활보장에 의한 근로능력이 없는 자
  - 국가유공자, 중요문화재보유자, 이재민
  - 의상자 및 의사자 유족
  - 북한이탈주민, 5.18 광주민주화운동 관련자
  - 국내에 입양된 18세 미만의 아동
  - 행려환자
  - 차상위 수급권자(희귀난치성 질환자) 등
- 제2종 수급권자
  - 국민기초생활보장법에 의한 근로능력이 있는 자

③ **의료진료체계**
- 제1차 : 의원, 보건소(지소), 보건진료소, 약국
- 제2차 : 병원급 이상
- 제3차 : 제2차 의료급여기준 중 보건복지부장관이 지정한 의료기관

④ **수급권자의 급여비용 부담**
- 제1종 : 외래 및 입원 전액무료(기금부담)
- 제2종 : 본인일부부담

▶ **건강(의료)보험과 진료비 지불제도**

1. 행위별 수가제(시술점수제, fee-for-service method)
   - 의료행위 하나하나에 대해 사전 수가를 고시해 주고, 의료인이 행한 서비스 내용에 따라 진료비 총액을 지불하는 방법
   - 시술한 양에 따라 진료 수익이 증대하므로 간혹 과잉진료가 이루어질 수도 있음
2. 포괄수가제(case payment system)
   - 질병을 집단으로 묶어 일정액을 지불하는 방법
   - 질병별로 단일 수가를 적용하는 DRG(diagnosis related groups) 분류체계를 이용하는 방식
   - 장점
     - 서비스의 행위량과는 무관
     - 병명에 따라 진료비가 지불
     - 과잉진료행위를 없앨 수 있음
   - 단점 : 의사들로 하여금 과소서비스를 지향하게 하여 서비스의 질이나 환자의 만족도에서 많은 문제를 제기시킬 수 있음
3. 인두제(capitation method)
   - 의료인이 맡고 있는 일정지역의 주민 수에 일정 금액을 곱하여 이에 상응하는 보수를 의료인 측에 지급하는 방식
   - 기본적으로 비교적 단순한 1차 보건의료에 적용
   - 대표적 사용 국가 : 영국, 이탈리아
   - 장점 : 자원의 낭비가 적고, 예방에 주력
4. 봉급제(salary method)
   - 병원 근무의사에게 정기적으로 같은 금액의 보수를 지불하는 방식
   - 장점 : 수입이 일정하여 다른 일에 신경 쓰지 않고 진료에 전념할 수 있음
5. 굴신법(sliding scale method)
   - 환자의 형편(생활수준)에 따라 진료비를 책정하는 방식

▶ **현재 우리나라에서 운영되는 3가지 지불보상제도**

행위별 수가제
포괄수가제
상대가치점수제

➔ 예상문제

01. 다음 중 사회보장제도의 특성과 거리가 먼 것은?

① 위험분산 ② 국민통합
③ 자원조달 ④ 소득재분배
⑤ 최저생활보장

02. 다음 중 요양급여에 해당하지 않는 것은?

① 진찰, 검사
② 처치, 수술
③ 예방 및 재활
④ 본인부담보상금
⑤ 가입자 및 피부양자의 질병, 부상, 출산 등에 대한 급여

03. 사회보장형 제도의 장점이 아닌 것은?

① 조세 저항 ② 포괄적인 의료
③ 국민의료비 저하 ④ 지속적인 서비스
⑤ 예방 위주 서비스

04. 건강보험의 사회보험적 특성이 아닌 것은?

① 단기보험 ② 급여의 균등성
③ 가입의 강제성 ④ 가입의 자율성
⑤ 보험료의 균등성

05. 국민건강보험공단의 업무와 관련 없는 것은?

① 건강보험 급여관리
② 건강보험 급여이용의 지급
③ 가입자 및 피부양자의 자격관리
④ 국민건강보험법에 의한 징수금의 부과징수
⑤ 가입자 및 피부양자의 건강유지 증진을 위해 필요한 치료사업

06. 우리나라에서 가장 오래된 사회보험은?

① 의료보험 ② 의료보호
③ 고용보험 ④ 국민연금
⑤ 산업재해보상보험

07. 노인장기요양보험제도에 대한 설명으로 옳지 않은 것은?

① 보건소는 노인성 질환 예방사업을 시행해야 한다.
② 장기요양급여는 노인 등의 심신 상태나 건강 등이 악화되지 않도록 의료서비스와 연계하여 이를 제공하여야 한다.
③ 장기요양급여는 노인 등이 가족과 함께 생활하면서 가정에서 장기요양을 받는 재가급여를 우선적으로 제공하여야 한다.
④ 국가 및 지방자치 단체는 노인이 일상생활을 혼자서 수행할 수 있는 온전한 심신상태를 유지하는 데 필요한 사업을 시행해야 한다.
⑤ 장기요양급여는 노인 등의 심신상태, 생활환경과 노인 등 및 그 가족의 욕구, 선택을 종합적으로 고려하여 필요한 범위 안에서 이를 적정하게 제공하여야 한다.

08. 의료급여 1종 수급권자가 아닌 자는?

① 국가유공자
② 18세 미만 입양아
③ 차상위계층 만성질환자
④ 소득이 없는 기초생활대상자
⑤ 근로능력이 없는 기초생활대상자

09. 사회보장 종류 중에서 공공부조인 것은?

① 의료급여 ② 국민연금
③ 고용보험 ④ 노인돌보미서비스
⑤ 노인장기요양급여

10. 본인일부부담제도 중 보험급여의 최고액을 정해 그 이하의 의료에 대해서는 보험급여를 지급하고 최고액을 초과하는 의료비에 대해서는 이용자가 부담하는 방식은?

① 급여상한제 ② 일당정액제
③ 일정액공제제 ④ 진료비상한제
⑤ 본인부담상한제

11. 생활이 어려운 국민의 최저생활을 보장하고 국가의 예산(세금)으로 자립을 지원하는 사회보장제도는?

공적(공공)부조

12. 사회보장제도의 창시자는?

비스마르크

13. 우리나라에서 의료보험제도가 처음으로 실시된 해는?

1977년

14. 우리나라의 사회보장제도에서 사회보험은?

소득보장 : 산재보험, 연금보험, 고용보험
의료보장 : 건강보험, 산재보험, 노인장기요양보험

15. 우리나라 사회보장체계에서 공공부조는?

소득보장 : 국민기초생활보장, 의료보장 : 의료급여

16. 사회보장제도 중 생활유지능력이 없거나 생활이 어려운 국민의 최저생활을 보장하고 자립을 지원하는 공공부조는?

소득보장 : 국민기초생활보장, 의료보장 : 의료급여

17. 3차 진료기관에서 진료 가능한 과목 중 1차 진료의 요양급여를 받을 수 없는 경우는?

안과, 내과, 소아과

18. 국민건강보험제도에서 기본적인 보험급여의 실시 범위는?

질병에 관한 모든 경우 포함

19. 우리나라에서 전국민의료보험이 시행된 해는?

1989년 7월

20. 우리나라에서 의료보험제도가 처음으로 시행된 해는?

1977년 7월

21. 우리나라 국민건강보험에서 보험자는?

국민건강보험공단(국민은 피보험자)

22. 도덕적 해이에 의한 의료남용을 방지하여 보험 제정의 안정을 도모하기 위한 제도는?

정률제

23. (행위별수가제)는 시술점수제 또는 성과불제라고도 하며, 진료에 소요된 약제 또는 재료비를 별도로 산정하고 의료인이 제공한 진료행위에 일정한 값을 정하여 의료비를 지급하는 제도이다.

24. 행위별수가제의 단점은?

과잉진료(의료비 상승 유도)

25. 의료인이 행한 서비스의 내용에 따라 진료비 총액을 지불하는 방법으로 양질에 의료서비스가 가능한 방법은?

행위별 수가제

26. 과잉진료의 가능성이 있는 지불방법은?

행위별 수가제

27. 의료인이 제공한 진료행위를 항목별로 기준 가격을 정하여 의료비를 지불하는 방법은?

행위별 수가제

28. 포괄수가제의 장점은?

과잉진료행위의 감소

29. 질병그룹에 따라 이미 정해진 일정한 비용만 의료비를 지불하는 방식은?

포괄수가제

30. 질병명에 따라 진료비를 진단명 기준, 환자군, DRG 분류체계를 이용하는 제도이며 과잉진료의 위험이 없는 방식은?

포괄수가제

31. 제공된 의료서비스의 행위에 근거하지 않고 진단명에 기초를 둔 진료비 지급방식은?

포괄수가제

32. 우리나라의 진료비 지불방식은?

제3자 지불제

33. 가입자가 갑작스러운 사고, 질병으로 사망 또는 장애를 입어 소득활동이 중단된 경우에 본인이나 유족들이 안정된 생활을 할 수 있도록 정부가 운용하는 소득보장제도는?

국민연금

34. 유사한 환자군을 질병명으로 구분하고 미리 책정된 의료비용르 지불하여 과잉진료를 방지하는 지불제도는?

포과수가제

◆ 정답

01 ③ 02 ④ 03 ① 04 ⑤ 05 ⑤ 06 ⑤ 07 ①
08 ③ 09 ① 10 ①

Chapter 10 인구 및 모자보건

➔ 핵심요약

1. 인구보건

1) 인구론의 정의

인구론(population theory)이란 인구학 및 인구분석학적인 연구를 의미

2) 인구론의 발전과정

① **존 그랜트(John Graunt)** : 1662년 처음으로 출생과 사망에 대한 수량적 분석으로 인구학의 시조가 됨

② **말더스(Malthus)** : 저서 〈인구원리론〉을 통해 인간의 생식력과 토지의 생산력을 비교할 때 인구는 기하급수적으로 증가하고 식량은 산술급수적으로 증가한다고 주장(말더스주의)

③ **플레이스(Place)** : 만혼주의는 매춘, 성범죄 등의 여러 가지 사회악을 유발시킬 수 있으며, 피임에 의한 산아 조절을 주장(신말더스주의)

3) 인구변천이론

① **노테스타인(Notestein)과 톰슨(Thompson)의 인구성장**
- 제1단계(고잠재적 성장단계) : 수만 년간 세계인구가 겪어온 다산다사형
- 제2단계(과도기적 성장단계) : 높은 자연증가율을 보이는 다산소사형
- 제3단계(인구감소단계) : 소산소사형

② **블랙커(Blacker)의 인구변천 5단계론**
- 제1단계(고위정지기) : 고출생률과 고사망률의 인구정지형, 후진국형 인구형태
- 제2단계(초기확장기) : 저사망률에 고출생률의 인구증가형, 경제개발 초기단계 국가의 인구형태
- 제3단계(후기확장기) : 저사망률에 저출생률의 경향을 나타내는 인구성장둔화형
- 제4단계(저위정지기) : 사망률과 출생률이 최저에 달하는 인구증가정지형
- 제5단계(감퇴기) : 출생률이 사망률보다 낮아진 인구감소형

4) 인구 폭발로 야기될 수 있는 문제

① 3P
- 인구(population)
- 빈곤(poverty)
- 환경오염(pollution)

② 3M
- 영양실조(malnutrition)
- 질병(morbidity)
- 죽음(mortality)

5) 인구의 크기

① 출생과 사망의 차이에 의한 자연증가와 유입과 유출의 차이에 의한 사회증가로 결정

② **자연증가** : 출생인구 – 사망인구
- 재생산율 : 여자가 일생 동안 낳은 여자아이의 평균수
- 순재생산률이 1.0이면 인구의 증감이 없고 1.0 이하이면 인구의 감소, 1.0 이상이면 인구의 증가를 뜻함

③ **사회증가** : 전입인구 – 전출인구

④ **인구증가** : 자연증가 + 사회증가

⑤ **인구증가율**

$$\text{인구증가율} = \frac{\text{자연증가} + \text{사회증가}}{\text{인구}} \times 1,000$$

6) 부양능력과 인구의 노령화

① 출생률이 높은 인구구조나 인구의 고령화 구조에서는 생산층 인구(15~64세)와 비생산층 인구(15세 미만과 65세 이상)의 불균형으로 부양비가 증가하

는 문제가 발생

② **부양비**(dependency ratio) : 인구 연령구조와 경제적인 영향을 평가하기 위한 지수

- 부양비(율) $= \dfrac{\text{비생산층인구(15세 미만 인구 + 65세 이상 인구)}}{\text{생산층인구(15∼64세 인구)}} \times 100$
- 유년부양비 $= \dfrac{\text{유년인구(1∼14세 인구)}}{\text{생산층인구(15∼64세 인구)}} \times 100$
- 노년부양비 $= \dfrac{\text{노년인구(65세 이상 인구)}}{\text{생산층인구(15∼64세 인구)}} \times 100$
- 노령화지수 $= \dfrac{\text{노년인구(65세 이상 인구)}}{\text{유년인구(1∼14세 인구)}} \times 100$

7) 인구구조 지표

① **성비**(sex rateio) : 남녀별 구성비를 표시하는 방법으로, 여자 100명에 대한 남자의 비율

② **연령별 구성**(age composition) : 산업과 문화 특성, 인구이동, 전쟁, 감염병 등에 영향을 받으며, 국가정책을 책정하는 데 기초가 됨

- 영아인구(1세 미만) : 초생아, 신생아, 영아로 구분
- 유년(소년)인구(1∼14세) : 유아인구, 학령전기인구, 학령기인구로 구분
- 생산연령인구(15∼64세) : 청년인구, 중년인구, 장년인구로 구분
- 노년인구(65세 이상)

③ **인구구조형**

- 피라미드형(인구증가형) : 출생률과 사망률이 높은 형, 14세 이하 인구가 65세 이상 인구의 2배 이상
- 종형(인구정지형) : 출생률과 사망률이 모두 낮은 이상형인 인구형, 14세 인구가 65세 이상 인구의 2배 정도
- 항아리형(방추형, 인구감소형) : 출생률이 사망률보다 낮으며 평균 수명이 높은 선진국형, 14세 이하 인구가 65세 이상 인구의 2배 이하
- 별형(성형, 도시형, 인구유입형) : 생산인구(14∼64세)가 많이 유입되는 도시형, 생산층 인구가 전체 인구의 50% 이상
- 기타형 : 표주박형, 농촌형, 인구유출형

8) 인구 현황

① **인구정태**(state of population)

- 인구조사를 어느 일정한 시점을 정하여 하는 것으로, 그 조사 시점에 있는 인구의 상태
- 인구의 크기와 자연적 · 사회적 · 경제적 구조에 관한 통계
- 국세조사는 일종의 정태통계에 속함

② **인구동태**(movement of population)

- 어느 일정한 기간에 있어서 인구의 변동사항을 말하는 것
- 출생, 사망, 전입 및 전출 등이 있음

▶ 국세조사
- 국가정책의 기본 자료로 활용
- 국내에서 근대적 의미의 국세조사는 1925년에 처음 실시
- 인구조사의 기준은 연앙인구(중앙인구) 사용
- 현재 5년 간격으로 실시
- 인구조사 기준일은 11월 1일 0시 기준 사용
- 국세조사 방법은 현주인구조사와 상주인구조사 방법 사용

9) 가족계획의 필요성

① 모자보건 수준의 향상
② 자녀의 양육능력 조절
③ 여성해방(여성의 사회진출 도모)
④ 경제생활의 향상
⑤ 도덕윤리(경제적 능력조절)
⑥ 국가적 인구조절

10) 가족계획의 대상

① **협의** : 20∼44세 가임연령
② **광의** : 15∼49세 가임연령

11) 가족계획 내용

① 결혼 선도
② 초산 연령 조절
③ 출산 횟수 및 간격 조절
④ 출산 계절 조절
⑤ 원치 않는 임신 예방
⑥ 출산 전후의 모성관리
⑦ 불임증 치료 및 수태 조절
⑧ 모자보건

주) 유산, 인공임신중절은 가족계획의 내용이 아님

12) 초산이 빠를수록 좋은 이유

① 불임증의 조기발견, 조기치료
② 난산율의 감소(초산이 늦을수록 난산이 많기 때문)
③ 출산간격 조절(자녀수의 터울 조정 : 2~3살 간격이 적당함)
④ 노후대비(자녀의 양육 및 교육능력 고려)
⑤ 단산시기의 조기달성(30~35세가 적당)

13) 피임의 이상적 요건

① 효과성(피임효과가 확실해야 함)
② 안정성(부작용이 없어야 하고, 정신적, 육체적으로 해롭지 않아야 함)
③ 간편성(사용방법이 간단하고 구입이 쉬워야 함)
④ 경제성(비용이 적게 들어야 함)
⑤ 원할 때 임신이 가능해야 함
⑥ 피임에 실패했다 하더라도 태아에게 지장을 주지 않아야 함
⑦ 성생활에 지장을 주어서는 안 됨

14) 피임의 원리

① 배란억제
② 수정방지
③ 자궁착상억제
④ 정자의 질 내 침입방지

15) 피임방법

① **자궁내 피임장치(IUD)의 원리** : 자궁 내 수정란 착상방지
② **피임약의 원리** : 난소에서의 배란작용 억제
③ **가장 효과가 좋은 피임방법** : 경구피임제
④ **성병예방에 효과가 가장 큰 방법** : 콘돔
⑤ 피임방법의 종류

	종류	기전	부작용(장 · 단점)
일시피임법	경구피임제	배란 조정 및 억제	98~99% 효과 구역, 피부착색, 두통, 체온증가
	자궁 내 피임장치	수정란 착상방지	95% 효과 통증, 출혈
	발포성 정제, 세척법	정자살충	82% 효과 통증
	월경주기법, 기초체온법	배란시기를 피함	일정한 배란시기를 전제로 함
	콘돔	정자의 질 내 침입방지	90% 성병 예방
영구피임법	난관결찰법(복강경 난관불임수술)	난관을 결찰 또는 절단하는 방법	5% 합병증, 오심, 구토, 하복통, 결통, 복강외기종, 출혈감염
	정관결찰법	절제 또는 결찰	수술 후 사정 시까지는 임신 가능

〈계속〉

▶ **M, Sanger**
- 보건간호사로 빈민가에서 가정 방문간호를 함
- 산아제한을 처음으로 제창

2. 모자보건

1) WHO의 정의

모성보건이란 모성의 건강유지와 육아에 대한 기술을 터득하여 정상분만과 정상적 자녀를 갖도록 하여 예측 가능한 사고나 질환, 기형을 예방하는 사업

2) 모자보건의 중요성

① 모자보건사업의 대상은 전체 인구의 60~70%
② 아동은 국가와 사회에서 고귀한 인적자원
③ 다른 연령층에 비해 쉽게 질병에 이환되며 아동의 경우 영구적 장애를 가져올 수도 있음
④ 모자보건사업 대상자 관리는 예방사업을 통해 효과를 극대화할 수 있음
⑤ 모성과 아동의 건강은 차세대의 인구자질에 영향을 줌
⑥ 영유아기에 대부분의 지능발달이 이루어짐

3) 모자보건법에 따른 용어 정의

① **임산부** : 임신 중이거나 분만 후 6개월 미만인 여성
② **모성** : 임산부와 가임기 여성
③ **영유아** : 출생 후 6세 미만인 사람
④ **신생아** : 출생 후 28일 이내의 영유아
⑤ **미숙아** : 신체의 발육이 미숙한 채로 출생한 영유아

⑥ **선천성 이상아** : 선천성 기형 또는 변형이 있거나 염색체에 이상이 있는 영유아

4) 모성보건의 내용

① 산전관리
② 분만관리
③ 산후관리(산욕기관리)
- 산욕기 : 임신 및 분만에 의한 모체의 해부학적 · 기능적 변화가 임신 이전의 상태로 회복될 때까지의 기간으로, 일반적으로 분만 후 6주 사이

④ 수유관리

5) 모성의 중요 질병

① **임신중독증**(gestosis)
- 모성사망 3대 원인 중 하나
- 유산, 조산, 사산 및 주산기 사망의 주요 원인
- 임신중독증의 3대 증상은 부종, 단백뇨, 고혈압
- 임신 8개월 이후에 특히 많이 발생

② **산욕열**(puerperal fever)
- 분만 직후에 세균이 침입하여 발생
- 산후 6~8주 사이에 38℃ 이상의 고열이 2회 이상 발생했을 때 산욕열로 간주
- 주원인은 대개 생식기관의 감염에 의함

③ **출혈**(hemorrhage)
- 출혈은 50% 정도가 원인불명
- 임신전반기 출혈, 임신후반기 출혈, 산욕기 출혈 등이 있음

④ **자궁외임신**(exfetation)
- 수정란이 정상 자궁내막 이외의 장소에 착상된 임신
- 대부분이 난관임신이며, 난소 및 복강임신도 있음

6) 모성건강관리

① **신체검진 및 상담** : 정기적 검진은 임신 28주까지는 매월 1회, 36주까지는 2주 1회, 37주 이후는 매주 1회 시행
② **영양(식사) 지도** : 태아와 임신부에게 필요한 각종 영양소를 충분하게 공급
③ 일상생활 개선

7) 모자보건의 주요 용어

① **모성사망**(maternal death) : 임신 중 혹은 분만 후 42일 이내의 임부 혹은 산모의 사망, 주요 원인은 임신중독증, 출혈, 감염과 그 밖에 자궁외임신 등이 있음

8) 영유아의 보건관리

① **조산아 관리**
- WHO에 의하면 조산아란 임신기간 28~37주 사이에 태어난 아기로, 출생 시 체중이 2.5kg 이하의 저체중아
- 조산아는 반드시 입원시켜 보호
- 조산아의 4대 관리원칙 : 체온보호, 호흡관리, 영양보급, 감염병 감염 방지

② **과숙아 관리**
- 과숙아 : 임신기간 43주 이후 출생아와 태아 체중 4.5 이상인 아기

③ **신생아 관리** : 영양관리가 중요하며, 선천성 대사이상 유무확인검사, 질병 감염 방지를 위한 위생관리 및 예방접종 실시, 조산아 및 기형아 등의 조기발견과 조기치료가 필요
④ **영유아 관리** : 성장발육의 계속적인 관찰, 영양공급, 예방접종 및 사고예방, 정서지도 등의 관심이 필요

9) 영유아보건의 주요 용어

① **주산기사망**(perinatal death) : 임신 28주부터 생후 1주까지의 기간(주산기)에 일어나는 사망
② **신생아사망**(neonatal mortality) : 생후 4주 미만의 사망, 생후 1주 미만의 조기신생아사망은 선천적 요인에 의한 사망이 많고 사망률이 높음
③ **영아사망**(infant mortality) : 1년 미만의 아이의 사망으로, 영아사망률은 그 나라의 대표적인 보건지표
④ **유아사망**(child mortality) : 유아(1~6세)의 사망
⑤ **알파인덱스**(α-index라) : 영아사망률과 신생아사망률의 비교, 1.0에 가까울수록 신생아기 이후의 사망의 없었다는 뜻으로 보건수준이 높다고 평가 가능

➔ 예상문제

01. 인구동태를 나타내는 통계자료는?

① 성별　② 인구수
③ 국세조사　④ 인구규모
⑤ 결혼, 이혼

02. 인구구조 중 0~14세 인구가 65세 이상의 2배 정도인 형태를 무엇이라고 하는가?

① 별형　② 종형
③ 기타형　④ 항아리형
⑤ 피라미드형

03. 인구감퇴형은?

① 별형　② 종형
③ 기타형　④ 항아리형
⑤ 피라미드형

04. 인구부양비를 잘못 설명한 것은?

① 농촌은 도시에 비해 부양비가 높다.
② 노인인구 증가는 부양비를 높게 한다.
③ 출생률이 높은 지역은 부양비가 낮다.
④ 선진국이 후진국에 비해 부양비가 낮다.
⑤ 인구부양비란 비생산층인구를 생산층인구로 나눈 것을 말한다.

05. 어느 지역의 인구구성 형태에서 0~14세가 인구 12명, 15~64세가 인구 100명, 65세 이상 인구가 20명일 때 이 지역의 노년부양비는 얼마인가?

① 10%　② 14%
③ 20%　④ 32%
⑤ 44%

06. 모자보건법에서 제시하는 용어의 정의로 옳은 것은?

① 모성 : 임신부만을 말한다.
② 영유아 : 출생 후 3년 미만을 말한다.
③ 신생아 : 출생 후 30일 이내를 말한다.
④ 모성 : 임산부와 가임기 여성을 말한다.
⑤ 임산부 : 임신 중이거나 분만 후 12개월 미만의 여성을 말한다.

07. 저출생, 저사망으로 인구정지형인 모형은?

① 별형　② 종형
③ 기타형　④ 항아리형
⑤ 피라미드형

08. 조산아의 4대 관리가 아닌 것은?

① 체온관리　② 호흡관리
③ 영양관리　④ 체중관리
⑤ 전염병 감염방지

09. 모성사망의 발생원인과 가장 관련이 없는 것은?

① 산욕열
② 임신중독증
③ 기생충 감염
④ 출산 전후의 출혈
⑤ 자궁외임신, 유산

10. 모자보건지표 중 감염력과 출산력을 동시에 측정하는 지표는?

① 모아비
② 모성사망률
③ 유아사망률
④ 영아사망률
⑤ 주산기사망률

11. 인구증가율 공식으로 옳은 것은?

① [(자연증가 × 사회증가) ÷ 인구] × 1,000
② [(자연증가 + 사회증가) ÷ 인구] × 1,000
③ [(자연증가 − 사회증가) ÷ 인구] × 1,000
④ [(연초인구 − 연말인구) ÷ 인구] × 1,000
⑤ [(연말인구 − 연초인구) ÷ 인구] × 1,000

12. 인구구성에 대한 연결이 옳지 않은 것은?

① 별형 − 인구유입형
② 종형 − 인구정지형
③ 항아리형 − 인구감소형
④ 피라미드형 − 인구증가형
⑤ 기타형 −인구불변형

13. 인구증가에 따른 문제는 무엇인가?

가. 부양비 증가	나. 완전고용문제
다. 경제발전의 둔화	라. 정치적, 사회적 불안정

① 가　② 나, 라
③ 가, 다　④ 가, 나, 다
⑤ 가, 나, 다, 라

14. 피임방법 중 일시적 피임법이 아닌 것은?

① 콘돔　② 기초체온법
③ 난관결찰술　④ 자궁 내 장치
⑤ 경구 피임약

15. 임신 중 사망의 원인 중 최대의 원인은?

① 감염병　② 산욕열
③ 임신중독증　④ 자궁외임신
⑤ 출산 전후 출혈

16. 임신중독증의 3대 증상은?

① 홍반 − 단백뇨 − 고혈압
② 출혈 − 단백뇨 − 고혈압
③ 부종 − 단백뇨 − 저혈압
④ 부종 − 단백뇨 − 고혈압
⑤ 부종 − 산욕열 − 고혈압

17. α−index 값에 관한 설명 중 옳지 않은 것은?

① 선진국일수록 α−index가 1에 가깝다.
② 1.0에 가장 가까울 때 보건수준이 낮다.
③ 영아사망률을 신생아사망률로 나눈 것이다.
④ 값이 커지면 영아사망에 대한 보건대책이 필요하다.
⑤ 값이 1에 가까우면 거의 모든 영아사망이 신생아사망이다.

18. 재생산율에 관한 설명으로 옳지 않은 것은?

① 재생산율이 1이면 인구의 증감이 없다.
② 모성사망율을 무시한 것이 총재생산율이다.
③ 순재생산율은 모성사망률을 고려한 것이다.
④ 순재생산율이 1 이하이면 인구가 증가한다.
⑤ 재생산율은 여자가 일생 동안 낳은 여아의 평균수를 말한다.

19. 공중보건수준이 열악한 사회에서 초래될 수 있는 3P는?

인구과잉, 빈곤, 공해

20. 말더스주의에서 주장한 인구론의 보건학적 의미는?

인구증가 억제

21. 신말더스주의를 주장한 학자와 인구규제방법은?

Francis Place, 피임법

22. 출생률이 사망률보다 낮아 인수가 감소하는 인구구조형은?

항아리형

23. 저출산 및 고령화사회가 장기간 지속될 때의 인구구조형은?

역항아리형

24. 다음 내용이 설명하는 인구구조형은?

① (피라미드형) : 다산다사, 개발도상국형, 인구증가, 후진국형
② (종형) : 정지형, 출생률과 사망률 모두 낮음
③ (항아리형) : 출생률이 사망률보다 낮음, 선진국형
④ (별형) : 성형, 도시형, 유입형
⑤ 기타형 : 유출형, 호로형, 농촌형

25. 생산인구가 증가하는 도시형 인구구조는?

별형

26. 0~14세 인구가 65세 이상 인구의 2배에 이르지 못한 인구구조형은?

항아리형

27. 출생률과 사망률이 모두 낮아 인구가 정지하는 유형은?

종형

28. 생산연령층의 전출로 유년층과 노년층의 비율이 높은 인구구조형은?

호로형, 유출형

29. 인구의 크기는 무엇에 의해 결정되는가?

자연증가와 사회증가

30. 한 여자가 현재의 출생률이 계속된다는 가정 하에 가임기간 동안 몇 명의 여자아이를 낳는가를 나타내는 지표는?

재생산율

31. 순재생산율이 1일 때 인구변동은?

증감 없음

32. 인구증가율의 산출식은?

(자연증가 + 사회증가)/인구 × 1,000

33. 노스테인과 톰슨의 분류체계에서 3단계의 특징은?

선진공업국가에서 주로 관찰

34. 블랙커의 인구변천 5단계론에서 후기확장기의 특징은?

저출생, 저사망의 특징을 보임

35. 블랙커의 인구변천 5단계론에서 각 단계와 명칭은?

1단계(고위정지기), 2단계(초기확장기), 3단계(후기확장기), 4단계(저위정지기), 4단계(감퇴기)

36. 모자보건 지표인 주산기사망률에서 주산기란?

임신 28주 이상 생후 7일 미만

37. 모자보건의 기본단위는?

가정

38. 좁은 의미의 모성보건은?

산전, 분만, 산욕 중인 모성의 건강관리

39. 자궁내 피임장치의 원리는?

수정란 착상 방지

40. 가장 효과 좋은 피임방법은?

경구피임제

41. 영구적인 피임법은?

난관결찰법, 정관결찰법

42. 성병 감염을 방지하는 효과 좋은 피임법은?

콘돔

43. 이상적인 산욕기간은?

분만 후 6~8주간

44. 태반감염이 가능한 질환은?

매독, 풍진

45. 모성사망비란?

신생아 10만 명당 산모의 사망률을 계산한 비율

46. 모성사망의 원인은?

임신중독증, 자궁외임신, 감염

47. 모성사망의 주요 원인일 뿐만 아니라 유산, 사산, 조산이 주요 원인이 되는 것은?

임신중독증

48. 산모에게 특히 필요한 영양성분은?

칼슘, 엽산

49. 특정 연도의 정상 출생아 수에 대한 생후 28일 미만의 사망자 수를 비율로 나타내는 통계지표는?

신생아사망률

50. WHO에서 규정한 조산아의 기준은?

체중 2.5kg 이하의 저체중아와
임신 28~38주 이내의 출생아

51. 한 나라의 위생수준과 영양수준을 잘 반영하는 보건 지표는?

영아사망률

52. 생산연령인구가 많이 유입되는 도시지역인구 구성 형태는?

별형

◆ 정답

01 ⑤ 02 ② 03 ④ 04 ③ 05 ③ 06 ④ 07 ②
08 ④ 09 ③ 10 ⑤ 11 ② 12 ⑤ 13 ⑤ 14 ③
15 ③ 16 ④ 17 ② 18 ④

Chapter 11 노인 · 성인 · 정신보건

핵심요약

1. 노인보건

1) 노인의 정의

국제연합(UN) 등의 국제적 기구에서 65세 이상으로 정의

2) 노인성 질환의 특성

① 한 가지만 발병하기보다는 동시에 2가지 이상의 질병이 발병
② 질병의 증상과 징후의 발현이 비정형적
③ 의학적 단독 접근으로 치료가 안 되며 포괄적인 접근에 의하여 치료가 가능
④ 비가역적인 만성 퇴행성 질환의 비율의 높음

3) 국제연합(UN)의 사회분류

① **고령화사회**(aging society) : 전체 인구 중 노인인구비율이 7% 이상 14% 미만
② **고령사회**(aged society) : 전체 인구 중 노인인구비율이 14% 이상 20% 미만
③ **초고령사회**(super-aged socity) : 전체인구 중 노인인구비율이 20% 이상

- 노인인구 : 65세 이상의 인구
- 소년인구 : 14세 이하의 인구
- 생산인구 : 15세~64세 인구

▶ **인구의 고령화와 인구부양비**
- 선진국은 개발도상국에 비해 총인구 부양비가 낮음
- 노년부양비는 선진국이 높음
- 유년 부양비는 개발도상국이 높음
- 총인구 부양비 감소는 주로 유년부양비의 감소에 기인
- 노인인구의 비율증가로 노령화지수는 증가

4) 노인보건의 중요성

① 노인인구의 증가로 노인부양비 급증
② 노인의 건강상 문제는 궁극적으로 국가경쟁력에 영향
③ 노령화가 심화될수록 만성퇴행성질환 등으로 장기요양과 관련된 보건문제가 심화
④ 의료비의 현저한 증가

5) 노인보건의 궁극적 목적

① 노인성 질환의 조기발견 및 치료
② 노인들의 독립적인 일상생활 유지
③ 의료기관의 조기입원 및 노인시설 조기입소 지양

6) 노화현상

① **정의** : 연령이 증가함에 따라 발생하는 점진적인 구조적 변화로서 질병이나 사고에 기인하지 않고 궁극적으로는 사망을 초래하는 것
② 노화현상은 전신에 다 나타나나 가장 뚜렷한 것은 전신위축, 피부색소의 침착, 혈관의 탄력성 감퇴가 뚜렷
③ 기능면에서도 감퇴현상이 나타남
- 순환기능 : 혈관벽(뇌동맥 등)의 경화와 비후, 혈관의 탄력성 저하, 혈압의 이상치 초래
- 호흡기능 : 호흡근의 근력저하, 폐활량 감소
- 소화기능 : 소화운동 약화, 소화분비액(소화효소 분비)의 감소
- 내분비기능 : 성호르몬 감소
- 신경 및 감각기능 : 신경세포 위축, 과립증가, 지방침윤
- 정신기능 : 사고 인식력 및 시각적 파악 등 저하

7) 노인성 질환

① 대부분 만성 퇴행성 질환으로 만성 염증이나 궤양, 암 발생률이 높으며, 노인성 치매 등도 지속적으로 증가하는 추세

② 고혈압, 뇌졸중(뇌혈관장애 등), 심장순환계 질환, 암(악성종양), 당뇨병, 류마티스관절염, 위궤양, 십이지장궤양, 천식, 만성기관지염, 청력장애 등

8) 노년기의 일반적인 건강관리

① **식사** : 하루 1,800kcal로 소화력이 약해 부드럽고 당질이 좋은 것을 섭취, 단백질, 칼슘이 부족하지 않게 함
② **술과 담배** : 자제(폭주는 삼감)
③ **목욕과 용변** : 너무 뜨거운 탕은 혈압상승으로 뇌졸중을 유발할 수 있어 주의가 요구되며, 섬유질을 섭취해서 변비를 예방
④ **수면과 운동** : 얕고 짧은 경향이 있고 야간에 배뇨가 빈번함, 규칙적인 산책이나 체조가 좋음(노인기의 수면은 10시간 내외의 수면시간이 적당)

2. 성인보건

1) 생활습관병의 정의

① 성인과 노인 등 중년 이후에 발생하는 질환을 말하며 대부분 나쁜 생활습관으로 인해 발생
② 고혈압, 동맥경화증, 당뇨병, 고지혈증 등 비감염성의 만성퇴행성질환이 많음
③ 특히 사망률이 높은 암, 심장질환, 뇌혈관질환을 3대 생활습관병(성인병)이라고 함

2) 만성질환의 역학적 특성

① 증상이 호전되고 악화되는 과정을 반복하면서 결과적으로 나쁜 방향으로 진행
② 발생원인이 다요인인 질병
③ 연령이 증가하면 유병률도 진행
④ 결핵이나 백혈병 등 병원체가 직접 원인인 질병을 제외하고는 대부분 원인이 명확히 밝혀지지 않음
⑤ 질병 발생 시점을 정확하게 알기 어렵고 위험요인 노출시점으로부터 발병까지의 기간이 길
⑥ 발병 이후 완치되기 어려운 상태를 유지하며 진행결과가 오래 걸리면서 단계적으로 기능저하나 장애가 심화되는 경우가 많음

3) 만성질환의 증가 원인

① 생활양식의 변화
② 평균수명의 증가
③ 공업화와 산업화의 영향으로 건강에 해를 미치는 영향이 증가
④ 의학기술의 발달

4) 생활습관병의 예방대책

① **1차 예방** : 건강증진, 환경위생, 보건교육
② **2차 예방** : 집단건강검진(조기발견, 조기치료 ⇨ 가장 능률적인 방법)
③ **3차 예방** : 후유증 경감, 사회복귀, 재활

3. 정신보건

1) 정신건강의 정의

단지 정신적 질병에 걸려있지 않은 상태만이 아니고 만족스러운 인간관계와 그것을 유지해 나갈 수 있는 능력을 의미

2) 정신보건의 목적

① 정신장애의 예방(정신질환의 발병률과 유병률 감소에 목표)
② 건전한 정신기능의 유지와 증진
③ 정신질환의 치료
④ 치료 후의 사회복귀(정신보건법 제정의 최종 목적임)
⑤ 정신질환자의 조기발견

3) 정신장애의 요인

① **내적 원인** : 유전, 신체상태, 연령, 성 등
② **외적 원인** : 기질적, 심리적, 사회적, 문화적 원인 등

4) 성장단계별 정신보건

① **태아기** : 태아교육이 강조되고 있는 바와 같이 어머니의 정신보건이 태아에게 미치는 영향이 크므로 깊은 관심이 요구
② **영유아기** : 인격형성의 기초가 되는 과정으로 생후 수년간의 정신보건 관리가 중요
③ **아동기** : 최초의 사회화 과정으로 사회성이 높은

반면 유아기적 잔재가 혼재하기도 하고 자기중심적, 공상적이고 학습능력이 항진되는 시기

④ **사춘기(청년기)**
- 제2의 탄생이라고 불리는 정신적 자각시기로서 가치기준의 교차, 자신의 태도와 생활태도의 변화, 내분비기능이 활발하므로 뚜렷한 이차성장 등의 변화와 함께 자아 동일성의 위기의 시기
- 성적충동과 성적불만, 기성세대에 대한 반항의식이 고조
- 인생 중에서 가장 변화가 풍부한 격동의 시기

⑤ **성인기** : 의욕적이고 책임 있는 사회적 추구가 요망되는 시기로서 사회적 기능의 수행과 추구, 개인적인 가정의 형성, 여가의 선용 등을 적절히 추구하여 행복한 삶을 영위하고 퇴행기의 우울 예방

⑥ **갱년기**
- 신체적으로 각 기능의 퇴행성 변화, 정신적 변혁이 일어나는 시기
- 우울증, 뇌증후로 알코올성 정신장애, 신체적 퇴행과 사회적 추구의 감퇴, 폐경, 이별, 사별에 대한 불안 등이 가중

5) 정신질환의 종류

① **조현병(정신분열증)**
- 조울증과 함께 2대 내인성 정신질환
- 정신질환 중에 가장 많음
- 감정, 사고, 행동 등에 장애가 있는 정신질환
- 특히 감정과 사고를 조절하고 통합하는 뇌기능장애가 심함
- 주로 청년기에 발병해서 만성적으로 진행되고 20~40세 다발
- 비현실적 망상 속에서 자신의 소망을 실현하려 함

② **조울증(양극성 기분장애)**
- 극심한 침울, 슬픔, 쾌활감이 반복되는 양극성 정신장애자
- 기분이 좋은 조증과 울증이 반복되는 정신장애자
- 매사에 자신감과 의욕이 없는 감정장애자
- 심한 경우 환각, 자살 충동을 받는 정신장애자
- 순환정신병, 감정정신병이라고도 함

③ **진성간질**

④ **정신박약**

⑤ **신경증**

⑥ **인격장애**
- 타인에 대해 불신과 의심이 강하고 책임전가를 잘 함
- 사회적 관계 형성 능력의 결함을 보이는 정신질환

⑦ **노인성치매**

⑧ **사이코패스**
- 극단적인 반사회적, 반인륜적 인격장애자를 의미
- 법질서를 역행하면서도 죄책감을 느끼지 못함
- 표면상 정상인 같지만 극단적인 반사회적 인경장애 질병
- 극단적인 행동과 심리적 이상상태가 지속되는 정신질환
- 이득을 위해 타인을 가해하고도 양심의 가책을 느끼지 못함

6) 정신보건의 예방대책

① **1차 예방** : 정신질환의 원인이 되는 요인의 제거 및 질병발생의 예방, 상담 프로그램, 지역사회 주민에 대한 정신보건 교육, 지역사회인의 계몽

② **2차 예방** : 조기진단과 치료를 통하여 생산성의 제한 방지, 위기극복, 응급처치, 질병의 치료

③ **3차 예방** : 남아 있는 기능의 유지 및 최대화를 통한 후유증 감소 및 재활

예상문제

01. 우리나라에서 발생하는 노인문제에 대해 해결하는 적절한 방안이 아닌 것은?

① 노인요양시설 확충
② 노인문제 전문가 육성
③ 유전성 질환의 조기발견
④ 만성 질환에 대한 예방 급여 추가
⑤ 노인에게 적절한 의료보험 체계 정비

02. 뇌졸중 발생의 가장 큰 원인은?

① 음주 ② 흡연
③ 저혈압 ④ 고혈압
⑤ 수면부족

03. 우리나라 사망원인 중 가장 높은 것은?

① 암 ② 자살
③ 뇌졸중 ④ 심장질환
⑤ 만성하기도질환

04. 만성질환의 역학적 특징으로 옳지 않은 것은?

① 잠재기간이 길다.
② 원인이 다요인적이다.
③ 호전과 악화를 반복한다.
④ 질병의 발생시점이 불분명하다.
⑤ 직접적인 질병의 요인이 존재한다.

05. 최근 만성질환이 급속하게 증가한 이유가 아닌 것은?

① 평균수명의 증가
② 생활양식의 변화
③ 의학기술의 발달
④ 공업화와 산업화의 영향
⑤ 만성질환의 감염률 증가

06. 고혈압에 대한 내용으로 옳지 않은 것은?

① 가족력과 무관하게 발생한다.
② 체중이 증가할수록 혈압이 상승한다.
③ 연령이 증가할수록 유병률도 높아진다.
④ 소금을 많이 섭취할수록 혈압이 상승한다.
⑤ 여성의 경우 폐경기 이후에 혈압이 상승한다.

07. 당뇨병의 종류에 대한 설명 중 옳은 것은?

① 임신성 당뇨병은 주로 임신 초기에 발병한다.
② 인슐린 비의존형 당뇨병은 갑작스럽게 발병한다.
③ 인슐린 의존형 당뇨병은 소아보다 주로 성인에게 발병률이 높다.
④ 인슐린 비의존형 당뇨병은 췌장의 이상으로 인슐린 생성이 억제된다.
⑤ 비만일 경우 체지방이 인슐린이 수용체를 감소 또는 둔화시켜 비의존형 당뇨병을 발생시킨다.

08. 생활습관병(성인병)의 특성이 아닌 것은?

① 신생성이 있다.
② 가역성 질환이다.
③ 비전염성 질환이다.
④ 대사성 질환이 많다.
⑤ 만성적 성격이 강하다.

09. 만성질환의 예방전략으로 잘못된 것은?

① 3차 예방 대책으로 영양교육을 강화한다.
② 1차 예방으로 생활습관 개선 및 선행위험인자를 조절한다.
③ 1차 예방은 위험요소 조절, 예방 및 전국적 건강교육을 강화한다.
④ 2차 예방으로 병인에 따른 투약관리 및 위험인자 조절 및 치료를 한다.
⑤ 2차 예방은 질병진료, 관리 및 고혈압, 당뇨병, 뇌졸중 등 등록관리사업을 한다.

10. 당뇨병의 3대 증상은?

① 다뇨, 다갈, 다식 ② 다뇨, 다갈, 다변
③ 다식, 다변, 다음 ④ 다갈, 다수면, 다식
⑤ 다뇨, 다갈, 다수면

11. 고령사회에서 65세 이상인 노인인구의 비율은?

14%

12. UN 기준에 따라 65세 인구가 20%를 넘게 되는 사회는?

초고령사회

13. 노인성 질환은 대부분 만성퇴행성질환으로 만성염증이나 궤양, 암 발생률이 높으며, 골밀도가 감소하여 골절되기 쉬운 상태인 (골다공증), 관절연골이나 주위 조직의 증식변화로 인해 관절에 변형이 생기는 (류마티스관절염), 식도 · 위 · 십이지장궤양, 노인성 치매 등이 대표적이다.

◆ 정답

01 ③ 02 ④ 03 ① 04 ⑤ 05 ⑤ 06 ① 07 ⑤
08 ② 09 ① 10 ①

Chapter 12 보건통계

➔ 핵심요약

1. 보건통계의 개념

1) 공중보건에서 보건통계의 의의

① 지역사회나 국가의 보건수준 및 보건상태의 평가와 비교에 이용
② 보건사업의 필요성을 강조하고 행정 활동의 지침
③ 보건입법 및 보건사업에 대한 지원 촉구
④ 보건사업의 우선순위 결정과 보건사업기술 발전에 기여
⑤ 보건사업의 기초자료 제공
⑥ 지역사회 주민의 질병양상 파악
⑦ 보건사업평가 및 보건사업을 위한 지역사회 협조를 구하는데 활용

2) 보건통계의 목적

① 보건사업의 결과 평가
② 우선순위결정 자료
③ 보건행정의 지침자료
④ 보건수준의 평가자료

2. 통계자료의 수집

1) 모집단과 표본

① **모집단**(population)
- 정의 : 조사연구의 대상이 되는 전체 집단
- 전수조사(complete survey) : 모집단 전체를 대상으로 통계자료를 수집하는 조사

② **표본**(sample)
- 정의 : 모집단에서 추출된 일부의 집단으로 선택된 모집단의 일부분
- 표본조사(sample survey) : 표본을 이용하여 조사하는 것

2) 통계적 방법

① **기술통계**(descriptive statistics) : 자료를 수집, 정리, 요약

② **추론통계**(inference statistics)
- 추계통계 또는 추측통계라고도 함
- 자료의 일부만 관찰하여 그 자료의 출처가 되는 전체 자료의 특성을 추측
- 기술통계에서 관찰된 측정값으로부터 결론을 내릴 수 있는 방법을 제공하는 통계로서 비교적 최근에 발전된 통계학으로서 현대통계학이라고도 함

3) 표본추출법(sampling)

① **단순무작위 표본추출**(simple random sampling)
- 단순확률추출법 또는 단순임위추출법이라고도 함
- 모집단의 구성요소들이 표본으로 선택될 기회가 동등한 상태에서 표본을 추출하는 방법
- 모집단에 일련번호를 부여한 후 보통 확률수표(난수표 : random number)를 이용하여 표본을 뽑는 방법

② **계통적 표본추출**(systematic sampling)
- 모집단에 일련번호를 부여한 후 표본추출간격을 정한 후 순임의(확률)추출법으로 뽑은 후 이미 정한 표본추출간격으로 표본을 추출하는 방법
- 표본을 추출할 경우 일정한 간격을 두고 표본을 추출하는 방법
- 전화번호부 등을 이용하여 표본을 추출하며 근래에 여론조사 등에 가장 많이 사용하는 방법

③ **층화 표본추출**(stratified random sampling)
- 모집단에 대하여 이미 알고 있는 정보에 따라 모집단을 구분한 후 단순무작위 표준출법에 의하여 표본을 뽑는 방법
- 연령별, 성별, 인종별, 같은 지역별 등

④ **집락추출법**(cluster sampling)
- 모집단의 지역적 분포가 광범위할 경우 모집단을 몇 개의 집락으로 구분한 다음 그 속에서 표본을 무작위추출하여 그 표본을 전수조사하는 방법
- 모집단의 구성단위를 자연적 또는 인위적으로 몇 개의 집락으로 구분하여 무작위로 추출하고 추출된 집락을 전수조사하는 것을 1단집락(onestage cluster)추출법이라 하며, 1단집락추출 집락에서 하위 집락을 다시 추출하여 전수조사하는 것을 다단계집락(twostage cluster)추출법이라 함
- 주로 행정구역 단위에 많이 이용

3. 통계자료의 처리

1) 도수분포표(frequency distribution table)

① **정의** : 수집된 자료를 한눈에 알기 쉽게 정리한 표

② 조사된 자료의 발생빈도(requency)와 자료에 따른 어떤 규칙성이 있는가를 알기 위하여 작성

③ **도수분포표의 작성순서**
- 자료수집
- 통계자료를 크기 순서로 정리함
- 급의 수와 간격을 정함
- 급의 상한과 하한을 정함
- 빈도를 계산하여 적음
- 제목, 측정단위, 합계 등의 형식을 갖추어 표를 작성

2) 그래프(graph)

① **정의** : 통계자료가 지니고 있는 뜻을 시각적으로 보고 이해할 수 있는 자료분석의 한 표현을 의미

② **종류** : 막대도표, 원도표, 지도도표, 선도표, 점선도표, 히스토그램 등

3) 대푯값(representative value)

① **정의** : 하나의 객관적인 값으로서 측정값을 대표하는 값

② 주어진 자료가 어떤 값을 중심으로 분포되어 있는가를 나타냄

③ **대푯값의 종류** : 평균값, 중앙값, 최빈값

Ⓐ **평균**(mean) : 평균치라고도 하며, 종류는 산술평균, 기하평균, 조화평균이 있음
- 산술평균 : 측정값을 전부 합한 후 측정수(총 개수)로 나눈 값
- 기하평균 : 한 변수의 측정값이 n개 있을 때 n개의 측정값을 곱한 후 n의 제곱근을 구하여 계산
- 조화평균 : 측정수를 각 측정값의 역수의 합으로 계산(속도 등에 사용)

Ⓑ **중앙값**(median) : 관찰치를 순서대로 나열하였을 때 중앙에 위치한 값
- 홀수일 때 : 중간에 위치한 값
  (예 : 2, 3, 4, 5, 5 ⇨ 4)
- 짝수일 때 : n/2번째의 측정값과 1/2(n+1)번째의 측정값의 산술평균
  [예 : 2, 2, 3, 4, 5, 7 ⇨ 3.5(3+4/2)]

Ⓒ **최빈값** : 출현빈도가 가장 많은 수로, 없을 수도 있고 둘 이상일 수도 있음

4) 산포도(dispersion)

① **정의**
- 측정값이 평균을 중심으로 얼마나 밀집, 분포되어 있는가의 정도를 나타내는 것
- 하나의 객관적인 값으로서 변수의 득점 값들의 분포상태를 설명하는 값

② **산포도의 종류** : 범위, 평균편차, 분산, 표준편차

Ⓐ **범위**(range) : 자료의 측정치 중 최댓값과 최솟값의 차이

Ⓑ **평균편차**(mean deviation) : 평균값으로부터 편차의 절대치의 평균값

Ⓒ **분산** : 측정치들이 평균을 중심으로 얼마나 몰려있나 흩어져 있는가를 나타내는 것으로 분산이나 표준편차 값이 크면 평균을 중심으로 측정값들이 떨어져 있는 것

Ⓓ **표준편차** : 산포도 중에서 가장 중요하고 가장 많이 사용
- 표시 : 표본 표준편차는 S로 표시하며, 모집단의 표준편차는 σ(sigma)로 표시
- 분산과의 관계 : 분산은 표준편차의 자승임(S^2)
- M ± S · D : (산술) 평균 ± 표준편차
- 표준편차가 크다는 의미 : 자료가 평균값을

중심으로 광범위하게 분포
- 표준편차가 작다는 의미 : 자료가 평균값을 중심으로 조밀하게 분포

5) 표준정규분포

① 형태 : 평균을 중심으로 좌우 대칭인 종(bell) 모양을 하고 있음
② 면적 : 전체면적은 1
③ 표준정규분포 : 평균값 0, 표준편차 1
④ 표준편차(σ)와 평균값(μ) 사이의 관계

관측치의 범위	차지하는 비율
± 1	약 68. 25%
± 2	약 95. 44%
± 3	약 99. 73%

6) 상관관계

① 상관계수(1≦r≦1)로 표현
② 절댓값이 클수록 상관성이 높음
③ 어떤 값이 표준편차가 적다는 것 : 각 측정값이 평균값에 가까이 있다는 의미

4. 보건지표

① 지역의 공중보건사업을 계획 수행함에 있어서 가장 우선적으로 보건통계자료를 수집함으로서 사업계획과 우선순위를 결정
② 한 국가 또는 한 지역사회의 보건수준을 나타내는 보건지표
- 영아사망률
- 조사망률
- 비례사망지수
- 사인별사망률
- 평균수명
- 모성사망률
- 질병이환율 등

③ WHO가 국가 간의 보건수준을 비교하기 위한 보건지표 : 비례사망지수(PMI), 평균수명, 조사망률

1) 질병통계

① 발생률

$$\text{발생률} = \frac{\text{어느 기간 동안의 환자발생 수}}{\text{그 지역 전체 인구}} \times 1,000$$

② 발병률

$$\text{발병률} = \frac{\text{유행기간 중 새로운 발병자 수}}{\text{감염에 폭로된 인구}} \times 100$$

③ 유병률

$$\text{시점(기간) 유병률} = \frac{\text{어느 시점(기간)에서의 환자 수}}{\text{한 시점(기간)에서의 인구 수}} \times 1,000$$

④ 이환율

$$\text{이환율} = \frac{\text{연간 환자 수}}{\text{연앙인구}} \times 1,000$$

⑤ 치명률

$$\text{치명률} = \frac{\text{그 질병에 의한 사망자 수}}{\text{특정 질병에 이환된 환자 수}} \times 100$$

⑥ 감수성 지수(접촉감염지수)

$$\text{감수성 지수} = \frac{\text{발병자 수}}{\text{환자를 접촉한 감수성 지수}} \times 100$$

2) 출산통계

① 보통출생률(조출생률)

$$\text{보통출생률} = \frac{\text{해당 연도의 총출생아 수}}{\text{특정 기간의 연앙인구}} \times 1,000$$

② 일반출산율

$$\text{일반출산율} = \frac{\text{특정 기간 내의 총출생아 수}}{\text{특정 기간의 15∼49세까지의 여성 수}} \times 1,000$$

③ 연령별 출산율

$$연령별\ 출산율 = \frac{X세의\ 여성이\ 그\ 해에\ 낳은\ 연간\ 총출생아\ 수}{특정\ 연도\ X세의\ 여성인구} \times 1,000$$

④ 재생산율 : 한 명의 여성이 일생 동안 몇 명의 여자아이를 낳는가를 나타내는 지수

3) 사망통계

① 보통사망률(조사망률)

$$보통사망률 = \frac{해당\ 연도의\ 총사망자\ 수}{특정\ 연도의\ 연앙인구} \times 1,000$$

② 영아사망률

$$영아사망률 = \frac{연간\ 영아\ 사망자\ 수}{연간\ 총출생아\ 수} \times 1,000$$

③ 신생아사망률

$$신생아사망률 = \frac{해당\ 연도의\ 신생아\ 사망자\ 수}{특정\ 연도의\ 총출생아\ 수} \times 1,000$$

④ 알파인덱스

$$\alpha\text{-index} = \frac{특정\ 연도의\ 영아\ 사망자\ 수(영아사망률)}{특정\ 연도의\ 신생아\ 사망자\ 수(신생아사망률)}$$

⑤ 모성사망비

$$모성사망비 = \frac{해당\ 연도\ 모성\ 사망자\ 수}{해당\ 연도\ 총출생아\ 수} \times 100,000$$

⑥ 모성사망률

$$모성사망률 = \frac{해당\ 연도\ 모성\ 사망자\ 수}{해당\ 연도\ 가임\ 여성의\ 연앙인구} \times 100,000$$

⑦ 사산율

$$사산율 = \frac{해당\ 연도의\ 총사산자\ 수}{연간\ 총출산\ 수(사산자\ 수 + 출생자\ 수)} \times 1,000$$

⑧ 주산기사망률

$$주산기사망률 = \frac{임신\ 28주\ 이상의\ 사산자\ 수 + 1주\ 미만\ 신생아\ 사망자\ 수}{28주\ 이상의\ 사산자\ 수 + 출생자\ 수} \times 1,000$$

⑨ 유아사망률

$$유아사망률 = \frac{연간\ 1\sim4세\ 사망자\ 수}{1\sim4세\ 인구} \times 1,000$$

⑩ 사인별 사망률

$$사인별\ 사망률 = \frac{해당\ 연도의\ 특정한\ 사인에\ 의한\ 사망자\ 수}{어떤\ 연도의\ 연앙인구} \times 1,000$$

⑪ 출생사망비

$$출생사망비 = \frac{연간\ 출생자\ 수}{연간\ 사망자\ 수} \times 100$$

⑫ 비례사망지수

$$비례사망지수(PMI) = \frac{50세\ 이상\ 사망자\ 수}{총사망자\ 수} \times 100$$

4) 병원통계

① 입원율

$$입원율 = \frac{대상인구\ 중\ 입원환자\ 수}{단위인구} \times 1,000$$

② 병상점유율

$$병상점유율 = \frac{1일\ 평균\ 병상\ 점유\ 수}{단위인구} \times 1,000$$

③ 평균재원일수

$$평균재원일수 = \frac{기간\ 중\ 퇴원환자의\ 총재원일수}{일정\ 기간\ 중\ 총퇴원환자}$$

④ 병상이용률

- 병상이용률 = $\frac{\text{1일 평균 재원환자 수}}{\text{병상 수}} \times 100$
- 연간병상이용률 = $\frac{\text{연간 총 누적 재원일수}}{365 \times \text{병상 수}} \times 100$

⑤ 병상회전율

병상회전율 = $\frac{\text{해당 기간 중 총퇴원환자 수(사망 포함)}}{\text{기간 중 사용 가능한 평균병상 수}}$

예상문제

01. 한 나라의 보건수준을 알아보기 위한 가장 대표적인 보건지표는?

① 발병률 ② 조출생률
③ 영아사망률 ④ 결핵유병률
⑤ 노인인구의 사망률

02. 특정 기간에 질병이 없던 인구에서 질병이 발생한 비율을 나타낸 것은?

① 치명률 ② 발병률
③ 발생률 ④ 사망률
⑤ 유병률

03. 임신 28주(8개월) 이상의 사산과 생후 1주 미만의 신생아사망을 알아보기 위한 지표는?

① 모성사망률 ② 영아사망률
③ 유아사망률 ④ 주산기사망률
⑤ 신생아사망률

04. 가임 여성(15~49세)이 출산한 출생아수의 크기를 나타내는 것으로, 한 여성이 일생 동안 몇 명의 아기를 낳는가를 나타내는 지표는?

① 재생산율 ② 여성출산율
③ 순재생산율 ④ 합계출산율
⑤ 유배우 출산율

05. 산포도란?

자료의 분산 상황을 나타내는 수의 값

06. 보건통계에서 분모가 연간 총출생아 수인 것은?

주산기사망률, 모성사망비, 영아사망률, 신생아사망률

07. 영아사망률과 모성사망비의 분모는?

연간 총출생아 수

08. 특정 연도의 총출생아 수에 대한 임신, 출산, 산욕과 관련된 합병증 등으로 발생한 모성 사망자 수의 비율을 나타내는 통계지표는?

모성사망비

09. 1년 동안 총사망자 수 중 50세 이상의 사망자 수가 차지하는 것을 백분율로 표시한 것은?

비례사망지수

10. 1명의 여자가 가임기간 동안 낳은 여자아이의 수로 나타내는 인구지표는?

총재생산율

◆ 정답

01 ③ 02 ③ 03 ④ 04 ④

개정 5판

보건의료인을 위한 **공중보건학**

요약문제집

2024년 3월 2일 4판 발행
2025년 8월 25일 5판 발행

발 행 인 배영환 외
발 행 처 도서출판 의학교육
등록번호 제 2013-114 호
주　　소 서울시 영등포구 영중로 138-1(영등포동 8가 80-2) 드림프라자 B 901호
Tel 02) 2637-4806, 4863 Fax 02) 2637-4807
홈페이지 www.medipub.co.kr
E-mail okpress1208@naver.com
정　　가 10,000 원